JIANGSU CANCER REPORT 2017

江苏省
恶性肿瘤报告
2017

武 鸣 韩仁强 主编

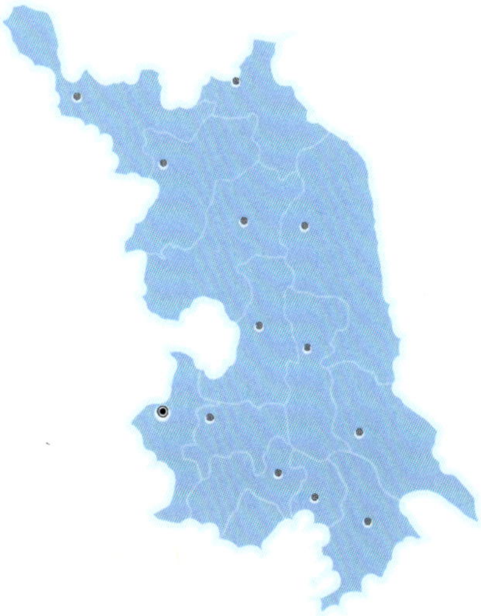

南京师范大学出版社
NANJING NORMAL UNIVERSITY PRESS

图书在版编目(CIP)数据

江苏省恶性肿瘤报告. 2017 / 武鸣，韩仁强主编
. —南京：南京师范大学出版社，2018.12
ISBN 978-7-5651-3970-3

Ⅰ. ①江…　Ⅱ. ①武…　②韩…　Ⅲ. ①癌—研究报告
—江苏—2017　Ⅳ. ①R73

中国版本图书馆 CIP 数据核字(2018)第 298245 号

书　　名 江苏省恶性肿瘤报告(2017)
主　　编 武　鸣　韩仁强
策划编辑 郑海燕　王雅琼
责任编辑 王雅琼
出版发行 南京师范大学出版社
地　　址 江苏省南京市玄武区后宰门西村 9 号(邮编:210016)
电　　话 (025)83598919(总编办)　83598412(营销部)　83598297(邮购部)
网　　址 http://press.njnu.edu.cn
电子信箱 nspzbb@163.com
照　　排 南京理工大学资产经营有限公司
印　　刷 苏州印刷总厂有限公司
开　　本 889 毫米×1194 毫米　1/16
印　　张 14.75
字　　数 500 千
版　　次 2018 年 12 月第 1 版　2018 年 12 月第 1 次印刷
书　　号 ISBN 978-7-5651-3970-3
定　　价 88.00 元

出 版 人 彭志斌

为全面推进江苏省肿瘤登记工作，在国家癌症中心和江苏省卫生健康委员会(原江苏省卫生和计划生育委员会)的全力支持下，江苏省肿瘤登记中心(江苏省疾病预防控制中心，以下简称“江苏省疾控中心”)在全省开展以人群为基础的肿瘤登记工作，建立了肿瘤登记年报制度，自2016年开始定期出版《江苏省恶性肿瘤报告》，为我省的肿瘤预防与控制工作提供了科学依据。

2017年全省有32个肿瘤登记处上报的2014年全人群肿瘤登记资料质量达到综合质控要求，其中城市登记处9个，农村登记处23个，分布在苏南、苏中和苏北地区，覆盖人口35 729 592人(男性18 090 119人，女性17 639 473人)，覆盖全省同期总户籍人口的47.14%。在对32个肿瘤登记处的数据进行全面分析的基础上，江苏省疾控中心组织专业人士编写了《江苏省恶性肿瘤报告(2017)》。

《江苏省恶性肿瘤报告(2017)》共分为六个部分：第一章为概述，介绍了江苏省肿瘤登记工作的发展历程；第二章介绍了肿瘤登记资料的收集、质量控制和统计分析；第三章详细介绍了2014年江苏省肿瘤登记资料的质量评价；第四章描述了2014年江苏省肿瘤登记地区的恶性肿瘤发病和死亡情况；第五章对2014年江苏省肿瘤登记地区各部位恶性肿瘤发病和死亡情况进行了描述；最后为年报附录，包含了江苏省各肿瘤登记处2014年恶性肿瘤发病和死亡情况的主要统计结果。

《江苏省恶性肿瘤报告(2017)》在全面、系统地描述2014年江苏省肿瘤登记地区人群恶性肿瘤发病与死亡流行情况的基础上，对22种常见癌种的流行情况进行了详细介绍，是一本癌情信息丰富的专业图书。

《江苏省恶性肿瘤报告(2017)》的顺利出版，凝结了江苏省各肿瘤登记处工作人员和编写人员的辛勤劳动和汗水，他们在实践中探索，在创造中发现，在开拓中前进，使我省肿瘤登记工作步入良性的发展轨道，在此谨表示衷心的感谢！

编者

2018年10月

目 录

第一章

概　述

肿瘤登记报告是按一定组织系统经常性地搜集、储存、整理、统计分析和评价肿瘤发病、死亡和生存资料的统计工作，是目前国际上公认的肿瘤流行病学信息收集与数据统计方法。通过肿瘤登记报告获取的不同时期、不同地区和不同人群中恶性肿瘤的发病、死亡和生存状况资料，是掌握人群恶性肿瘤流行现状和度量全社会恶性肿瘤疾病负担的唯一有效资源，可为肿瘤病因学研究提供线索，为肿瘤防治策略和措施的制定、评估和调整提供科学依据。

江苏省是全国较早开展肿瘤登记报告工作的省份之一，启东市于1972年在江苏省率先建立起肿瘤登记报告制度；随后从20世纪80年代开始，无锡、南通、淮安、泰州、常州等11个设区市陆续开展肿瘤登记报告工作。2008年，原卫生部在全国范围内启动“中央财政转移支付肿瘤随访登记项目”，对部分登记地区给予专项经费支持。由于前期江苏省肿瘤登记报告工作有较好基础，常州市金坛区、启东市、海门市、连云港市区、连云港市赣榆区、东海县、灌云县、淮安市淮安区、建湖县、盐城市大丰区、扬中市、泰兴市等12个登记处被国家确定为首批中央财政转移支付肿瘤随访登记项目点。之后，随着国家项目点的扩增，2009—2013年苏州市区、无锡市区、徐州市区、常州市区、南通市区、盐城市区、丹阳市、海安县等8个登记地区也先后被纳入，至此江苏省共有20个国家专项经费支持的肿瘤随访登记项目点。

为建立完善的全国肿瘤登记制度，动态掌握我国恶性肿瘤流行情况和发展趋势，原国家卫生计生委、国家中医药管理局于2015年1月27日制定并下发了《关于印发肿瘤登记管理办法的通知》(国卫疾控发〔2015〕6号)，原江苏省卫生计生委和中医药管理局根据江苏具体情况，在转发国家管理办法的同时，对江苏肿瘤登记工作做出了具体要求:明确了江苏省各级卫生计生行政部门在全省各级肿瘤登记工作中的组织、管理、协调和保障职能;指定江苏省疾控中心作为省级肿瘤登记中心,负责全省肿瘤登记工作的方案制定、技术指导、人员培训、质量控制和考核评价等工作;要求各设区市、县(市、区)设立肿瘤登记处,负责开展责任区域内的肿瘤随访登记工作;要求全省各级各类医疗卫生机构认真履行肿瘤登记报告责任,建立内部管理制度,明确责任报告人,健全院内登记报告流程,规范开展肿瘤登记报告工作。《肿瘤登记管理办法》的出台为江苏省肿瘤登记报告体系的进一步完善打下了坚实基础。

通过几代肿瘤登记报告人员40多年的努力,全省肿瘤登记工作日益规范,肿瘤登记覆盖人群逐渐扩大。到2016年底,全省96个县(市、区)均开始实施肿瘤登记报告制度,覆盖江苏省100%的户籍人口。2017年,江苏省向国家癌症中心提交了36个登记处的2014年肿瘤登记资料,均通过国家质量评价并入选《2017年中国肿瘤登记年报》。

2017年7月6日,原国家卫生计生委疾控局举办2017年全国肿瘤随访登记广州培训班,全面总结我国肿瘤登记工作,国家癌症中心授予江苏省疾控中心(江苏省肿瘤登记中心)"2017年度全国肿瘤登记工作省级单位杰出贡献奖",全国仅5个肿瘤登记中心获此殊荣;国家癌症中心授予无锡市等6个登记处"2017年度全国肿瘤登记特别贡献奖";国家癌症中心还分别授予连续10年、连续5年、连续3年入选国家肿瘤登记年报的登记处"2017年度全国肿瘤登记工作杰出贡献奖""2017年度全国肿瘤登记工作优秀奖""2017年度全国肿瘤登记工作进步奖",我省分别有5个、12个和10个登记处获相应殊荣。

2017年10月16日,世界卫生组织国际癌症研究机构官网宣布《五大洲癌症发病率》第11卷(CI5 XI)电子版正式发布,其中收录了来自全球65个国家343个肿瘤登记处2008—2012年的肿瘤发病资料,中国有36个登记处的资料被收录,江苏省有8个,取得历史突破,表明我省肿瘤登记工作正向世界先进水平迈进。

为充分挖掘和利用我省肿瘤登记资料,定期发布全省恶性肿瘤最新发病、死亡及生存监测数据,在省卫生健康委员会的大力支持下,江苏省疾控中心从2016年开始,每年组织专家分析和撰写《江苏省恶性肿瘤报告》,并先后出版了《江苏省恶性肿瘤报告(2015)》和《江苏省恶性肿瘤报告(2016)》。为定期更新江苏省恶性肿瘤流行数据,为肿瘤防治研究和相关防控政策的出台提供科学依据,2017年下半年开始,江苏省疾控中心在对全省各登记处提交的2014年肿瘤登记资料进行再次整理、质控和分析的基础上,召集省内肿瘤登记专家共同编撰了这本《江苏省恶性肿瘤报告(2017)》。

第二章

肿瘤登记资料的收集、质量控制和统计分析

江苏省肿瘤登记管理办法规定，国际疾病分类第十版（International Classification of Diseases 10th Revision，ICD-10）所规定的全部恶性肿瘤（ICD-10：C00－C97）、中枢神经系统良性肿瘤（D32.0-D33.9）和其他动态未定或动态未知的肿瘤（D42.0-D43.9），骨髓造血系统特质的恶性肿瘤（D45；D46.0-D46.9；D47.1；D47.3）的发病、死亡和生存状态资料，以及登记地区覆盖人群的人口学资料，均是我省肿瘤登记收集的主要内容。

一、肿瘤登记资料的收集

（一）新发病例资料

1. 医疗机构报告

各级各类具有肿瘤诊治能力的医疗机构是江苏省内肿瘤新发病例的主要来源。江苏省要求各责任报告医疗机构建立院内肿瘤登记报告制度，院内肿瘤诊治相关科室（门诊、住院、病案、病理、放射、超声、检验等）均应及时登记经诊治的肿瘤病例信息，定期送交院内肿瘤登记负责部门，由其对院内肿瘤病例信息进行汇总、审核、补充、剔重和登记后，及时通过肿瘤登记网报系统上报或填写纸质报告卡上交辖区肿瘤登记处。各级各类医疗机构还应定期导出或摘录院内住院和（或）病案中所有肿瘤病例信息（新发病例或多次治疗病例）并提交辖区肿瘤登记处，这是肿瘤病例被动随访信息的重要来源。

各级各类医疗机构在报告规定的ICD-10编码范围的肿瘤病例信息时，还应同时上报部分以字母“Z”打头的“其他肿瘤相关”分类和编码的病例信息（表2.1）。因为在目前医疗机构的病案编码实践中，对于以复诊为目的的肿瘤病例，往往是使用Z编码作为其主要诊断编码，而非C编码或

D编码，因此在医院信息收集、漏报调查及质控过程中应格外注意。

表 2.1 "Z××其他肿瘤相关"分类和编码

编码	分类名称
Z08	恶性肿瘤治疗后的随诊检查
Z12	肿瘤的特殊筛查
Z40.0	与恶性肿瘤有关的危险因素的预防性手术
Z51.0	放疗疗程
Z51.1	肿瘤化疗疗程
Z80	恶性肿瘤的家族史
Z85	恶性肿瘤的个人史
Z86.0	其他肿瘤的个人史
Z92.6	肿瘤化疗个人史

2. 肿瘤登记处审核

肿瘤登记处收到辖区内各级各类医疗机构报送的肿瘤新发病例信息后，应及时审核其完整性和有效性，将存在变量信息不完整、逻辑错误、编码错误等问题的报卡，立即退回报告单位进行核实和修订。对审核通过的肿瘤新发病例信息，肿瘤登记处应按其户籍或现住址所属乡镇/街道分片下发至对应乡镇医院/社区卫生服务中心，由基层肿瘤登记人员对肿瘤病例信息进行随访和核实，并将核实结果及时反馈至所属登记处。

3. 乡镇医院/社区卫生服务中心上报

乡镇医院/社区卫生服务中心在协助登记处对肿瘤新发病例信息进行随访、核实和反馈的同时，还应在日常工作中主动发现和收集辖区内肿瘤新发病例和死亡信息，并按要求填写肿瘤登记报告卡和肿瘤登记簿，每月报送肿瘤登记处或及时在网报系统中登报。此外，乡镇医院/社区卫生服务中心每年还需对辖区内的肿瘤现患病例进行定期的随访和管理。

4. 死亡补发病

为确保肿瘤登记资料的完整性，肿瘤登记处必须定期开展死亡补发病工作，即每月或每季度将全人群死因监测资料中的肿瘤死亡病例信息和肿瘤登记中的发病信息进行核对，及时发现可能存在的发病漏报情况。对可疑的肿瘤发病漏报，登记处应及时与死亡医学证明书开具医疗机构，或者死亡病例所属基层医疗卫生机构、死者家属或知情人联系，核实其根本死因是否为恶性肿瘤；对确认为发病漏报的肿瘤病例，需继续回顾追踪和补充完善其生前的恶性肿瘤诊断相关信息，并补报肿瘤发病卡至最早诊断相应年份的发病库中。

5. 医疗保险机构相关信息的利用

恶性肿瘤病例诊治相关的医疗保险记录，是获取肿瘤登记新发病例信息的重要来源之一。各地肿瘤登记处在上级卫生行政部门的协调下，应定期（每月/每季度）前往各类医疗保险机构（城镇职工医疗保险、城镇居民医疗保险和新型农村合作医疗保险）获取所辖户籍居民外出就医报销的肿瘤病例资料，重点收集肿瘤诊断（诊断日期、诊断依据、诊断部位、病理形态学）和治疗（治疗时间、治疗方式）相关信息，除与登记处已有肿瘤发病信息核对发现漏报并补报外，还需更新或补充已有肿瘤病例发病信息，如更新为更早的诊断日期、更为详细的病理组织形态学诊断、更高级别的诊断依据和诊断医院等。此外，肿瘤现患病例医疗保险信息的获取，是完成肿瘤病例被动随访的重要信息来源之一。

（二）死亡病例资料

全人群死因监测资料是肿瘤死亡信息的主要来源，登记处应定期核对肿瘤发病与全死因监测数据库，以确认肿瘤病例的生存状态。除恶性肿瘤的根本死因外，非肿瘤根本死因导致的肿瘤病例死亡信息也需详细核实和登记，包括死亡日期、死亡地点、根本死因等。此外，对于在各级医疗机构院内发生的恶性肿瘤病例死亡，或基层医疗卫生机构发现的辖区内恶性肿瘤病例死亡，也应及时登记和报告，这也是我省肿瘤死亡病例信息的重要来源。

（三）人口资料

肿瘤登记处定期通过公安、统计等部门获取覆盖行政区域内的年度户籍人口资料，包括辖区内户籍人口总数及其性别、年龄构成（0岁，1—4岁，5—9岁，10—14岁，……，80—84岁，85岁及以上）。如果从公安、统计等部门获取的人口资料的年限或年龄分组与肿瘤登记要求不一致，可利用两个相隔若干年、来源较明确、可信的人口构成数据，通过“内插法”对中间年份人口构成数据进行推算。

二、肿瘤登记资料的质量控制

（一）登记资料质量控制指标

质量控制应贯穿于肿瘤登记工作的整个过程，可以从完整性、有效性、可比性和时效性等四个方面对肿瘤登记的质量进行评价。在对肿瘤登记资料质量进行评价时，可从以下常用质控指标入手。

1. 病理组织学诊断比例（Proportion of Morphologic Verification，MV%）

病理组织学诊断比例（MV%）是评价肿瘤登记数据完整性和有效性的重要指标。在肿瘤的各类诊断依据中，病理组织学诊断（包括细胞学和血片，如外周血、骨髓液涂片及脱落细胞学检查）的可靠性最高，提示部分可疑的恶性肿瘤病例已通过病理排除；其次是其他实验室辅助诊断和单纯的临床诊断（表2.2）。在评价该指标时，除了考虑全部恶性肿瘤MV%的平均水平外，还需对常见恶性肿瘤的MV%分别进行评价。食管、胃、结直肠、乳腺等相对易取病理部位的恶性肿瘤MV%不应太低，而脑、肺、肝等不易取病理，以及随着医学的进步，可通过一些实验室辅助诊断技术基本能确诊的恶性肿瘤，其MV%不应太高。

2. 只有死亡医学证明书比例（Percentage of Death Certification Only，DCO%）

在肿瘤登记工作中，需定期核对肿瘤登记的发病信息与全人群死因监测信息，以发现肿瘤发病漏报病例并进行补报，这些病例称为“死亡补发病”（Death Certificate Notification，DCN）病例。在追溯和补充DCN病例的发病信息时，少数无法追踪到生前任何恶性肿瘤发病确认信息，如发病日期、诊断医院、诊断依据等，此时将这部分病例称为“只有死亡医学证明书”（Death Certification Only，DCO）病例。由于DCO病例缺乏发病诊断信息，将其死亡日期定为其发病日期，其诊断依据编码为“0”（表2.2）。DCO病例在所有肿瘤登记新发病例中所占的比例即为DCO%，是评价肿瘤登记资料完整性和有效性的重要指标。

3. 死亡发病比（Mortality to Incidence Ratio，M/I）

死亡发病比（M/I）是同一人群中同期登记的肿瘤死亡例数与发病例数的比值，是反映肿瘤登记资料完整性与有效性的重要指标之一，一般情况其比例应在0.6—0.8之间，M/I大于0.8提示

表 2.2　诊断依据分类及其编码

编码	诊断依据分类名称	分类定义及解释
0	只有死亡医学证明书(DCO)	仅有医学死亡证明书而无任何其他诊治资料的病例
无显微镜检查		
1	临床诊断	仅根据症状、体征及疾病发展规律等在患者死前做出的诊断，不包括以下“2—7”诊断依据代码涉及内容
2	临床辅助检查	包括X线、内窥镜、影像学、超声波、探查手术(剖腹探查)及尸检等大多数临床诊断技术，但未做病理组织学检查
4	特殊肿瘤标志物	特殊的生化和免疫学检查
显微镜镜下检查		
5	细胞学或血片	外周血、骨髓液涂片及脱落细胞学检查
6	病理(继发)	转移部位的病理组织学检查，包括转移部位的尸检标本检查
7	病理(原发)	包括所有原发部位的病理切片、骨髓组织活检及原发部位的尸检标本检查
9	不详	

肿瘤发病可能存在漏报或死亡重报，M/I小于0.6提示可能存在发病重报或死亡漏报。但在评价登记资料M/I时，除考量全部恶性肿瘤的M/I平均值外，还需对常见癌种的M/I分别进行评估，如肝癌、肺癌等死亡率高、生存期短的肿瘤M/I可接近1，乳腺癌、甲状腺癌等生存期长、预后好的肿瘤M/I可低于0.6。无论何种情况，登记处全部恶性肿瘤的M/I平均值和常见癌种的M/I均不应大于1。

4. 恶性肿瘤逐年发病率和死亡率的稳定性

在登记处覆盖范围和人口无明显变动，登记报告癌种及登记规程、标准和定义等没有改变的情况下，该地区恶性肿瘤的逐年发病率和死亡率应该保持相对稳定，不应出现骤升或骤降现象。除对全部恶性肿瘤的逐年发病率、死亡率的稳定性进行评价外，还需对常见恶性肿瘤的发病率、死亡率的逐年波动情况进行分析，因为一个地区的癌种构成在正常情况下不应突然改变，其发病率、死亡率也不应有明显波动。

5. 人口资料评价指标

以人群为基础的肿瘤登记，在评价肿瘤登记人口资料时，首先要注意其可比性和合理性。登记处目前都是以一定行政区划为工作范围的，登记的是该区域内户籍人口的肿瘤发病和死亡情况，因此对应的人口资料也应是该行政区划的户籍人口信息，确保分子、分母的可比性。

其次要考虑人口资料的科学性。在登记范围内无行政区划调整或明显人口迁移的情况下，逐年的人口总数应该在一定的范围内上下波动，相邻年份人口总数差别不大，且其男女性别比的波动也应相对稳定，不能出现反转。除了人口总数和性别比外，还可对分性别、年龄组人口构成变化的合理性进行评价，在人口数、全死因死亡率和出生率相对稳定的情况下，相邻年份人口构成不应骤变。除通过人口构成金字塔图的变动情况进行直观观察外，还可通过肿瘤标化发病率或标化死亡率的波动情况对人口构成资料的合理性进行评估，以发现分性别、年龄组人口构成存在的问题，并及时予以核实和纠正。

（二）登记资料的质量控制流程

参考国家癌症中心对肿瘤登记资料质量审核的相关指标及流程，江苏省疾控中心在收到各登记处提交的肿瘤登记资料后，首先要检查资料的完整性，包括是否上报了要求的所有数据库，如肿瘤发病库、肿瘤死亡库、人口数据库、登记地区基本信息表和登记处信息表等，以及各数据库是否都包含了所有的关键变量。在确认了资料的完整性后，使用国际癌症研究中心（International Agency for Research on Cancer，IARC）/国际癌症登记协会（International Association of Cancer Registries，IACR）的 IARCcrgTools 软件对数据库变量的完整性和有效性以及各变量间的内部一致性进行逐一检查并记录存在问题。之后采用 MS-Excel、SAS 等数据库软件分析登记资料并生成统一的分析结果表格。汇总分析发现的问题和数据分析结果，生成数据库评估报告并反馈给各登记处。各登记处根据省疾控中心的评估报告对登记资料存在的问题进行核实、修改和补充，并将完善后的数据库再次提交省疾控中心进行重新审核。经过这一反复的数据审核、修订和完善流程，形成各登记处最终的肿瘤登记资料。江苏省疾控中心参照我国肿瘤登记年报数据入选标准（表 2.3），并结合我省实际情况，确定纳入江苏省恶性肿瘤报告数据来源的登记处名单。

表 2.3 国家肿瘤登记年报数据入选标准*

A 级	B 级	D 级
覆盖全部人口； 有可靠的人口数据来源； 已建立完善规范的全死因监测系统； 诊断依据不明比例<10%； 0%<DCO%<10%； 部位不明比例<10%； 主要肿瘤 M/I 合理； 66%<MV%<85%； 肿瘤变化趋势稳定，水平合理，死亡率不低于 120/10 万	覆盖全部人口或特定人口； 死因监测系统不够完善，数据质量较差； 诊断依据不明比例<20%； DCO%<20%； 部位不明比例<20%； 0.55<M/I<0.85，主要肿瘤 M/I 比较合理； 55%<MV%<95%； 肿瘤变化趋势相对稳定，水平比较合理，死亡率不低于 100/10 万	覆盖人口不明确； 无死因监测系统； 诊断依据不明比例≥20%； DCO%≥20%； 部位不明比例≥20%； M/I≤0.55，M/I≥0.85，主要肿瘤 M/I 不合理； MV%≤55%，MV%≥95%； 肿瘤变化趋势不稳定，水平不合理

* 部分 D 级登记处，仅个别指标未达 B 级标准，经过个性化评价后也可被年报接受。

三、肿瘤登记资料的统计分析

（一）肿瘤统计分类

为了便于肿瘤发病、死亡资料的统计分析，采用国际疾病分类第十版（ICD-10）将报告范围内的各癌种归类，分为 59 个细分类或 25 个大分类（表 2.4、表 2.5）。

（二）地区分类

根据国家标准 GB/T 2260—2007，将江苏省各登记地区进行城乡分类：地级以上城市（区）归为城市地区，县及县级市归于农村地区，但为保证全省肿瘤登记数据的连续性和可比性，已经县改区但开展肿瘤登记早且资料完善的登记处仍按农村地区归类。

表 2.4 常用肿瘤 ICD-10 统计分类表(细分类)

部位	ICD-10 编码范围	部位	ICD-10 编码范围
唇	C00	子宫颈	C53
舌	C01-C02	子宫体	C54
口	C03-C06	子宫,部位不明	C55
唾液腺	C07-C08	卵巢	C56
扁桃体	C09	其他的女性生殖器	C57
其他的口咽	C10	胎盘	C58
鼻咽	C11	阴茎	C60
喉咽	C12-C13	前列腺	C61
咽,部位不明	C14	睾丸	C62
食管	C15	其他的男性生殖器	C63
胃	C16	肾	C64
小肠	C17	肾盂	C65
结肠	C18	输尿管	C66
直肠	C19-C20	膀胱	C67
肛门	C21	其他的泌尿器官	C68
肝脏	C22	眼	C69
胆囊及胆道其他	C23-C24	脑及中枢神经系统	C70-C72; D32-D33; D42-D43
胰腺	C25		
鼻,鼻窦及其他	C30-C31	甲状腺	C73
喉	C32	肾上腺	C74
气管,支气管,肺	C33-C34	其他的内分泌腺	C75
其他的胸腔器官	C37-C38	霍奇金病	C81
骨	C40-C41	非霍奇金淋巴瘤	C82-C85; C96
皮肤的黑色素瘤	C43	免疫增生性疾病	C88
其他的皮肤	C44	多发性骨髓瘤	C90
间皮瘤	C45	淋巴样白血病	C91
卡波西肉瘤	C46	髓样白血病	C92-C94; D45-D46; D47.1; D47.3
周围神经,其他结缔组织	C47; C49		
乳房	C50	白血病,未特指	C95
外阴	C51	其他的或未指明部位	O&U
阴道	C52	所有部位除外C44	ALLbC44
		所有部位合计	ALL

表 2.5　常用肿瘤 ICD-10 统计分类表(大分类)

部位	ICD-10 编码范围	部位	ICD-10 编码范围
口腔和咽喉(除外鼻咽)	C00-C10；C12-C14	子宫颈	C53
鼻咽	C11	子宫体及子宫部位不明	C54-C55
食管	C15	卵巢	C56
胃	C16	前列腺	C61
结直肠肛门	C18-C21	睾丸	C62
肝脏	C22	肾及泌尿系统不明	C64-C66；C68
胆囊及胆道其他	C23-C24	膀胱	C67
胰腺	C25	脑及中枢神经系统	C70-C72；D32-D33；D42-D43
喉	C32	甲状腺	C73
气管，支气管，肺	C33-C34	淋巴瘤	C81-C85；C88；C90；C96
其他的胸腔器官	C37-C38	白血病	C91-C95；D45-D46；D47.1；D47.3
骨	C40-C41	不明及其他恶性肿瘤	O&U
皮肤的黑色素瘤	C43	所有部位除外C44	ALLbC44
乳房	C50	所有部位合计	ALL

(三) 常用统计分析指标

1. 发病(死亡)率

发病(死亡)率即粗发病(死亡)率，指某年该地登记的每 10 万人口中恶性肿瘤新发(死亡)病例数，是反映人口发病(死亡)情况最基本的指标。发病(死亡)率计算公式为：

$$发病(死亡)率=\frac{某年该地恶性肿瘤新发(死亡)病例数}{某年该地年中人口数}\times 100\,000\ (1/10\ 万)$$

2. 分类构成

恶性肿瘤发病(死亡)分类构成可以反映各类恶性肿瘤对居民健康的危害情况。恶性肿瘤分类构成百分比计算公式如下：

$$某恶性肿瘤构成=\frac{某恶性肿瘤发病(死亡)数}{全部恶性肿瘤发病(死亡)数}\times 100\%$$

3. 年龄组发病(死亡)率

年龄组发病(死亡)率是表现人口发病(死亡)随年龄增长变动过程的重要指标，同时也是计算寿命表、标化率等指标所必需的数据。在对年龄进行分组时，除 0 岁(不满 1 岁)、1—4 岁和 85 岁及以上年龄组外，其他均以间隔 5 岁为 1 个年龄组，即 0 岁，1—4 岁，5—9 岁，10—14 岁，……，80—84 岁和 85 岁及以上19个年龄组。年龄组发病(死亡)率计算公式为：

$$某年龄组发病(死亡)率=\frac{某年龄组发病(死亡)数}{该年龄组人口数}\times 100\,000\ (1/10万)$$

4. 年龄调整发病(死亡)率/标化发病(死亡)率

人口年龄构成是影响恶性肿瘤发病(死亡)率的重要因素，在比较不同地区或同一地区不同时期恶性肿瘤的发病(死亡)率时，为了消除人口年龄构成的影响，要计算年龄调整发病(死亡)率，即采用某一标准人口年龄构成计算的发病(死亡)率。本报告分别采用2000年中国普查人口构成和Segi's世界标准人口构成(表2.6)进行年龄调整发病(死亡)率的计算。

表2.6　2000年中国普查人口构成和Segi's世界标准人口构成

年龄组(岁)	2000年中国人口构成		Segi's世界人口构成	
	人口数	构成比(%)	人口数	构成比(%)
0	13 793 799	1.11	2 400	2.40
1—4	55 184 575	4.44	9 600	9.60
5—9	90 152 587	7.26	10 000	10.00
10—14	125 396 633	10.09	9 000	9.00
15—19	103 031 165	8.29	9 000	9.00
20—24	94 573 174	7.61	8 000	8.00
25—29	117 602 265	9.46	8 000	8.00
30—34	127 314 298	10.25	6 000	6.00
35—39	109 147 295	8.78	6 000	6.00
40—44	81 242 945	6.54	6 000	6.00
45—49	85 521 045	6.88	6 000	6.00
50—54	63 304 200	5.09	5 000	5.00
55—59	46 370 375	3.73	4 000	4.00
60—64	41 703 848	3.36	4 000	4.00
65—69	34 780 460	2.80	3 000	3.00
70—74	25 574 149	2.06	2 000	2.00
75—79	15 928 330	1.28	1 000	1.00
80—84	7 989 158	0.64	500	0.50
85+	4 001 925	0.32	500	0.50
合计	**1 242 612 226**	**100.00**	**100 000**	**100.00**

标化发病(死亡)率的计算(直接法)：

① 计算年龄组发病(死亡)率。

② 以各年龄组发病(死亡)率乘以相应的标准人口年龄构成比，得到各年龄组相应的分配发病(死亡)率。

③ 各年龄组分配发病(死亡)率相加之和，即为标化发病(死亡)率。

$$标化发病(死亡)率=\frac{\sum 标准人口年龄构成\times 年龄别发病(死亡)率}{\sum 标准人口年龄构成}(1/10万)$$

5. 累积发病(死亡)率

累积发病(死亡)率是指某病在某一年龄阶段内累积发病(死亡)率,便于不同地区的直接比较。恶性肿瘤一般是计算 0—64 岁或者 0—74 岁的累积发病(死亡)率。

$$累积发病(死亡)率=\left\{\sum[年龄组发病(死亡)率\times 年龄组距]\right\}\times 100\%$$

6. 截缩发病(死亡)率

不同年龄组人群恶性肿瘤的发病(死亡)水平存在差异,35 岁前相对较低,之后随年龄增长逐步升高,但 65 岁后其他疾病多发,对恶性肿瘤的发病(死亡)水平存在干扰。为客观描述恶性肿瘤发病(死亡)情况,常计算 35—64 岁这一高发年龄段人群的标化发病(死亡)率,即截缩发病(死亡)率,来确切反映整个人群的发病(死亡)强度,也便于不同人群的直接比较。

$$截缩发病(死亡)率=\frac{\sum 截缩段各年龄组发病(死亡)率\times 各段标准年龄构成}{\sum 各段标准年龄构成}(1/10万)$$

第三章

2014 年江苏省肿瘤登记资料质量评价

一、2014 年江苏省肿瘤登记资料来源

截至 2017 年 6 月 30 日，江苏省共有 36 个登记处向江苏省疾控中心提交了 2014 年肿瘤登记资料。2017 年底，江苏省疾控中心对该数据库重新进行了清洗、整理和质控，并对部分登记处人口构成资料进行了核对和修订，以确定《江苏省恶性肿瘤报告(2017)》的数据来源。

二、2014 年江苏省肿瘤登记资料基本情况

各登记处提交的肿瘤登记资料包含 2014 年 1 月 1 日至 12 月 31 日期间的肿瘤发病、死亡及人口资料。其中肿瘤包括国际疾病分类第十版(ICD-10)所规定的全部恶性肿瘤(ICD-10：C00-C97)、中枢神经系统良性肿瘤(D32.0-D33.9)和其他动态未定或动态未知的肿瘤(D42.0-D43.9)，以及骨髓造血系统特质的恶性肿瘤(D45；D46.0-D46.9；D47.1；D47.3)。人口资料是各地按男女性别和年龄组(0 岁，1—4 岁，5—9 岁，10—14 岁，……，80—84 岁和 85 岁及以上)分组的户籍人口数据，为各登记处从当地统计部门、公安部门获取的 2014 年年中户籍人口数据，或根据内插法推算的 2014 年人口构成资料。

江苏省 2014 年 36 个登记处覆盖户籍人口 39 905 723 人，约占同期全省户籍人口总数(75 791 165 人)的 52.65%；其中城市地区 11 个，农村地区 25 个，覆盖人口分别为 16 876 464 人和 23 029 259 人，分占 42.29%和 57.71%(表 3.1)。

表 3.1　2014 年江苏省肿瘤登记资料提交地区基本情况

登记处	区划代码	登记处所在单位	城市点=1 农村点=2	登记处建立年	2014 年覆盖人口
无锡市区	320201	无锡市疾病预防控制中心	1	1986	2 438 470
徐州市区#	320301	徐州市疾病预防控制中心	1	2010	1 908 824
常州市区	320401	常州市疾病预防控制中心	1	2010	2 260 002
溧阳市	320481	溧阳市疾病预防控制中心	2	2011	793 854
常州市金坛区*	320482	常州市金坛区疾病预防控制中心	2	1998	553 380
苏州市区	320501	苏州市疾病预防控制中心	1	2004	3 351 978
南通市区	320601	南通市疾病预防控制中心	1	2011	1 807 780
海安县	320621	海安县疾病预防控制中心	2	1999	942 413
如东县	320623	如东县疾病预防控制中心	2	2012	1 043 668
启东市	320681	启东肝癌防治研究所	2	1972	1 123 353
如皋市	320682	如皋市疾病预防控制中心	2	2011	1 433 146
海门市	320684	海门市疾病预防控制中心	2	1999	1 002 134
连云港市区	320701	连云港市疾病预防控制中心	1	2004	1 004 477
连云港市赣榆区*	320721	连云港市赣榆区疾病预防控制中心	2	2000	1 200 269
东海县	320722	东海县疾病预防控制中心	2	2004	1 235 663
灌云县	320723	灌云县疾病预防控制中心	2	2004	1 040 585
灌南县	320724	灌南县疾病预防控制中心	2	2006	814 399
淮安市淮安区	320803	淮安市淮安区疾病预防控制中心	1	1988	1 200 842
淮安市淮阴区	320804	淮安市淮阴区疾病预防控制中心	1	2006	931 551
淮安市清江浦区#	320812	淮安市清江浦区疾病预防控制中心	1	2008	546 616
涟水县	320826	涟水县疾病预防控制中心	2	2007	1 147 364
淮安市洪泽区*	320829	淮安市洪泽区疾病预防控制中心	2	2010	389 489
盱眙县	320830	盱眙县疾病预防控制中心	2	2005	791 036
金湖县	320831	金湖县疾病预防控制中心	2	2005	358 529
盐城市亭湖区	320902	盐城市亭湖区疾病预防控制中心	1	2010	710 243
盐城市盐都区	320903	盐城市盐都区疾病预防控制中心	1	2010	715 681
滨海县	320922	滨海县疾病预防控制中心	2	2009	1 214 785
阜宁县	320923	阜宁县疾病预防控制中心	2	2009	1 120 938
射阳县	320924	射阳县疾病预防控制中心	2	2008	967 798
建湖县	320925	建湖县疾病预防控制中心	2	1998	801 297
东台市	320981	东台市疾病预防控制中心	2	2009	1 127 667
盐城市大丰区*	320982	盐城市大丰区疾病预防控制中心	2	1999	725 433
宝应县#	321023	宝应县疾病预防控制中心	2	2011	907 237
丹阳市#	321181	丹阳市疾病预防控制中心	2	2012	813 454
扬中市	321182	扬中市肿瘤防治研究所	2	1985	282 570
泰兴市	321283	泰兴市疾病预防控制中心	2	1998	1 198 798
全省合计					**39 905 723**

* 为保证全省肿瘤登记数据的连续性和可比性，已由县（县级市）改区但开展肿瘤登记早且资料完善的登记处仍按农村地区归类。
# 该登记处上报数据未被纳入最终统计。

三、2014 年江苏省肿瘤登记资料质量评价及汇总分析数据源选取

参考国家肿瘤登记年报数据入选标准(表 2.3)并结合江苏省实际情况,江苏省疾控中心从死亡发病比(M/I)、病理组织学诊断比例(MV%)、只有死亡医学证明书比例(DCO%)以及各登记处连续年份发病率、死亡率及其标化率的稳定性等方面,对全省 36 个登记处提交的 2014 年肿瘤登记资料的完整性、有效性和可靠性进行评价。

各登记处 2014 年肿瘤登记资料质量评价结果详见表 3.2 至表 3.4。其中 32 个登记处登记资料的主要质控指标达到国家年报数据质量分级 B 级或 A 级标准,且连续年份的恶性肿瘤发病率、死亡率及其标化率的变化趋势均较合理,确认将这 32 个登记处的 2014 年肿瘤登记数据作为全省肿瘤登记资料汇总分析的数据源(表 3.5)。其余 4 个登记处由于主要质控指标不合格,或连续年度发病率、死亡率和/或标化率明显异常波动,被认为存在一定质量问题,不能纳入最后的全省分析。

表 3.2　2014 年江苏省各肿瘤登记地区主要质控指标

登记处	M/I	MV%	DCO%
无锡市区	0.66	70.61%	0.09%
徐州市区	0.58	46.68%	2.31%
常州市区	0.61	78.14%	0.71%
溧阳市	0.61	74.58%	0.09%
常州市金坛区	0.65	75.10%	1.16%
苏州市区	0.61	70.40%	0.23%
南通市区	0.66	67.01%	1.51%
海安县	0.63	59.36%	0.03%
如东县	0.65	55.21%	0.49%
启东市	0.67	58.65%	0.00%
如皋市	0.67	67.10%	0.07%
海门市	0.66	57.99%	0.22%
连云港市区	0.66	74.13%	2.37%
连云港市赣榆区	0.78	67.00%	0.59%
东海县	0.79	60.90%	7.96%
灌云县	0.72	61.81%	1.01%
灌南县	0.66	63.28%	0.14%
淮安市淮安区	0.67	66.93%	0.06%
淮安市淮阴区	0.68	68.58%	0.68%
淮安市清江浦区	0.71	68.67%	0.90%
涟水县	0.61	67.08%	5.48%
淮安市洪泽区	0.71	67.35%	0.27%
盱眙县	0.64	67.62%	1.15%
金湖县	0.63	71.60%	2.85%

续表

登记处	M/I	MV%	DCO%
盐城市亭湖区	0.61	71.35%	1.42%
盐城市盐都区	0.67	67.50%	0.00%
滨海县	0.69	57.65%	0.13%
阜宁县	0.74	71.22%	0.19%
射阳县	0.70	69.60%	0.24%
建湖县	0.73	78.39%	0.00%
东台市	0.78	67.10%	2.90%
盐城市大丰区	0.66	74.58%	0.11%
宝应县	0.86	66.95%	1.78%
丹阳市	0.75	72.32%	0.91%
扬中市	0.80	70.72%	0.37%
泰兴市	0.71	76.84%	0.06%

表 3.3　2010—2014 年江苏省登记地区恶性肿瘤发病率(1/10^5)

登记处	发病率						发病标化率					
	2010 年	2011 年	2012 年	2013 年	2014 年	波动(%)	2010 年	2011 年	2012 年	2013 年	2014 年	波动(%)
无锡市区	296.56	318.89	341.33	338.67	327.17	-3.40	176.60	183.56	187.50	182.44	173.21	-5.06
徐州市区	243.82	204.62	160.32	232.49	203.69	-12.39	233.95	193.92	152.37	175.96	151.99	-13.62
常州市区	—	366.24	381.46	389.62	375.27	-3.68	—	216.17	223.90	227.73	222.41	-2.34
溧阳市	—	234.84	261.92	291.62	285.44	-2.12	—	122.54	139.22	150.05	148.33	-1.14
常州市金坛区	295.43	348.17	391.06	407.88	389.79	-4.44	168.41	200.14	225.94	237.49	225.05	-5.24
苏州市区	335.96	338.34	344.67	339.51	346.15	1.96	203.30	194.11	195.47	186.97	188.91	1.04
南通市区	—	314.73	362.84	348.19	367.36	5.50	—	200.11	224.54	188.61	192.66	2.14
海安县	296.94	326.15	350.26	383.10	392.18	2.37	139.88	152.10	160.27	177.27	173.56	-2.09
如东县	—	—	—	353.16	387.19	9.64	—	—	—	167.27	169.31	1.22
启东市	352.81	363.09	362.20	382.58	414.38	8.31	182.59	183.40	182.24	188.98	205.08	8.52
如皋市	—	—	358.23	356.59	384.47	7.82	—	—	187.69	181.62	188.80	3.96
海门市	382.91	391.64	385.17	411.26	409.73	-0.37	203.02	201.76	196.45	206.10	204.33	-0.86
连云港市区	219.76	228.64	228.68	225.65	231.26	2.49	164.97	168.27	164.04	178.33	159.52	-10.55
连云港市赣榆区	172.60	201.16	202.28	218.24	197.21	-9.64	135.96	157.86	153.95	161.30	141.39	-12.34
东海县	185.43	182.74	186.23	180.83	178.85	-1.09	158.28	151.80	153.33	145.83	139.30	-4.48
灌云县	194.12	193.78	196.74	196.57	199.79	1.64	163.37	162.60	162.44	155.22	157.16	1.25
灌南县	202.06	207.43	184.55	195.91	180.26	-7.99	177.32	182.42	161.38	171.84	158.54	-7.73
淮安市淮安区	253.27	259.31	252.53	263.35	276.22	4.89	179.22	178.51	168.16	172.11	175.64	2.05
淮安市淮阴区	252.39	278.31	255.53	279.07	283.94	1.74	178.68	197.20	173.54	201.25	197.41	-1.91
淮安市清江浦区	177.82	180.18	216.00	205.63	244.05	18.68	144.00	132.63	161.02	130.87	160.05	22.30

续表

登记处	发病率						发病标化率					
	2010 年	2011 年	2012 年	2013 年	2014 年	波动（%）	2010 年	2011 年	2012 年	2013 年	2014 年	波动（%）
涟水县	208.59	201.65	223.18	234.35	248.05	5.85	182.22	176.41	155.68	157.37	171.36	8.89
淮安市洪泽区	210.64	250.54	290.77	303.91	290.12	-4.54	145.31	168.27	194.90	202.07	193.15	-4.41
盱眙县	208.65	242.25	261.99	248.22	251.82	1.45	151.36	170.05	179.49	165.56	164.09	-0.88
金湖县	336.99	330.97	335.51	337.02	352.55	4.61	198.50	188.75	180.32	183.03	186.69	2.00
盐城市亭湖区	—	—	—	283.56	306.66	8.14	—	—	—	181.34	201.57	11.15
盐城市盐都区	—	—	—	360.00	380.48	5.69	—	—	—	230.12	248.85	8.14
滨海县	—	237.82	238.98	263.12	244.16	-7.21	—	169.17	165.34	179.19	164.97	-7.94
阜宁县	—	—	275.54	239.48	240.51	0.43	—	—	175.84	155.77	153.01	-1.77
射阳县	318.40	326.17	322.69	325.62	350.07	7.51	204.29	203.68	195.01	199.29	203.17	1.94
建湖县	292.09	293.22	295.23	311.51	314.74	1.04	211.67	207.14	209.74	221.94	192.97	-13.06
东台市	—	—	330.04	298.16	321.55	7.85	—	—	161.45	139.51	145.50	4.30
盐城市大丰区	289.22	296.44	306.51	349.75	381.15	8.98	163.30	169.13	165.60	184.94	199.12	7.67
宝应县	—	—	—	284.01	247.12	-12.99	—	—	—	191.76	145.21	-24.28
丹阳市	—	—	367.71	378.81	337.94	-10.79	—	—	238.77	248.66	177.99	-28.42
扬中市	374.58	375.62	378.46	368.72	384.33	4.23	210.70	205.40	199.38	187.63	189.15	0.81
泰兴市	221.98	229.80	235.55	251.42	270.44	7.56	131.64	135.80	135.99	151.14	154.42	2.17

表 3.4　2010—2014 年江苏省登记地区恶性肿瘤死亡率（$1/10^5$）

登记处	死亡率						死亡标化率					
	2010 年	2011 年	2012 年	2013 年	2014 年	波动（%）	2010 年	2011 年	2012 年	2013 年	2014 年	波动（%）
无锡市区	195.60	202.92	213.83	219.71	215.13	-2.08	106.72	104.79	106.35	105.83	100.86	-4.70
徐州市区	121.75	126.36	105.53	123.93	117.66	-5.05	118.46	119.49	100.27	89.06	84.98	-4.58
常州市区	—	219.61	229.06	234.82	229.51	-2.26	—	120.14	123.96	127.22	123.44	-2.97
溧阳市	—	175.28	161.79	166.95	173.58	3.97	—	84.21	78.06	80.28	82.67	2.97
常州市金坛区	245.52	251.70	262.88	272.10	253.89	-6.69	134.30	135.54	141.84	146.50	137.75	-5.97
苏州市区	193.96	200.48	206.90	206.29	211.16	2.36	108.34	105.49	105.05	102.03	100.68	-1.33
南通市区	—	195.82	258.92	220.87	244.28	10.60	—	116.97	149.76	108.51	112.33	3.51
海安县	233.89	245.81	242.88	249.74	247.34	-0.96	107.16	109.90	102.98	106.88	99.91	-6.52
如东县	—	—	—	247.67	251.80	1.67	—	—	—	99.62	94.41	-5.23
启东市	270.44	286.28	273.68	284.60	276.58	-2.82	130.47	138.44	130.08	133.64	127.09	-4.91
如皋市	—	—	257.19	265.50	256.22	-3.50	—	—	124.33	124.40	116.21	-6.59
海门市	247.37	269.28	272.60	264.16	269.52	2.03	116.24	124.48	123.48	116.89	118.51	1.39

续表

登记处	死亡率						死亡标化率					
	2010年	2011年	2012年	2013年	2014年	波动(%)	2010年	2011年	2012年	2013年	2014年	波动(%)
连云港市区	168.26	158.81	154.99	141.84	153.51	8.23	121.43	111.65	105.24	106.33	98.15	-7.69
连云港市赣榆区	139.44	137.68	153.79	139.22	154.30	10.83	106.07	101.86	111.65	95.99	104.97	9.36
东海县	146.40	138.04	146.45	134.43	141.87	5.53	121.79	110.65	116.17	104.05	105.55	1.44
灌云县	155.16	144.96	146.45	135.45	143.67	6.07	129.02	120.67	117.79	104.56	108.42	3.69
灌南县	133.26	125.13	115.07	118.62	119.11	0.41	114.96	109.01	98.69	103.09	103.61	0.51
淮安市淮安区	161.10	164.96	159.13	174.83	184.62	5.60	111.61	110.94	103.09	110.73	112.52	1.61
淮安市淮阴区	170.05	170.14	197.17	211.94	192.05	-9.39	116.88	118.11	128.12	146.72	125.99	-14.13
淮安市清江浦区	110.79	118.45	131.43	140.18	172.15	22.81	91.74	81.78	96.58	84.31	107.58	27.61
涟水县	126.93	136.12	136.91	145.50	150.43	3.39	112.25	119.60	95.03	94.55	99.42	5.15
淮安市洪泽区	157.32	182.16	202.14	213.98	204.88	-4.25	107.28	121.10	133.11	139.64	134.46	-3.71
盱眙县	150.42	181.46	204.24	168.54	161.18	-4.37	105.32	123.27	135.31	107.75	100.03	-7.17
金湖县	205.37	210.29	217.88	211.44	220.62	4.34	115.59	115.10	113.24	107.10	107.11	0.01
盐城市亭湖区	—	—	—	175.01	186.84	6.76	—	—	—	106.16	118.34	11.48
盐城市盐都区	—	—	—	238.64	256.12	7.32	—	—	—	147.03	161.68	9.97
滨海县	—	209.30	189.00	181.94	168.42	-7.43	—	140.41	126.02	119.18	108.93	-8.60
阜宁县	—	—	205.82	177.72	178.42	0.39	—	—	125.93	110.72	108.43	-2.07
射阳县	222.39	235.08	229.37	232.19	244.06	5.11	137.16	140.35	131.96	138.27	134.87	-2.46
建湖县	209.46	213.08	210.91	232.76	231.13	-0.70	150.82	149.16	147.40	164.21	139.02	-15.34
东台市	—	—	238.97	235.02	251.40	6.97	—	—	109.27	105.73	105.53	-0.19
盐城市大丰区	223.47	230.53	243.91	245.67	251.30	2.29	122.98	125.76	125.54	122.02	118.96	-2.50
宝应县	—	—	—	213.00	213.62	0.29	—	—	—	143.58	122.41	-14.74
丹阳市	—	—	254.04	290.12	254.22	-12.37	—	—	168.08	192.54	127.71	-33.67
扬中市	319.58	314.20	317.93	315.84	306.83	-2.86	166.11	162.00	159.81	151.66	141.25	-6.87
泰兴市	177.53	184.36	187.81	188.52	193.03	2.39	101.00	103.72	103.92	103.69	103.49	-0.20

表 3.5　2014 年江苏省肿瘤登记资料汇总分析登记处名单及其基本情况

登记处	区划代码	登记处所在单位	城市点=1 农村点=2	2014年 覆盖人口	发病数	死亡数
无锡市区	320201	无锡市疾病预防控制中心	1	2 438 470	7 978	5 246
常州市区	320401	常州市疾病预防控制中心	1	2 260 002	8 481	5 187
溧阳市	320481	溧阳市疾病预防控制中心	2	793 854	2 266	1 378
常州市金坛区*	320482	常州市金坛区疾病预防控制中心	2	553 380	2 157	1 405
苏州市区	320501	苏州市疾病预防控制中心	1	3 351 978	11 603	7 078

续表

登记处	区划代码	登记处所在单位	城市点=1 农村点=2	2014年 覆盖人口	发病数	死亡数
南通市区	320601	南通市疾病预防控制中心	1	1 807 780	6 641	4 416
海安县	320621	海安县疾病预防控制中心	2	942 413	3 696	2 331
如东县	320623	如东县疾病预防控制中心	2	1 043 668	4 041	2 628
启东市	320681	启东肝癌防治研究所	2	1 123 353	4 655	3 107
如皋市	320682	如皋市疾病预防控制中心	2	1 433 146	5 510	3 672
海门市	320684	海门市疾病预防控制中心	2	1 002 134	4 106	2 701
连云港市区	320701	连云港市疾病预防控制中心	1	1 004 477	2 323	1 542
连云港市赣榆区*	320721	连云港市赣榆区疾病预防控制中心	2	1 200 269	2 367	1 852
东海县	320722	东海县疾病预防控制中心	2	1 235 663	2 210	1 753
灌云县	320723	灌云县疾病预防控制中心	2	1 040 585	2 079	1 495
灌南县	320724	灌南县疾病预防控制中心	2	814 399	1 468	970
淮安市淮安区	320803	淮安市淮安区疾病预防控制中心	1	1 200 842	3 317	2 217
淮安市淮阴区	320804	淮安市淮阴区疾病预防控制中心	1	931 551	2 645	1 789
涟水县	320826	涟水县疾病预防控制中心	2	1 147 364	2 846	1 726
淮安市洪泽区*	320829	淮安市洪泽区疾病预防控制中心	2	389 489	1 130	798
盱眙县	320830	盱眙县疾病预防控制中心	2	791 036	1 992	1 275
金湖县	320831	金湖县疾病预防控制中心	2	358 529	1 264	791
盐城市亭湖区	320902	盐城市亭湖区疾病预防控制中心	1	710 243	2 178	1 327
盐城市盐都区	320903	盐城市盐都区疾病预防控制中心	1	715 681	2 723	1 833
滨海县	320922	滨海县疾病预防控制中心	2	1 214 785	2 966	2 046
阜宁县	320923	阜宁县疾病预防控制中心	2	1 120 938	2 696	2 000
射阳县	320924	射阳县疾病预防控制中心	2	967 798	3 388	2 362
建湖县	320925	建湖县疾病预防控制中心	2	801 297	2 522	1 852
东台市	320981	东台市疾病预防控制中心	2	1 127 667	3 626	2 835
盐城市大丰区*	320982	盐城市大丰区疾病预防控制中心	2	725 433	2 765	1 823
扬中市	321182	扬中市肿瘤防治研究所	2	282 570	1 086	867
泰兴市	321283	泰兴市疾病预防控制中心	2	1 198 798	3 242	2 314
全省合计				**35 729 592**	**111 967**	**74 616**

* 为保证全省肿瘤登记数据的连续性和可比性，已由县(县级市)改区但开展肿瘤登记早且资料完善的登记处仍按农村地区归类。

四、2014年江苏省肿瘤登记数据综合质量评价

2014年江苏省32个肿瘤登记处全部恶性肿瘤合计的M/I为0.67，MV%为68.20%，DCO%为0.82%；其中城市地区M/I、MV%和DCO%分别为0.64、71.05%和0.63%，农村地区分别为0.69、66.06%和0.97%(表3.6)。

表 3.6　2014 年江苏省肿瘤登记数据综合质量评价

部位	ICD-10	全省			城市			农村		
		M/I	MV%	DCO%	M/I	MV%	DCO%	M/I	MV%	DCO%
口腔和咽喉(除外鼻咽)	C00-C10;C12-C14	0.46	81.75%	0.55%	0.43	81.92%	0.22%	0.49	81.63%	0.80%
鼻咽	C11	0.66	80.69%	0.25%	0.68	76.00%	0.57%	0.65	84.23%	0.00%
食管	C15	0.77	84.52%	0.92%	0.80	81.79%	0.63%	0.76	85.71%	1.05%
胃	C16	0.74	86.05%	0.65%	0.75	84.68%	0.38%	0.73	87.12%	0.87%
结直肠肛门	C18-C21	0.48	83.89%	0.47%	0.46	81.56%	0.28%	0.52	86.44%	0.68%
肝脏	C22	0.91	31.58%	1.31%	0.92	37.34%	1.08%	0.90	28.24%	1.44%
胆囊及胆道其他	C23-C24	0.77	46.62%	1.05%	0.81	53.07%	0.98%	0.73	40.91%	1.11%
胰腺	C25	0.90	35.85%	1.16%	0.93	43.92%	0.87%	0.88	29.36%	1.40%
喉	C32	0.54	80.62%	0.45%	0.44	79.44%	0.00%	0.63	81.70%	0.85%
气管,支气管,肺	C33-C34	0.84	43.53%	1.25%	0.86	53.25%	1.24%	0.83	36.80%	1.27%
其他的胸腔器官	C37-C38	0.48	50.53%	0.70%	0.54	53.85%	0.77%	0.43	47.74%	0.65%
骨	C40-C41	0.90	35.65%	2.15%	0.96	38.03%	2.46%	0.87	34.32%	1.97%
皮肤的黑色素瘤	C43	0.53	95.93%	0.45%	0.68	93.51%	1.30%	0.46	97.22%	0.00%
乳房	C50	0.24	89.43%	0.29%	0.22	90.57%	0.19%	0.26	88.35%	0.39%
子宫颈	C53	0.27	90.75%	0.31%	0.25	91.19%	0.25%	0.28	90.49%	0.34%
子宫体及子宫部位不明	C54-C55	0.30	84.99%	0.33%	0.26	83.77%	0.58%	0.33	85.99%	0.12%
卵巢	C56	0.47	77.48%	0.66%	0.48	74.09%	0.73%	0.45	80.27%	0.60%
前列腺	C61	0.43	69.66%	0.51%	0.35	71.35%	0.44%	0.52	67.31%	0.61%
睾丸	C62	0.41	77.27%	0.00%	0.29	79.41%	0.00%	0.53	75.00%	0.00%
肾及泌尿系统不明	C64-C66,C68	0.33	69.62%	0.22%	0.28	73.02%	0.26%	0.39	65.23%	0.17%
膀胱	C67	0.40	76.59%	0.19%	0.36	75.10%	0.20%	0.43	77.88%	0.17%
脑及中枢神经系统	C70-C72	0.70	42.68%	1.43%	0.64	50.52%	1.04%	0.74	36.64%	1.73%
甲状腺	C73	0.06	89.05%	0.13%	0.04	90.34%	0.13%	0.11	86.73%	0.12%
淋巴瘤	C81-C85;C88;C90;C96	0.66	94.81%	0.47%	0.67	97.62%	0.20%	0.65	92.66%	0.68%
白血病	C91-C95	0.77	97.80%	0.83%	0.76	98.60%	0.40%	0.77	97.12%	1.19%
不明及其他恶性肿瘤	Other(除外以上)	0.51	66.51%	0.50%	0.49	61.92%	0.28%	0.53	71.12%	0.72%
所有部位合计	**ALL**	**0.67**	**68.20%**	**0.82%**	**0.64**	**71.05%**	**0.63%**	**0.69**	**66.06%**	**0.97%**

2014 年江苏省肿瘤登记地区恶性肿瘤发病和死亡情况

2017 年下半年开始，江苏省疾控中心对全省各登记处提交的 2014 年肿瘤登记资料重新进行了整理和质控，确认其中 32 个登记处数据质量较好，作为《江苏省恶性肿瘤报告(2017)》数据源进行汇总分析，以及时掌握目前江苏省恶性肿瘤的流行水平。

一、2014 年江苏省肿瘤登记地区覆盖人口

2014 年江苏 32 个肿瘤登记地区中，城市登记地区 9 个，农村地区 23 个，分布在 11 个设区市，覆盖人口 35 729 592 人，约占同期江苏省户籍总人口数(75 791 165)的 47.14%。登记地区覆盖人口中男性 18 090 119 人，女性 17 639 473 人，性别比为 1.026。城市地区覆盖人口 14 421 024人(男性 7 208 836 人，女性 7 212 188 人)，约占全部覆盖人口的 40.36%；农村地区覆盖人口 21 308 568 人(男性 10 881 283 人，女性 10 427 285 人)，约占全部覆盖人口的 59.64%(表 4.1，图 4-1 至图 4-3)。

表 4.1　2014 年江苏省肿瘤登记地区覆盖人口

年龄组（岁）	全省			城市			农村		
	合计	男性	女性	合计	男性	女性	合计	男性	女性
0	356 246	188 388	167 858	130 605	68 166	62 439	225 641	120 222	105 419
1—4	1 339 571	713 641	625 930	545 262	288 310	256 952	794 309	425 331	368 978
5—9	1 701 951	905 356	796 595	643 506	336 871	306 635	1 058 445	568 485	489 960
10—14	1 589 084	850 924	738 160	571 502	301 760	269 742	1 017 582	549 164	468 418
15—19	1 732 211	918 193	814 018	667 413	349 273	318 140	1 064 798	568 920	495 878
20—24	2 351 402	1 217 523	1 133 879	977 742	500 707	477 035	1 373 660	716 816	656 844
25—29	2 705 396	1 365 107	1 340 289	1 096 659	538 763	557 896	1 608 737	826 344	782 393
30—34	2 455 477	1 231 854	1 223 623	1 075 402	526 078	549 324	1 380 075	705 776	674 299
35—39	2 567 673	1 289 972	1 277 701	1 068 592	530 450	538 142	1 499 081	759 522	739 559
40—44	2 983 567	1 488 781	1 494 786	1 234 647	609 483	625 164	1 748 920	879 298	869 622
45—49	3 347 168	1 678 287	1 668 881	1 302 511	644 126	658 385	2 044 657	1 034 161	1 010 496
50—54	2 758 283	1 396 338	1 361 945	1 063 766	534 401	529 365	1 694 517	861 937	832 580
55—59	2 505 284	1 279 739	1 225 545	1 029 271	523 708	505 563	1 476 013	756 031	719 982
60—64	2 304 246	1 164 221	1 140 025	979 548	491 054	488 494	1 324 698	673 167	651 531
65—69	1 723 805	865 977	857 828	713 875	357 598	356 277	1 009 930	508 379	501 551
70—74	1 268 254	630 346	637 908	495 850	245 309	250 541	772 404	385 037	387 367
75—79	962 379	459 220	503 159	384 474	181 672	202 802	577 905	277 548	300 357
80—84	629 749	277 829	351 920	258 796	112 706	146 090	370 953	165 123	205 830
85+	447 846	168 423	279 423	181 603	68 401	113 202	266 243	100 022	166 221
合计	**35 729 592**	**18 090 119**	**17 639 473**	**14 421 024**	**7 208 836**	**7 212 188**	**21 308 568**	**10 881 283**	**10 427 285**

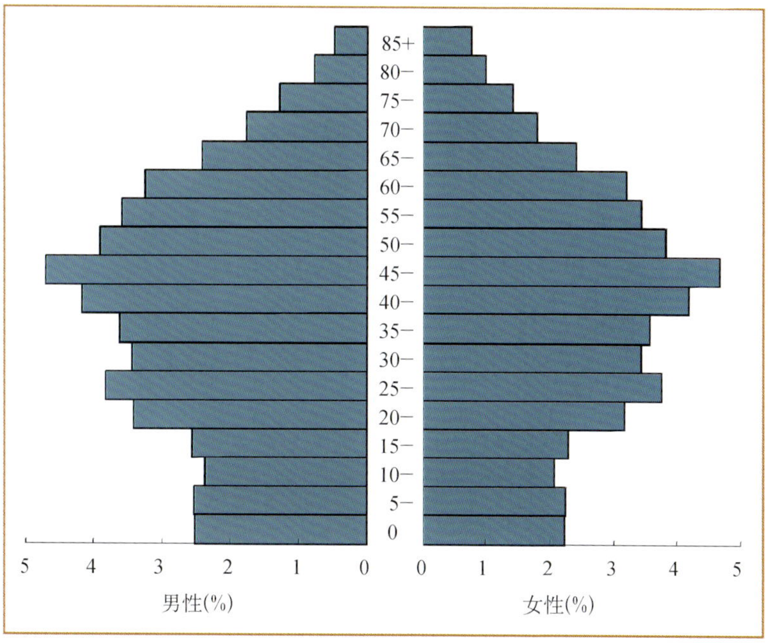

图 4-1　2014 年江苏省肿瘤登记地区人口构成金字塔

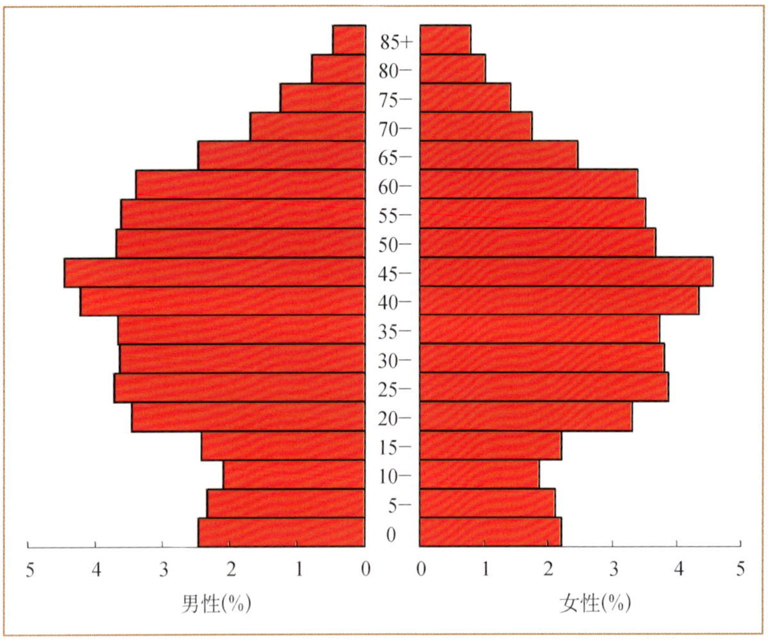

图 4-2　2014 年江苏省城市肿瘤登记地区人口构成金字塔

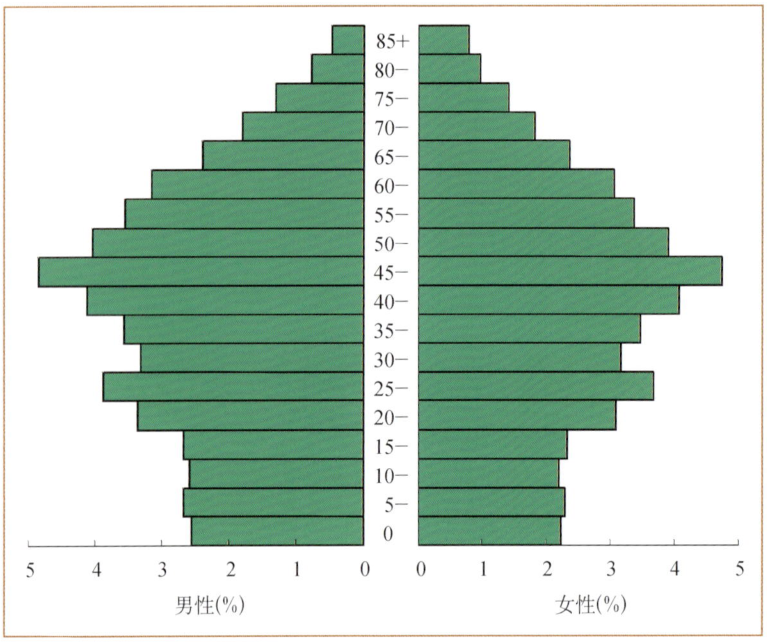

图 4-3　2014 年江苏省农村肿瘤登记地区人口构成金字塔

二、2014 年江苏省肿瘤登记地区全部恶性肿瘤发病和死亡情况

(一) 全部恶性肿瘤发病情况

2014 年江苏省登记地区新发恶性肿瘤病例 111 967 例(男性 64 264 例，女性 47 703 例)，其中城市地区 47 889 例，占全部新发病例数的 42.77%，农村地区 64 078 例，占 57.23%。恶性肿瘤发病率为 313.37/10 万(男性 355.24/10 万，女性270.43/10 万)，中标率为 179.48/10 万，世标率为 175.93/10 万，累积率(0—74 岁)为 20.70%。城市地区恶性肿瘤发病率为 332.08/10 万(男性

375.57/10 万，女性 288.61/10 万），中标率为 191.33/10 万，世标率为 187.05/10 万，累积率（0—74 岁）为 21.85%。农村地区恶性肿瘤发病率为 300.71/10 万（男性 341.78/10 万，女性 257.86/10 万），中标率为 171.43/10 万，世标率为 168.43/10 万，累积率（0—74 岁）为 19.93%。城市与农村相比，无论男女，恶性肿瘤发病率、中标率、世标率和累积率（0—74 岁）均为城市高于农村（表 4.2）。

表 4.2　2014 年江苏省登记地区恶性肿瘤发病主要指标

地区	性别	发病数	发病率 ($1/10^5$)	中标率 ($1/10^5$)	世标率 ($1/10^5$)	累积率(%) 0—74 岁
全省	合计	111 967	313.37	179.48	175.93	20.70
	男性	64 264	355.24	203.38	201.73	24.31
	女性	47 703	270.43	156.99	151.49	17.07
城市	合计	47 889	332.08	191.33	187.05	21.85
	男性	27 074	375.57	213.60	211.68	25.32
	女性	20 815	288.61	170.75	164.07	18.37
农村	合计	64 078	300.71	171.43	168.43	19.93
	男性	37 190	341.78	196.59	195.15	23.65
	女性	26 888	257.86	147.41	142.80	16.17

（二）全部恶性肿瘤年龄别发病率

2014 年江苏省登记地区恶性肿瘤年龄别发病率在 0—39 岁年龄组相对较低，40 岁开始随年龄增长快速上升，于 80—84 岁年龄组达发病高峰，之后有所降低。城乡地区、不同性别恶性肿瘤年龄别发病率变化趋势与全省情况一致。全省不同性别各年龄组发病率比较，除 20—54 岁女性发病率高于男性外，其他各年龄组均为男性高于女性。城乡比较，男性发病率除 40—44 岁为农村高于城市外，其他各年龄组均为城市高于农村；女性各年龄组发病率除 0 岁和 80—84 岁为农村较高外，其他均为城市高于农村（表 4.3，图 4-4a 至图 4-4d）。

表 4.3　2014 年江苏省登记地区恶性肿瘤年龄别发病率（$1/10^5$）

年龄组（岁）	全省			城市			农村		
	合计	男性	女性	合计	男性	女性	合计	男性	女性
0	7.58	8.49	6.55	8.42	13.20	3.20	7.09	5.82	8.54
1—4	9.48	10.37	8.47	14.67	17.34	11.68	5.92	5.64	6.23
5—9	6.46	7.40	5.40	10.10	12.17	7.83	4.25	4.57	3.88
10—11	7.87	9.17	6.37	9.62	11.27	7.79	6.88	8.01	5.55
15—19	9.24	9.58	8.85	10.64	11.45	9.74	8.36	8.44	8.27
20—24	14.67	11.66	17.90	16.36	12.58	20.33	13.47	11.02	16.14
25—29	24.40	17.14	31.78	30.36	20.05	40.33	20.33	15.25	25.69

续表

年龄组（岁）	全省			城市			农村		
	合计	男性	女性	合计	男性	女性	合计	男性	女性
30—34	39.95	29.22	50.75	51.70	37.45	65.35	30.80	23.10	38.86
35—39	71.97	51.40	92.74	84.78	57.12	112.05	62.84	47.40	78.70
40—44	133.56	99.41	167.58	141.42	98.28	183.47	128.02	100.19	156.16
45—49	218.99	189.42	248.73	235.55	194.37	275.83	208.45	186.33	231.07
50—54	290.80	280.38	301.48	326.11	298.09	354.39	268.63	269.39	267.84
55—59	509.76	589.57	426.42	519.59	594.80	441.69	502.91	585.95	415.70
60—64	671.02	827.51	511.22	673.88	829.44	517.51	668.91	826.10	506.50
65—69	931.89	1 183.29	678.11	990.79	1 239.94	740.72	890.26	1 143.44	633.63
70—74	1 200.94	1 547.72	858.27	1 255.42	1 631.41	887.28	1 165.97	1 494.40	839.51
75—79	1 463.04	1 897.78	1 066.26	1 522.34	2 020.12	1 076.42	1 423.59	1 817.70	1 059.41
80—84	1 506.47	1 988.27	1 126.11	1 552.96	2 108.14	1 124.65	1 474.04	1 906.46	1 127.14
85+	1 150.62	1 512.26	932.64	1 238.97	1 630.09	1 002.63	1 090.36	1 431.69	884.97

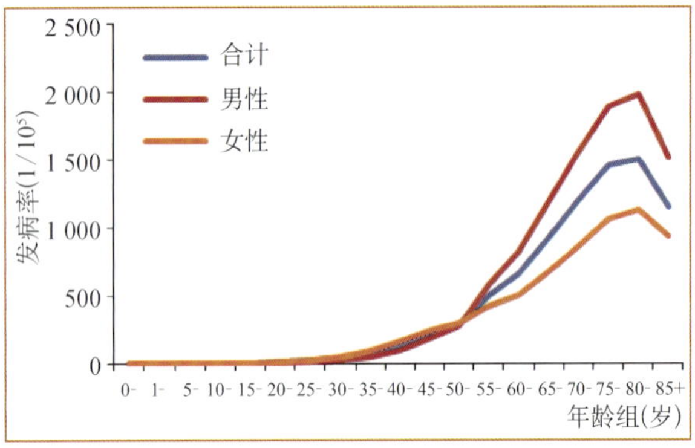

图 4-4a　2014 年江苏省肿瘤登记地区恶性肿瘤年龄别发病率

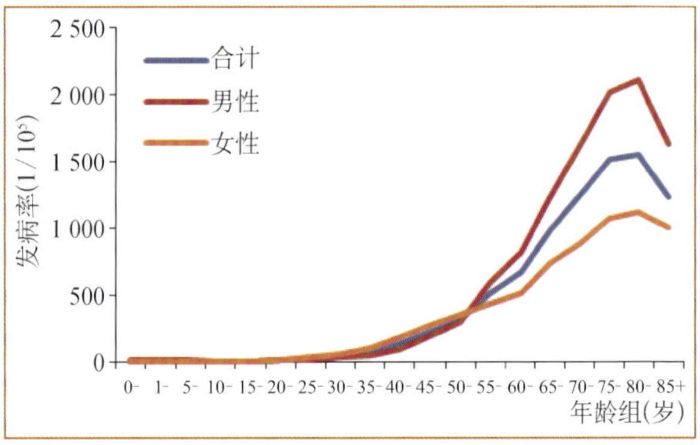

图 4-4b　2014 年江苏省城市肿瘤登记地区恶性肿瘤年龄别发病率

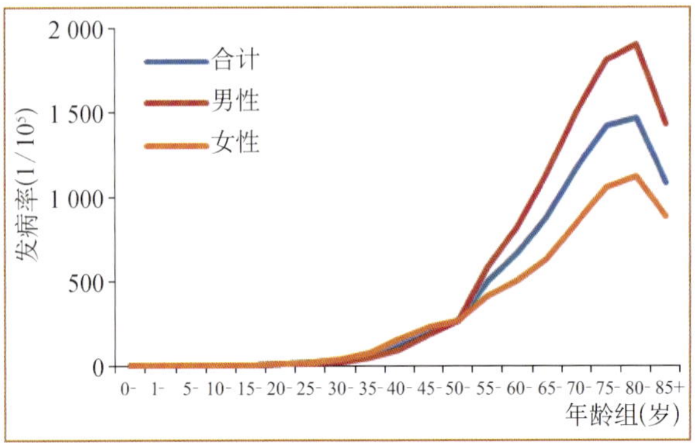

图 4-4c　2014 年江苏省农村肿瘤登记地区恶性肿瘤年龄别发病率

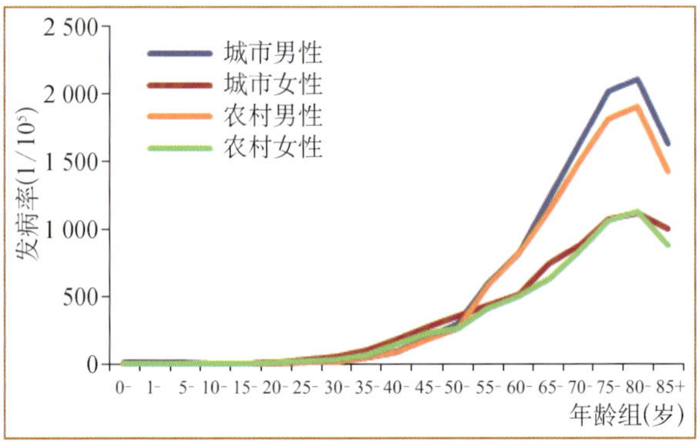

图 4-4d　2014 年江苏省城市和农村肿瘤登记地区恶性肿瘤年龄别发病率

（三）全部恶性肿瘤死亡情况

2014年全省登记地区恶性肿瘤死亡病例74 616例（男性47 000例，女性27 616例），其中城市地区死亡30 635例，占全省恶性肿瘤死亡的41.06%；农村地区死亡43 981例，占58.94%。全省恶性肿瘤死亡率为208.84/10万（男性259.81/10万，女性156.56/10万），中标率为110.20/10万，世标率为108.62/10万，累积率（0—74岁）为12.39%。城市地区恶性肿瘤死亡率为212.43/10万（男性266.55/10万，女性158.34/10万），中标率为110.62/10万，世标率为109.21/10万，累积率（0—74岁）为12.37%。农村地区恶性肿瘤死亡率为206.40/10万（男性255.35/10万，女性155.32/10万），中标率为109.97/10万，世标率为108.27/10万，累积率（0—74岁）为12.41%。城乡比较，无论男女，除城乡累积率（0—74岁）相当外，恶性肿瘤死亡率、中标率和世标率均为城市高于农村（表4.4）。

表4.4　2014年江苏省登记地区恶性肿瘤死亡主要指标

地区	性别	死亡数	死亡率（$1/10^5$）	中标率（$1/10^5$）	世标率（$1/10^5$）	累积率（%）0—74岁
全省	合计	74 616	208.84	110.20	108.62	12.39
	男性	47 000	259.81	143.20	141.53	16.24
	女性	27 616	156.56	78.59	77.13	8.50
城市	合计	30 635	212.43	110.62	109.21	12.37
	男性	19 215	266.55	143.95	142.63	16.21
	女性	11 420	158.34	79.30	77.84	8.53
农村	合计	43 981	206.40	109.97	108.27	12.41
	男性	27 785	255.35	142.70	140.79	16.27
	女性	16 196	155.32	78.18	76.72	8.50

（四）全部恶性肿瘤年龄别死亡率

2014年江苏省登记地区恶性肿瘤年龄别死亡率在0—44岁年龄组相对较低，45岁开始随年龄增长快速上升，于80—84岁年龄组达死亡高峰，之后有所降低。不同性别、城乡恶性肿瘤年龄别死亡率变化趋势与全省基本一致，仅城市女性死亡率高峰延后出现在85岁及以上年龄组。全省不同性别年龄组恶性肿瘤死亡率比较，除0岁和20—24岁女性高于男性外，其他各年龄组均为男性高于女性。城乡比较，男性死亡率除1—4岁和15—64岁为农村较高外，其他各年龄组均为城市高于农村。女性死亡率除0岁、15—29岁和55—64岁为农村较高外，其他均为城市高于农村（表4.5，图4-5a至图4-5d）。

表4.5　2014年江苏省肿瘤登记地区恶性肿瘤年龄别死亡率（$1/10^5$）

年龄组（岁）	全省			城市			农村		
	合计	男性	女性	合计	男性	女性	合计	男性	女性
0	3.09	2.65	3.57	3.06	4.40	1.60	3.10	1.66	4.74
1—4	3.36	3.36	3.36	4.03	3.12	5.06	2.90	3.53	2.17
5—9	2.64	2.87	2.39	2.80	2.97	2.61	2.55	2.81	2.25

续表

年龄组(岁)	全省			城市			农村		
	合计	男性	女性	合计	男性	女性	合计	男性	女性
10—14	2.96	3.17	2.71	3.50	3.98	2.97	2.65	2.73	2.56
15—19	3.81	4.90	2.58	3.30	4.29	2.20	4.13	5.27	2.82
20—24	5.70	5.34	6.09	4.40	4.19	4.61	6.62	6.14	7.16
25—29	7.21	7.47	6.94	6.75	7.24	6.27	7.52	7.62	7.41
30—34	12.62	14.21	11.03	11.53	11.98	11.10	13.48	15.87	10.97
35—39	23.80	26.36	21.21	22.65	23.75	21.56	24.62	28.18	20.96
40—44	49.74	58.24	41.28	47.46	52.83	42.23	51.35	61.98	40.59
45—49	93.69	113.75	73.52	89.75	102.62	77.16	96.20	120.68	71.15
50—54	133.78	167.51	99.20	135.27	165.23	105.03	132.84	168.92	95.49
55—59	271.67	357.42	182.12	261.35	346.57	173.07	278.86	364.93	188.48
60—64	389.32	524.90	250.87	378.03	521.53	233.78	397.68	527.36	263.69
65—69	604.07	805.80	400.43	616.07	821.87	409.51	595.59	794.49	393.98
70—74	873.48	1 153.65	596.64	886.36	1 169.95	608.68	865.22	1 143.27	588.85
75—79	1 261.46	1 658.25	899.32	1 293.98	1 719.03	913.21	1 239.82	1 618.46	889.94
80—84	1 495.04	1 988.63	1 105.36	1 546.39	2 099.27	1 119.86	1 459.21	1 913.12	1 095.08
85+	1 343.99	1 781.82	1 080.08	1 491.72	2 013.13	1 176.66	1 243.23	1 623.64	1 014.31

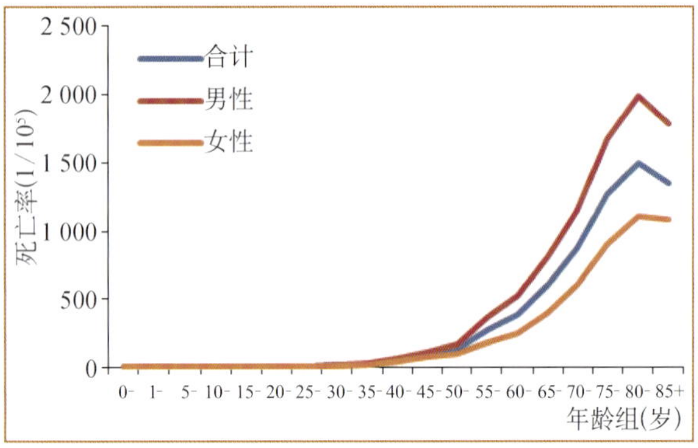

图 4-5a 2014 年江苏省肿瘤登记地区恶性肿瘤年龄别死亡率

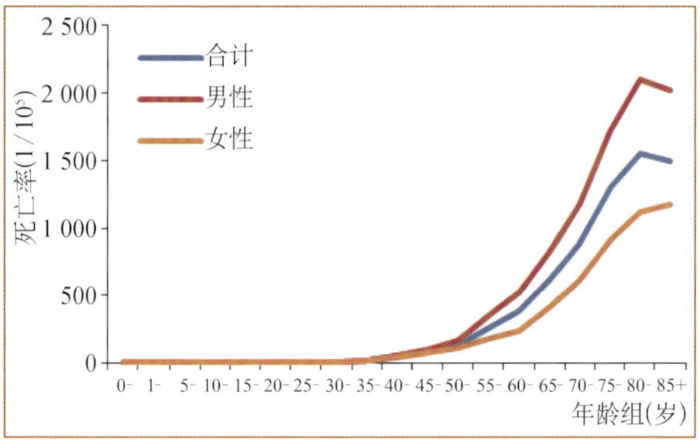

图 4-5b 2014 年江苏省城市肿瘤登记地区恶性肿瘤年龄别死亡率

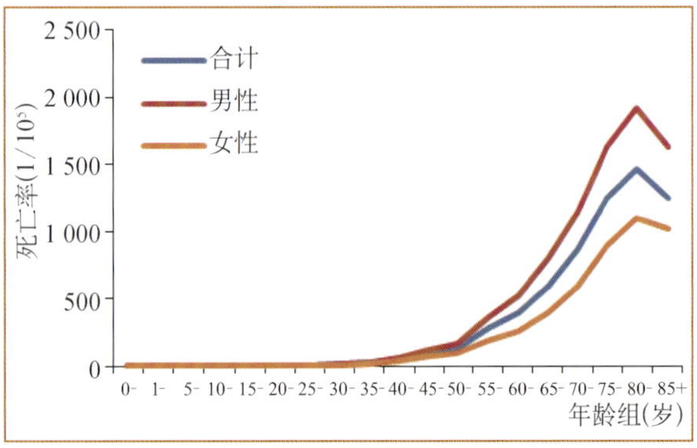

图 4-5c 2014 年江苏省农村肿瘤登记地区恶性肿瘤年龄别死亡率

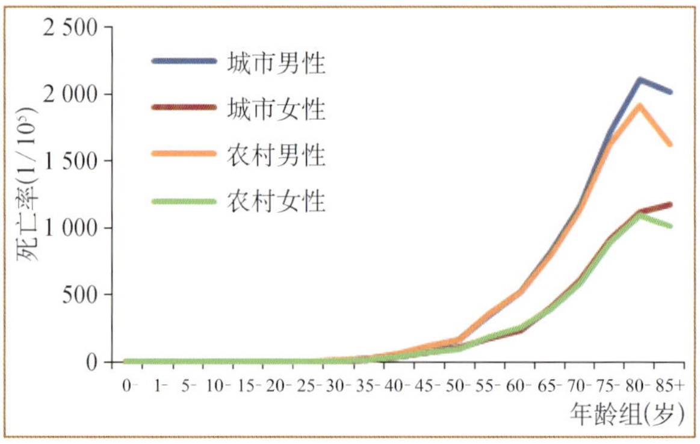

图 4-5d 2014 年江苏省城市和农村肿瘤登记地区恶性肿瘤年龄别死亡率

三、2014 年江苏省肿瘤登记地区前 10 位恶性肿瘤发病和死亡情况

(一) 江苏省前 10 位恶性肿瘤发病情况

2014 年全省肿瘤登记地区恶性肿瘤发病第 1 位的是肺癌(气管,支气管,肺恶性肿瘤),发病率为 56.91/10 万,其次为胃癌、食管癌、乳腺癌和肝癌,前 10 位恶性肿瘤占全部恶性肿瘤发病的 79.34%。在男性中,肺癌高居恶性肿瘤发病第 1 位,发病率为 75.97/10 万,其次为胃癌、食管癌、肝癌和结直肠肛门癌(以下简称结直肠癌),男性前 10 位恶性肿瘤占全部恶性肿瘤发病的 87.93%;女性恶性肿瘤发病第 1 位的是肺癌,发病率为 37.36/10 万,其后依次为乳腺癌、胃癌、食管癌和结直肠癌,女性前 10 位恶性肿瘤占全部恶性肿瘤发病的 80.29%(表 4.6,图 4-6a 至图 4-6f)。

表 4.6　2014 年江苏省登记地区前 10 位恶性肿瘤发病情况

顺位	合计				男性				女性			
	部位	发病率 ($1/10^5$)	构成 (%)	中标率 ($1/10^5$)	部位	发病率 ($1/10^5$)	构成 (%)	中标率 ($1/10^5$)	部位	发病率 ($1/10^5$)	构成 (%)	中标率 ($1/10^5$)
1	气管,支气管,肺	56.91	18.16	30.29	气管,支气管,肺	75.97	21.39	41.66	气管,支气管,肺	37.36	13.81	19.33
2	胃	45.35	14.47	24.41	胃	62.12	17.49	34.24	乳房	36.61	13.54	24.66
3	食管	41.25	13.16	21.32	食管	54.63	15.38	29.55	胃	28.16	10.41	14.84
4	乳房	36.61	5.86	24.66	肝脏	44.17	12.43	27.09	食管	27.52	10.18	13.22
5	肝脏	31.22	9.96	18.31	结直肠肛门	29.79	8.39	17.16	结直肠肛门	23.18	8.57	12.33
6	结直肠肛门	26.53	8.46	14.74	胰腺	11.12	3.13	6.11	子宫颈	18.57	6.87	12.71
7	子宫颈	18.57	2.92	12.71	前列腺	10.88	3.06	5.52	肝脏	17.93	6.63	9.52
8	前列腺	10.88	1.76	5.52	膀胱	9.30	2.62	5.12	甲状腺	10.14	3.75	8.04
9	胰腺	10.12	3.23	5.30	淋巴瘤	7.36	2.07	4.50	胰腺	9.09	3.36	4.49
10	子宫体及子宫部位不明	8.57	1.35	5.38	脑及中枢神经系统	7.01	1.97	4.65	子宫体及子宫部位不明	8.57	3.17	5.38
	合计	**285.99**	**79.34**	**162.63**	**合计**	**312.36**	**87.93**	**175.61**	**合计**	**217.13**	**80.29**	**124.52**

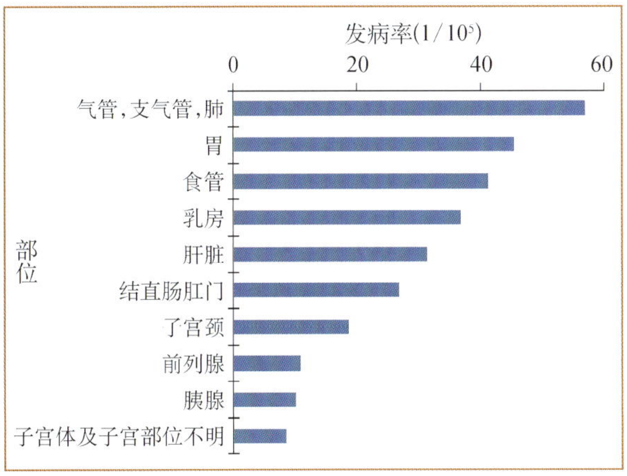

图 4-6a　2014 年江苏省肿瘤登记地区前 10 位恶性肿瘤发病率

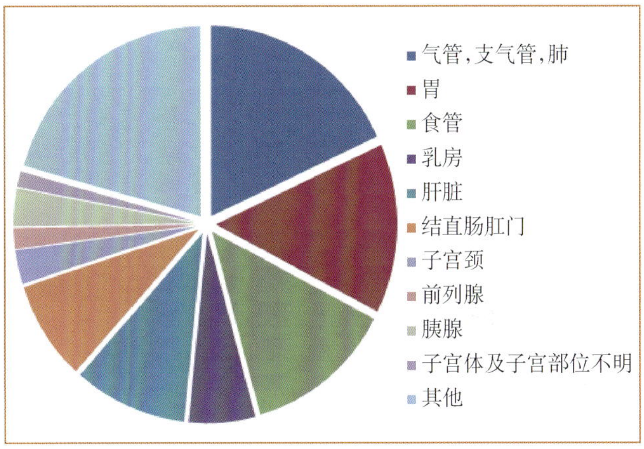

图 4-6b　2014 年江苏省肿瘤登记地区发病前 10 位恶性肿瘤构成(%)

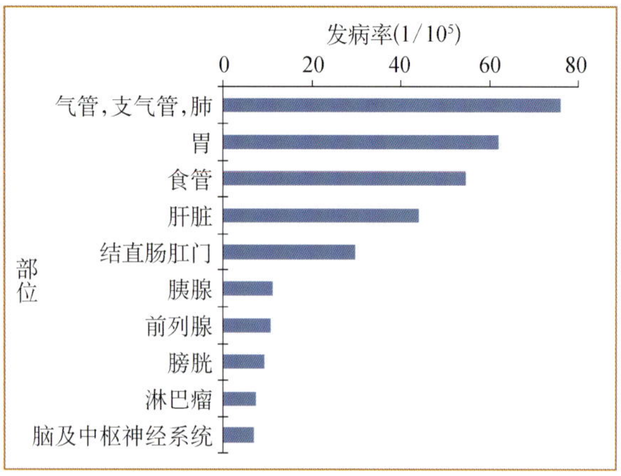

图 4-6c　2014 年江苏省肿瘤登记地区男性前 10 位恶性肿瘤发病率

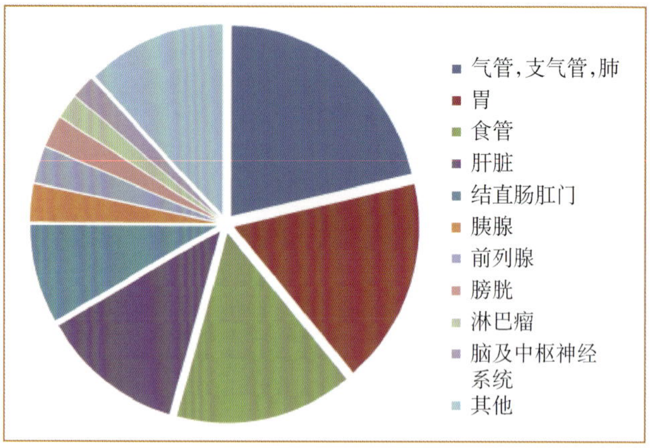

图 4-6d　2014 年江苏省肿瘤登记地区男性发病前 10 位恶性肿瘤构成(%)

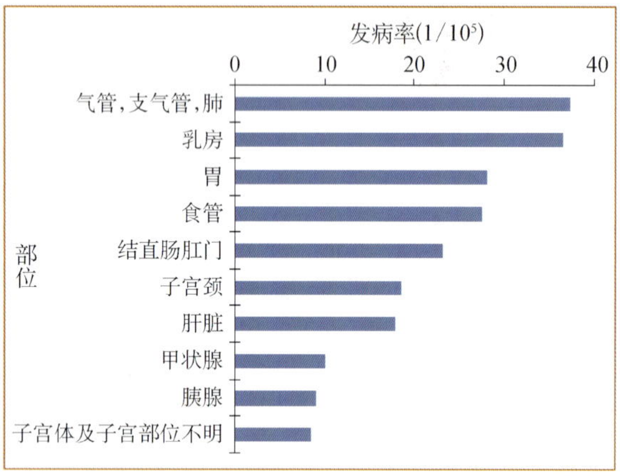

图 4-6e　2014 年江苏省肿瘤登记地区女性前 10 位恶性肿瘤发病率

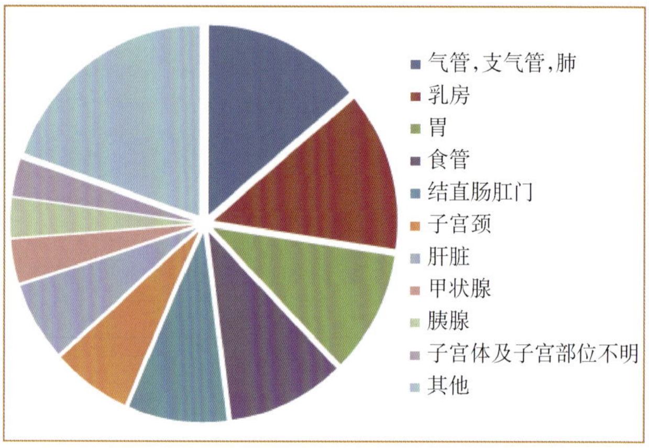

图 4-6f　2014 年江苏省肿瘤登记地区女性发病前 10 位恶性肿瘤构成(%)

(二) 江苏省前 10 位恶性肿瘤死亡情况

2014 年江苏省登记地区恶性肿瘤死亡第 1 位的是肺癌,死亡率为 48.01/10 万,其后依次为胃癌、食管癌、肝癌和结直肠癌,前 10 位恶性肿瘤占全部恶性肿瘤死亡的 86.39%。男性恶性肿瘤死亡第 1 位的是肺癌,死亡率为 65.24/10 万,其次分别为胃癌、食管癌、肝癌和结直肠癌,男性前 10 位恶性肿瘤占全部恶性肿瘤死亡的 91.40%。女性恶性肿瘤死亡第 1 位的是肺癌,死亡率为 30.33/10 万,其后依次为食管癌、胃癌、肝癌和结直肠癌,女性前 10 位恶性肿瘤占全部恶性肿瘤死亡的 84.24%(表 4.7,图 4-7a 至图 4-7f)。

表 4.7　2014 年江苏省登记地区前 10 位恶性肿瘤死亡情况

顺位	合计				男性				女性			
	部位	死亡率(1/10^5)	构成(%)	中标率(1/10^5)	部位	死亡率(1/10^5)	构成(%)	中标率(1/10^5)	部位	死亡率(1/10^5)	构成(%)	中标率(1/10^5)
1	气管,支气管,肺	48.01	22.99	24.67	气管,支气管,肺	65.24	25.11	35.03	气管,支气管,肺	30.33	19.37	14.77
2	胃	33.43	16.01	17.00	胃	45.51	17.51	24.23	食管	21.28	13.59	9.55

续表

顺位	合计				男性				女性			
	部位	死亡率(1/10⁵)	构成(%)	中标率(1/10⁵)	部位	死亡率(1/10⁵)	构成(%)	中标率(1/10⁵)	部位	死亡率(1/10⁵)	构成(%)	中标率(1/10⁵)
3	食管	31.90	15.28	15.76	食管	42.26	16.27	22.21	胃	21.05	13.45	10.13
4	肝脏	28.35	13.57	16.33	肝脏	39.97	15.39	24.24	肝脏	16.43	10.49	8.43
5	结直肠肛门	12.86	6.16	6.52	结直肠肛门	14.02	5.40	7.61	结直肠肛门	11.67	7.46	5.48
6	胰腺	9.14	4.38	4.69	胰腺	9.99	3.84	5.45	乳房	8.77	5.60	5.12
7	乳房	8.77	2.10	5.12	脑及中枢神经系统	5.60	2.16	3.55	胰腺	8.27	5.28	3.93
8	脑及中枢神经系统	5.19	2.49	3.18	淋巴瘤	5.23	2.01	3.02	子宫颈	5.00	3.19	2.92
9	子宫颈	5.00	1.18	2.92	白血病	5.02	1.93	3.43	脑及中枢神经系统	4.77	3.05	2.80
10	白血病	4.67	2.24	3.12	前列腺	4.63	1.78	2.15	白血病	4.31	2.76	2.83
	合计	**187.33**	**86.39**	**99.30**	**合计**	**237.48**	**91.40**	**130.91**	**合计**	**131.89**	**84.24**	**65.96**

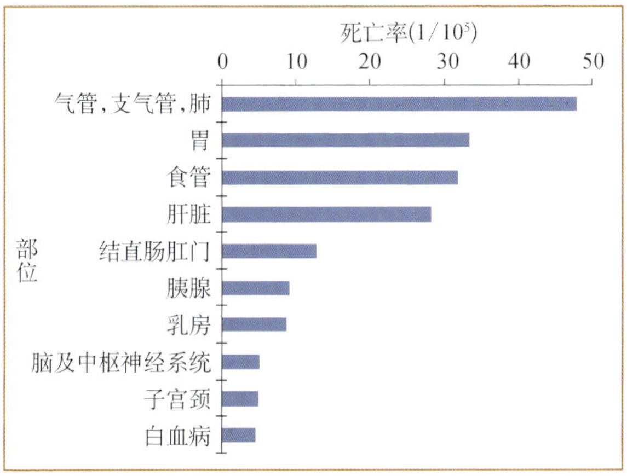

图 4-7a　2014 年江苏省肿瘤登记地区前 10 位恶性肿瘤死亡率

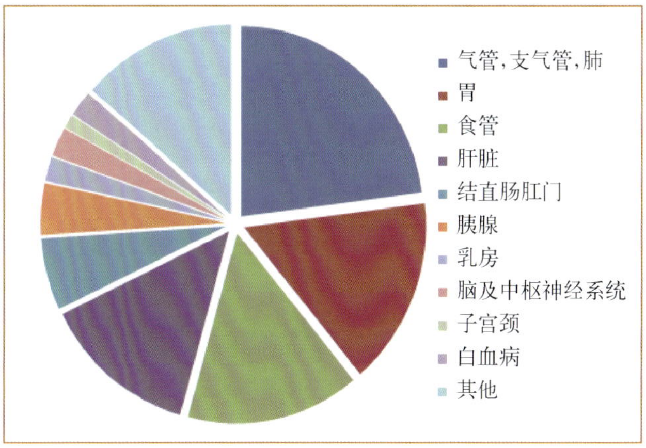

图 4-7b　2014 年江苏省肿瘤登记地区死亡前 10 位恶性肿瘤构成(%)

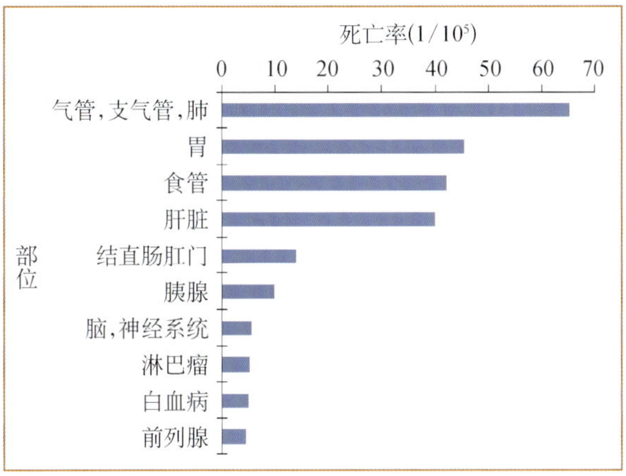

图 4-7c　2014 年江苏省肿瘤登记地区男性前 10 位恶性肿瘤死亡率

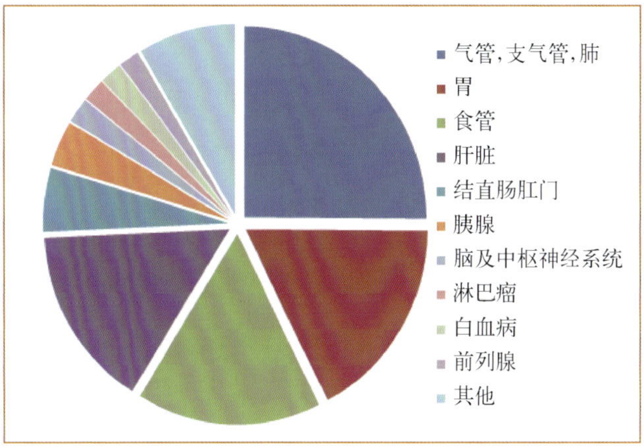

图 4-7d　2014 年江苏省肿瘤登记地区男性死亡前 10 位恶性肿瘤构成(%)

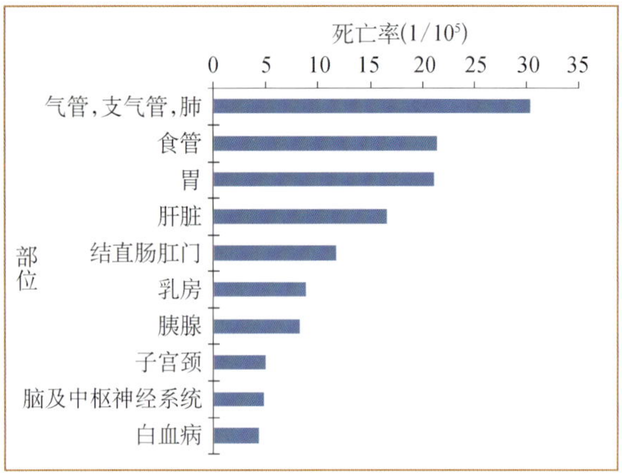

图 4-7e　2014 年江苏省肿瘤登记地区女性前 10 位恶性肿瘤死亡率

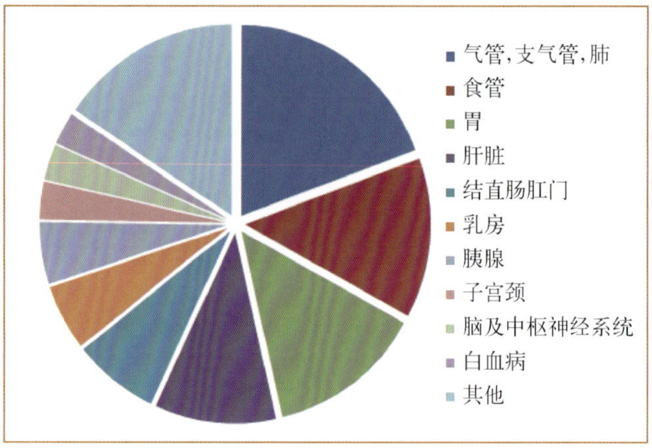

图 4-7f　2014 年江苏省肿瘤登记地区女性死亡前 10 位恶性肿瘤构成(%)

(三) 江苏省城市前 10 位恶性肿瘤发病情况

2014 年江苏省城市肿瘤登记地区恶性肿瘤发病第 1 位的是肺癌,发病率为 57.68/10 万,其后依次为胃癌、乳腺癌、结直肠癌和食管癌,前 10 位恶性肿瘤占全部恶性肿瘤发病的 78.59%。城市男性恶性肿瘤发病第 1 位的是肺癌,发病率为 78.58/10 万,其次分别为胃癌、食管癌、肝癌和结直肠癌,男性前 10 位恶性肿瘤占全部恶性肿瘤发病的 86.10%。城市女性恶性肿瘤发病第 1 位的是乳腺癌,发病率为 43.63/10 万,其后依次为肺癌、结直肠癌、胃癌和食管癌,女性前 10 位恶性肿瘤占全部恶性肿瘤发病的 79.24%(表 4.8,图4-8a 至图 4-8f)。

表 4.8　2014 年江苏省城市肿瘤登记地区前 10 位恶性肿瘤发病情况

顺位	合计				男性				女性			
	部位	发病率 (1/10⁵)	构成 (%)	中标率 (1/10⁵)	部位	发病率 (1/10⁵)	构成 (%)	中标率 (1/10⁵)	部位	发病率 (1/10⁵)	构成 (%)	中标率 (1/10⁵)
1	气管,支气管,肺	57.68	17.37	30.46	气管,支气管,肺	78.58	20.92	42.42	乳房	43.63	15.12	29.29
2	胃	49.48	14.90	26.61	胃	69.26	18.44	37.72	气管,支气管,肺	36.78	12.75	19.10
3	乳房	43.63	6.68	29.29	食管	41.75	11.12	22.47	结直肠肛门	29.94	10.37	15.87
4	结直肠肛门	34.33	10.34	18.88	肝脏	39.94	10.63	23.94	胃	29.71	10.30	15.97
5	食管	30.84	9.29	15.95	结直肠肛门	38.73	10.31	21.96	食管	19.92	6.90	9.58
6	肝脏	28.35	8.54	16.29	前列腺	15.88	4.23	8.06	子宫颈	16.83	5.83	11.91
7	子宫颈	16.83	2.54	11.91	胰腺	12.30	3.28	6.68	肝脏	16.78	5.81	8.77
8	前列腺	15.88	2.39	8.06	膀胱	10.88	2.90	5.99	甲状腺	15.56	5.39	12.59
9	胰腺	11.18	3.37	5.78	淋巴瘤	8.16	2.17	4.98	胰腺	10.05	3.48	4.90
10	甲状腺	10.55	3.18	8.63	白血病	7.87	2.09	6.60	子宫体及子宫部位不明	9.48	3.29	5.99
	合计	**298.77**	**78.59**	**171.85**	合计	**323.35**	**86.10**	**180.81**	合计	**228.70**	**79.24**	**133.96**

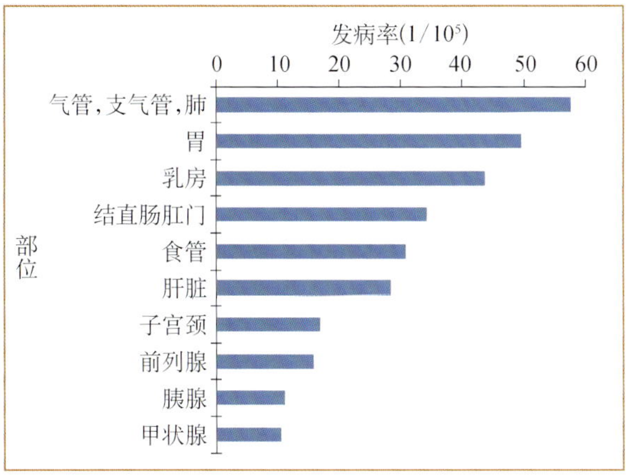

图 4-8a　2014 年江苏省城市肿瘤登记地区前 10 位恶性肿瘤发病率

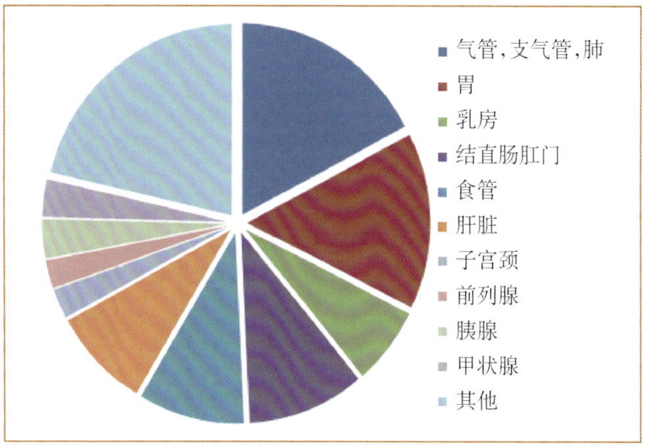

图 4-8b　2014 年江苏省城市肿瘤登记地区发病前 10 位恶性肿瘤构成(%)

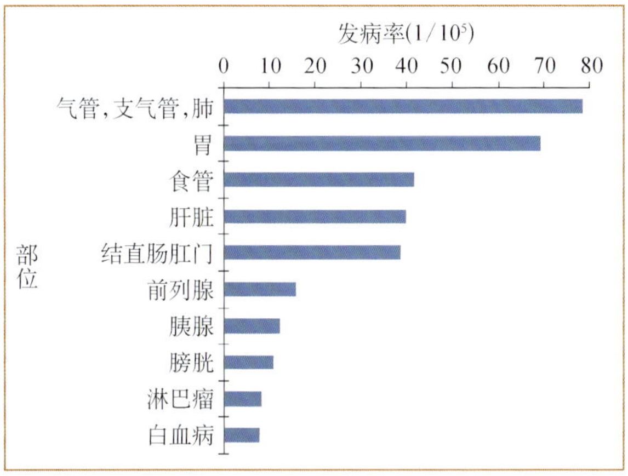

图 4-8c　2014 年江苏省城市肿瘤登记地区男性前 10 位恶性肿瘤发病率

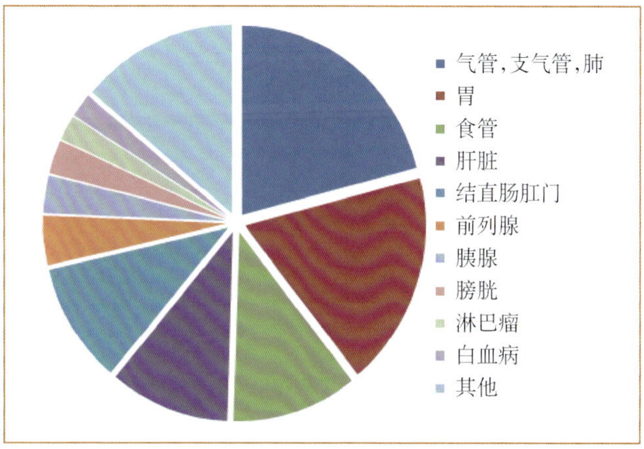

图 4-8d　2014 年江苏省城市肿瘤登记地区男性发病前 10 位恶性肿瘤构成(%)

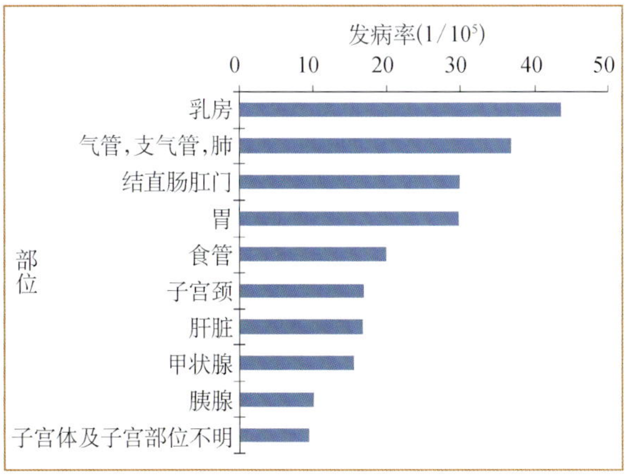

图 4-8e　2014 年江苏省城市肿瘤登记地区女性前 10 位恶性肿瘤发病率

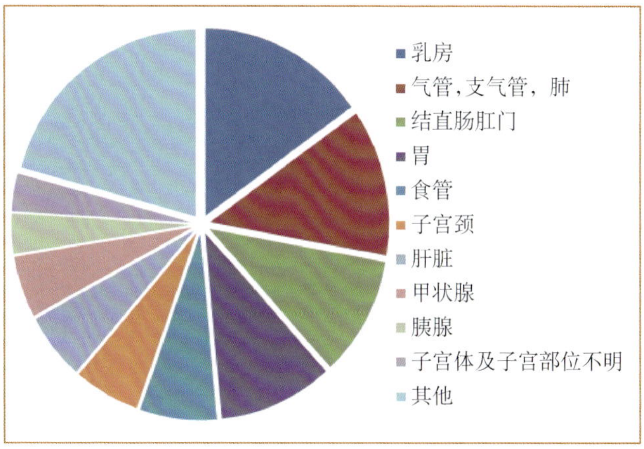

图 4-8f　2014 年江苏省城市肿瘤登记地区女性发病前 10 位恶性肿瘤构成(%)

（四）江苏省城市前10位恶性肿瘤死亡情况

2014年江苏省城市肿瘤登记地区恶性肿瘤死亡第1位的是肺癌，死亡率为49.84/10万，其后依次为胃癌、肝癌、食管癌和结直肠癌，前10位恶性肿瘤占全部恶性肿瘤死亡的85.41%。城市男性恶性肿瘤死亡第1位的是肺癌，死亡率为69.64/10万，其次分别为胃癌、肝癌、食管癌和结直肠癌，男性前10位恶性肿瘤占全部恶性肿瘤死亡的90.77%。城市女性恶性肿瘤死亡第1位的是肺癌，死亡率为30.06/10万，其次分别为胃癌、肝癌、食管癌和结直肠癌，女性前10位恶性肿瘤占全部恶性肿瘤死亡的83.09%（表4.9，图4-9a至图4-9f）。

表4.9　2014年江苏省城市肿瘤登记地区前10位恶性肿瘤死亡情况

顺位	合计				男性				女性			
	部位	死亡率（1/10⁵）	构成（%）	中标率（1/10⁵）	部位	死亡率（1/10⁵）	构成（%）	中标率（1/10⁵）	部位	死亡率（1/10⁵）	构成（%）	中标率（1/10⁵）
1	气管，支气管，肺	49.84	23.46	25.24	气管，支气管，肺	69.64	26.13	36.65	气管，支气管，肺	30.06	18.98	14.53
2	胃	36.95	17.40	18.73	胃	51.45	19.30	27.09	胃	22.46	14.19	10.91
3	肝脏	25.98	12.23	14.59	肝脏	36.08	13.54	21.26	肝脏	15.88	10.03	8.04
4	食管	24.60	11.58	12.11	食管	33.35	12.51	17.35	食管	15.86	10.02	7.10
5	结直肠肛门	15.70	7.39	7.87	结直肠肛门	17.15	6.43	9.17	结直肠肛门	14.25	9.00	6.66
6	胰腺	10.39	4.89	5.27	胰腺	11.51	4.32	6.17	乳房	9.53	6.02	5.47
7	乳房	9.53	2.25	5.47	淋巴瘤	5.81	2.18	3.27	胰腺	9.26	5.85	4.40
8	前列腺	5.62	1.32	2.57	白血病	5.72	2.14	3.68	胆囊及胆道其他	4.84	3.06	2.18
9	白血病	5.26	2.47	3.34	前列腺	5.62	2.11	2.57	白血病	4.80	3.03	3.02
10	脑及中枢神经系统	5.12	2.41	3.13	脑及中枢神经系统	5.62	2.11	3.58	脑及中枢神经系统	4.63	2.92	2.68
	合计	**188.99**	**85.41**	**98.31**	**合计**	**241.94**	**90.77**	**130.78**	**合计**	**131.57**	**83.09**	**65.00**

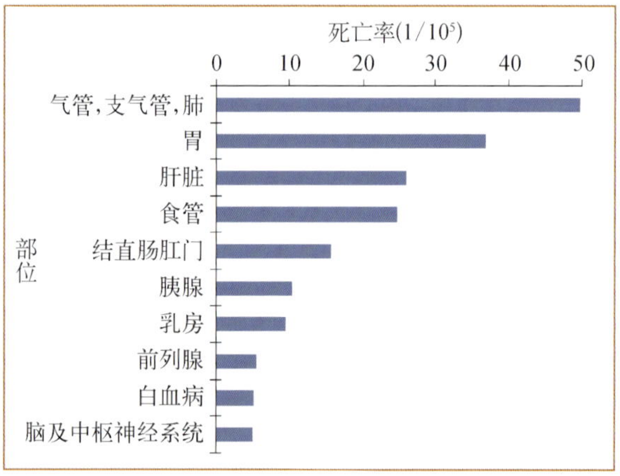

图4-9a　2014年江苏省城市肿瘤登记地区前10位恶性肿瘤死亡率

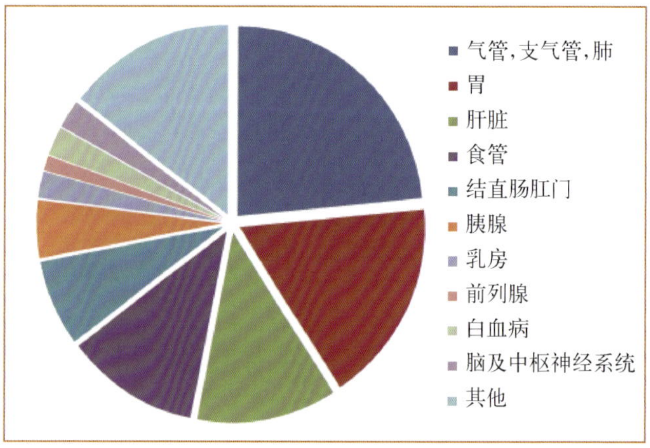

图4-9b　2014年江苏省城市肿瘤登记地区死亡前10位恶性肿瘤构成（%）

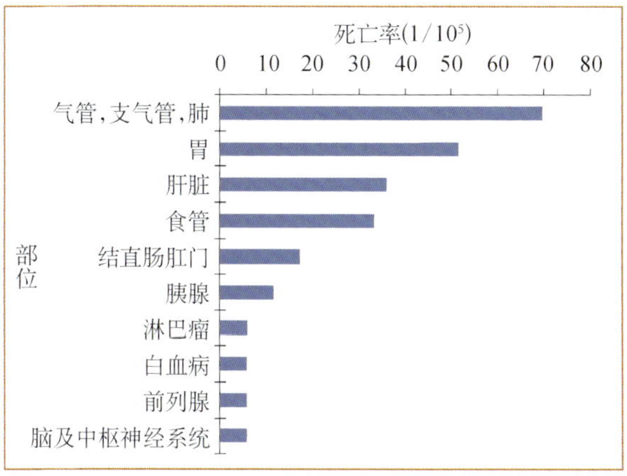

图 4-9c 2014 年江苏省城市肿瘤登记地区男性前 10 位恶性肿瘤死亡率

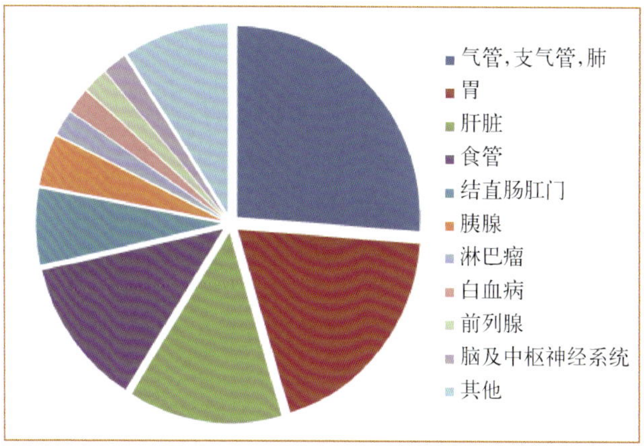

图 4-9d 2014 年江苏省城市肿瘤登记地区男性死亡前 10 位恶性肿瘤构成(%)

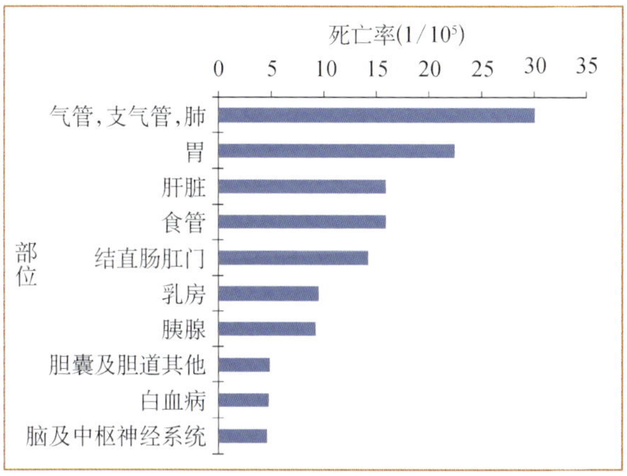

图 4-9e 2014 年江苏省城市肿瘤登记地区女性前 10 位恶性肿瘤死亡率

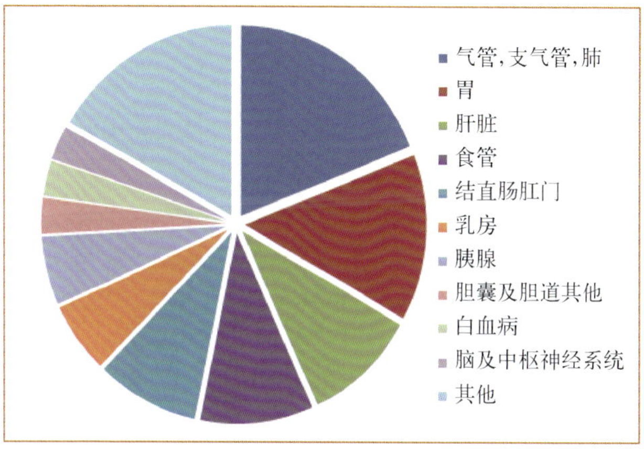

图 4-9f 2014 年江苏省城市肿瘤登记地区女性死亡前 10 位恶性肿瘤构成(%)

（五）江苏省农村前 10 位恶性肿瘤发病情况

2014 年江苏省农村肿瘤登记地区恶性肿瘤发病第 1 位的是肺癌，发病率为 56.39/10 万，其后依次为食管癌、胃癌、肝癌和乳腺癌，前 10 位恶性肿瘤占全部恶性肿瘤发病的 81.21%。农村男性恶性肿瘤发病第 1 位的是肺癌，发病率为 74.24/10 万，其次分别为食管癌、胃癌、肝癌和结直肠癌，男性前 10 位恶性肿瘤占全部恶性肿瘤发病的 89.38%。农村女性恶性肿瘤发病第 1 位的是肺癌，发病率为 37.76/10 万，其次分别为食管癌、乳腺癌、胃癌和子宫颈癌，女性前 10 位恶性肿瘤占全部恶性肿瘤发病的 81.43%(表 4.10，图 4-10a 至图 4-10f)。

表 4.10 2014 年江苏省农村肿瘤登记地区前 10 位恶性肿瘤发病情况

顺位	合计				男性				女性			
	部位	发病率 $(1/10^5)$	构成 (%)	中标率 $(1/10^5)$	部位	发病率 $(1/10^5)$	构成 (%)	中标率 $(1/10^5)$	部位	发病率 $(1/10^5)$	构成 (%)	中标率 $(1/10^5)$
1	气管，支气管，肺	56.39	18.75	30.18	气管，支气管，肺	74.24	21.72	41.15	气管，支气管，肺	37.76	14.64	19.48
2	食管	48.30	16.06	25.00	食管	63.16	18.48	34.37	食管	32.78	12.71	15.73

续表

顺位	合计				男性				女性			
	部位	发病率(1/10⁵)	构成(%)	中标率(1/10⁵)	部位	发病率(1/10⁵)	构成(%)	中标率(1/10⁵)	部位	发病率(1/10⁵)	构成(%)	中标率(1/10⁵)
3	胃	42.56	14.15	22.94	胃	57.38	16.79	31.93	乳房	31.74	12.31	21.48
4	肝脏	33.15	11.02	19.67	肝脏	46.97	13.74	29.17	胃	27.09	10.51	14.07
5	乳房	31.74	5.24	21.48	结直肠肛门	23.87	6.98	13.92	子宫颈	19.77	7.67	13.27
6	结直肠肛门	21.24	7.06	11.91	胰腺	10.34	3.03	5.74	肝脏	18.73	7.26	10.04
7	子宫颈	19.77	3.22	13.27	膀胱	8.26	2.42	4.55	结直肠肛门	18.51	7.18	9.89
8	胰腺	9.40	3.13	4.97	前列腺	7.56	2.21	3.82	胰腺	8.42	3.27	4.20
9	子宫体及子宫部位不明	7.94	1.29	4.96	脑及中枢神经系统	6.86	2.01	4.58	子宫体及子宫部位不明	7.94	3.08	4.96
10	前列腺	7.56	1.28	3.82	淋巴瘤	6.84	2.00	4.17	脑及中枢神经系统	7.24	2.81	4.63
	合计	**278.05**	**81.21**	**158.19**	合计	**305.48**	**89.38**	**173.39**	合计	**209.98**	**81.43**	**117.77**

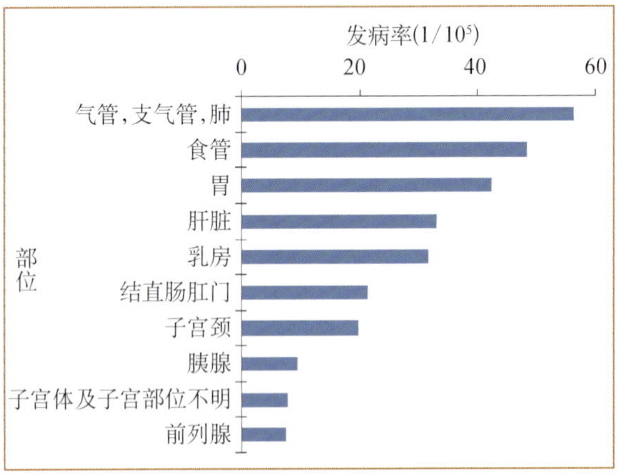

图 4-10a　2014 年江苏省农村肿瘤登记地区前 10 位恶性肿瘤发病率

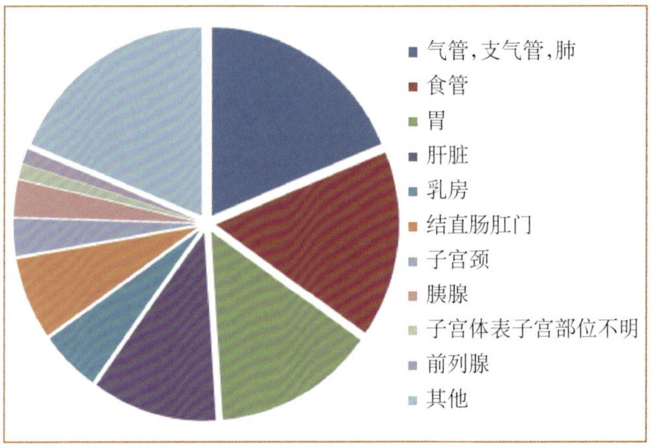

图 4-10b　2014 年江苏省农村肿瘤登记地区发病前 10 位恶性肿瘤构成(%)

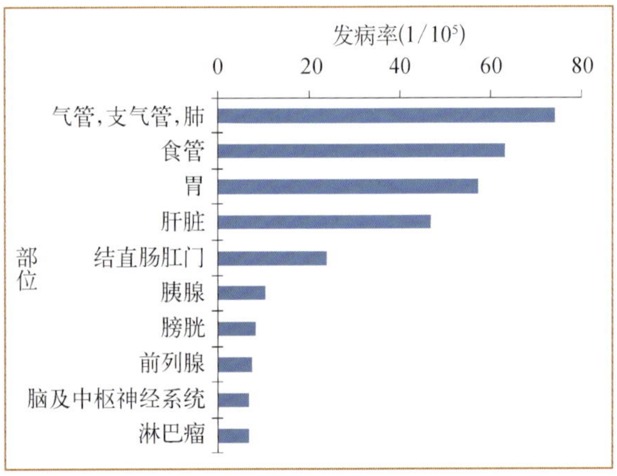

图 4-10c　2014 年江苏省农村肿瘤登记地区男性前 10 位恶性肿瘤发病率

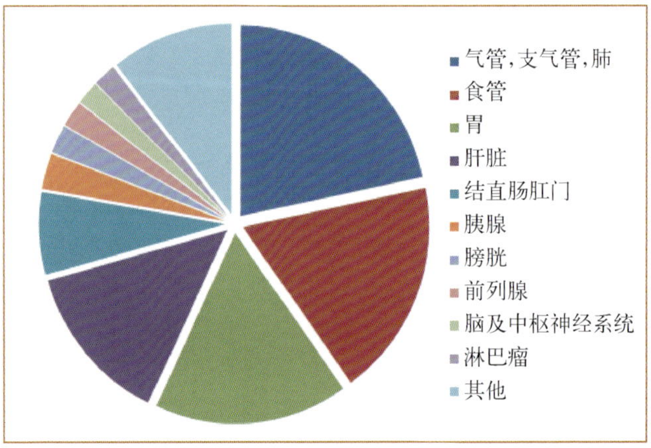

图 4-10d　2014 年江苏省农村肿瘤登记地区男性发病前 10 位恶性肿瘤构成(%)

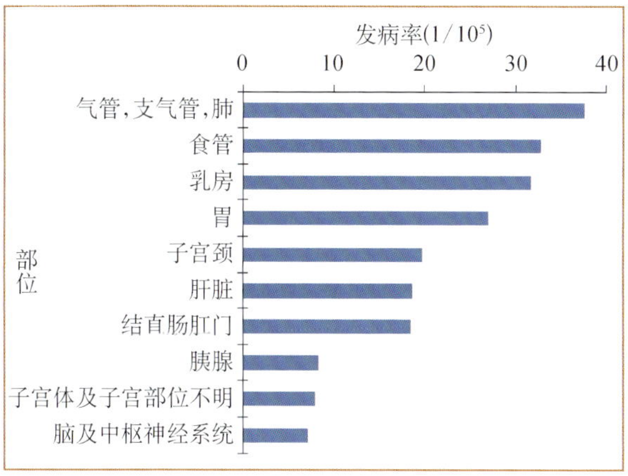

图 4-10e　2014 年江苏省农村肿瘤登记地区女性前 10 位恶性肿瘤发病率

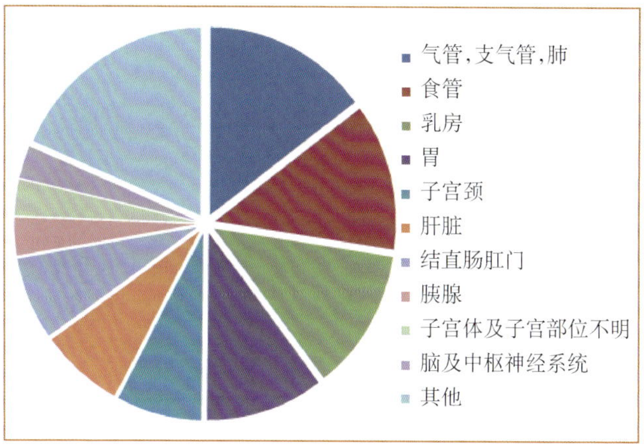

图 4-10f　2014 年江苏省农村肿瘤登记地区女性发病前 10 位恶性肿瘤构成(%)

(六) 江苏省农村前 10 位恶性肿瘤死亡情况

2014 年江苏省农村肿瘤登记地区恶性肿瘤死亡第 1 位的是肺癌,死亡率为 46.76/10 万,其后依次为食管癌、胃癌、肝癌和结直肠癌,前 10 位恶性肿瘤占全部恶性肿瘤死亡的 87.29%。农村男性恶性肿瘤死亡第 1 位的是肺癌,死亡率为 62.33/10 万,其次分别为食管癌、肝癌、胃癌和结直肠癌,男性前 10 位恶性肿瘤占全部恶性肿瘤死亡的 91.84%。农村女性恶性肿瘤死亡第 1 位的是肺癌,死亡率为 30.52/10 万,其次分别为食管癌、胃癌、肝癌和结直肠癌,女性前 10 位恶性肿瘤占全部恶性肿瘤死亡的 85.32%(表 4.11,图 4-11a 至图 4-11f)。

表 4.11　2014 年江苏省农村肿瘤登记地区前 10 位恶性肿瘤死亡情况

顺位	合计				男性				女性			
	部位	死亡率 (1/10⁵)	构成 (%)	中标率 (1/10⁵)	部位	死亡率 (1/10⁵)	构成 (%)	中标率 (1/10⁵)	部位	死亡率 (1/10⁵)	构成 (%)	中标率 (1/10⁵)
1	气管,支气管,肺	46.76	22.66	24.29	气管,支气管,肺	62.33	24.41	33.96	气管,支气管,肺	30.52	19.65	14.93
2	食管	36.84	17.85	18.25	食管	48.17	18.86	25.49	食管	25.03	16.12	11.23
3	胃	31.05	15.04	15.83	肝脏	42.55	16.66	26.20	胃	20.07	12.92	9.61
4	肝脏	29.96	14.51	17.51	胃	41.57	16.28	22.31	肝脏	16.81	10.82	8.71
5	结直肠肛门	10.94	5.30	5.60	结直肠肛门	11.96	4.68	6.57	结直肠肛门	9.89	6.37	4.67
6	胰腺	8.30	4.02	4.29	胰腺	8.98	3.52	4.97	乳房	8.25	5.31	4.89
7	乳房	8.25	1.99	4.89	脑及中枢神经系统	5.59	2.19	3.53	胰腺	7.59	4.88	3.61
8	子宫颈	5.52	1.31	3.17	淋巴瘤	4.85	1.90	2.86	子宫颈	5.52	3.56	3.17
9	脑及中枢神经系统	5.24	2.54	3.21	白血病	4.57	1.79	3.27	脑及中枢神经系统	4.87	3.14	2.90
10	白血病	4.28	2.07	2.98	前列腺	3.97	1.55	1.87	白血病	3.98	2.56	2.70
	合计	**187.14**	**87.29**	**100.02**	**合计**	**234.52**	**91.84**	**131.01**	**合计**	**132.53**	**85.32**	**66.41**

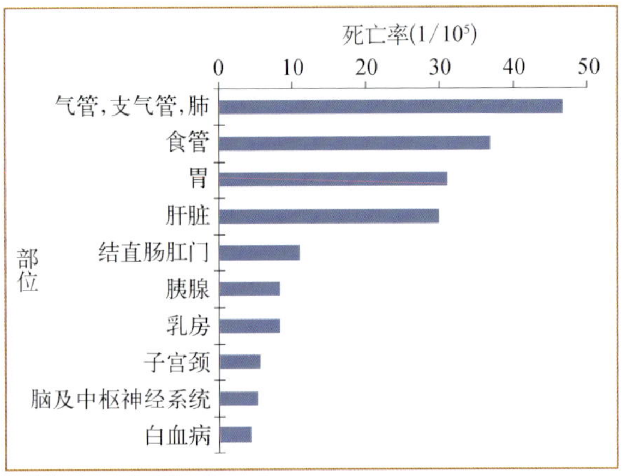

图 4-11a　2014 年江苏省农村肿瘤登记地区前 10 位恶性肿瘤死亡率

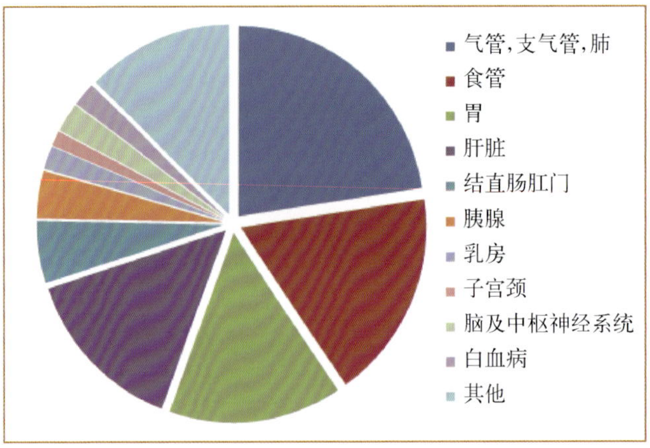

图 4-11b　2014 年江苏省农村肿瘤登记地区死亡前 10 位恶性肿瘤构成(%)

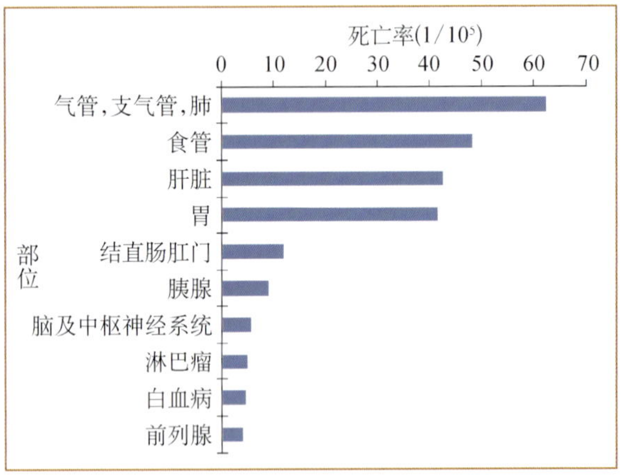

图 4-11c　2014 年江苏省农村肿瘤登记地区男性前 10 位恶性肿瘤死亡率

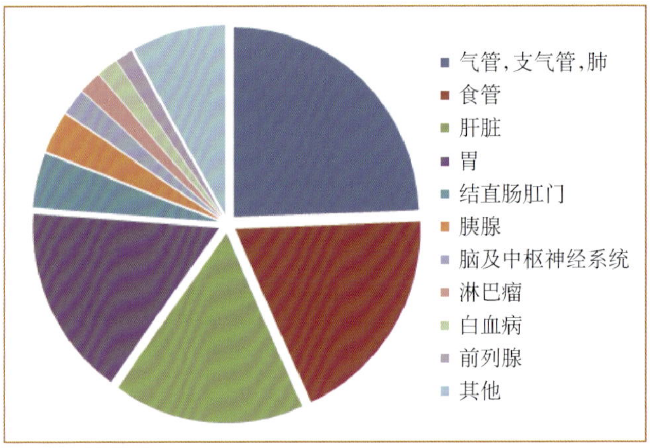

图 4-11d　2014 年江苏省农村肿瘤登记地区男性死亡前 10 位恶性肿瘤构成(%)

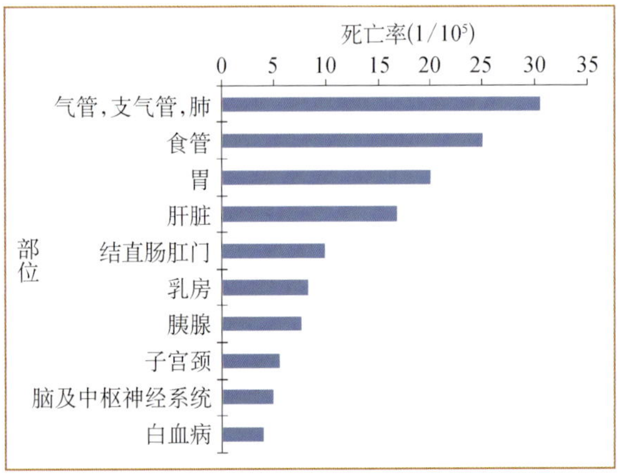

图 4-11e　2014 年江苏省农村肿瘤登记地区女性前 10 位恶性肿瘤死亡率

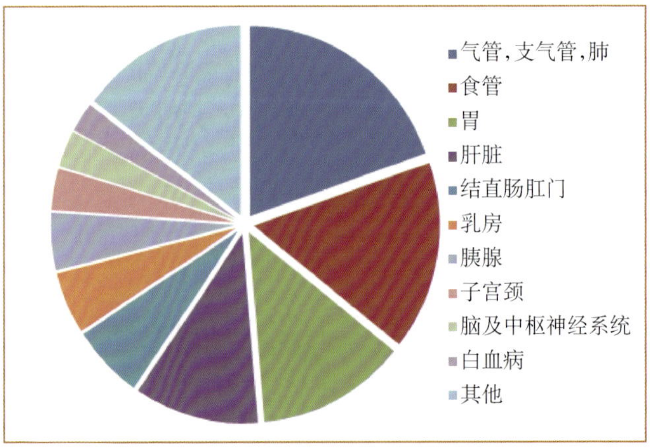

图 4-11f　2014 年江苏省农村肿瘤登记地区女性死亡前 10 位恶性肿瘤构成(%)

第五章

2014 年江苏省肿瘤登记地区各部位恶性肿瘤发病和死亡情况

一、口腔和咽喉(除外鼻咽)(C00-C10;C12-C14)

2014 年江苏省肿瘤登记地区口腔和咽喉(除外鼻咽)癌新发病例 1 085 例,发病率为 3.04/10 万,中标率为 1.78/10 万,世标率为 1.73/10 万,占全部恶性肿瘤发病的 0.97%。其中男、女性口腔和咽喉(除外鼻咽)癌发病率分别为 3.65/10 万和 2.41/10 万,男性为女性的 1.51 倍。城市口腔和咽喉(除外鼻咽)癌发病率是农村的 1.08 倍,中国人口标化后为 1.14 倍。同期全省肿瘤登记地区因口腔和咽喉(除外鼻咽)癌死亡 503 例,死亡率为 1.41/10 万,中标率和世标率均为 0.71/10 万,占全部恶性肿瘤死亡的 0.67%;口腔和咽喉(除外鼻咽)癌死亡率和标化率均为男性高于女性,城市与农村相当(表 5.1)。

表 5.1 2014 年江苏省肿瘤登记地区口腔和咽喉(除外鼻咽)癌发病和死亡情况

指标	地区	性别	病例数	粗率 ($1/10^5$)	构成 (%)	中标率 ($1/10^5$)	世标率 ($1/10^5$)	累积率(%) 0—74 岁
发病	全省	合计	1 085	3.04	0.97	1.78	1.73	0.20
		男性	660	3.65	1.03	2.16	2.13	0.25
		女性	425	2.41	0.89	1.41	1.35	0.15
	城市	合计	459	3.18	0.96	1.92	1.84	0.21
		男性	290	4.02	1.07	2.42	2.35	0.28
		女性	169	2.34	0.81	1.44	1.35	0.15
	农村	合计	626	2.94	0.98	1.69	1.65	0.19
		男性	370	3.40	0.99	1.99	1.98	0.23
		女性	256	2.46	0.95	1.39	1.34	0.15

续表

指标	地区	性别	病例数	粗率(1/10⁵)	构成(%)	中标率(1/10⁵)	世标率(1/10⁵)	累积率(%) 0—74 岁
死亡	全省	合计	503	1.41	0.67	0.71	0.71	0.08
		男性	315	1.74	0.67	0.94	0.94	0.11
		女性	188	1.07	0.68	0.49	0.49	0.05
	城市	合计	199	1.38	0.65	0.71	0.70	0.08
		男性	129	1.79	0.67	0.98	0.96	0.10
		女性	70	0.97	0.61	0.45	0.44	0.05
	农村	合计	304	1.43	0.69	0.71	0.72	0.08
		男性	186	1.71	0.67	0.91	0.93	0.11
		女性	118	1.13	0.73	0.51	0.52	0.05

江苏省口腔和咽喉(除外鼻咽)癌年龄别发病率在0—44岁处于较低水平,45岁后快速升高,至75—79岁年龄组达高峰。不同性别、城乡口腔和咽喉(除外鼻咽)癌年龄别发病率变化趋势与全省基本一致。口腔和咽喉(除外鼻咽)癌年龄别死亡率在0—59岁年龄段处于较低水平,60岁开始随年龄增长快速上升,至85岁及以上年龄组达高峰。不同性别、城乡口腔和咽喉(除外鼻咽)癌年龄别死亡率变化趋势与全省一致(图5-1a至图5-1f)。

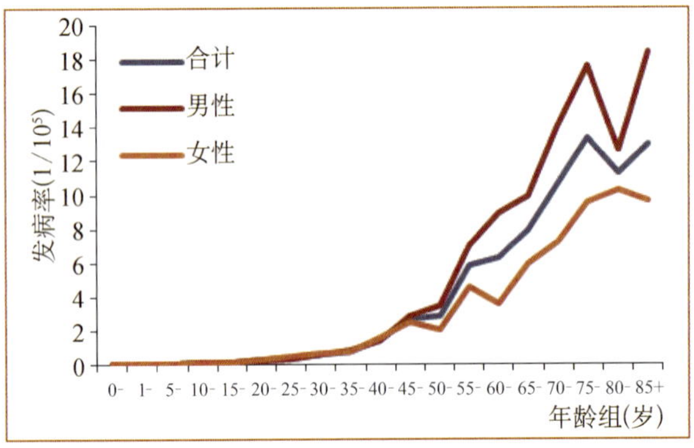

图5-1a 2014年江苏省肿瘤登记地区口腔和咽喉(除外鼻咽)癌年龄别发病率

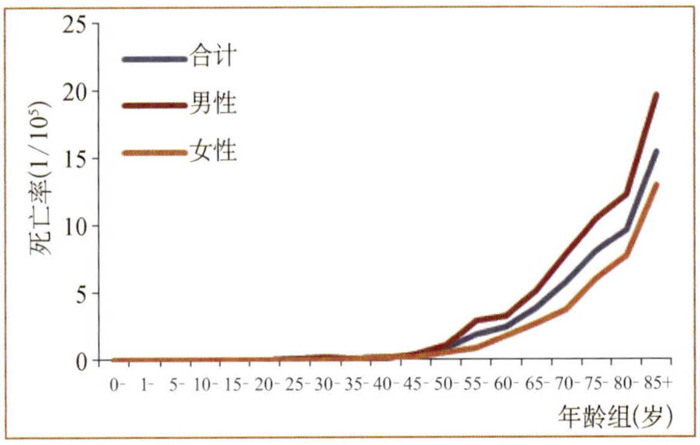

图5-1b 2014年江苏省肿瘤登记地区口腔和咽喉(除外鼻咽)癌年龄别死亡率

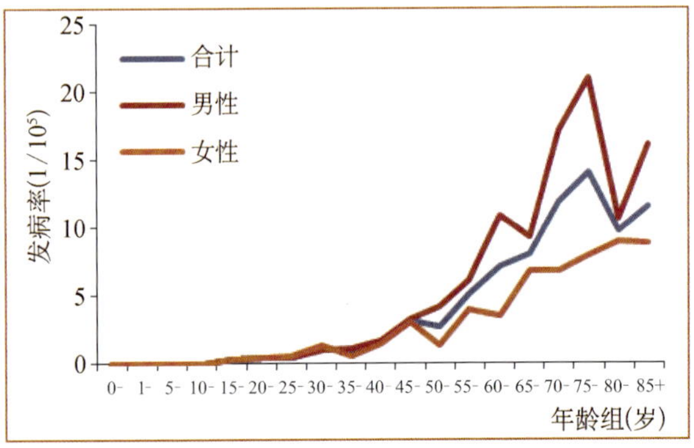

图5-1c 2014年江苏省城市肿瘤登记地区口腔和咽喉(除外鼻咽)癌年龄别发病率

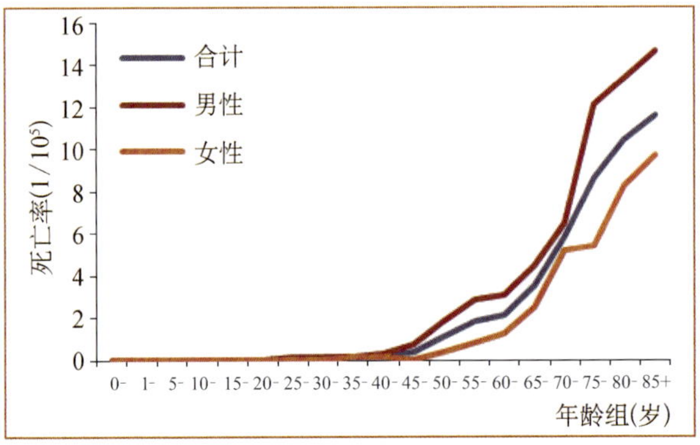

图5-1d 2014年江苏省城市肿瘤登记地区口腔和咽喉(除外鼻咽)癌年龄别死亡率

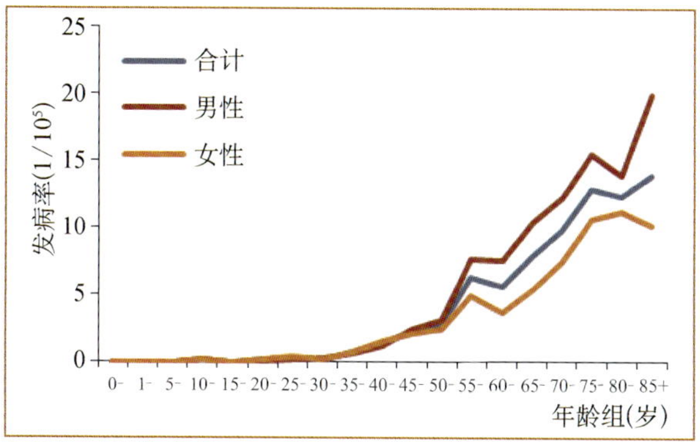

图 5-1e　2014 年江苏省农村肿瘤登记地区口腔和咽喉(除外鼻咽)癌年龄别发病率

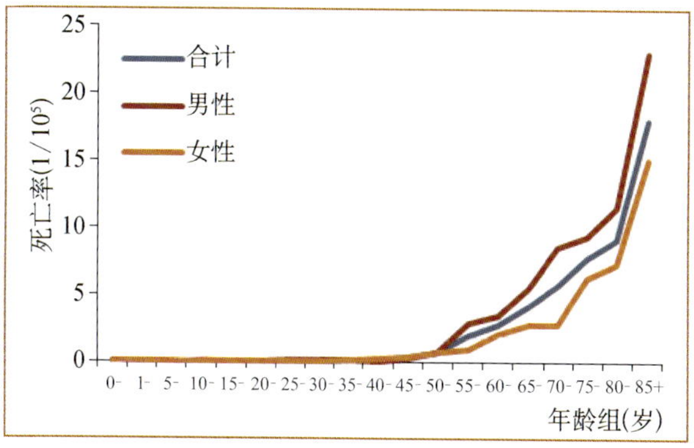

图 5-1f　2014 年江苏省农村肿瘤登记地区口腔和咽喉(除外鼻咽)癌年龄别死亡率

江苏省 9 个城市肿瘤登记地区中，常州市区和无锡市区男性口腔和咽喉(除外鼻咽)癌发病中标率最高，发病率为 2.93/10 万，其后依次为连云港市区和苏州市区；连云港市区女性口腔和咽喉(除外鼻咽)癌发病中标率最高，发病率为 1.93/10 万，其后依次为南通市区和常州市区。淮安市淮阴区男性口腔和咽喉(除外鼻咽)癌死亡中标率最高，死亡率为 1.65/10 万，其后依次为常州市区和连云港市区；盐城市盐都区女性口腔和咽喉(除外鼻咽)癌死亡中标率最高，死亡率为 0.69/10 万，其后分别为淮安市淮阴区和淮安市淮安区(图5-1g)。

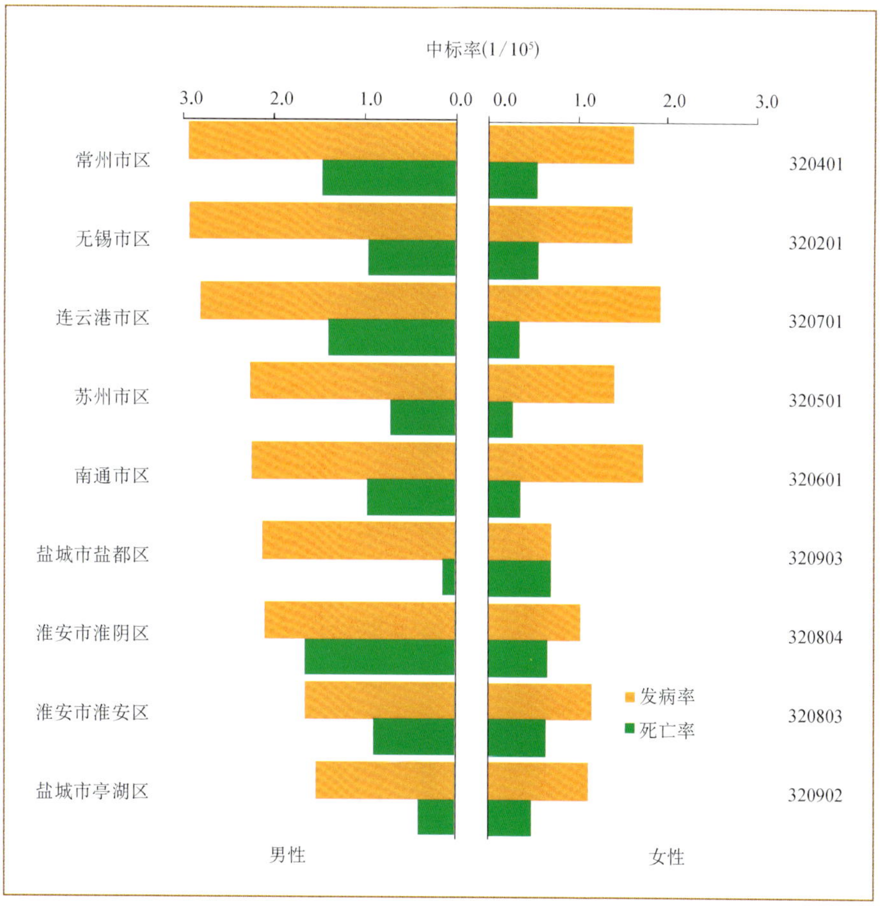

图 5-1g　2014 年江苏省城市肿瘤登记地区口腔和咽喉(除外鼻咽)癌发病率和死亡率

江苏省23个农村肿瘤登记地区中，男性口腔和咽喉（除外鼻咽）癌发病中标率最高的是常州市金坛区，发病率为4.40/10万，其次分别为涟水县和海门市；女性口腔和咽喉（除外鼻咽）癌发病中标率最高的也是常州市金坛区，发病率为3.39/10万，其后依次为海门市和盐城市大丰区。常州市金坛区男性口腔和咽喉（除外鼻咽）癌死亡中标率最高，死亡率为3.01/10万，其后依次为灌云县和建湖县；常州市金坛区女性口腔和咽喉（除外鼻咽）癌死亡中标率最高，死亡率为1.22/10万，其后依次为泰兴市和淮安市洪泽区（图5-1h）。

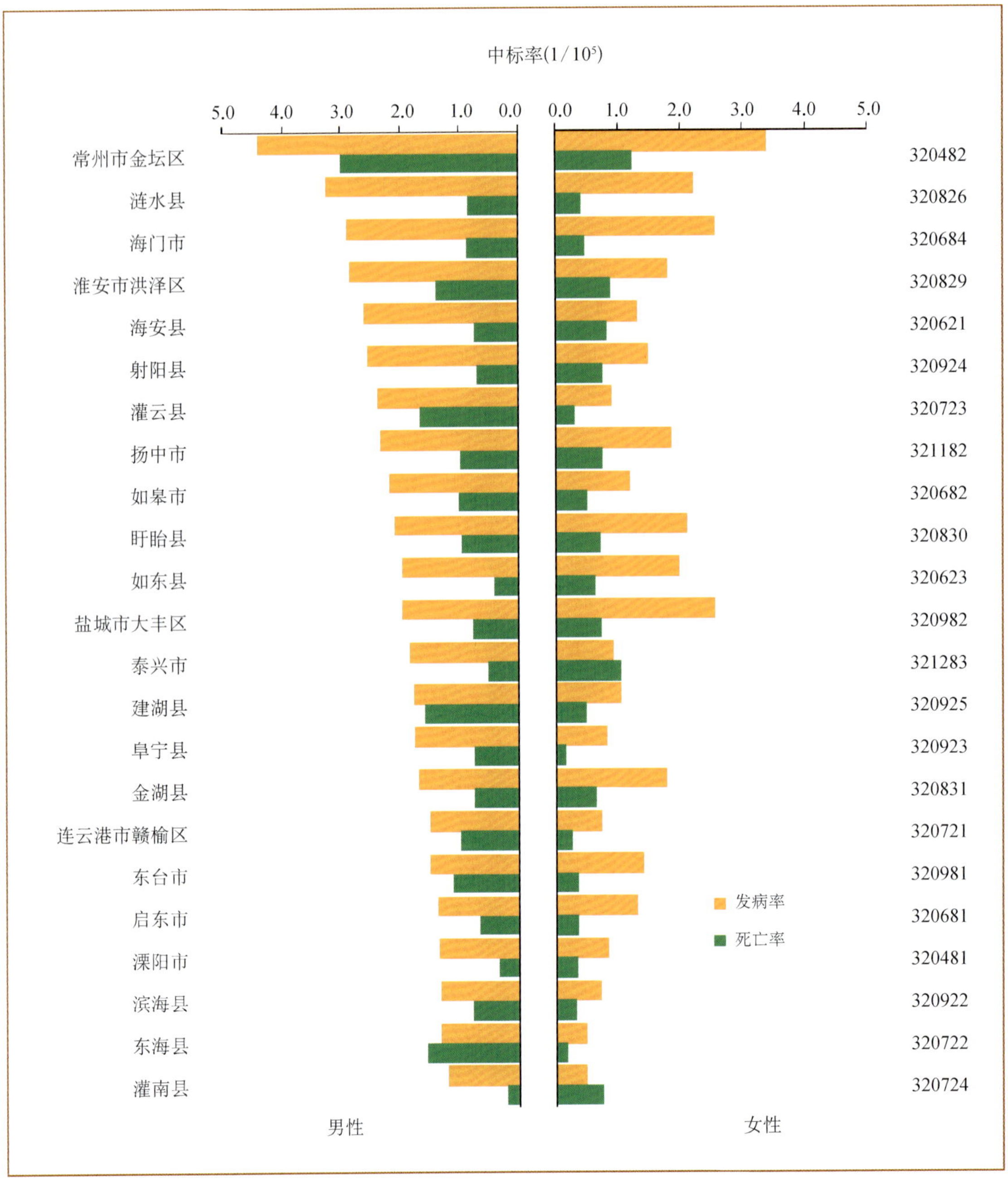

图5-1h 2014年江苏省农村肿瘤登记地区口腔和咽喉（除外鼻咽）癌发病率和死亡率

二、鼻咽(C11)

2014年江苏省肿瘤登记地区鼻咽癌新发病例813例，发病率为2.28/10万，中标率为1.46/10万，世标率为1.42/10万，占全部恶性肿瘤发病的0.73%。其中男、女性鼻咽癌发病率分别为3.22/10万和1.31/10万，男性为女性的2.46倍。城市鼻咽癌发病率是农村的1.12倍，中国人口标化后也为1.12倍。同期全省肿瘤登记地区因鼻咽癌死亡539例，死亡率为1.51/10万，中标率为0.89/10万，世标率为0.86/10万，占全部恶性肿瘤死亡的0.72%；鼻咽癌死亡率和标化率均为男性高于女性，城市高于农村(表5.2)。

表5.2　2014年江苏省肿瘤登记地区鼻咽癌发病和死亡情况

指标	地区	性别	病例数	粗率 $(1/10^5)$	构成(%)	中标率 $(1/10^5)$	世标率 $(1/10^5)$	累积率(%) 0—74岁
发病	全省	合计	813	2.28	0.73	1.46	1.42	0.16
		男性	582	3.22	0.91	2.06	2.02	0.23
		女性	231	1.31	0.48	0.86	0.81	0.09
	城市	合计	350	2.43	0.73	1.56	1.52	0.17
		男性	250	3.47	0.92	2.17	2.14	0.24
		女性	100	1.39	0.48	0.96	0.89	0.10
	农村	合计	463	2.17	0.72	1.39	1.35	0.15
		男性	332	3.05	0.89	1.98	1.94	0.22
		女性	131	1.26	0.49	0.80	0.76	0.08
死亡	全省	合计	539	1.51	0.72	0.89	0.86	0.10
		男性	424	2.34	0.90	1.43	1.38	0.15
		女性	115	0.65	0.42	0.35	0.34	0.04
	城市	合计	237	1.64	0.77	0.95	0.92	0.10
		男性	178	2.47	0.93	1.47	1.40	0.15
		女性	59	0.82	0.52	0.46	0.45	0.06
	农村	合计	302	1.42	0.69	0.84	0.82	0.09
		男性	246	2.26	0.89	1.40	1.37	0.15
		女性	56	0.54	0.35	0.28	0.27	0.03

江苏省鼻咽癌年龄别发病率在 0—34 岁处于相对较低水平，35 岁后快速升高，至 60—64 岁年龄组达高峰，随后有所下降，至 80—84 岁年龄组再次出现一个高峰。不同性别、城乡鼻咽癌年龄别发病率变化趋势与全省基本一致，但高峰出现年龄略有差别。鼻咽癌年龄别死亡率在 0—44 岁年龄段处于相对较低水平，45 岁开始随年龄增长快速上升，至 80—84 岁年龄组达高峰。不同性别、城乡鼻咽癌年龄别死亡率变化趋势与全省基本一致，但全省男性与城市男性死亡高峰出现在 75—79 岁年龄组，农村女性死亡高峰出现在 85 岁及以上年龄组（图 5-2a 至图 5-2f）。

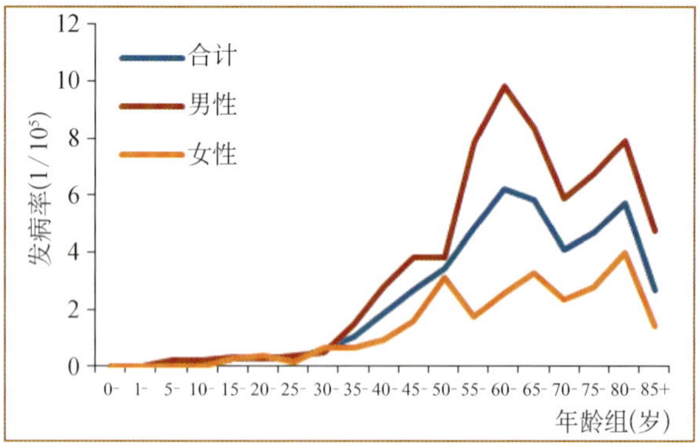

图 5-2a　2014 年江苏省肿瘤登记地区鼻咽癌年龄别发病率

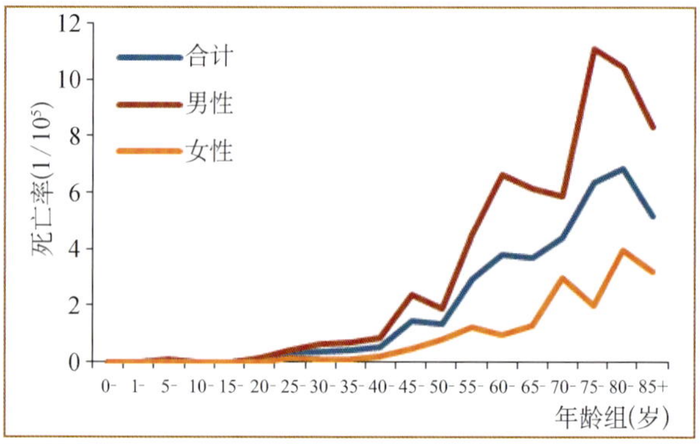

图 5-2b　2014 年江苏省肿瘤登记地区鼻咽癌年龄别死亡率

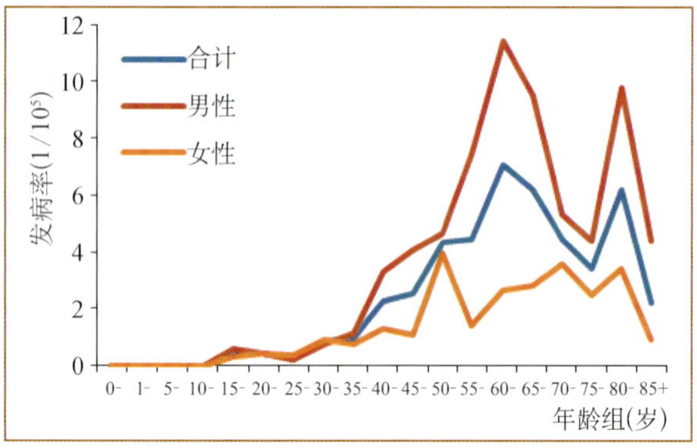

图 5-2c　2014 年江苏省城市肿瘤登记地区鼻咽癌年龄别发病率

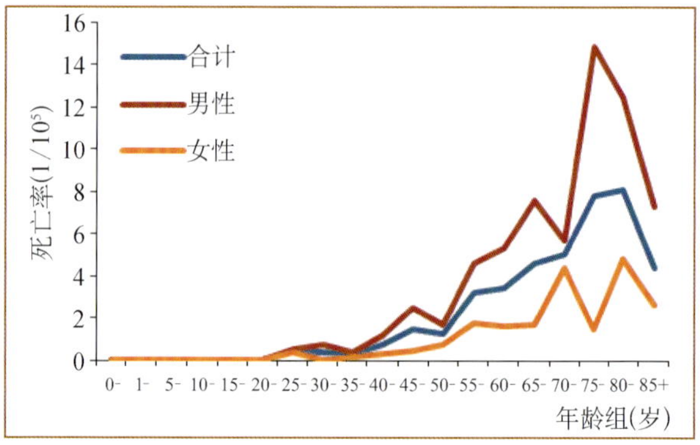

图 5-2d　2014 年江苏省城市肿瘤登记地区鼻咽癌年龄别死亡率

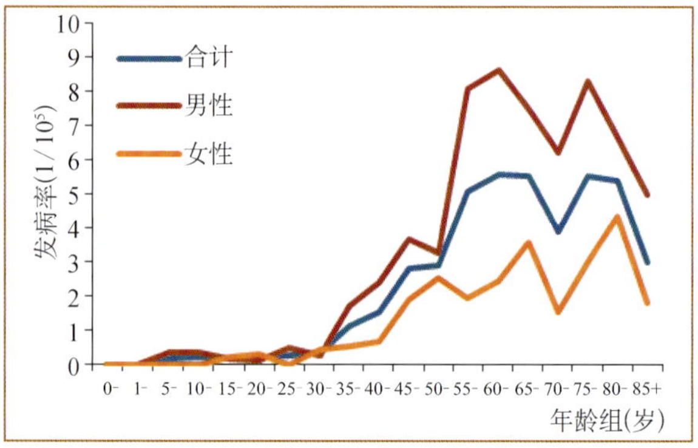

图 5-2e　2014 年江苏省农村肿瘤登记地区鼻咽癌年龄别发病率

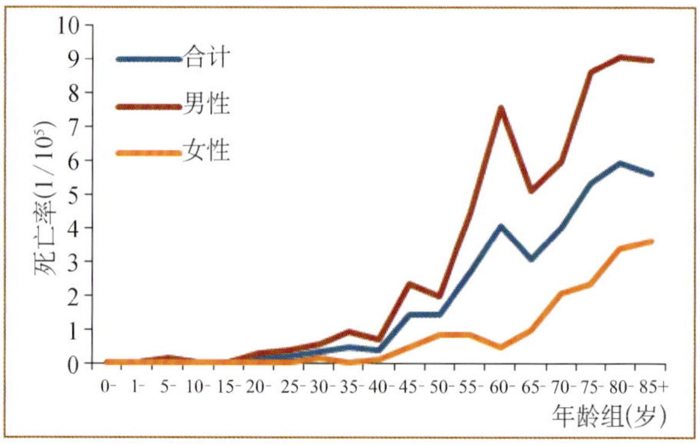

图 5-2f　2014 年江苏省农村肿瘤登记地区鼻咽癌年龄别死亡率

江苏省9个城市肿瘤登记地区中，盐城市亭湖区男性鼻咽癌发病中标率最高，发病率为5.77/10万，其后依次为盐城市盐都区和淮安市淮安区；女性鼻咽癌发病中标率最高的为苏州市区，发病率为1.35/10万，其后依次为盐城市盐都区和无锡市区。常州市区男性鼻咽癌死亡中标率最高，死亡率为2.18/10万，其后依次为苏州市区和盐城市亭湖区；女性鼻咽癌死亡中标率最高的为盐城市盐都区，死亡率为0.81/10万，其后依次为盐城市亭湖区和无锡市区(图5-2g)。

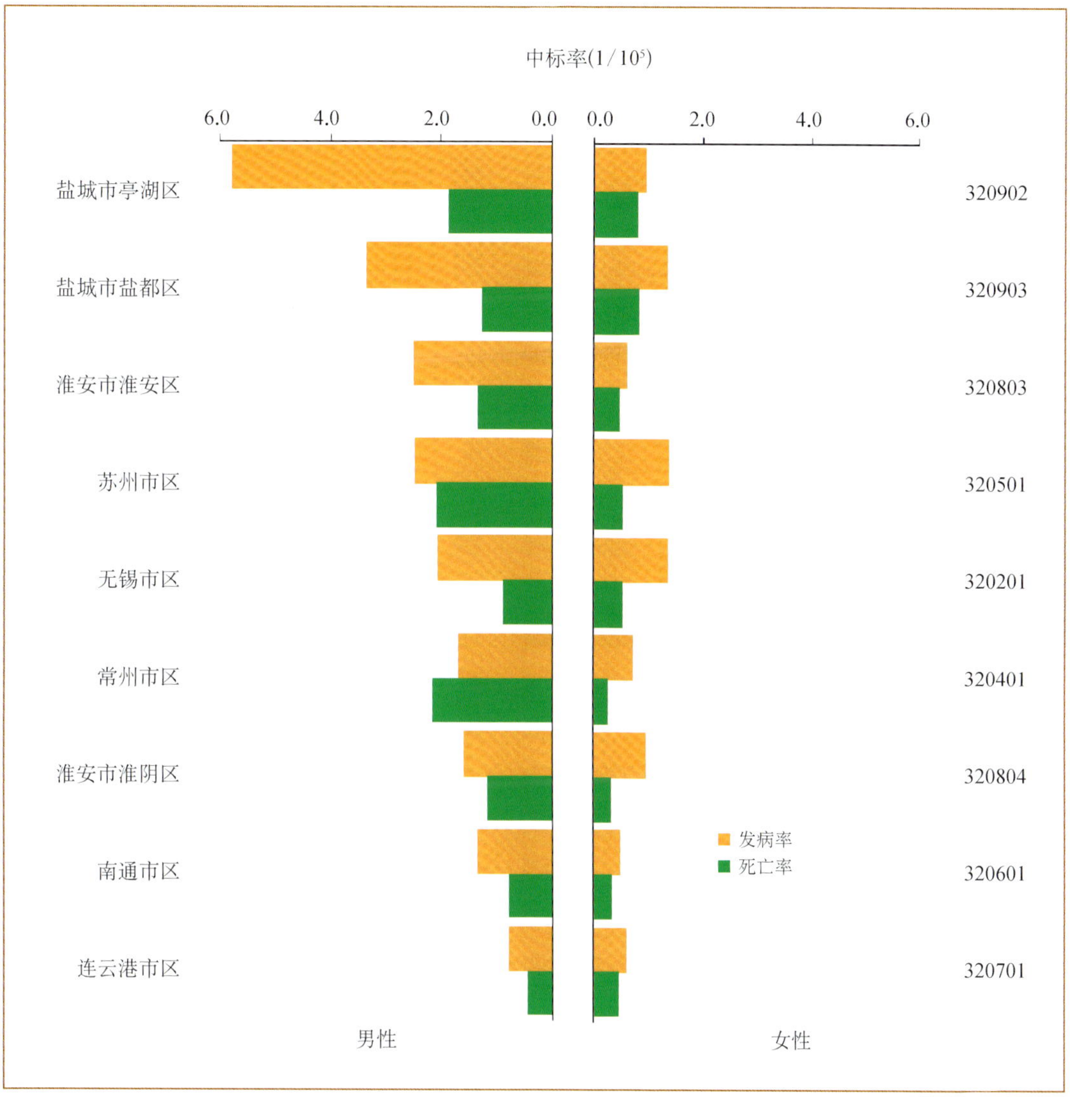

图5-2g　2014年江苏省城市肿瘤登记地区鼻咽癌发病率和死亡率

江苏省23个农村肿瘤登记地区中，男性鼻咽癌发病中标率最高的是金湖县，发病率为5.05/10万，其后依次为盐城市大丰区和如皋市；女性鼻咽癌发病中标率最高的也是金湖县，发病率为3.09/10万，其后依次为灌南县和扬中市。男性鼻咽癌死亡中标率最高的是金湖县，死亡率为4.60/10万，其后依次为扬中市和淮安市洪泽区；女性鼻咽癌死亡中标率最高的是射阳县，死亡率为0.91/10万，其后依次为连云港市赣榆区和建湖县（图5-2h）。

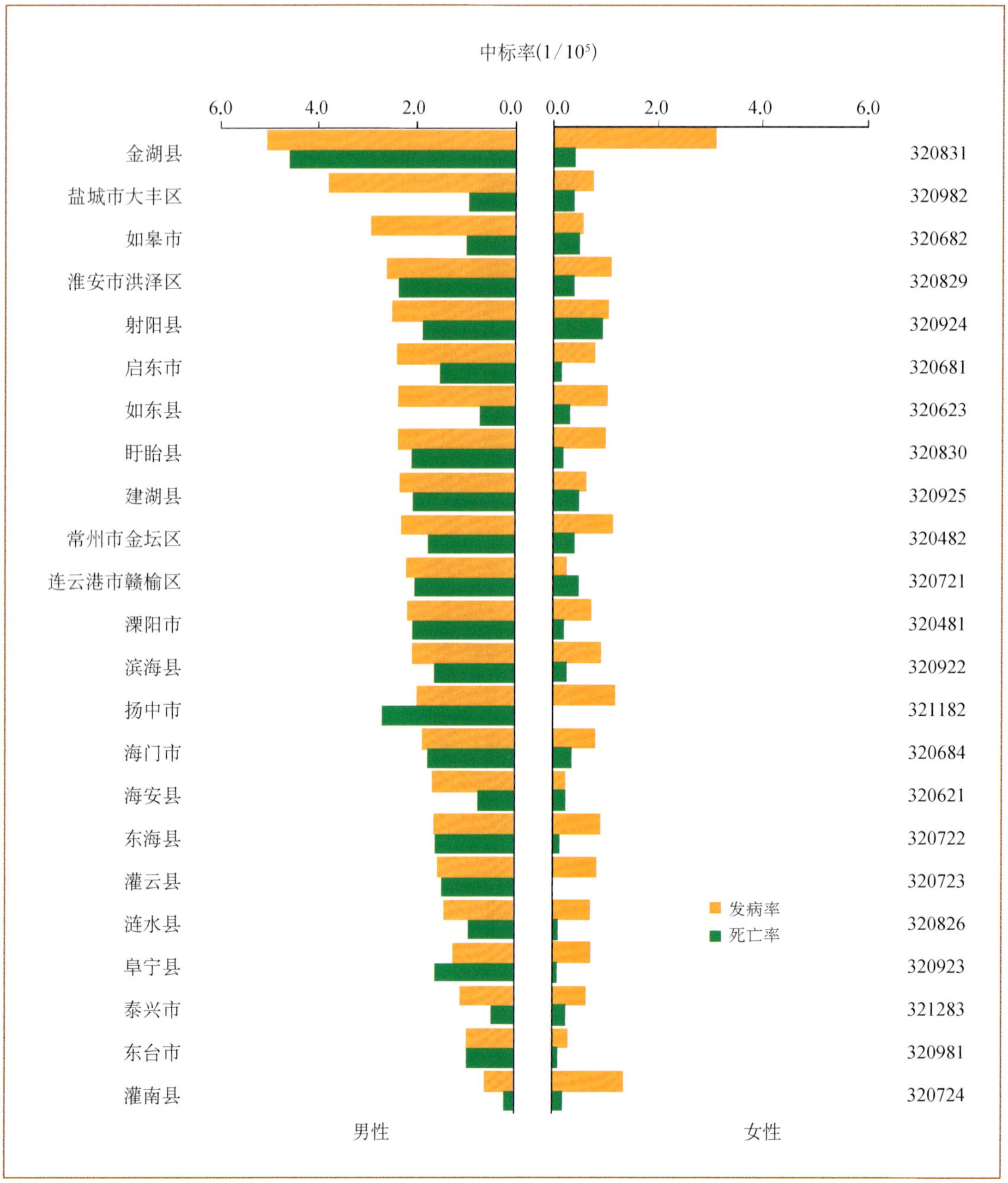

图5-2h　2014年江苏省农村肿瘤登记地区鼻咽癌发病率和死亡率

三、食管(C15)

2014年江苏省肿瘤登记地区食管癌新发病例14 738例，发病率为41.25/10万，中标率为21.32/10万，世标率为21.49/10万，占全部恶性肿瘤发病的13.16%。其中男、女性食管癌发病率分别为54.63/10万和27.52/10万，男性为女性的1.98倍。农村食管癌发病率是城市的1.57倍，中国人口标化后也为1.57倍。同期全省肿瘤登记地区因食管癌死亡11 399例，死亡率为31.90/10万，中标率为15.76/10万，世标率为15.66/10万，占全部恶性肿瘤死亡的15.28%；食管癌死亡率和标化率均为男性高于女性，农村高于城市(表5.3)。

表5.3　2014年江苏省肿瘤登记地区食管癌发病和死亡情况

指标	地区	性别	病例数	粗率(1/10⁵)	构成(%)	中标率(1/10⁵)	世标率(1/10⁵)	累积率(%)0—74岁
发病	全省	合计	14 738	41.25	13.16	21.32	21.49	2.79
		男性	9 883	54.63	15.38	29.55	29.93	3.90
		女性	4 855	27.52	10.18	13.22	13.18	1.67
	城市	合计	4 447	30.84	9.29	15.95	16.07	2.09
		男性	3 010	41.75	11.12	22.47	22.71	2.98
		女性	1 437	19.92	6.90	9.58	9.54	1.20
	农村	合计	10 291	48.30	16.06	25.00	25.24	3.27
		男性	6 873	63.16	18.48	34.37	34.86	4.53
		女性	3 418	32.78	12.71	15.73	15.70	1.99
死亡	全省	合计	11 399	31.90	15.28	15.76	15.66	1.86
		男性	7 645	42.26	16.27	22.21	22.17	2.66
		女性	3 754	21.28	13.59	9.55	9.38	1.06
	城市	合计	3 548	24.60	11.58	12.11	12.07	1.43
		男性	2 404	33.35	12.51	17.35	17.37	2.07
		女性	1 144	15.86	10.02	7.10	6.98	0.79
	农村	合计	7 851	36.84	17.85	18.25	18.11	2.16
		男性	5 241	48.17	18.86	25.49	25.42	3.05
		女性	2 610	25.03	16.12	11.23	11.03	1.25

江苏省食管癌年龄别发病率在0—44岁处于较低水平，之后快速升高，至75—79岁年龄组达高峰。不同性别、城乡食管癌年龄别发病率变化趋势与全省基本一致，但全省女性、农村合计、农村男性与农村女性发病高峰延后出现在80—84岁年龄组。食管癌年龄别死亡率在0—49岁年龄段处于较低水平，50岁开始随年龄增长快速上升，至80—84岁年龄组达高峰。不同性别、城乡食管癌年龄别死亡率变化趋势与全省一致（图5-3a至图5-3f）。

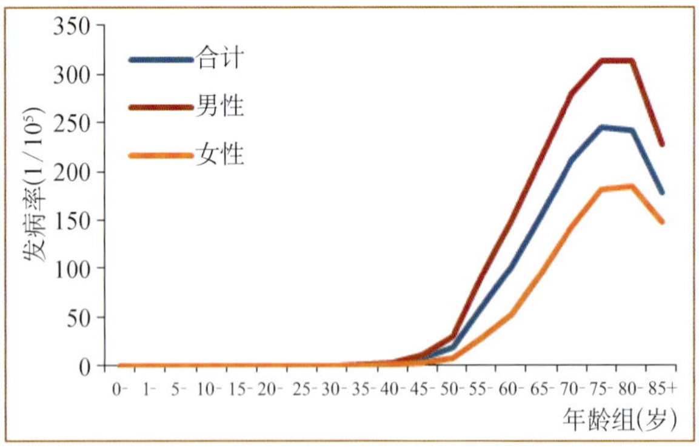

图5-3a　2014年江苏省肿瘤登记地区食管癌年龄别发病率

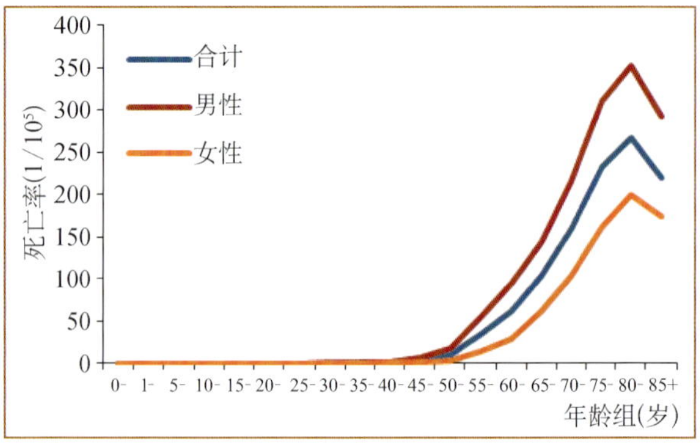

图5-3b　2014年江苏省肿瘤登记地区食管癌年龄别死亡率

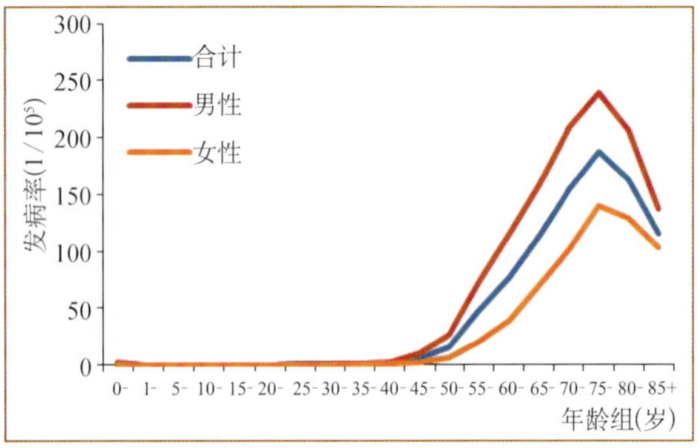

图5-3c　2014年江苏省城市肿瘤登记地区食管癌年龄别发病率

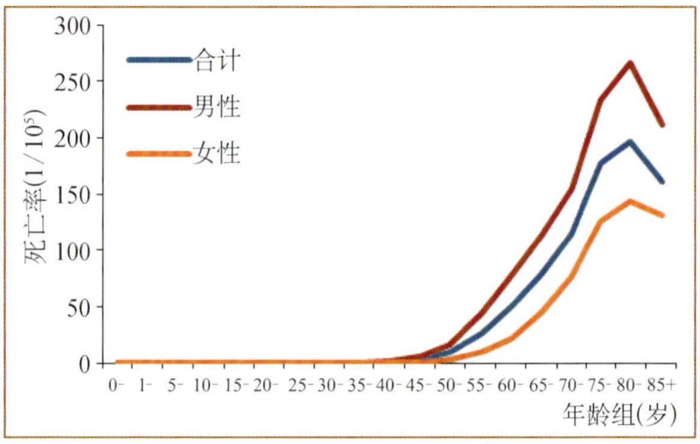

图5-3d　2014年江苏省城市肿瘤登记地区食管癌年龄别死亡率

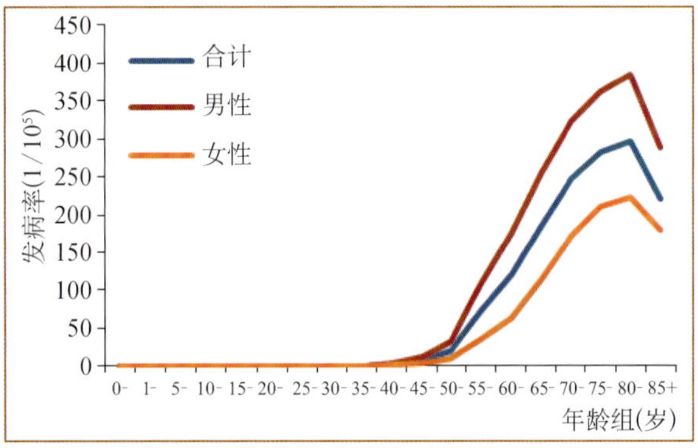

图5-3e　2014年江苏省农村肿瘤登记地区食管癌年龄别发病率

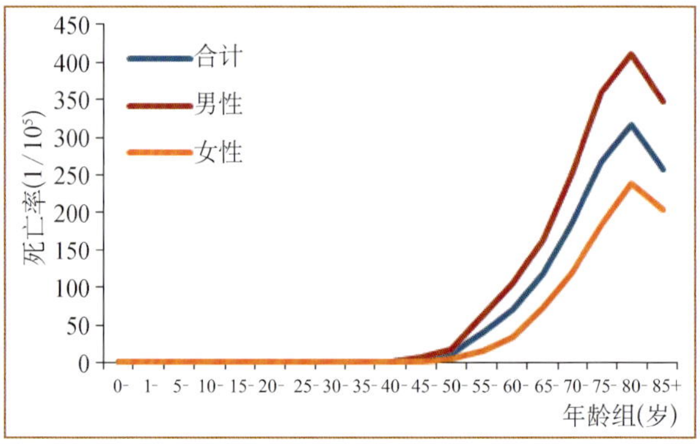

图5-3f　2014年江苏省农村肿瘤登记地区食管癌年龄别死亡率

江苏省 9 个城市肿瘤登记地区中，淮安市淮安区男性和女性食管癌发病中标率最高，发病率分别为 60.32/10 万和 34.64/10 万，其后依次为盐城市盐都区和淮安市淮阴区。男性和女性食管癌死亡中标率最高的也是淮安市淮安区，死亡率分别为 41.53/10 万和 25.79/10 万，其后依次为盐城市盐都区和淮安市淮阴区（图 5-3g）。

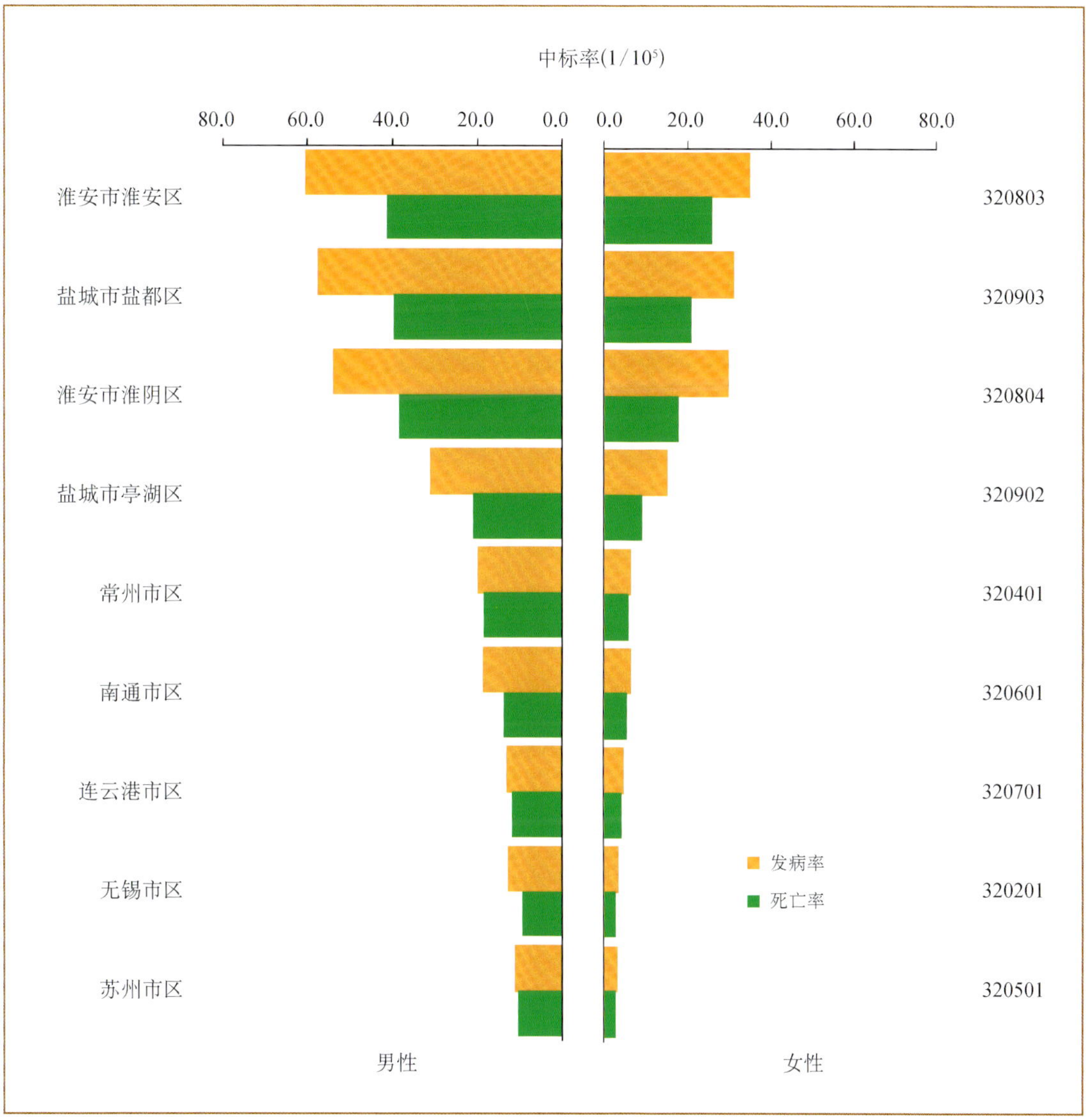

图 5-3g　2014 年江苏省城市肿瘤登记地区食管癌发病率和死亡率

江苏省 23 个农村肿瘤登记地区中，涟水县男性和女性食管癌发病中标率最高，发病率分别为 62.87/10 万和 37.05/10 万，其后依次为淮安市洪泽区和如皋市。男性食管癌死亡中标率最高的是淮安市洪泽区，死亡率为 50.20/10 万，其后依次为阜宁县和建湖县；女性食管癌死亡中标率最高的是涟水县，死亡率为 25.82/10 万，其后依次为淮安市洪泽区和扬中市(图 5-3h)。

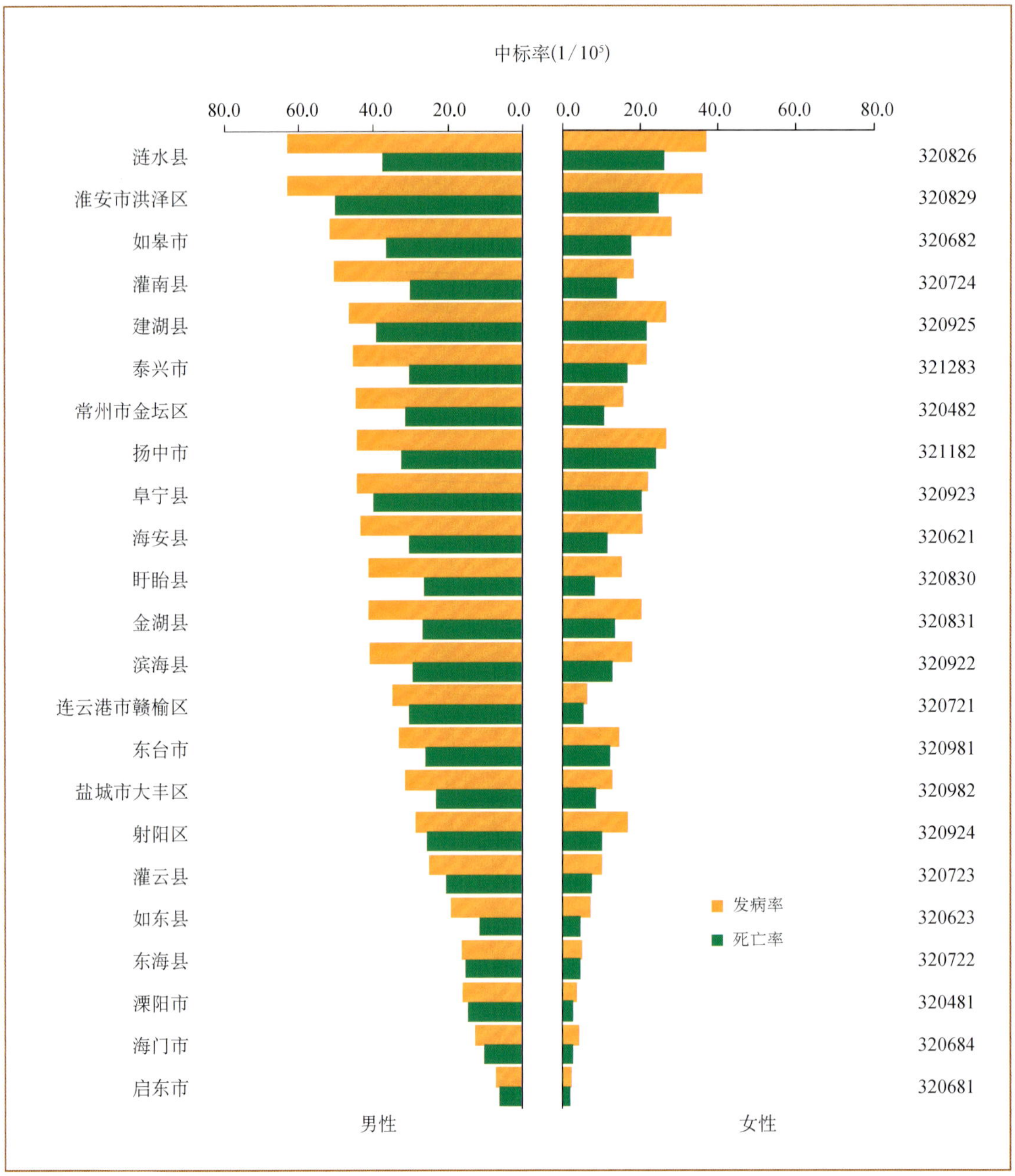

图 5-3h　2014 年江苏省农村肿瘤登记地区食管癌发病率和死亡率

四、胃(C16)

2014年江苏省肿瘤登记地区胃癌新发病例16 205例，发病率为45.35/10万，中标率为24.41/10万，世标率为24.15/10万，占全部恶性肿瘤发病的14.47%。其中男、女性胃癌发病率分别为62.12/10万和28.16/10万，男性为女性的2.21倍。城市胃癌发病率较农村高16.26%，中国人口标化后高16.00%。同期全省肿瘤登记地区因胃癌死亡11 945例，死亡率为33.43/10万，中标率为17.00/10万，世标率为16.62/10万，占全部恶性肿瘤死亡的16.01%；胃癌死亡率和标化率均为男性高于女性，城市高于农村(表5.4)。

表5.4 2014年江苏省肿瘤登记地区胃癌发病和死亡情况

指标	地区	性别	病例数	粗率($1/10^5$)	构成(%)	中标率($1/10^5$)	世标率($1/10^5$)	累积率(%) 0—74岁
发病	全省	合计	16 205	45.35	14.47	24.41	24.15	3.02
		男性	11 237	62.12	17.49	34.24	34.15	4.32
		女性	4 968	28.16	10.41	14.84	14.39	1.71
	城市	合计	7 136	49.48	14.90	26.61	26.24	3.29
		男性	4 993	69.26	18.44	37.72	37.52	4.73
		女性	2 143	29.71	10.30	15.97	15.41	1.85
	农村	合计	9 069	42.56	14.15	22.94	22.75	2.84
		男性	6 244	57.38	16.79	31.93	31.89	4.05
		女性	2 825	27.09	10.51	14.07	13.71	1.61
死亡	全省	合计	11 945	33.43	16.01	17.00	16.62	1.93
		男性	8 232	45.51	17.51	24.23	23.78	2.78
		女性	3 713	21.05	13.45	10.13	9.80	1.07
	城市	合计	5 329	36.95	17.40	18.73	18.36	2.17
		男性	3 709	51.45	19.30	27.09	26.65	3.16
		女性	1 620	22.46	14.19	10.91	10.61	1.19
	农村	合计	6 616	31.05	15.04	15.83	15.43	1.77
		男性	4 523	41.57	16.28	22.31	21.84	2.54
		女性	2 093	20.07	12.92	9.61	9.26	1.00

江苏省胃癌年龄别发病率在0—39岁处于较低水平，40岁之后快速升高，至75—79岁年龄组达高峰。不同性别、城乡胃癌年龄别发病率变化趋势与全省基本一致，仅农村女性胃癌年龄别发病高峰延后至80—84岁年龄组。胃癌年龄别死亡率在0—44岁年龄段处于较低水平，45岁开始随年龄增长快速上升，至80—84岁年龄组达高峰。不同性别、城乡胃癌年龄别死亡率变化趋势与全省一致（图5-4a至图5-4f）。

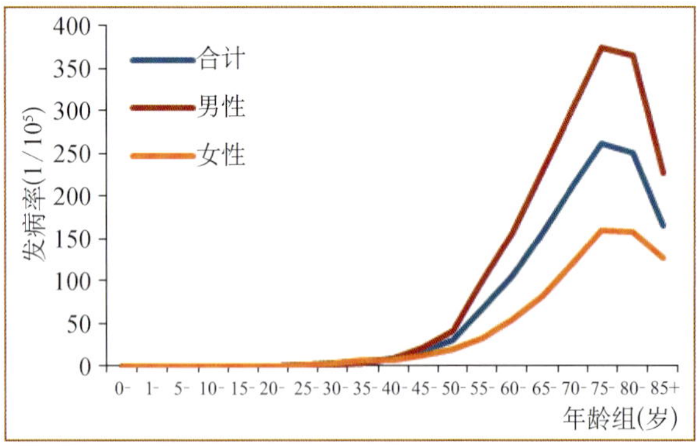

图5-4a　2014年江苏省肿瘤登记地区胃癌年龄别发病率

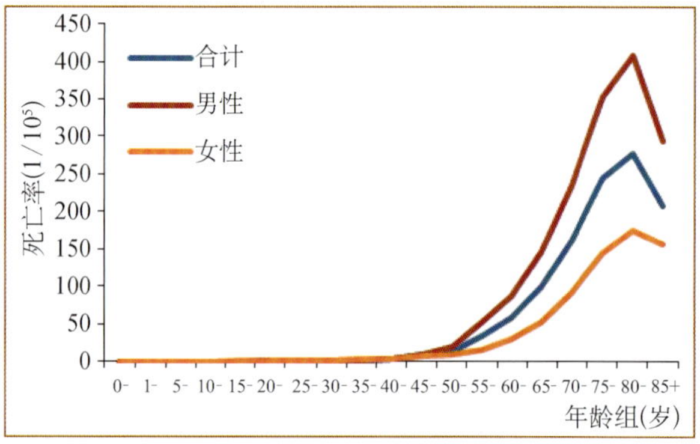

图5-4b　2014年江苏省肿瘤登记地区胃癌年龄别死亡率

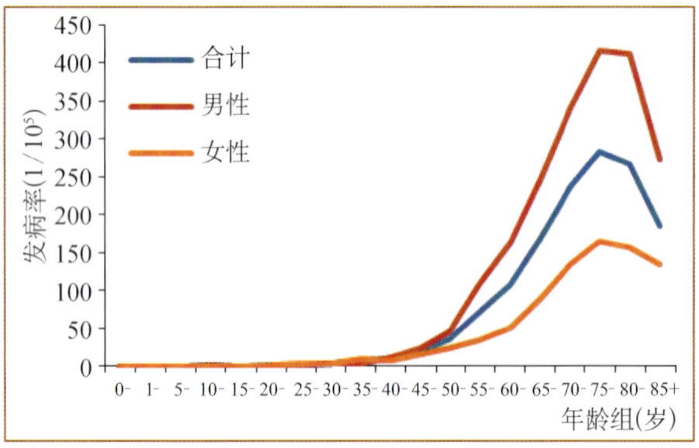

图5-4c　2014年江苏省城市肿瘤登记地区胃癌年龄别发病率

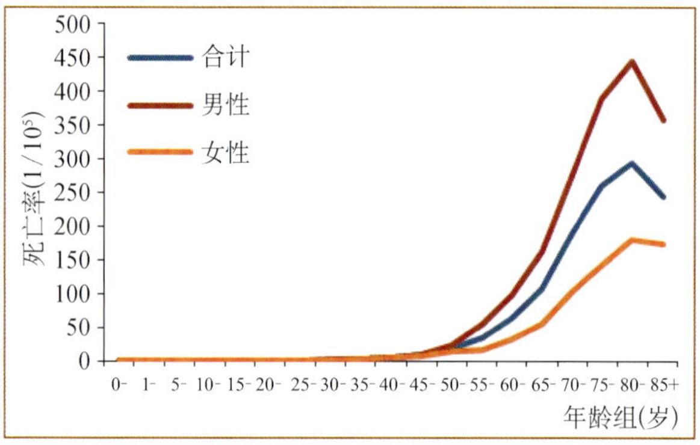

图5-4d　2014年江苏省城市肿瘤登记地区胃癌年龄别死亡率

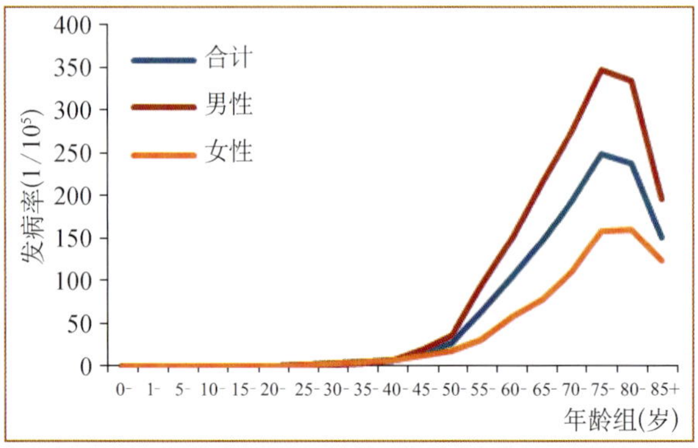

图5-4e　2014年江苏省农村肿瘤登记地区胃癌年龄别发病率

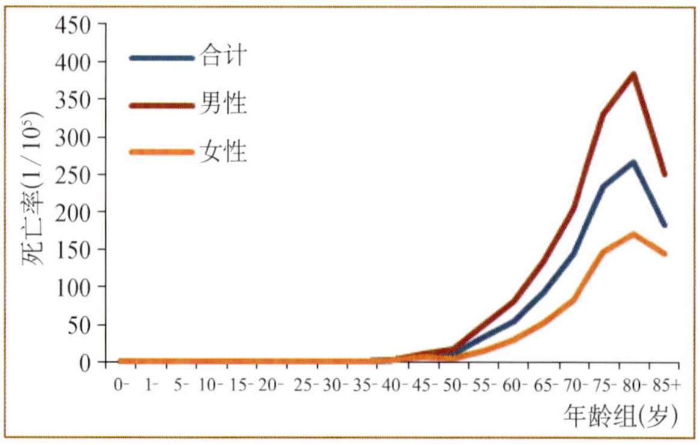

图5-4f　2014年江苏省农村肿瘤登记地区胃癌年龄别死亡率

江苏省9个城市肿瘤登记地区中，男性胃癌发病中标率最高的是盐城市盐都区，发病率为71.96/10万，其后依次为常州市区和盐城市亭湖区；女性发病中标率最高的为盐城市盐都区，发病率为28.27/10万，其后依次为常州市区和淮安市淮安区。城市男性胃癌死亡中标率最高的是盐城市盐都区，死亡率为53.95/10万，其后依次为常州市区和盐城市亭湖区；女性胃癌死亡中标率最高的为盐城市盐都区，死亡率为20.81/10万，其后依次为常州市区和淮安市淮安区(图5-4g)。

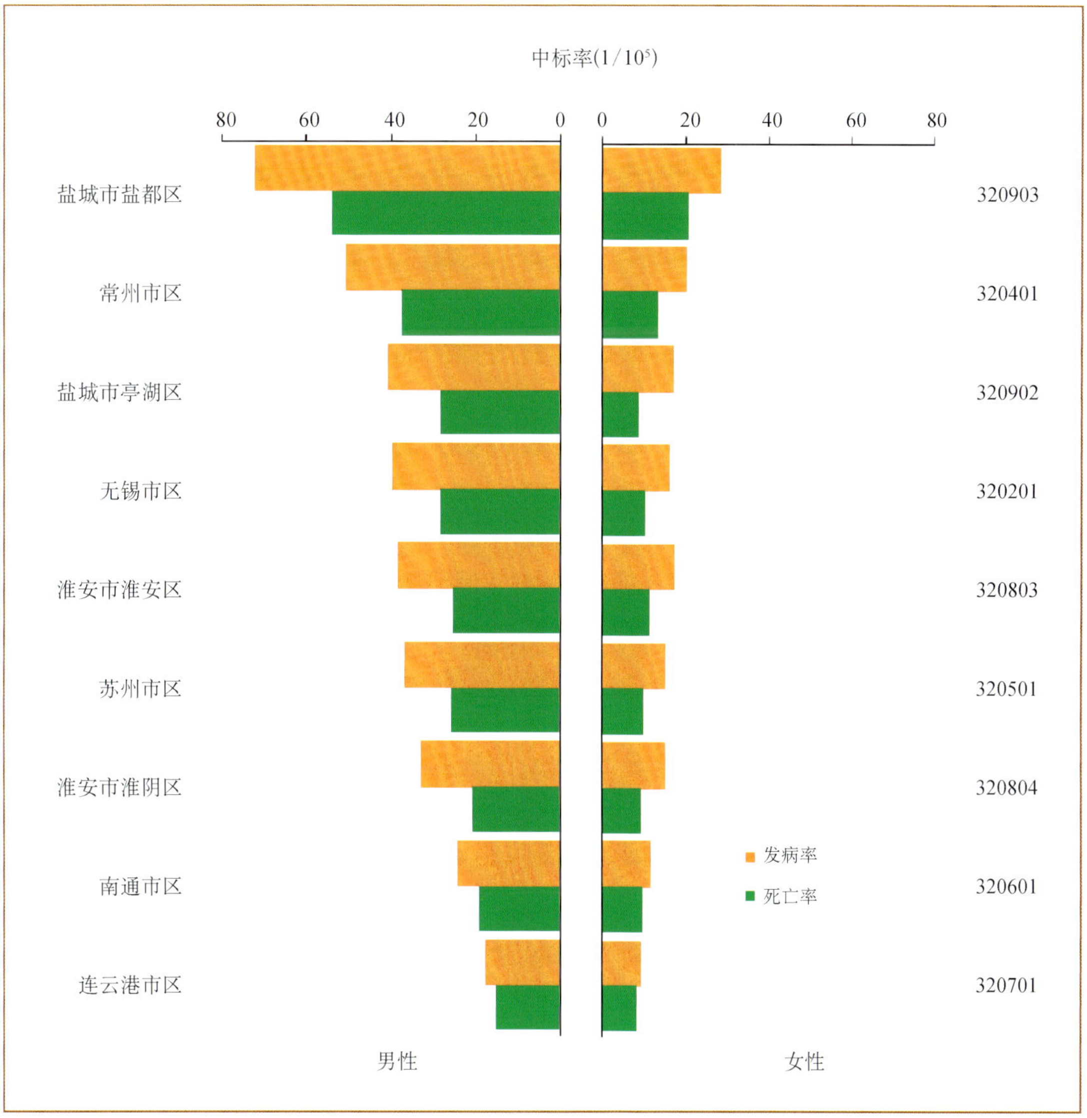

图5-4g 2014年江苏省城市肿瘤登记地区胃癌发病率和死亡率

江苏省23个农村肿瘤登记地区中，男性胃癌发病中标率最高的是扬中市，发病率为80.99/10万，其后依次为常州市金坛区和建湖县；女性胃癌发病中标率最高的为扬中市，发病率为37.79/10万，其后依次为建湖县和常州市金坛区。扬中市男性和女性胃癌死亡中标率最高，死亡率分别为57.04/10万和26.70/10万，其后依次为建湖县和常州市金坛区（图5-4h）。

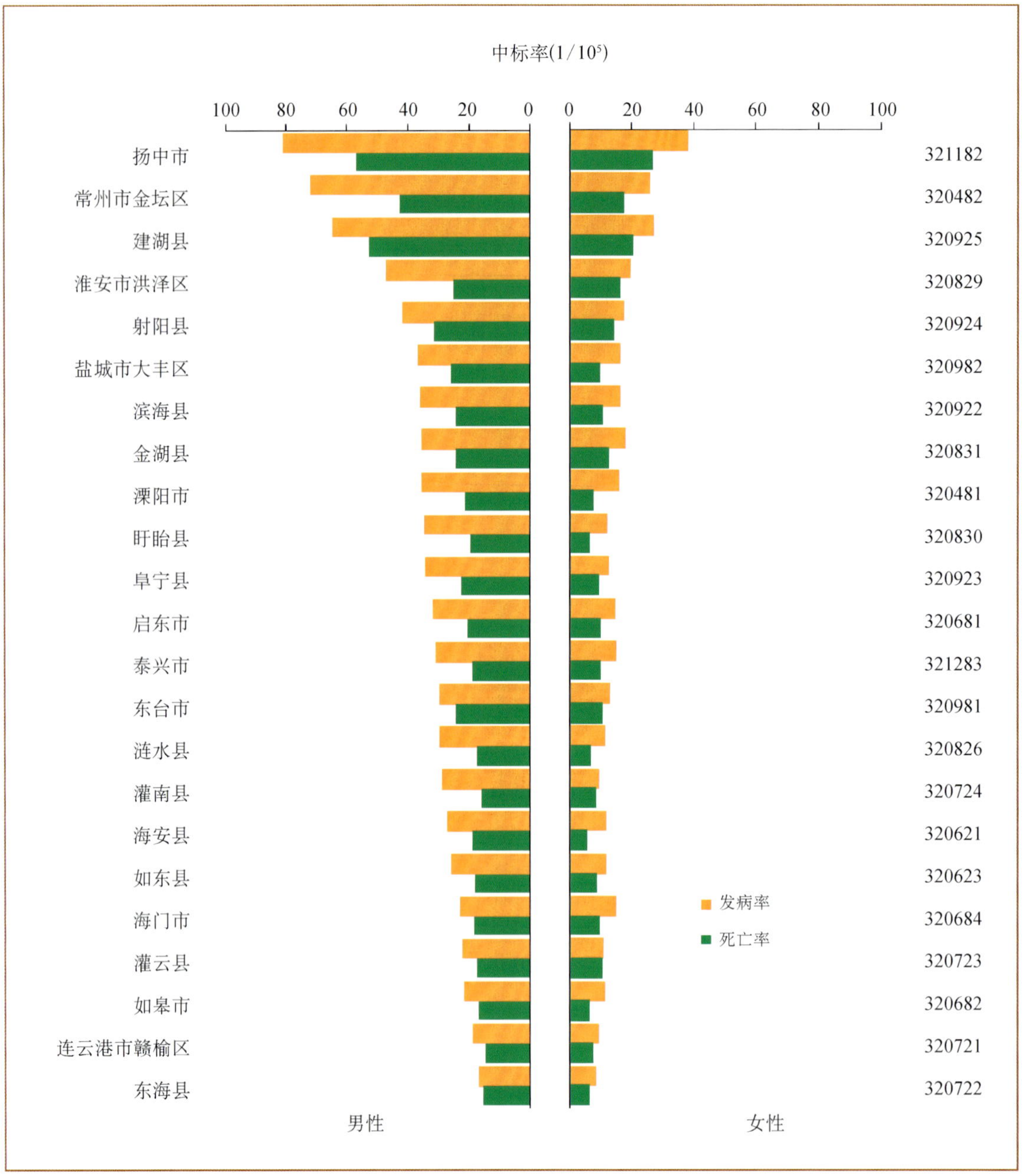

图5-4h　2014年江苏省农村肿瘤登记地区胃癌发病率和死亡率

五、结直肠肛门(C18-C21)

2014年江苏省肿瘤登记地区结直肠癌新发病例9 478例，发病率为26.53/10万，中标率为14.74/10万，世标率为14.47/10万，占全部恶性肿瘤发病的8.46%。其中男、女性结直肠癌发病率分别为29.79/10万和23.18/10万，男性为女性的1.29倍。城市结直肠癌发病率是农村的1.62倍，中国人口标化后为1.59倍。同期全省肿瘤登记地区因结直肠癌死亡4 596例，死亡率为12.86/10万，中标率为6.52/10万，世标率为6.41/10万，占全部恶性肿瘤死亡的6.16%；结直肠癌死亡率和标化率均为男性高于女性，城市高于农村(表5.5)。

表5.5 2014年江苏省肿瘤登记地区结直肠癌发病和死亡情况

指标	地区	性别	病例数	粗率 $(1/10^5)$	构成 (%)	中标率 $(1/10^5)$	世标率 $(1/10^5)$	累积率(%) 0—74岁
发病	全省	合计	9 478	26.53	8.46	14.74	14.47	1.72
		男性	5 389	29.79	8.39	17.16	16.89	2.03
		女性	4 089	23.18	8.57	12.33	12.06	1.41
	城市	合计	4 951	34.33	10.34	18.88	18.52	2.23
		男性	2 792	38.73	10.31	21.96	21.57	2.64
		女性	2 159	29.94	10.37	15.87	15.54	1.82
	农村	合计	4 527	21.24	7.06	11.91	11.70	1.38
		男性	2 597	23.87	6.98	13.92	13.72	1.63
		女性	1 930	18.51	7.18	9.89	9.66	1.12
死亡	全省	合计	4 596	12.86	6.16	6.52	6.41	0.68
		男性	2 537	14.02	5.40	7.61	7.46	0.79
		女性	2 059	11.67	7.46	5.48	5.41	0.57
	城市	合计	2 264	15.70	7.39	7.87	7.74	0.83
		男性	1 236	17.15	6.43	9.17	9.00	0.96
		女性	1 028	14.25	9.00	6.66	6.58	0.69
	农村	合计	2 332	10.94	5.30	5.60	5.50	0.58
		男性	1 301	11.96	4.68	6.57	6.43	0.68
		女性	1 031	9.89	6.37	4.67	4.61	0.48

江苏省结直肠癌发病率随着年龄的增长逐渐升高，年龄别发病率在0—39岁处于较低水平，之后快速升高，至80—84岁年龄组达高峰。不同性别、城乡结直肠癌年龄别发病率变化趋势与全省一致。结直肠癌年龄别死亡率在0—44岁年龄段处于较低水平，45岁开始随年龄增长快速上升，至85岁及以上年龄组达高峰。不同性别、城乡结直肠癌年龄别死亡率变化趋势与全省一致(图5-5a至图5-5f)。

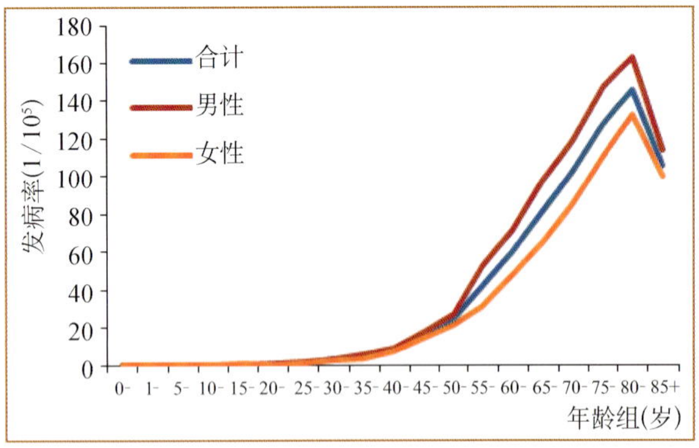

图5-5a　2014年江苏省肿瘤登记地区结直肠癌年龄别发病率

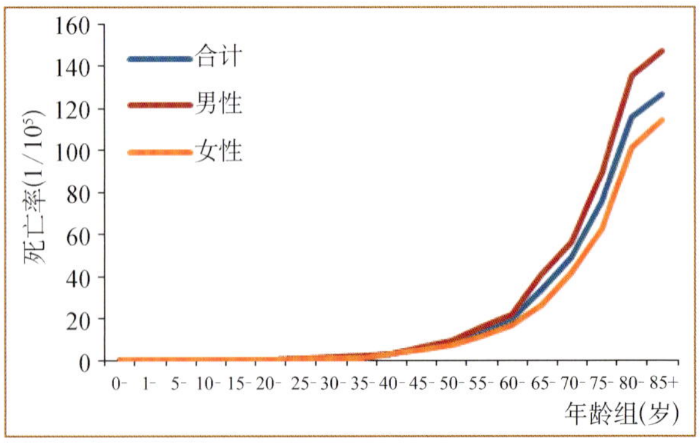

图5-5b　2014年江苏省肿瘤登记地区结直肠癌年龄别死亡率

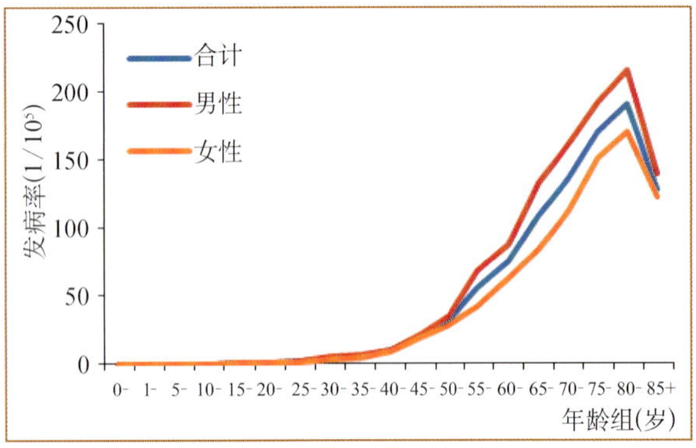

图5-5c　2014年江苏省城市肿瘤登记地区结直肠癌年龄别发病率

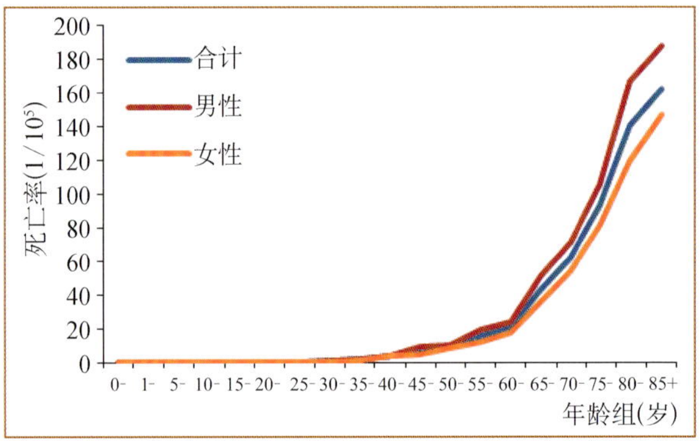

图5-5d　2014年江苏省城市肿瘤登记地区结直肠癌年龄别死亡率

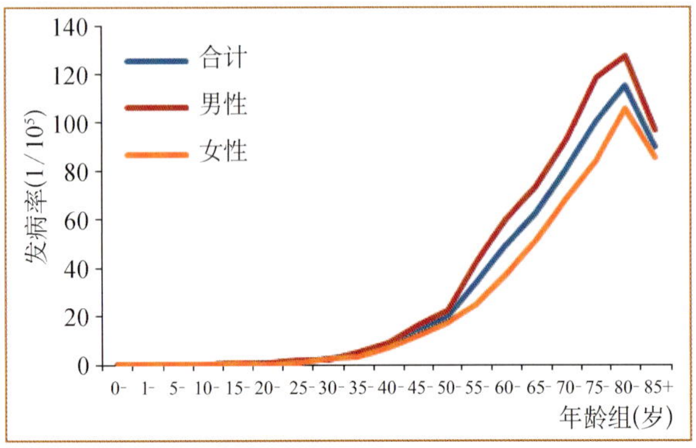

图5-5e　2014年江苏省农村肿瘤登记地区结直肠癌年龄别发病率

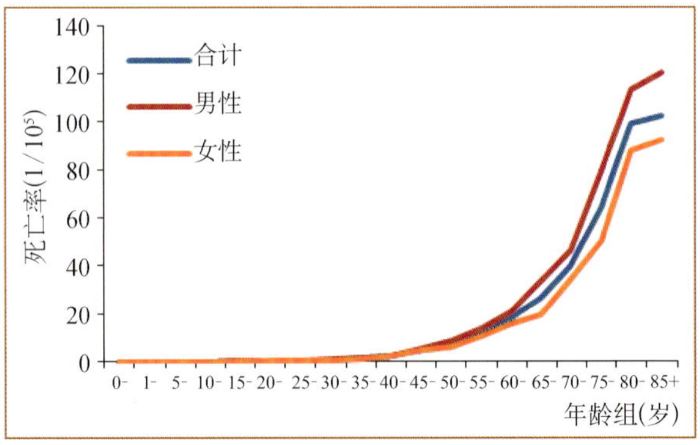

图5-5f　2014年江苏省农村肿瘤登记地区结直肠癌年龄别死亡率

江苏省 9 个城市肿瘤登记地区中，常州市区男性和女性结直肠癌发病中标率最高，分别为 25.35/10 万和 19.99/10 万，其后依次为无锡市区和苏州市区。常州市区男性结直肠癌死亡中标率最高，为 11.24/10 万，其后依次为无锡市区和苏州市区。无锡市区女性结直肠癌死亡中标率最高，为 8.80/10 万，其后依次为常州市区和南通市区（图 5-5g）。

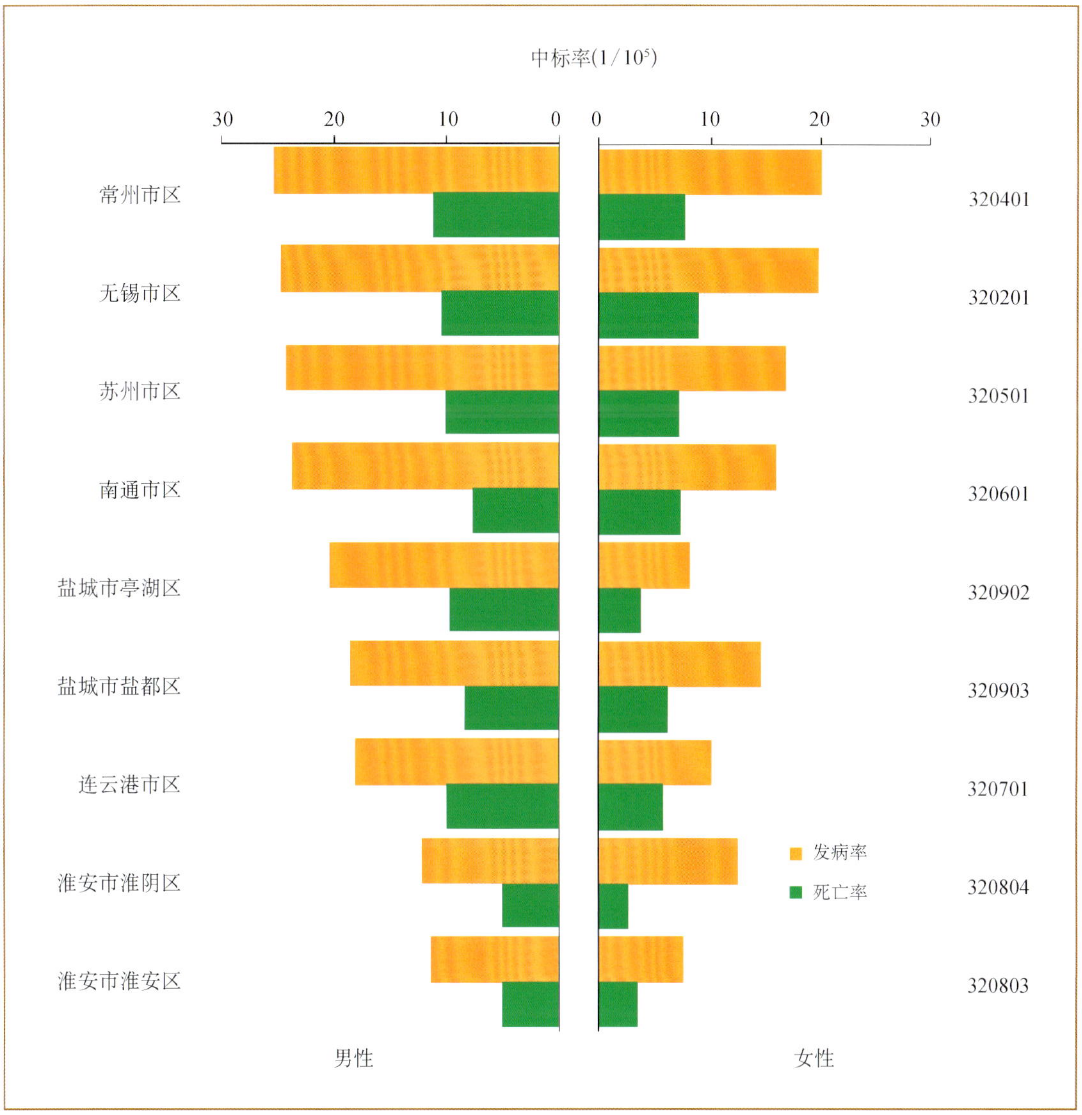

图 5-5g　2014 年江苏省城市肿瘤登记地区结直肠癌发病率和死亡率

江苏省 23 个农村肿瘤登记地区中，男性结直肠癌发病中标率最高的是启东市，发病率为 26.23/10 万，其后依次为扬中市和常州市金坛区；女性结直肠癌发病中标率最高的也是启东市，发病率为 18.52/10 万，其后依次为常州市金坛区和海门市。农村男性人群中，扬中市结直肠癌死亡中标率最高，死亡率为 14.44/10 万，其后依次为常州市金坛区和启东市；女性人群中，扬中市结直肠癌死亡中标率最高，死亡率为 9.81/10 万，其后依次为启东市和海门市（图 5-5h）。

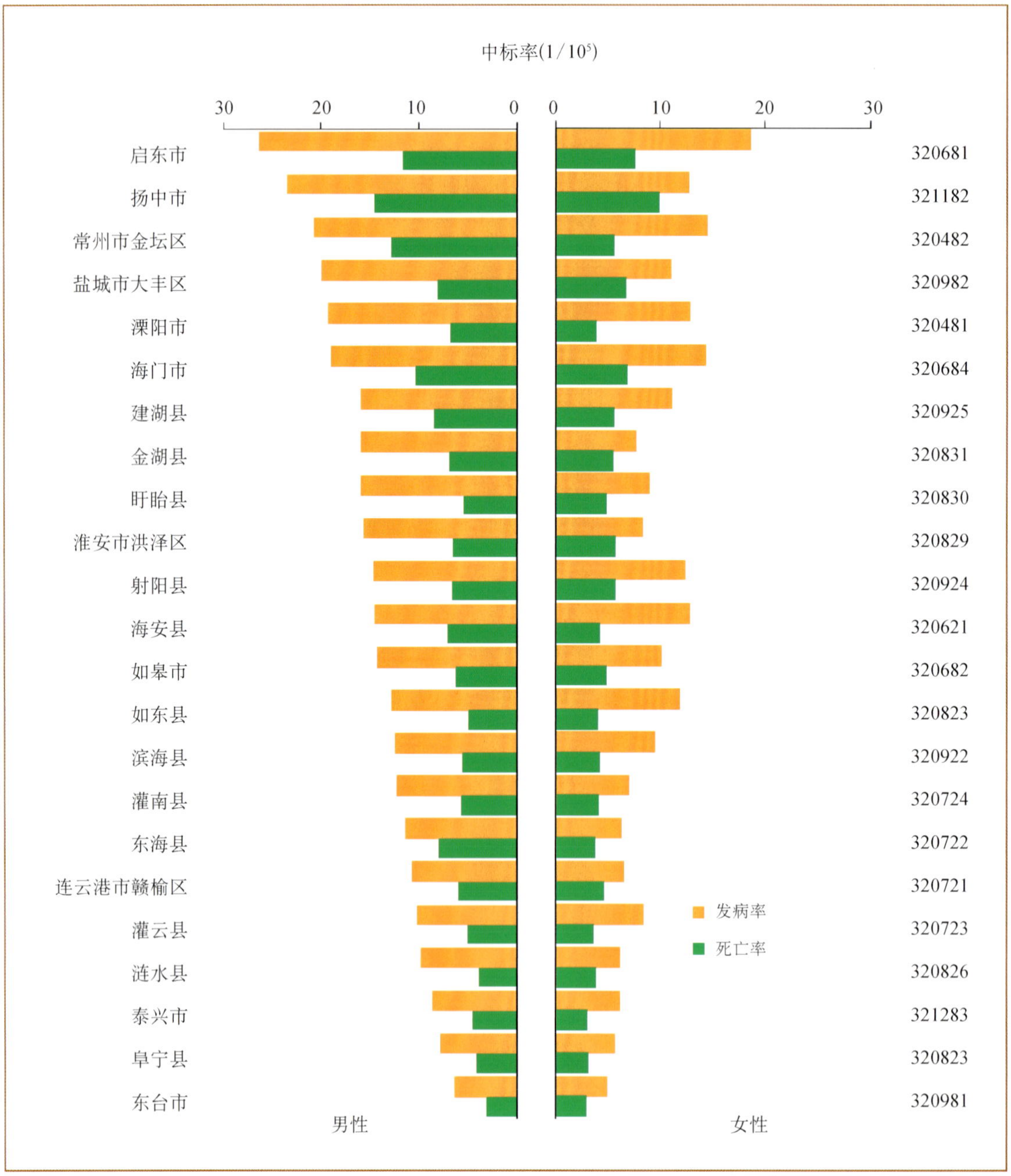

图 5-5h　2014 年江苏省农村肿瘤登记地区结直肠癌发病率和死亡率

六、肝脏(C22)

2014 年江苏省肿瘤登记地区肝癌新发病例 11 153 例，发病率为 31.22/10 万，中标率为 18.31/10 万，世标率为 17.88/10 万，占全部恶性肿瘤发病的 9.96%。其中男、女性肝癌发病率分别为 44.17/10 万和 17.93/10 万，男性为女性的 2.46 倍。农村肝癌发病率是城市的 1.17 倍，中国人口标化后为 1.21 倍。同期全省肿瘤登记地区因肝癌死亡 10 129 例，死亡率为 28.35/10 万，中标率为 16.33/10 万，世标率为 15.98/10 万，占全部恶性肿瘤死亡的 13.57%；肝癌死亡率和标化率均为男性高于女性，农村高于城市(表 5.6)。

表 5.6　2014 年江苏省肿瘤登记地区肝癌发病和死亡情况

指标	地区	性别	病例数	粗率 $(1/10^5)$	构成 (%)	中标率 $(1/10^5)$	世标率 $(1/10^5)$	累积率(%) 0—74 岁
发病	全省	合计	11 153	31.22	9.96	18.31	17.88	2.04
		男性	7 990	44.17	12.43	27.09	26.34	3.00
		女性	3 163	17.93	6.63	9.52	9.41	1.06
	城市	合计	4 089	28.35	8.54	16.29	15.96	1.84
		男性	2 879	39.94	10.63	23.94	23.34	2.67
		女性	1 210	16.78	5.81	8.77	8.70	1.00
	农村	合计	7 064	33.15	11.02	19.67	19.17	2.18
		男性	5 111	46.97	13.74	29.17	28.33	3.23
		女性	1 953	18.73	7.26	10.04	9.91	1.10
死亡	全省	合计	10 129	28.35	13.57	16.33	15.98	1.81
		男性	7 231	39.97	15.39	24.24	23.62	2.66
		女性	2 898	16.43	10.49	8.43	8.34	0.94
	城市	合计	3 746	25.98	12.23	14.59	14.32	1.61
		男性	2 601	36.08	13.54	21.26	20.84	2.34
		女性	1 145	15.88	10.03	8.04	7.93	0.88
	农村	合计	6 383	29.96	14.51	17.51	17.10	1.94
		男性	4 630	42.55	16.66	26.20	25.46	2.88
		女性	1 753	16.81	10.82	8.71	8.64	0.98

江苏省肿瘤登记地区肝癌年龄别发病率在0—39岁处于较低水平，40岁后快速升高，至80—84岁年龄组达高峰。不同性别、城乡肝癌年龄别发病率变化趋势与全省基本一致。肝癌年龄别死亡率在0—39岁年龄段处于较低水平，40岁开始随年龄增长快速上升，至80—84岁年龄组达高峰。不同性别、城乡肝癌年龄别死亡率变化趋势与全省基本一致(图5-6a至图5-6f)。

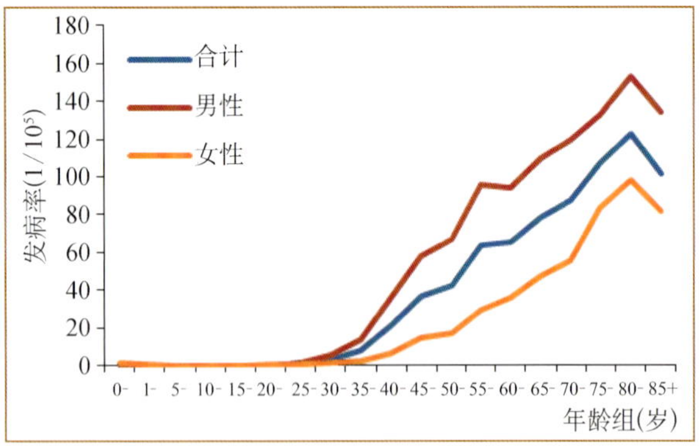

图5-6a　2014年江苏省肿瘤登记地区肝癌年龄别发病率

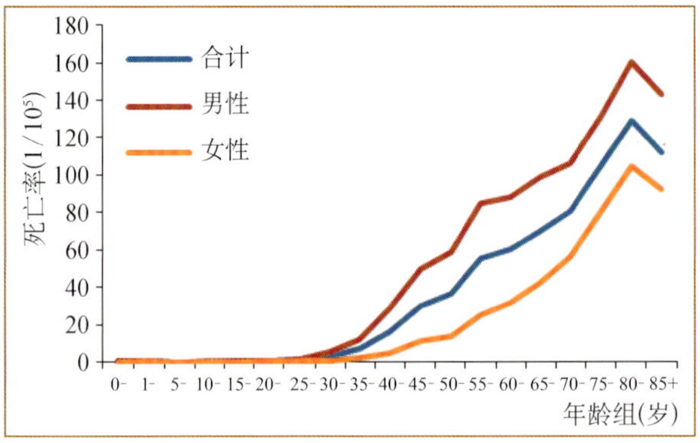

图5-6b　2014年江苏省肿瘤登记地区肝癌年龄别死亡率

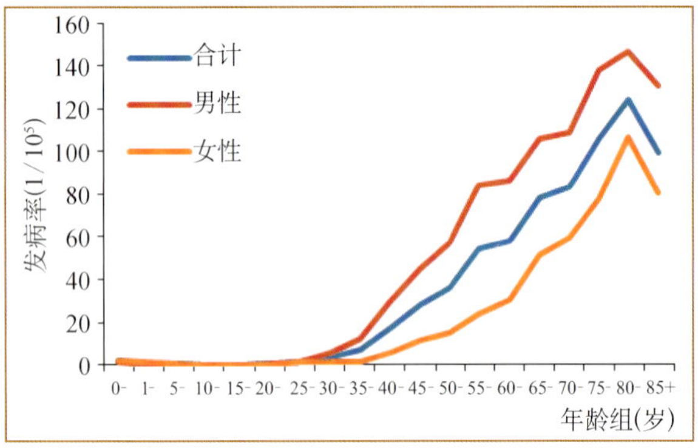

图5-6c　2014年江苏省城市肿瘤登记地区肝癌年龄别发病率

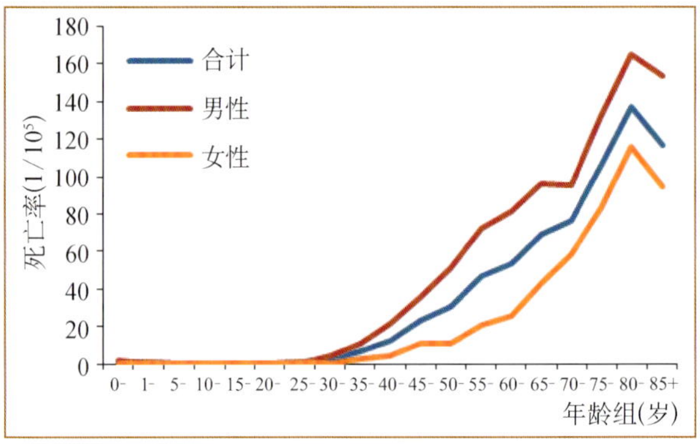

图5-6d　2014年江苏省城市肿瘤登记地区肝癌年龄别死亡率

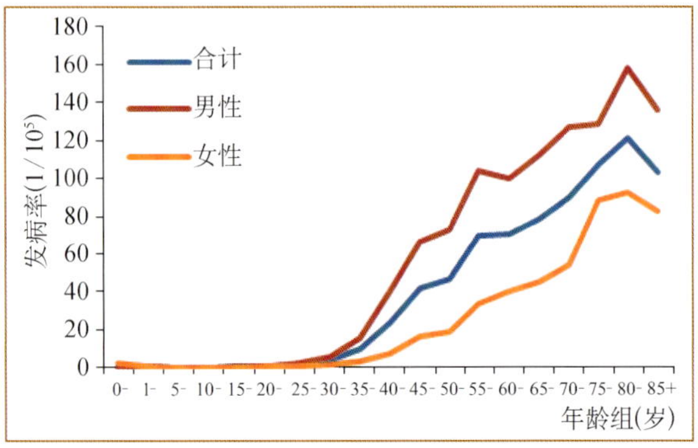

图5-6e　2014年江苏省农村肿瘤登记地区肝癌年龄别发病率

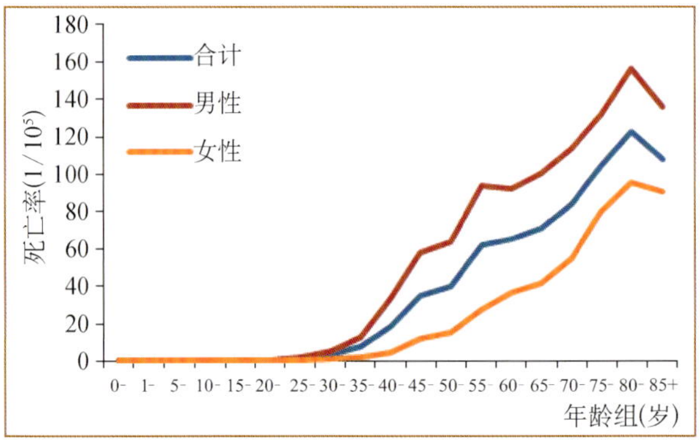

图5-6f　2014年江苏省农村肿瘤登记地区肝癌年龄别死亡率

江苏省 9 个城市肿瘤登记地区中，盐城市盐都区男性肝癌发病中标率最高，发病率为 37.19/10 万，其后依次为淮安市淮阴区和南通市区；南通市区女性肝癌发病中标率最高，发病率为 15.86/10 万，其后依次为盐城市盐都区和淮安市淮阴区。淮安市淮阴区男性肝癌死亡中标率最高，死亡率为 33.11/10 万，其后依次为盐城市盐都区和南通市区；南通市区女性肝癌死亡中标率最高，死亡率为 14.99/10 万，其后依次为盐城市盐都区和常州市区（图5-6g）。

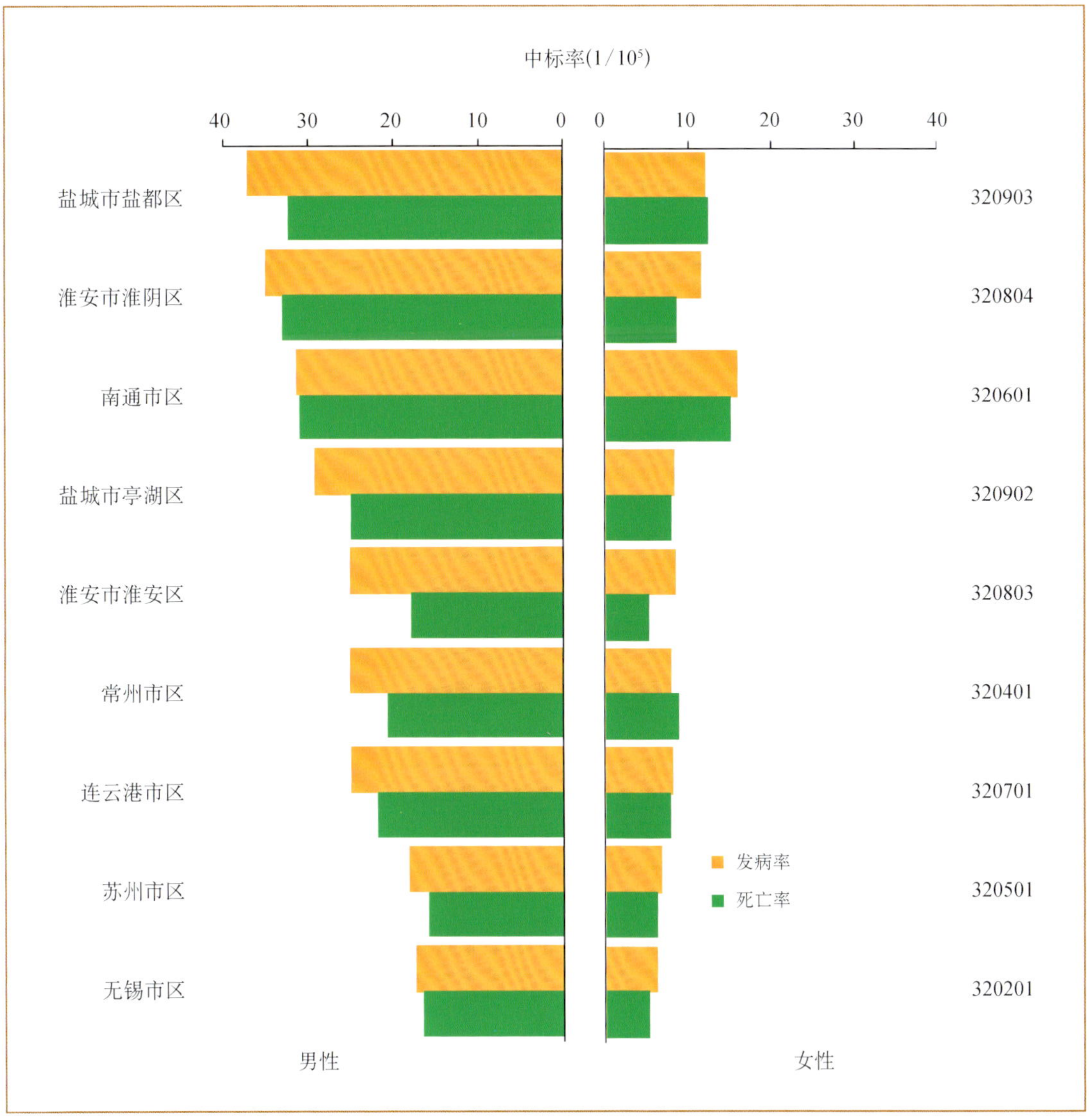

图 5-6g　2014 年江苏省城市肿瘤登记地区肝癌发病率和死亡率

江苏省23个农村肿瘤登记地区中，男性肝癌发病中标率最高的是启东市，发病率为50.53/10万，其后依次为泰兴市和如皋市；女性肝癌发病中标率最高的也是启东市，发病率为18.27/10万，其后依次为泰兴市和海门市。启东市男性肝癌死亡中标率最高，死亡率为43.16/10万，其后依次为泰兴市和灌南县；启东市女性肝癌死亡中标率最高，死亡率为15.79/10万，其后依次为灌云县和泰兴市(图5-6h)。

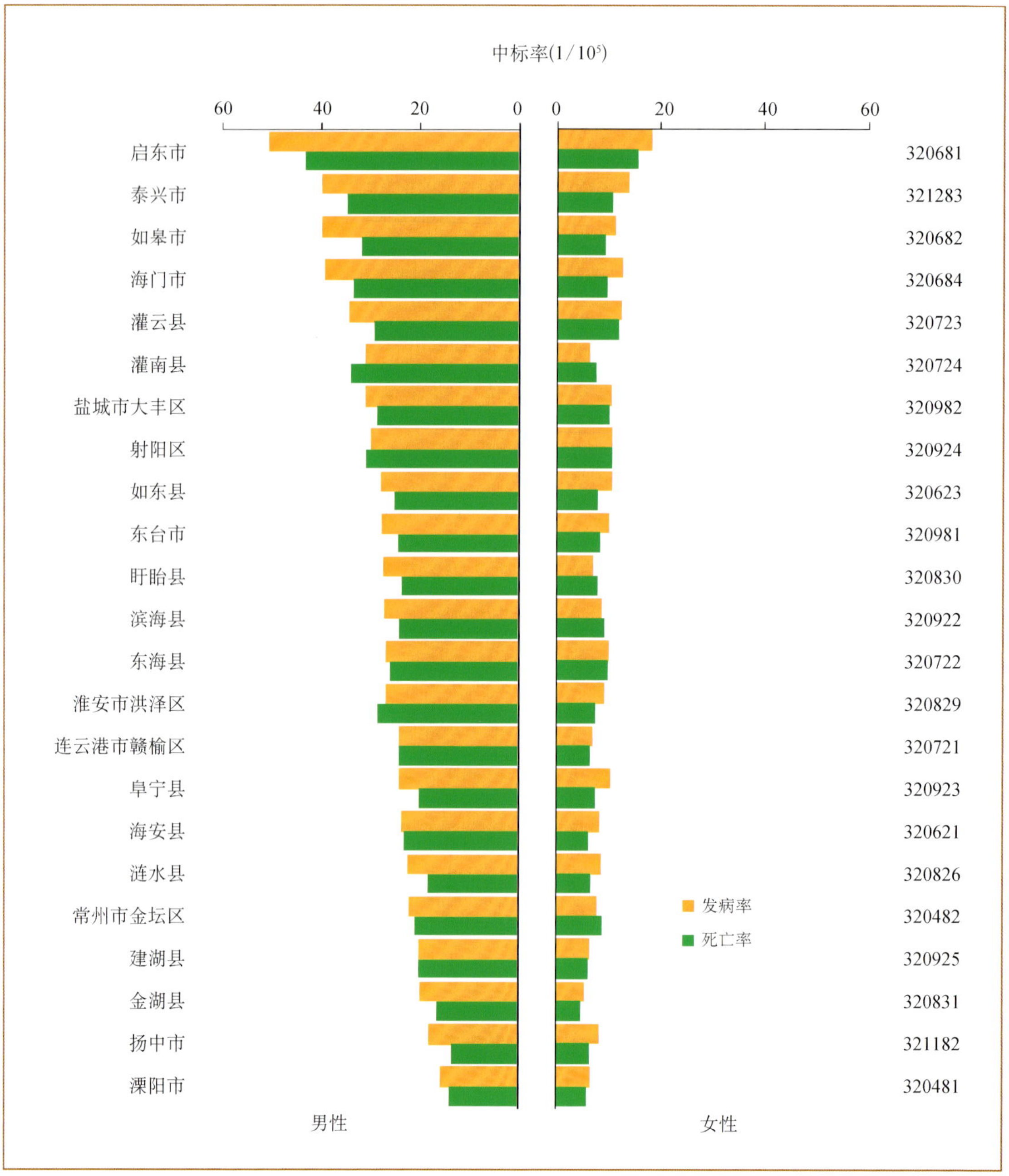

图5-6h　2014年江苏省农村肿瘤登记地区肝癌发病率和死亡率

七、胆囊及胆道其他(C23-C24)

2014 年江苏省肿瘤登记地区胆囊及胆道其他恶性肿瘤(以下简称胆囊癌)新发病例 1 525 例,发病率为 4.27/10 万,中标率为 2.20/10 万,世标率为 2.19/10 万,占全部恶性肿瘤发病的 1.36%。其中男、女性胆囊癌发病率分别为 3.87/10 万和 4.68/10 万,女性发病率为男性的 1.21 倍。城市胆囊癌发病率是农村的 1.31 倍,中国人口标化后为 1.27 倍。同期全省肿瘤登记地区因胆囊癌死亡 1 173 例,死亡率为 3.28/10 万,中标率为 1.62/10 万,世标率为 1.60/10 万,占全部恶性肿瘤死亡的 1.57%;胆囊癌死亡率和标化率均为女性高于男性,城市高于农村(表 5.7)。

表 5.7　2014 年江苏省肿瘤登记地区胆囊癌发病和死亡情况

指标	地区	性别	病例数	粗率 $(1/10^5)$	构成 (%)	中标率 $(1/10^5)$	世标率 $(1/10^5)$	累积率(%) 0—74 岁
发病	全省	合计	1 525	4.27	1.36	2.20	2.19	0.25
		男性	700	3.87	1.09	2.12	2.12	0.25
		女性	825	4.68	1.73	2.27	2.25	0.26
	城市	合计	716	4.96	1.50	2.52	2.50	0.29
		男性	308	4.27	1.14	2.30	2.27	0.26
		女性	408	5.66	1.96	2.73	2.71	0.32
	农村	合计	809	3.80	1.26	1.98	1.98	0.23
		男性	392	3.60	1.05	2.01	2.01	0.24
		女性	417	4.00	1.55	1.95	1.94	0.22
死亡	全省	合计	1 173	3.28	1.57	1.62	1.60	0.17
		男性	497	2.75	1.06	1.47	1.45	0.16
		女性	676	3.83	2.45	1.76	1.73	0.19
	城市	合计	579	4.01	1.89	1.94	1.91	0.20
		男性	230	3.19	1.20	1.67	1.65	0.17
		女性	349	4.84	3.06	2.18	2.15	0.23
	农村	合计	594	2.79	1.35	1.41	1.39	0.15
		男性	267	2.45	0.96	1.33	1.32	0.14
		女性	327	3.14	2.02	1.48	1.46	0.16

江苏省胆囊癌发病率随着年龄的增长逐渐升高，年龄别发病率在0—49岁处于相对较低水平，50岁后快速升高，全省男性于85岁及以上年龄组达发病高峰，全省合计和全省女性发病最高水平出现在80—84岁年龄组。城乡胆囊癌年龄别发病率变化趋势与全省基本一致，但城市合计发病高峰出现在85岁及以上年龄组。胆囊癌年龄别死亡率在0—54岁年龄段处于相对较低水平，55岁开始随年龄增长快速上升，全省男性死亡高峰出现在85岁及以上年龄组，全省合计及全省女性死亡最高水平出现在80—84岁年龄组。城乡胆囊癌年龄别死亡率变化趋势与全省基本一致，仅城市合计死亡高峰延后至85岁及以上年龄组（图5-7a至图5-7f）。

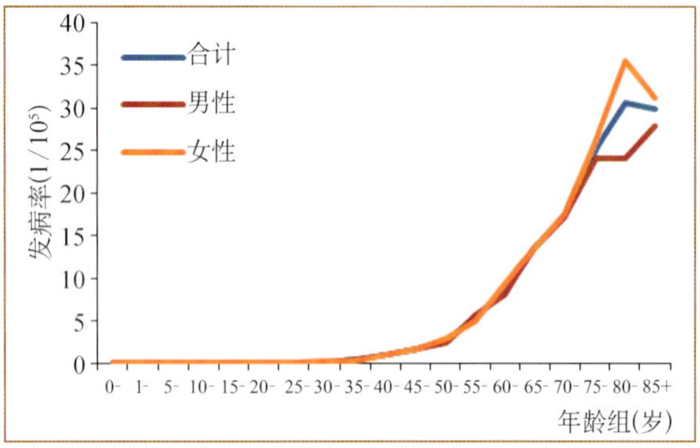

图5-7a 2014年江苏省肿瘤登记地区胆囊癌年龄别发病率

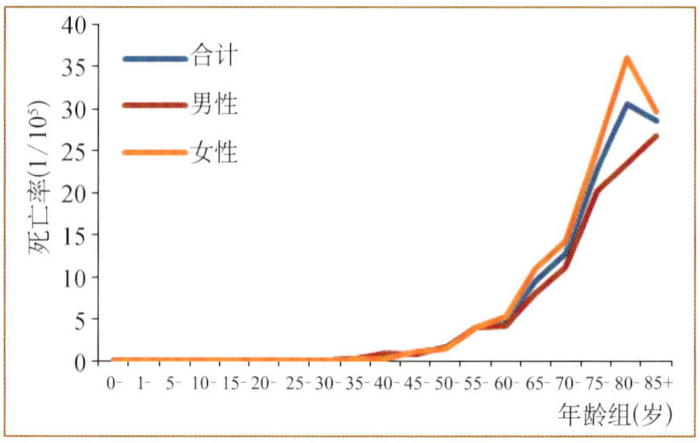

图5-7b 2014年江苏省肿瘤登记地区胆囊癌年龄别死亡率

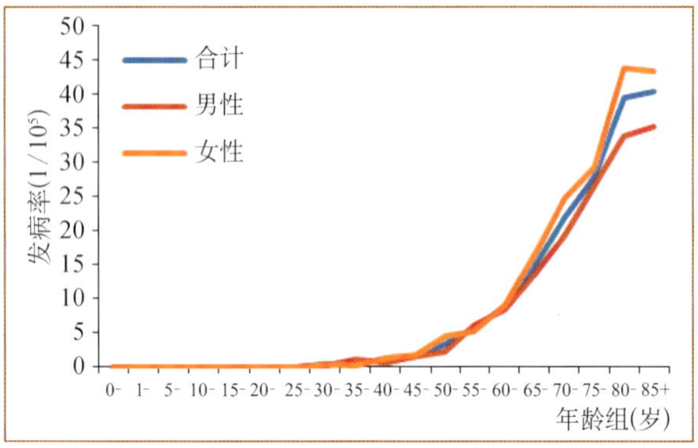

图5-7c 2014年江苏省城市肿瘤登记地区胆囊癌年龄别发病率

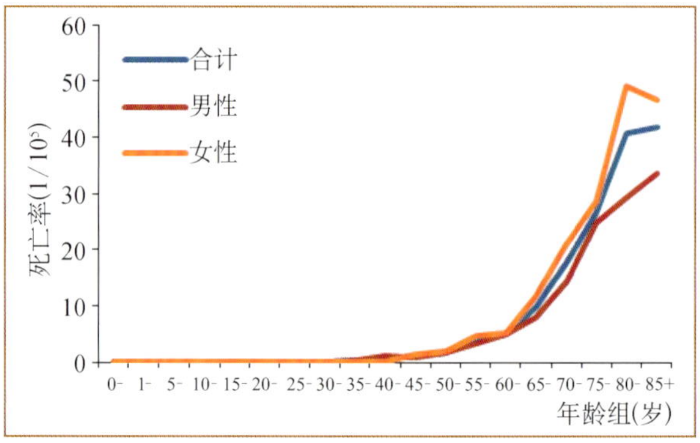

图5-7d 2014年江苏省城市肿瘤登记地区胆囊癌年龄别死亡率

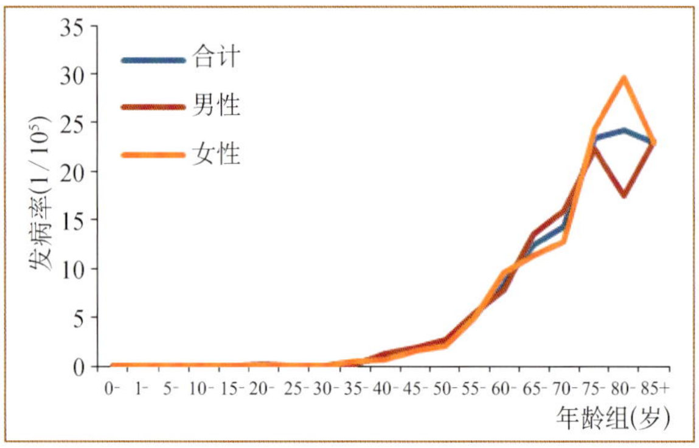

图5-7e 2014年江苏省农村肿瘤登记地区胆囊癌年龄别发病率

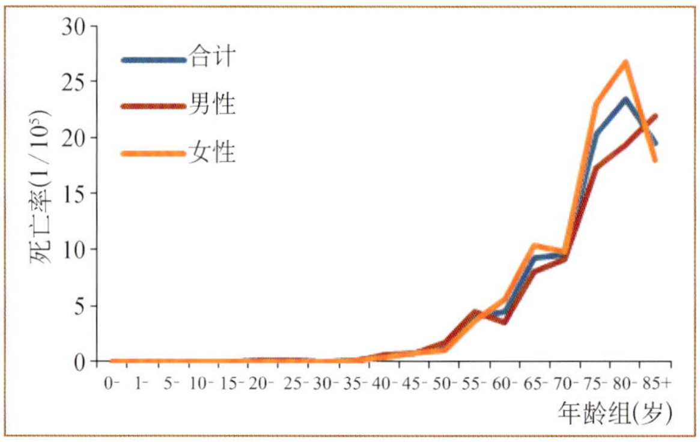

图5-7f 2014年江苏省农村肿瘤登记地区胆囊癌年龄别死亡率

江苏省9个城市肿瘤登记地区中，苏州市区男性和女性胆囊癌发病中标率最高，分别为3.25/10万和4.18/10万，男性人群其后依次为盐城市盐都区和盐城市亭湖区，女性人群其后依次为盐城市盐都区和无锡市区。连云港市区男性胆囊癌死亡中标率最高，死亡率为2.31/10万，其后依次为盐城市亭湖区和淮安市淮阴区。苏州市区女性胆囊癌死亡中标率最高，死亡率为3.02/10万，其后依次为无锡市区和盐城市盐都区（图5-7g）。

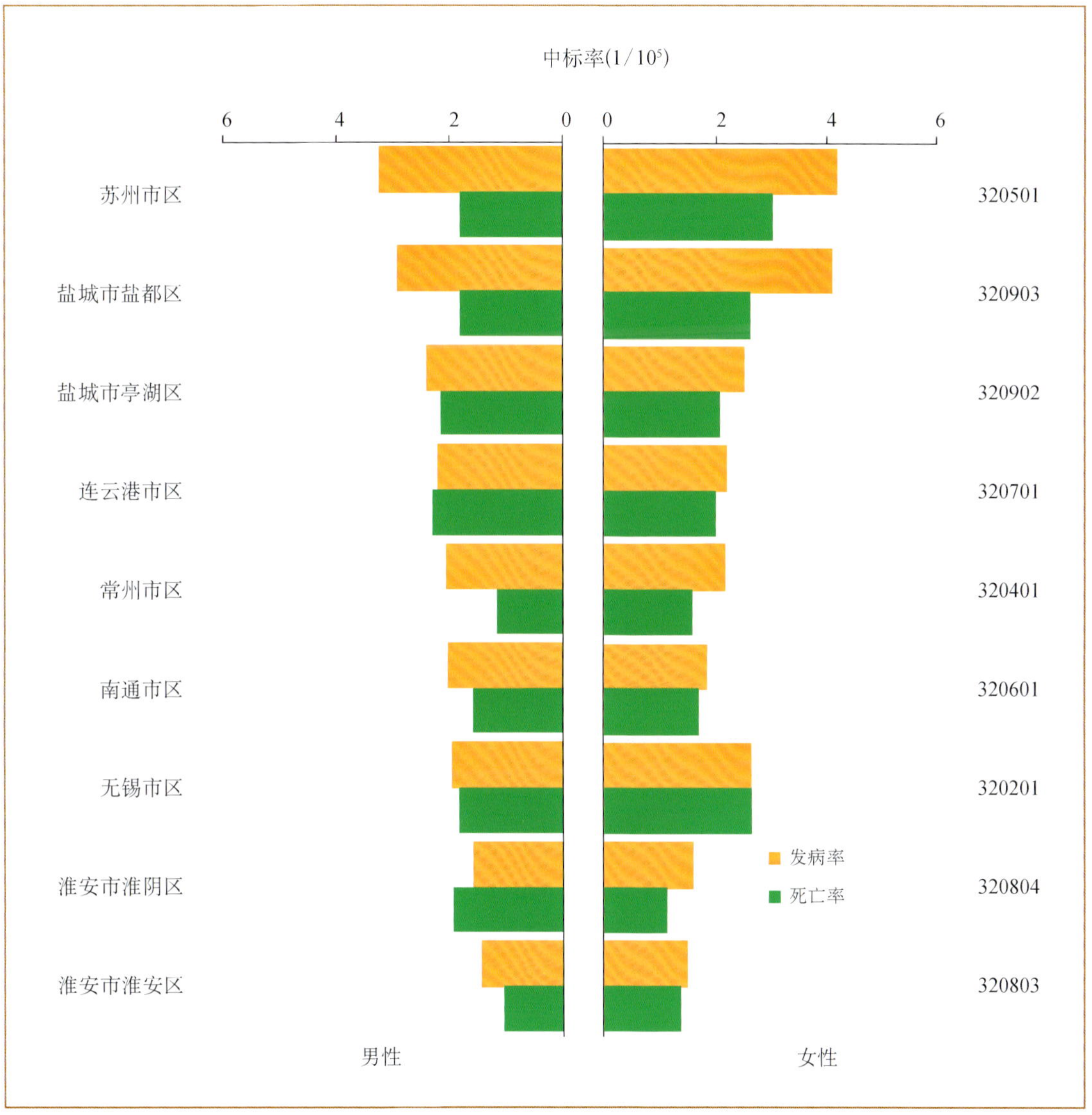

图5-7g　2014年江苏省城市肿瘤登记地区胆囊癌发病率和死亡率

江苏省23个农村肿瘤登记地区中，男性胆囊癌发病中标率最高的是海安县，发病率为4.01/10万，其后依次为海门市和东海县；女性胆囊癌发病中标率最高的是启东市，发病率为3.42/10万，其后依次为溧阳市和金湖县。农村男性人群中，常州市金坛区胆囊癌死亡中标率最高，死亡率为2.75/10万，其后依次为启东市和如皋市；常州市金坛区女性胆囊癌死亡中标率最高，为3.08/10万，其后依次为金湖县、启东市和海门市（图5-7h）。

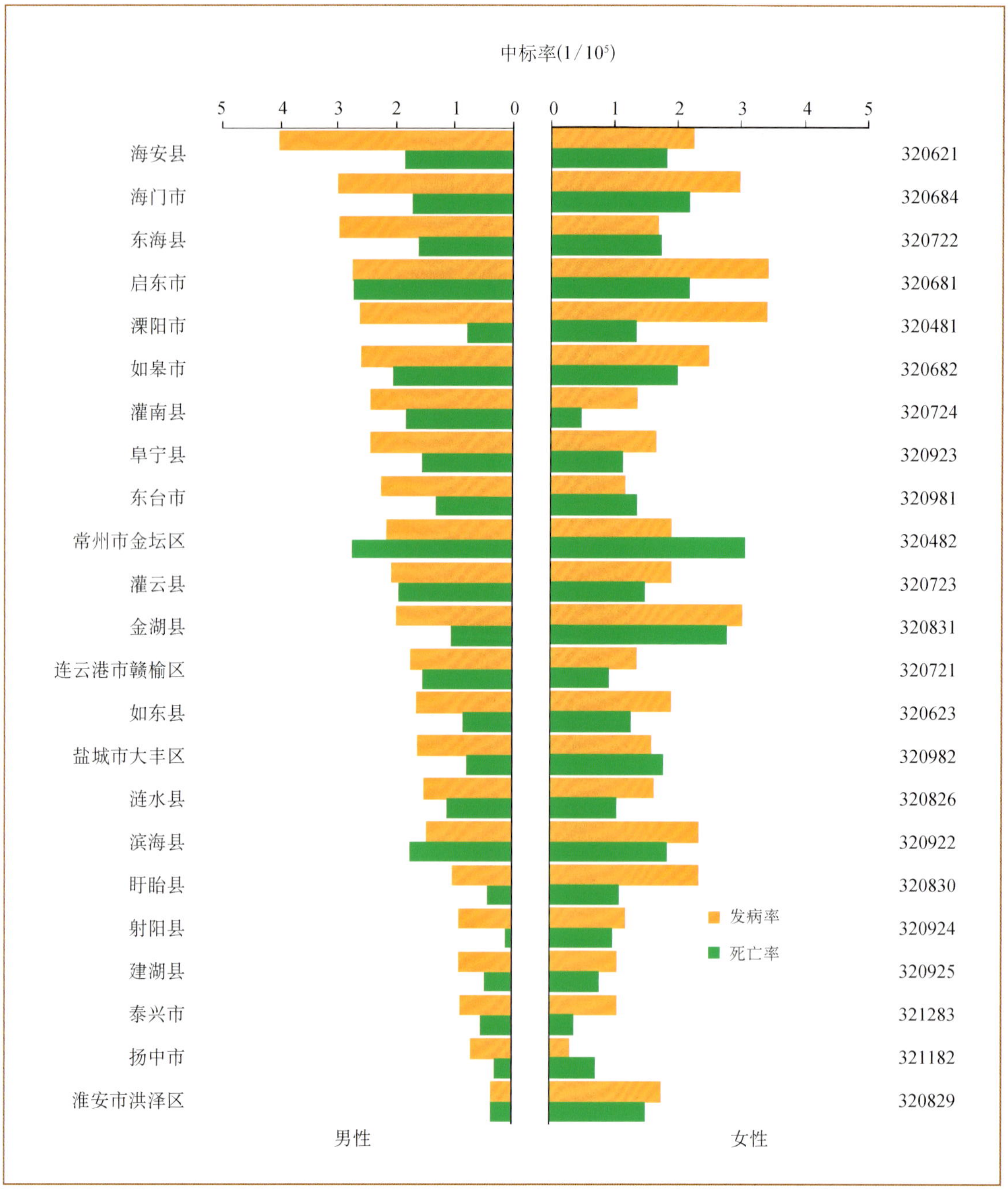

图5-7h 2014年江苏省农村肿瘤登记地区胆囊癌发病率和死亡率

八、胰腺(C25)

2014年江苏省肿瘤登记地区新发胰腺癌病例3 615例，发病率为10.12/10万，中标率为5.30/10万，世标率为5.21/10万，占全部恶性肿瘤发病的3.23%。其中男、女性胰腺癌发病率分别为11.12/10万和9.09/10万，男性为女性的1.22倍。城市胰腺癌发病率较农村高18.92%，中国人口标化后高16.20%。同期全省因胰腺癌死亡3 266例，死亡率为9.14/10万，中标率为4.69/10万，世标率为4.62/10万，占全部恶性肿瘤死亡的4.38%；胰腺癌死亡率和标化率均为男性高于女性，城市高于农村(表5.8)。

表5.8　2014年江苏省肿瘤登记地区胰腺癌发病和死亡情况

指标	地区	性别	病例数	粗率 $(1/10^5)$	构成(%)	中标率 $(1/10^5)$	世标率 $(1/10^5)$	累积率(%) 0—74岁
发病	全省	合计	3 615	10.12	3.23	5.30	5.21	0.61
		男性	2 012	11.12	3.13	6.11	6.02	0.72
		女性	1 603	9.09	3.36	4.49	4.40	0.50
	城市	合计	1 612	11.18	3.37	5.78	5.70	0.67
		男性	887	12.30	3.28	6.68	6.55	0.78
		女性	725	10.05	3.48	4.90	4.85	0.55
	农村	合计	2 003	9.40	3.13	4.97	4.88	0.57
		男性	1 125	10.34	3.03	5.74	5.67	0.68
		女性	878	8.42	3.27	4.20	4.08	0.46
死亡	全省	合计	3 266	9.14	4.38	4.69	4.62	0.53
		男性	1 807	9.99	3.84	5.45	5.37	0.63
		女性	1 459	8.27	5.28	3.93	3.87	0.43
	城市	合计	1 498	10.39	4.89	5.27	5.21	0.61
		男性	830	11.51	4.32	6.17	6.10	0.74
		女性	668	9.26	5.85	4.40	4.34	0.49
	农村	合计	1 768	8.30	4.02	4.29	4.22	0.48
		男性	977	8.98	3.52	4.97	4.88	0.56
		女性	791	7.59	4.88	3.61	3.54	0.39

江苏省胰腺癌年龄别发病率在0—44岁处于较低水平，45岁后快速升高，至80—84岁年龄组达发病高峰。不同性别、城乡胰腺癌年龄别发病率变化趋势与全省基本一致，仅城市女性年龄别发病率高峰延后至85岁及以上年龄组。胰腺癌年龄别死亡率在0—44岁年龄段处于较低水平，45岁开始随年龄增长快速上升，至80—84岁年龄组达高峰。不同性别、城乡胰腺癌年龄别死亡率变化趋势与全省基本一致，仅全省女性和城市女性死亡率高峰延后至85岁及以上年龄组(图5-8a至图5-8f)。

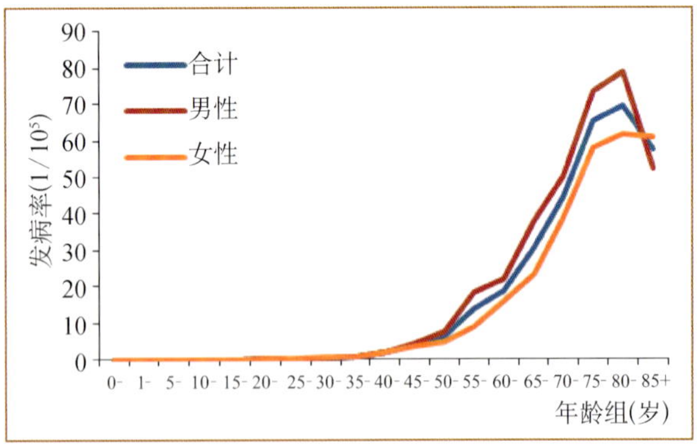

图5-8a 2014年江苏省肿瘤登记地区胰腺癌年龄别发病率

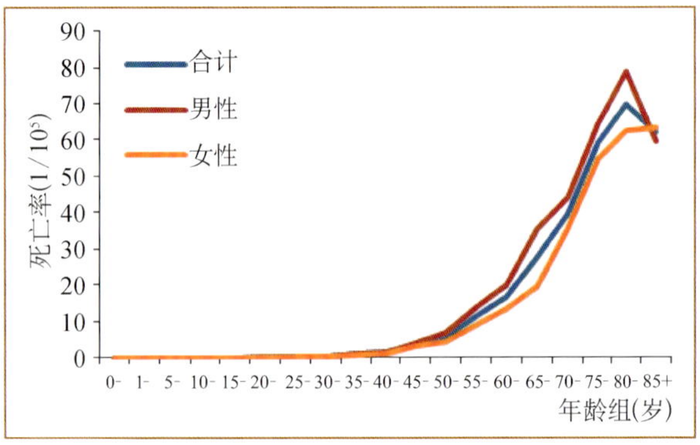

图5-8b 2014年江苏省肿瘤登记地区胰腺癌年龄别死亡率

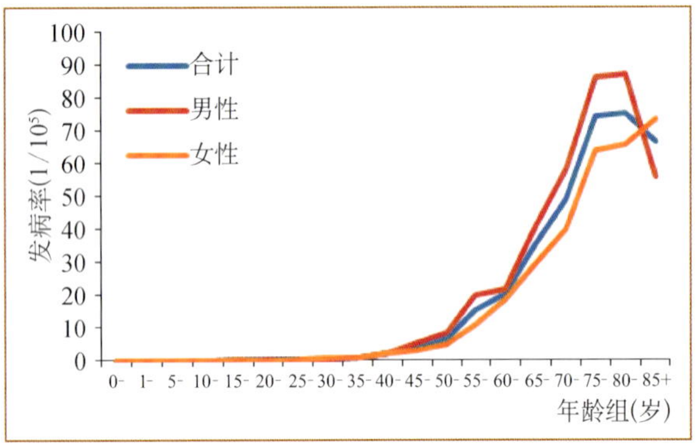

图5-8c 2014年江苏省城市肿瘤登记地区胰腺癌年龄别发病率

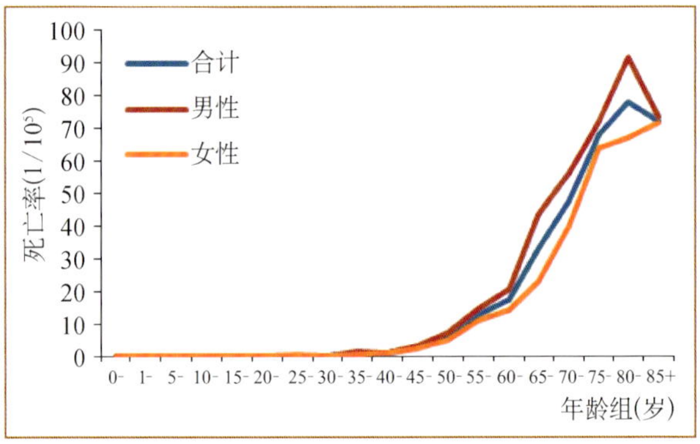

图5-8d 2014年江苏省城市肿瘤登记地区胰腺癌年龄别死亡率

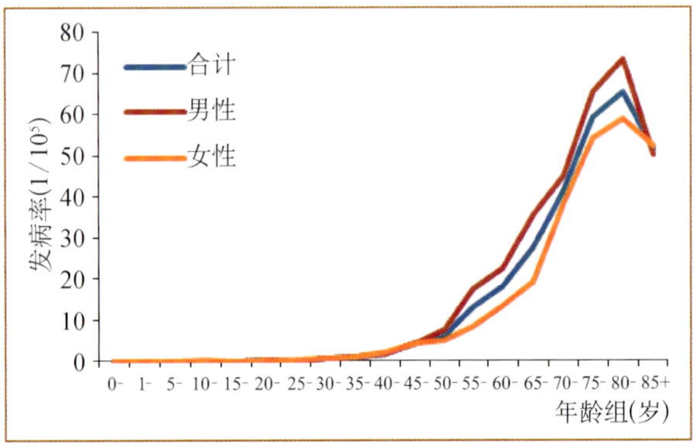

图5-8e 2014年江苏省农村肿瘤登记地区胰腺癌年龄别发病率

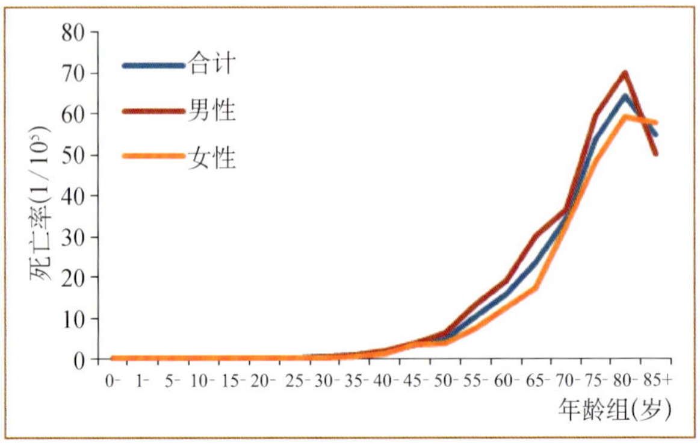

图5-8f 2014年江苏省农村肿瘤登记地区胰腺癌年龄别死亡率

江苏省 9 个城市肿瘤登记地区中，男性胰腺癌发病中标率最高的是盐城市亭湖区，发病率为 8.57/10 万，其后依次为苏州市区和盐城市盐都区；女性胰腺癌发病中标率最高的是盐城市盐都区，发病率为 6.60/10 万，其后依次为南通市区和苏州市区。城市男性胰腺癌死亡中标率最高的是常州市区，死亡率为 7.65/10 万，其后依次为苏州市区和盐城市盐都区；女性胰腺癌死亡中标率最高的为南通市区，死亡率为 5.68/10 万，其后依次为常州市区和盐城市盐都区(图5-8g)。

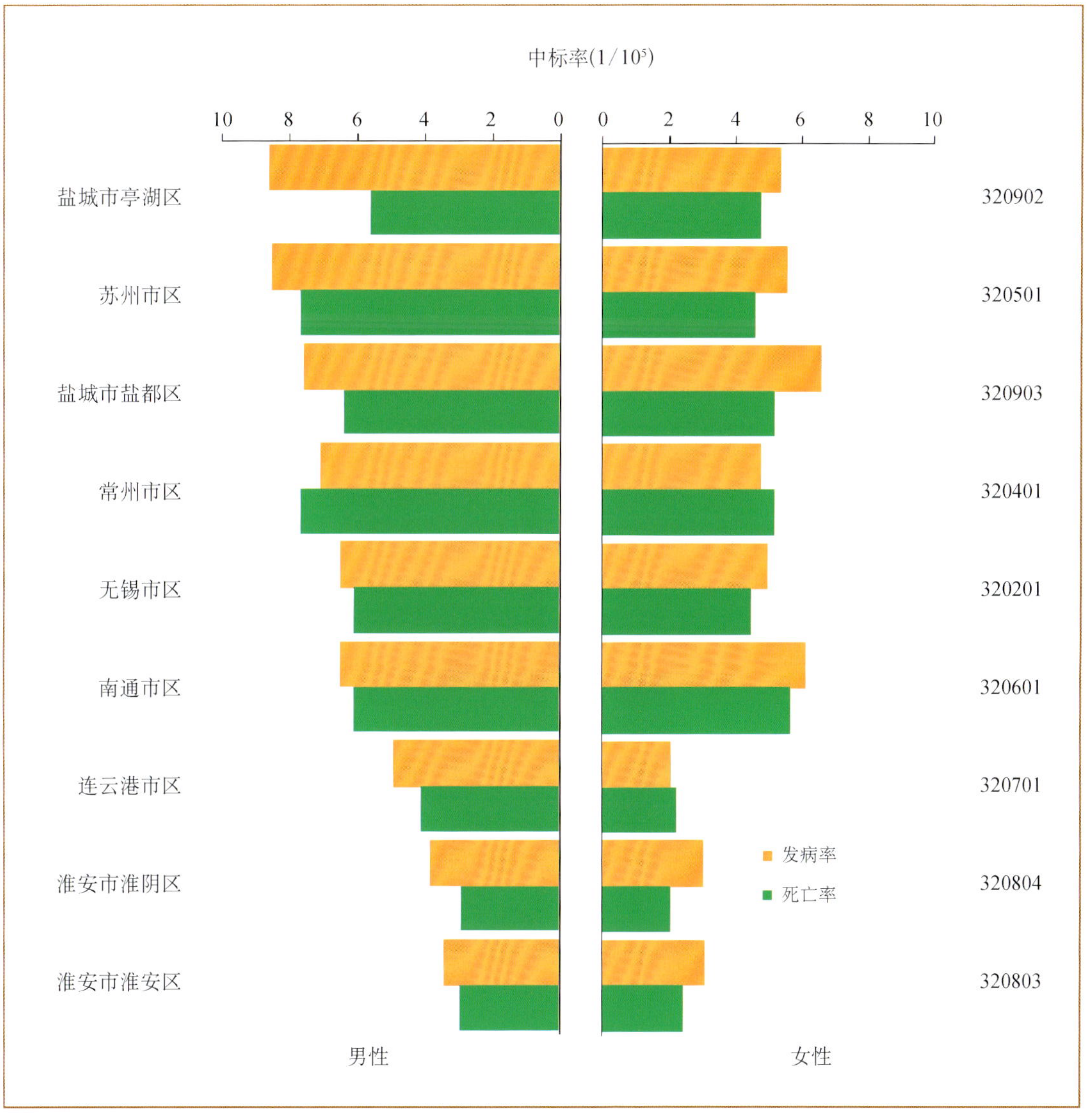

图 5-8g　2014 年江苏省城市肿瘤登记地区胰腺癌发病率和死亡率

江苏省23个农村肿瘤登记地区中，男性和女性胰腺癌发病中标率最高的均是启东市，发病率分别为11.44/10万和5.88/10万，男性其后依次为射阳县和溧阳市，女性其后依次为盱眙县和如皋市。农村男性胰腺癌死亡中标率最高的是启东市，死亡率为8.04/10万，其后依次为海门市和建湖县；女性胰腺癌死亡中标率最高的为常州市金坛区，死亡率为5.47/10万，其后分别为建湖县和启东市(图5-8h)。

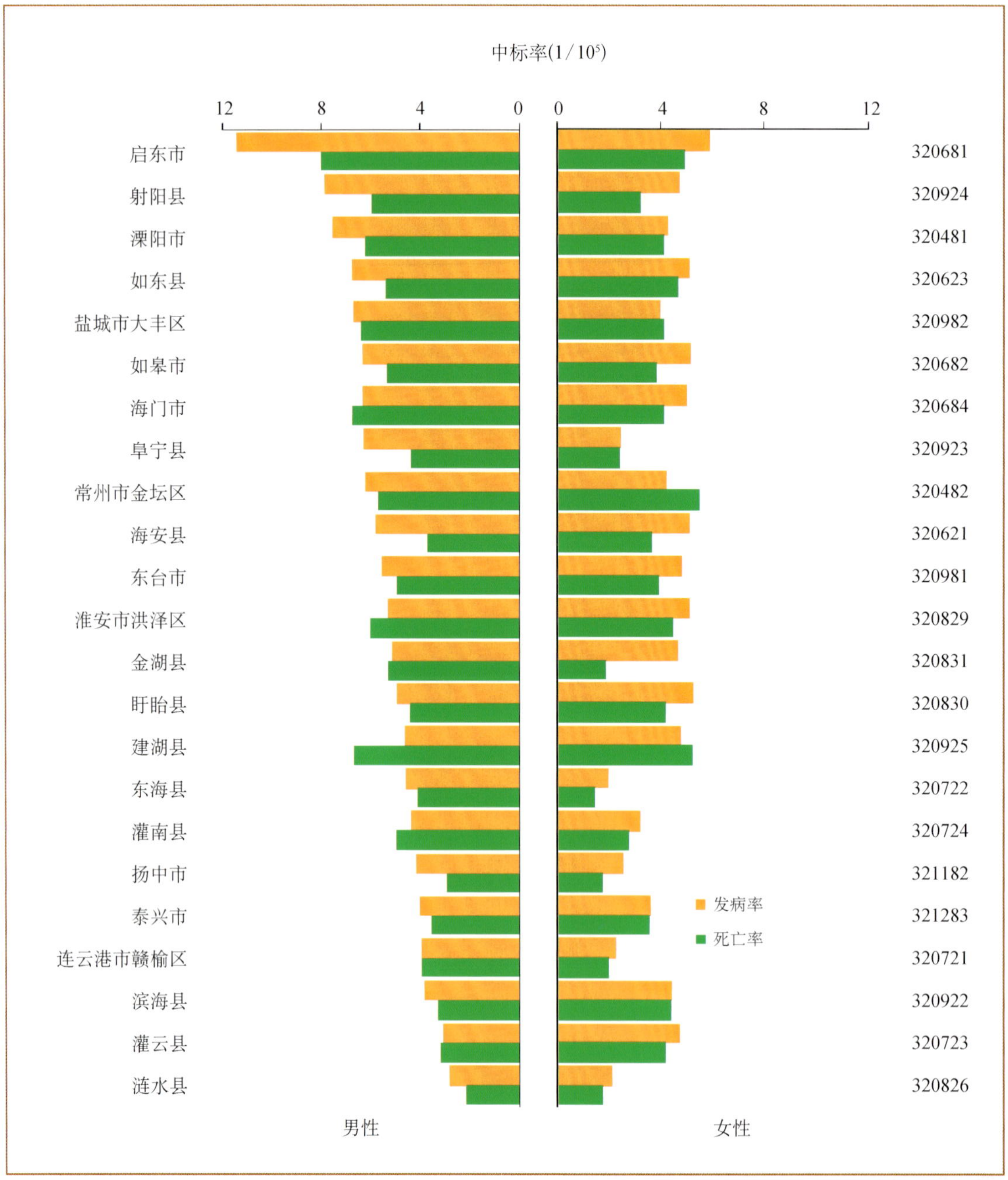

图5-8h 2014年江苏省农村肿瘤登记地区胰腺癌发病率和死亡率

九、喉(C32)

2014 年江苏省肿瘤登记地区喉癌新发病例 449 例，发病率为 1.26/10 万，中标率为 0.69/10 万，世标率为 0.70/10 万，占全部恶性肿瘤发病的 0.40%。其中男、女性喉癌发病率分别为 2.25/10 万和 0.24/10 万，男性为女性的 9.38 倍。城市喉癌发病率是农村的 1.35 倍，中国人口标化后为 1.33 倍。同期全省肿瘤登记地区因喉癌死亡 243 例，死亡率为 0.68/10 万，中标率为 0.35/10 万，世标率为 0.35/10 万，占全部恶性肿瘤死亡的 0.33%；喉癌死亡率和标化率均为男性高于女性，农村高于城市(表 5.9)。

表 5.9　2014 年江苏省肿瘤登记地区喉癌发病和死亡情况

指标	地区	性别	病例数	粗率 ($1/10^5$)	构成 (%)	中标率 ($1/10^5$)	世标率 ($1/10^5$)	累积率(%) 0—74 岁
发病	全省	合计	449	1.26	0.40	0.69	0.70	0.09
		男性	407	2.25	0.63	1.26	1.29	0.17
		女性	42	0.24	0.09	0.12	0.12	0.02
	城市	合计	214	1.48	0.45	0.81	0.83	0.12
		男性	195	2.71	0.72	1.49	1.53	0.21
		女性	19	0.26	0.09	0.14	0.14	0.02
	农村	合计	235	1.10	0.37	0.61	0.61	0.08
		男性	212	1.95	0.57	1.11	1.12	0.14
		女性	23	0.22	0.09	0.11	0.11	0.02
死亡	全省	合计	243	0.68	0.33	0.35	0.35	0.05
		男性	212	1.17	0.45	0.63	0.63	0.09
		女性	31	0.18	0.11	0.08	0.08	0.01
	城市	合计	95	0.66	0.31	0.34	0.34	0.04
		男性	83	1.15	0.43	0.61	0.61	0.08
		女性	12	0.17	0.11	0.08	0.08	0.01
	农村	合计	148	0.69	0.34	0.36	0.36	0.05
		男性	129	1.19	0.46	0.65	0.65	0.09
		女性	19	0.18	0.12	0.09	0.08	0.01

江苏省喉癌年龄别发病率在0—54岁处于较低水平，55岁后快速升高，至70—74岁年龄组达高峰。不同性别、城乡喉癌年龄别发病率变化趋势与全省基本一致，仅农村男性发病高峰延后至75—79岁年龄组。喉癌年龄别死亡率在0—59岁年龄段处于较低水平，60岁开始随年龄增长快速上升，至70—74岁年龄组出现一小高峰，80—84岁年龄组达最高峰。城市喉癌年龄别死亡率变化趋势与全省相似但略有不同，表现为城市小高峰不明显，死亡率最高峰出现在80—84岁年龄组；而农村喉癌年龄别死亡率最高水平提前出现在70—74岁年龄组。男性人群喉癌年龄别死亡变化趋势与全人群合计基本一致，年龄别死亡率曲线呈现双峰型；而女性人群死亡率则明显不同，年龄别死亡率曲线呈单峰型，死亡率最高值出现在85岁及以上年龄组（图5-9a至图5-9f）。

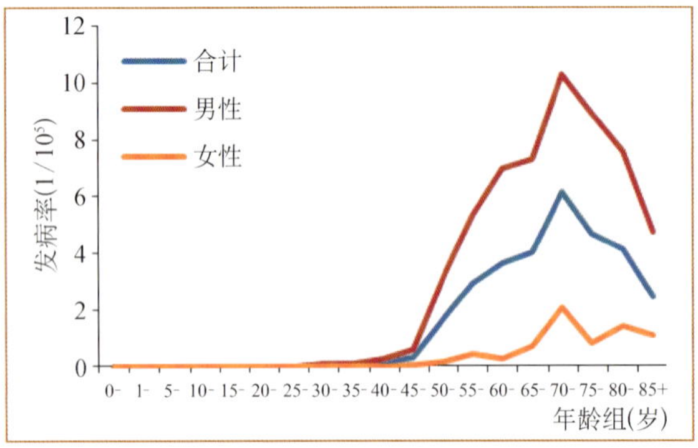

图5-9a　2014年江苏省肿瘤登记地区喉癌年龄别发病率

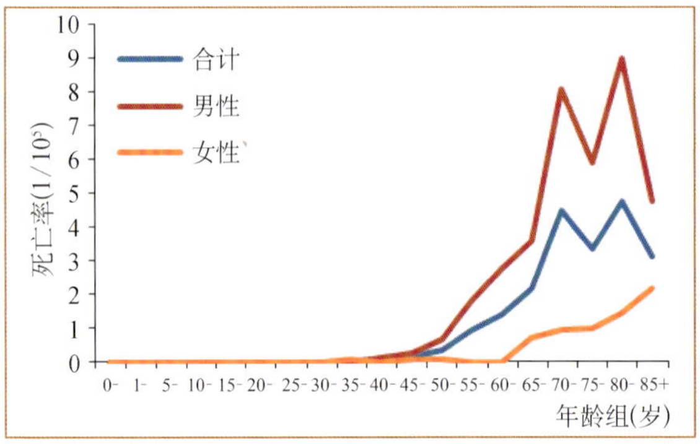

图5-9b　2014年江苏省肿瘤登记地区喉癌年龄别死亡率

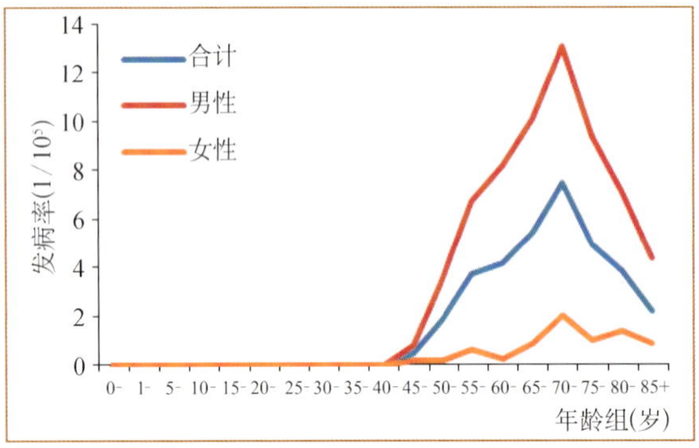

图5-9c　2014年江苏省城市肿瘤登记地区喉癌年龄别发病率

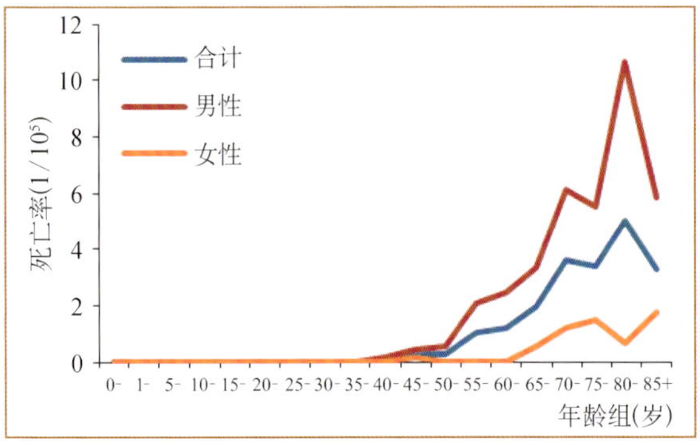

图5-9d　2014年江苏省城市肿瘤登记地区喉癌年龄别死亡率

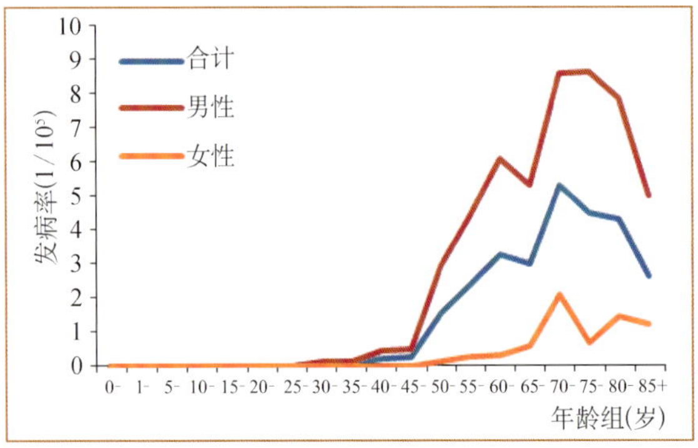

图5-9e　2014年江苏省农村肿瘤登记地区喉癌年龄别发病率

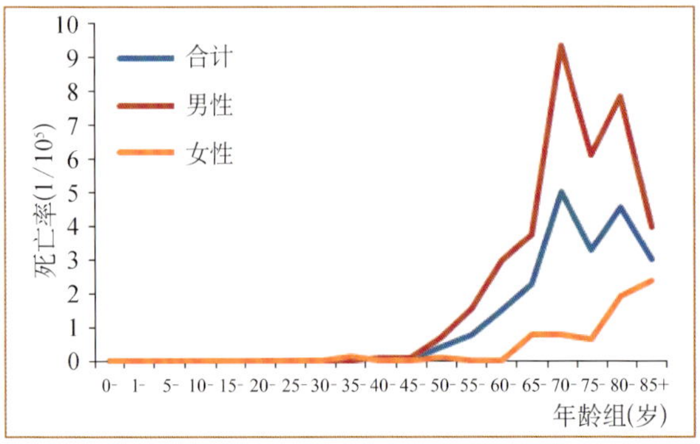

图5-9f　2014年江苏省农村肿瘤登记地区喉癌年龄别死亡率

江苏省9个城市肿瘤登记地区中，男性喉癌发病中标率最高的是常州市区，发病率为2.71/10万，其后依次为盐城市盐都区和苏州市区；女性发病中标率最高的为淮安市淮安区，发病率为0.23/10万，其后依次为常州市区和盐城市亭湖区。城市男性喉癌死亡中标率最高的是常州市区，死亡率为1.17/10万，其后依次为淮安市淮安区和盐城市盐都区；女性喉癌死亡中标率最高的是盐城市亭湖区，死亡率为0.36/10万，其后依次为盐城市盐都区、淮安市淮阴区和南通市区(图5-9g)。

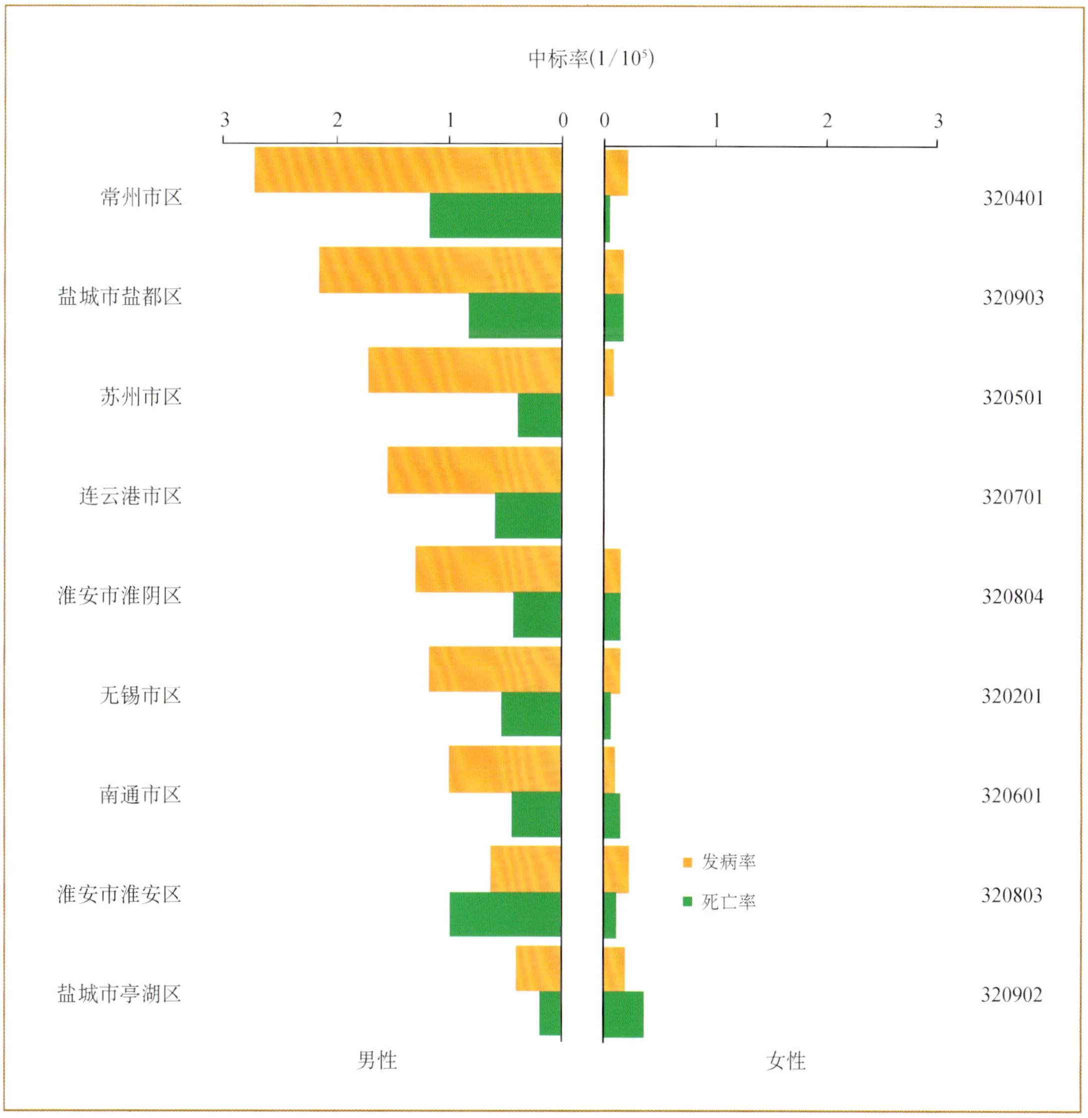

图5-9g　2014年江苏省城市肿瘤登记地区喉癌发病率和死亡率

江苏省23个农村肿瘤登记地区中，男性喉癌发病中标率最高的是常州市金坛区，发病率为1.99/10万，其后依次为海门市和启东市；女性喉癌发病中标率最高的是射阳县，发病率为0.48/10万，其后依次为盱眙县和灌云县。农村男性喉癌死亡中标率最高的是常州市金坛区，死亡率为1.81/10万，其后依次为扬中市和东海县；女性喉癌死亡中标率最高的是淮安市洪泽区，死亡率为0.67/10万，其后依次为射阳县和灌云县(图5-9h)。

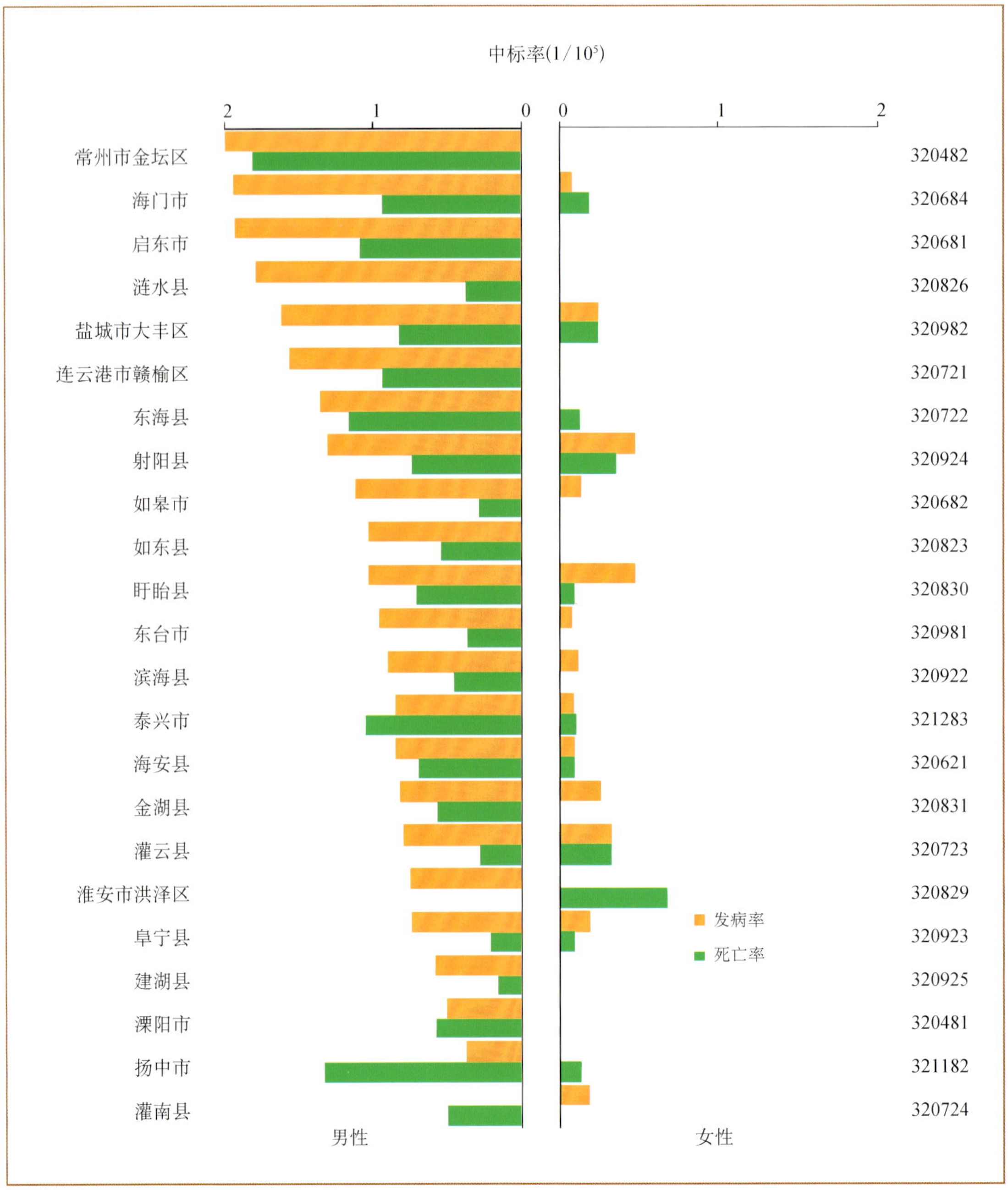

图5-9h　2014年江苏省农村肿瘤登记地区喉癌发病率和死亡率

十、气管，支气管，肺(C33-C34)

2014年江苏省肿瘤登记地区肺癌新发病例20 333例，发病率为56.91/10万，中标率为30.29/10万，世标率为30.17/10万，占全部恶性肿瘤发病的18.16%。其中男、女性肺癌发病率分别为75.97/10万和37.36/10万，男性为女性的2.03倍。城市肺癌发病率比农村高2.29%，中国人口标化后高0.92%。同期全省肿瘤登记地区因肺癌死亡病例17 152例，死亡率为48.01/10万，中标率为24.67/10万，世标率为24.46/10万，占全部恶性肿瘤死亡的22.99%。肺癌死亡率和标化率为男性高于女性；城乡比较，城市男性肺癌死亡率和标化率略高于农村男性，而城乡女性肺癌死亡水平则相当(表5.10)。

表5.10 2014年江苏省肿瘤登记地区肺癌发病和死亡情况

指标	地区	性别	病例数	粗率 ($1/10^5$)	构成 (%)	中标率 ($1/10^5$)	世标率 ($1/10^5$)	累积率(%) 0—74岁
发病	全省	合计	20 333	56.91	18.16	30.29	30.17	3.77
		男性	13 743	75.97	21.39	41.66	41.58	5.22
		女性	6 590	37.36	13.81	19.33	19.15	2.31
	城市	合计	8 318	57.68	17.37	30.46	30.39	3.81
		男性	5 665	78.58	20.92	42.42	42.39	5.33
		女性	2 653	36.78	12.75	19.10	18.99	2.29
	农村	合计	12 015	56.39	18.75	30.18	30.01	3.74
		男性	8 078	74.24	21.72	41.15	41.05	5.14
		女性	3 937	37.76	14.64	19.48	19.25	2.32
死亡	全省	合计	17 152	48.01	22.99	24.67	24.46	2.94
		男性	11 802	65.24	25.11	35.03	34.78	4.21
		女性	5 350	30.33	19.37	14.77	14.59	1.66
	城市	合计	7 188	49.84	23.46	25.24	25.02	2.95
		男性	5 020	69.64	26.13	36.65	36.45	4.32
		女性	2 168	30.06	18.98	14.53	14.31	1.59
	农村	合计	9 964	46.76	22.66	24.29	24.07	2.93
		男性	6 782	62.33	24.41	33.96	33.66	4.13
		女性	3 182	30.52	19.65	14.93	14.78	1.71

江苏省肺癌年龄别发病率在0—39岁处于较低水平，40岁后快速升高，至80—84岁年龄组达高峰。不同性别、城乡肺癌年龄别发病率变化趋势与全省基本一致，但农村合计和农村男性发病高峰提前出现在75—79岁年龄组。

肺癌年龄别死亡率在0—44岁年龄段处于较低水平，45岁开始随年龄增长快速上升，至80—84岁年龄组达高峰。不同性别、城乡肺癌年龄别死亡率变化趋势与全省一致（图5-10a至图5-10f）。

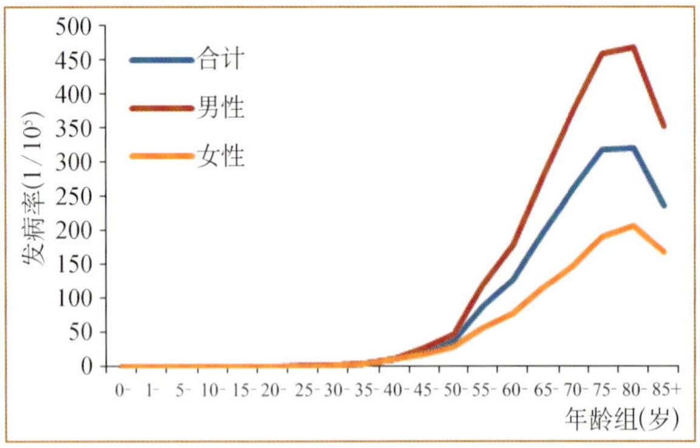

图5-10a　2014年江苏省肿瘤登记地区肺癌年龄别发病率

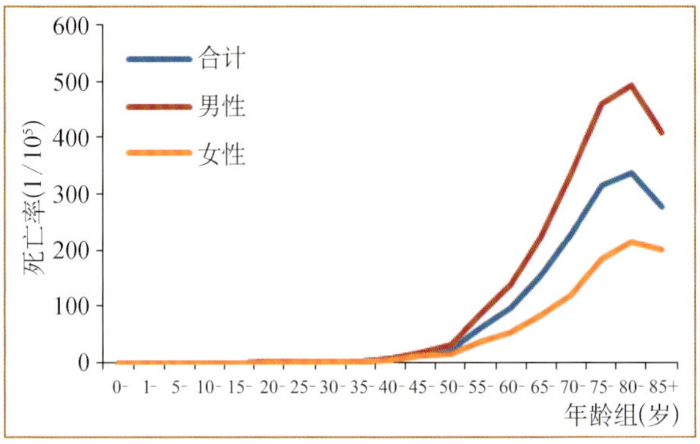

图5-10b　2014年江苏省肿瘤登记地区肺癌年龄别死亡率

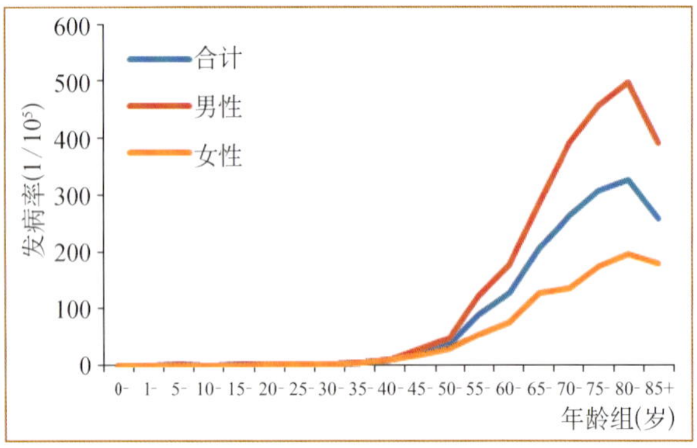

图5-10c　2014年江苏省城市肿瘤登记地区肺癌年龄别发病率

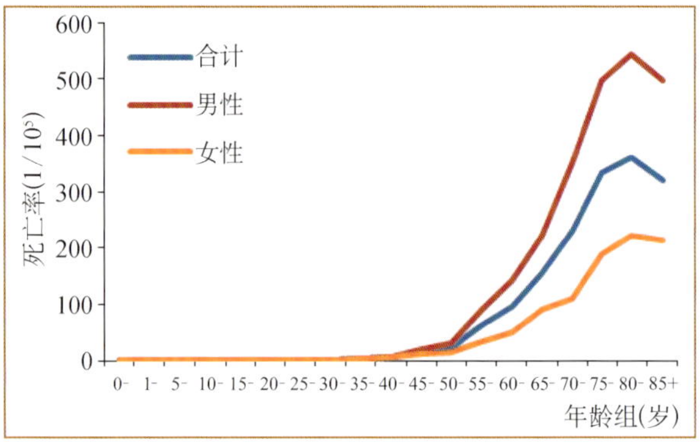

图5-10d　2014年江苏省城市肿瘤登记地区肺癌年龄别死亡率

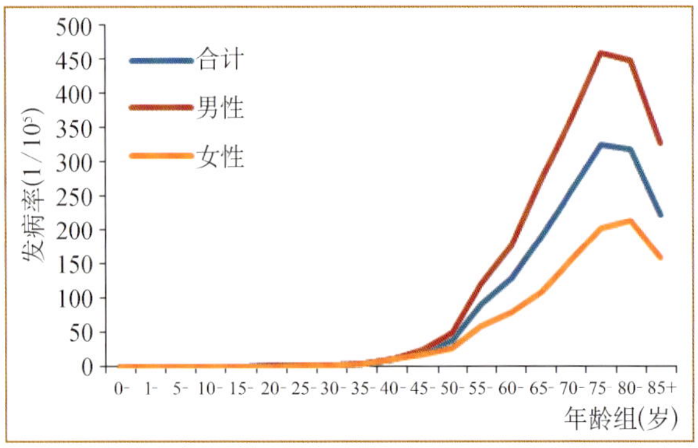

图5-10e　2014年江苏省农村肿瘤登记地区肺癌年龄别发病率

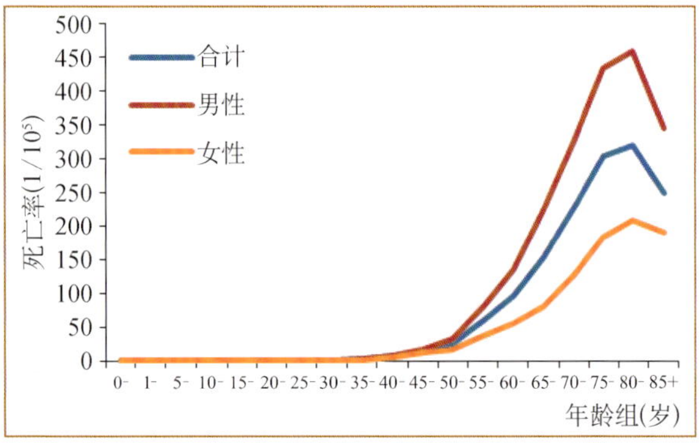

图5-10f　2014年江苏省农村肿瘤登记地区肺癌年龄别死亡率

江苏省 9 个城市肿瘤登记地区中，男性肺癌发病中标率最高的是盐城市盐都区，发病率为 62.53/10 万，其后依次为苏州市区和盐城市亭湖区；女性发病中标率最高的是盐城市亭湖区，发病率为 25.78/10 万，其后依次为盐城市盐都区、南通市区。城市男性肺癌死亡中标率最高的是盐城市盐都区，死亡率为 47.27/10 万，其后依次为淮安市淮阴区和常州市区；女性肺癌死亡中标率最高的是盐城市盐都区，死亡率为 20.42/10 万，其后依次为盐城市亭湖区、南通市区(图 5-10g)。

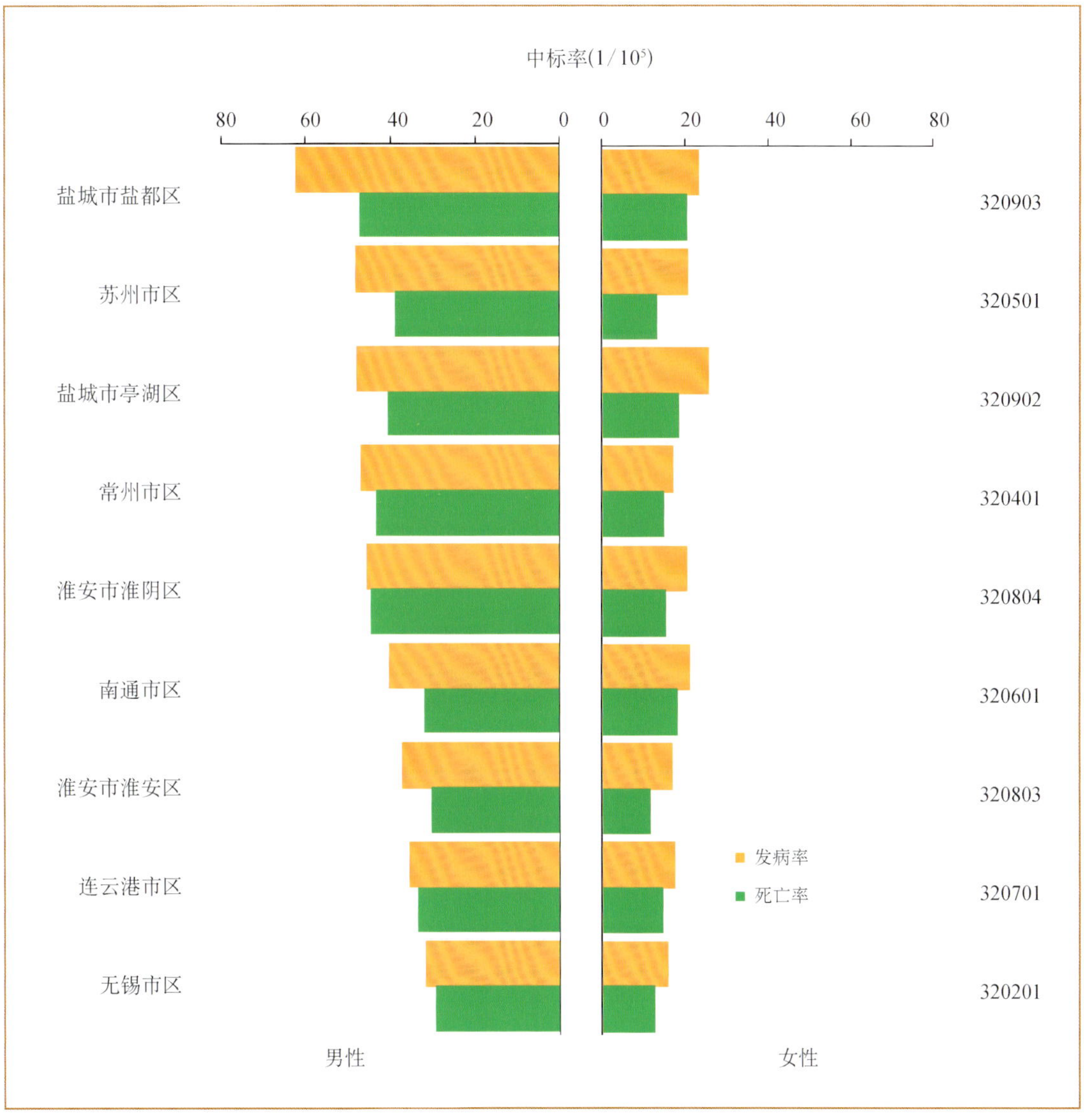

图 5-10g　2014 年江苏省城市肿瘤登记地区肺癌发病率和死亡率

江苏省23个农村肿瘤登记地区中，男性肺癌发病中标率最高是启东市，发病率为63.31/10万，其后依次为海门市和淮安市洪泽区；女性肺癌发病中标率则是射阳县最高，发病率为30.30/10万，其后依次为海门市、启东市。农村男性肺癌死亡中标率最高的是启东市，死亡率为48.66/10万，其后依次为海门市和射阳县；女性肺癌死亡中标率最高的是东海县，死亡率为21.50/10万，其后依次为射阳县、启东市（图5-10h）。

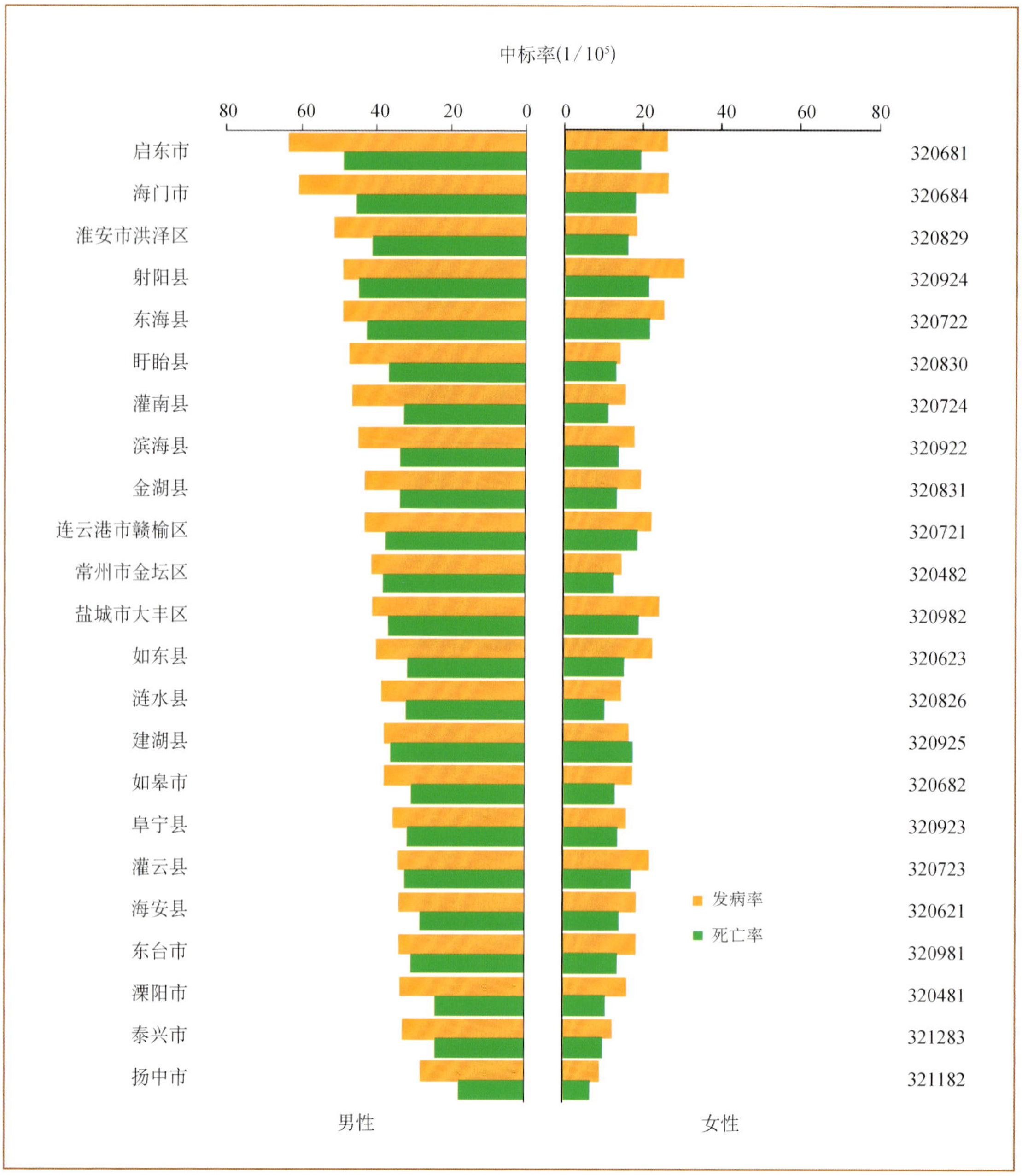

图5-10h　2014年江苏省农村肿瘤登记地区肺癌发病率和死亡率

十一、骨(C40-C41)

2014 年江苏省肿瘤登记地区骨癌新发病例 791 例，发病率为 2.21/10 万，中标率为 1.40/10 万，世标率为 1.38/10 万，占全部恶性肿瘤发病的 0.71%。其中男、女性骨癌发病率分别为 2.56/10 万和 1.86/10 万，男性为女性的 1.38 倍。农村骨癌发病率是城市的 1.21 倍，中国人口标化后为 1.23 倍。同期全省肿瘤登记地区因骨癌死亡 713 例，死亡率为 2.00/10 万，中标率为 1.15/10 万，世标率为 1.13/10 万，占全部恶性肿瘤死亡的 0.96%。骨癌死亡率和标化率均为男性高于女性，农村高于城市(表 5.11)。

表 5.11　2014 年江苏省肿瘤登记地区骨癌发病和死亡情况

指标	地区	性别	病例数	粗率 $(1/10^5)$	构成 (%)	中标率 $(1/10^5)$	世标率 $(1/10^5)$	累积率(%) 0—74 岁
发病	全省	合计	791	2.21	0.71	1.40	1.38	0.15
		男性	463	2.56	0.72	1.70	1.68	0.17
		女性	328	1.86	0.69	1.09	1.07	0.12
	城市	合计	284	1.97	0.59	1.23	1.22	0.12
		男性	178	2.47	0.66	1.63	1.62	0.16
		女性	106	1.47	0.51	0.84	0.81	0.09
	农村	合计	507	2.38	0.79	1.51	1.49	0.16
		男性	285	2.62	0.77	1.74	1.73	0.18
		女性	222	2.13	0.83	1.26	1.24	0.14
死亡	全省	合计	713	2.00	0.96	1.15	1.13	0.12
		男性	406	2.24	0.86	1.33	1.31	0.13
		女性	307	1.74	1.11	0.98	0.97	0.11
	城市	合计	272	1.89	0.89	1.05	1.02	0.11
		男性	159	2.21	0.83	1.26	1.23	0.13
		女性	113	1.57	0.99	0.85	0.83	0.09
	农村	合计	441	2.07	1.00	1.22	1.20	0.13
		男性	247	2.27	0.89	1.38	1.35	0.14
		女性	194	1.86	1.20	1.07	1.06	0.12

江苏省骨癌年龄别发病率在0—54岁处于相对较低水平，55岁后快速升高，全省、农村及其不同性别人群均于75—79岁年龄组达高峰；而城市及其不同性别人群发病率高峰延后至85岁及以上年龄组。全省骨癌年龄别死亡率在0—54岁年龄段处于相对较低水平，55岁开始随年龄增长快速上升，至75—79岁年龄组达高峰；不同性别、城乡骨癌年龄别死亡率变化趋势与全省基本一致，但城市合计、城市男性和农村女性死亡率高峰延后出现在80—84岁年龄组，城市女性骨癌死亡最高水平出现在85岁及以上年龄组。（图5-11a至图5-11f）。

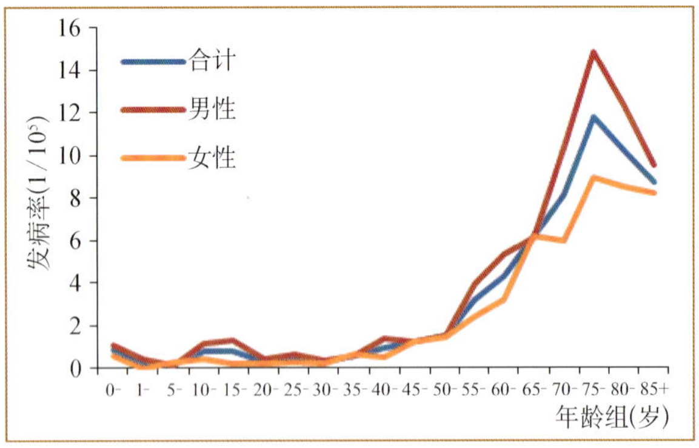

图5-11a　2014年江苏省肿瘤登记地区骨癌年龄别发病率

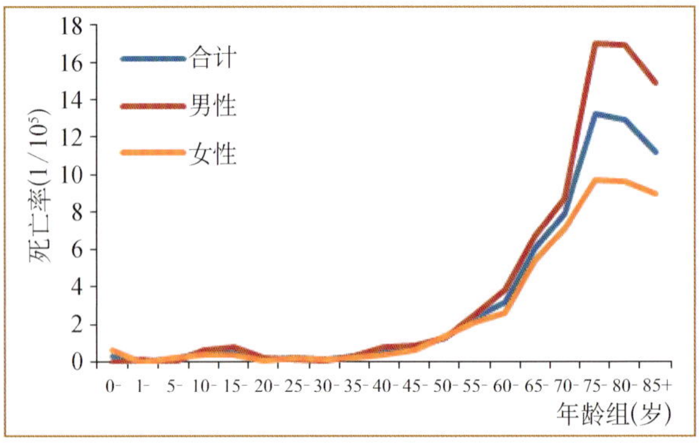

图5-11b　2014年江苏省肿瘤登记地区骨癌年龄别死亡率

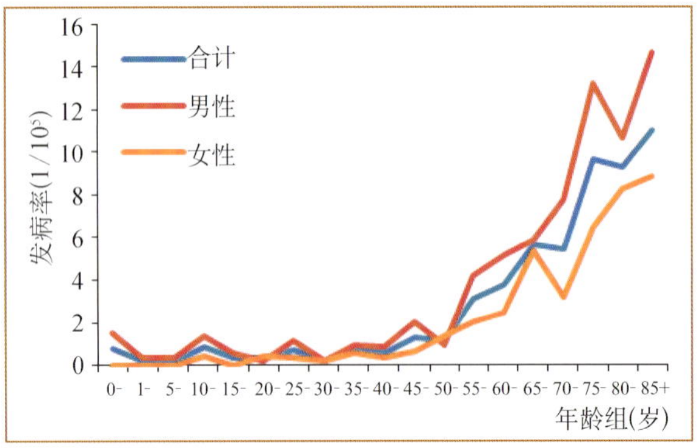

图5-11c　2014年江苏省城市肿瘤登记地区骨癌年龄别发病率

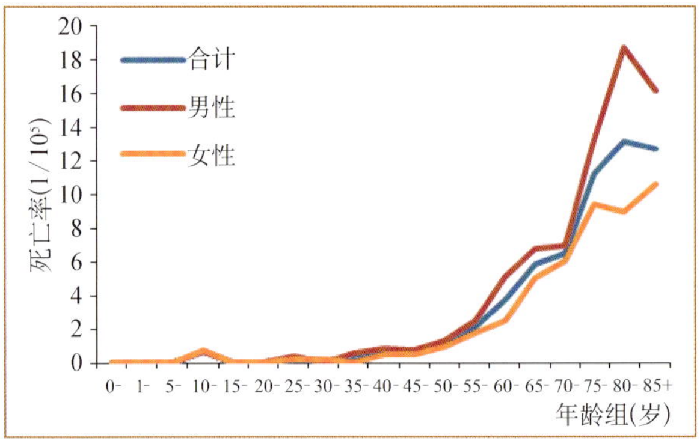

图5-11d　2014年江苏省城市肿瘤登记地区骨癌年龄别死亡率

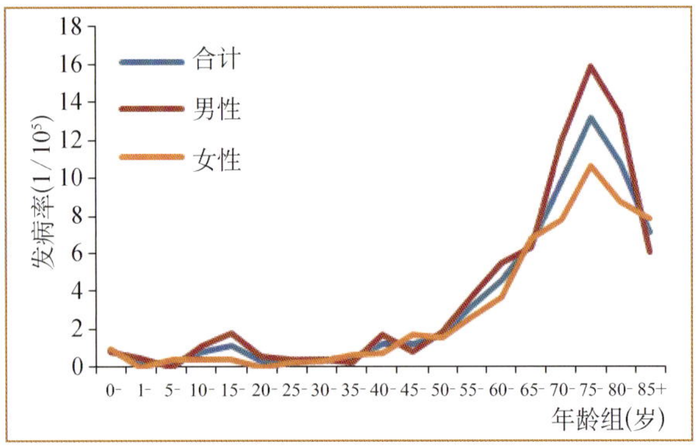

图5-11e　2014年江苏省农村肿瘤登记地区骨癌年龄别发病率

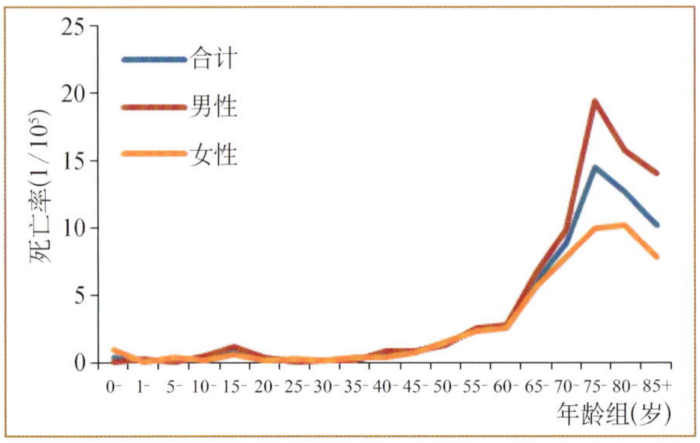

图5-11f　2014年江苏省农村肿瘤登记地区骨癌年龄别死亡率

江苏省 9 个城市肿瘤登记地区中，男性骨癌发病中标率最高的是盐城市亭湖区，发病率为 3.89/10 万，其后依次为盐城市盐都区和南通市区；女性骨癌发病中标率最高的为盐城市亭湖区，发病率为 2.29/10 万，其后依次为盐城市盐都区和淮安市淮安区。城市男性骨癌死亡中标率最高的是盐城市盐都区，死亡率为 2.88/10 万，其后依次为盐城市亭湖区和南通市区；女性骨癌死亡中标率最高的为南通市区，死亡率为 1.62/10 万，其后依次为盐城市亭湖区和盐城市盐都区(图 5-11g)。

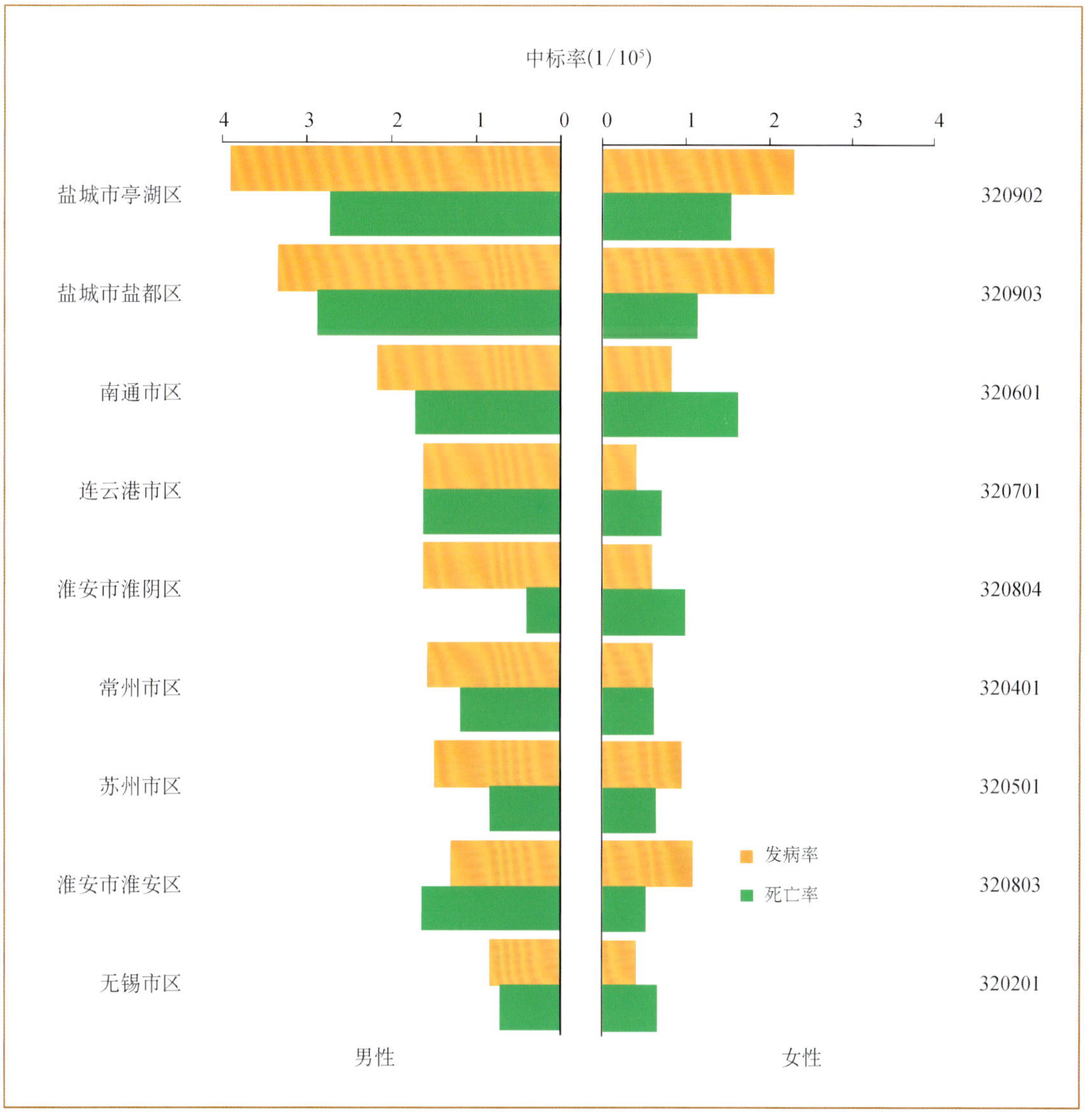

图 5-11g　2014 年江苏省城市肿瘤登记地区骨癌发病率和死亡率

江苏省23个农村肿瘤登记地区中，男性骨癌发病中标率最高的是金湖县，发病率为4.53/10万，其后依次为如东县和东台市；女性骨癌发病中标率最高的为东台市，发病率为2.48/10万，其后依次为淮安市洪泽区和射阳县。农村男性骨癌死亡中标率最高的是扬中市，死亡率为2.68/10万，其后依次为如东县和淮安市洪泽区；女性骨癌死亡中标率最高的为东台市，死亡率为2.24/10万，其后依次为阜宁县和灌南县(图5-11h)。

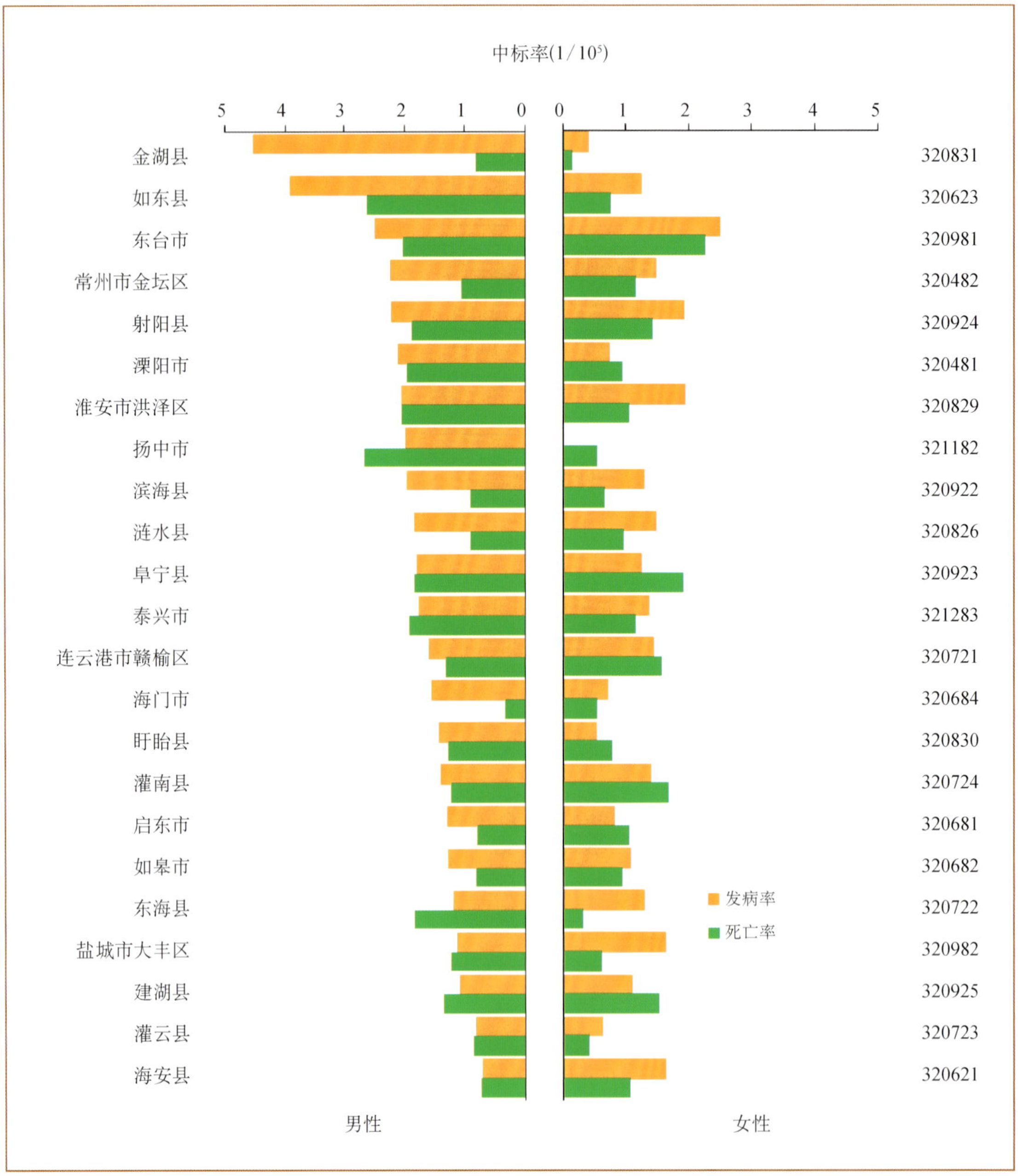

图5-11h　2014年江苏省农村肿瘤登记地区骨癌发病率和死亡率

十二、女性乳房(C50)

2014 年江苏省肿瘤登记地区女性新发乳腺癌 6 457 例，发病率为 36.61/10 万，中标率为 24.66/10 万，世标率为 23.02/10 万，占女性全部恶性肿瘤发病的 13.54%。城市女性乳腺癌发病率是农村的 1.37 倍，中国人口标化后为 1.36 倍。同期全省肿瘤登记地区女性因乳腺癌死亡 1 547 例，死亡率为 8.77/10 万，中标率为 5.12/10 万，世标率为 4.96/10 万，占女性全部恶性肿瘤死亡的 5.60%。女性乳腺癌死亡率和标化死亡率均为城市高于农村(表 5.12)。

表 5.12　2014 年江苏省肿瘤登记地区女性乳腺癌发病和死亡情况

指标	地区	病例数	粗率 ($1/10^5$)	构成 (%)	中标率 ($1/10^5$)	世标率 ($1/10^5$)	累积率(%) 0—74 岁
发病	全省	6 457	36.61	13.54	24.66	23.02	2.48
	城市	3 147	43.63	15.12	29.29	27.35	2.97
	农村	3 310	31.74	12.31	21.48	20.05	2.14
死亡	全省	1 547	8.77	5.60	5.12	4.96	0.55
	城市	687	9.53	6.02	5.47	5.30	0.58
	农村	860	8.25	5.31	4.89	4.73	0.53

江苏省女性乳腺癌年龄别发病率在 0—29 岁处于较低水平，30 岁后快速升高，至 55—59 岁年龄组达高峰。城乡女性乳腺癌年龄别发病率变化趋势与全省基本一致。女性乳腺癌年龄别死亡率在 0—39 岁年龄段处于较低水平，40 岁开始随年龄增长快速上升，至 55—59 岁年龄组出现第一个死亡高峰，60 岁后死亡率处于较高水平，并于 85 岁及以上年龄组达最高峰。城乡女性乳腺癌年龄别死亡率变化趋势与全省基本一致(图 5-12a、图 5-12b)。

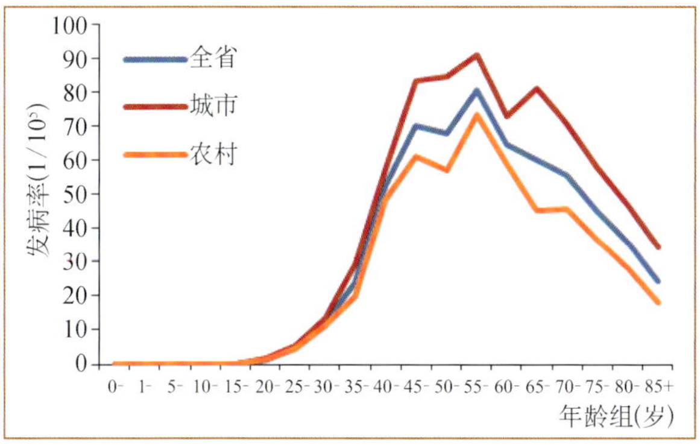

图 5-12a　2014 年江苏省肿瘤登记地区女性乳腺癌年龄别发病率

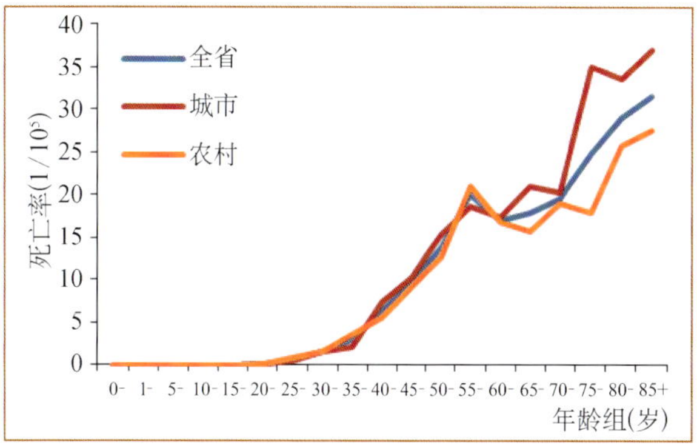

图 5-12b　2014 年江苏省肿瘤登记地区女性乳腺癌年龄别死亡率

江苏省 9 个城市肿瘤登记地区中，女性乳腺癌发病中标率最高的是常州市区，发病率为 36.77/10 万，其后依次为连云港市区和南通市区。女性乳腺癌死亡中标率最高的是连云港市区，死亡率为 8.21/10 万，其后依次为淮安市淮阴区和常州市区（图 5-12c）。

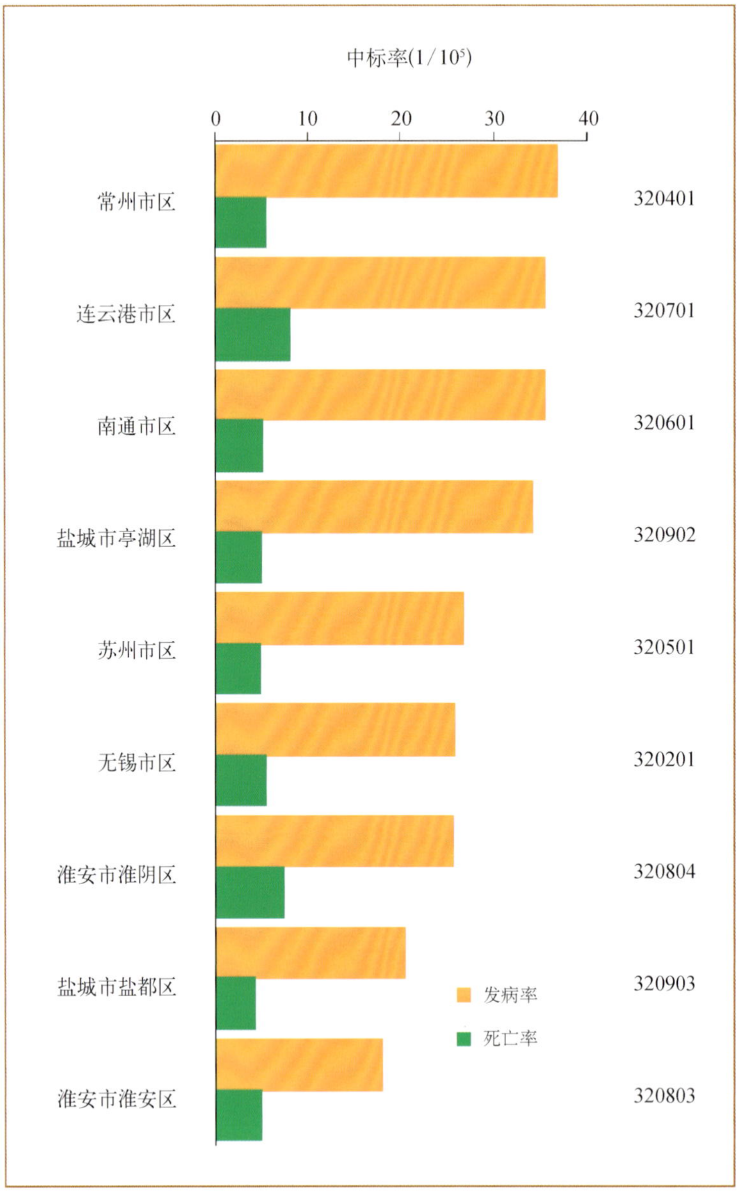

图 5-12c　2014 年江苏省城市肿瘤登记地区女性乳腺癌发病率和死亡率

江苏省 23 个农村肿瘤登记地区中，女性乳腺癌发病中标率最高的是盐城市大丰区，发病率为 37.32/10 万，其后依次为常州市金坛区和海安县。女性乳腺癌死亡中标率最高的是扬中市，死亡率为 9.70/10 万，其后依次为连云港市赣榆区和启东市（图 5-12d）。

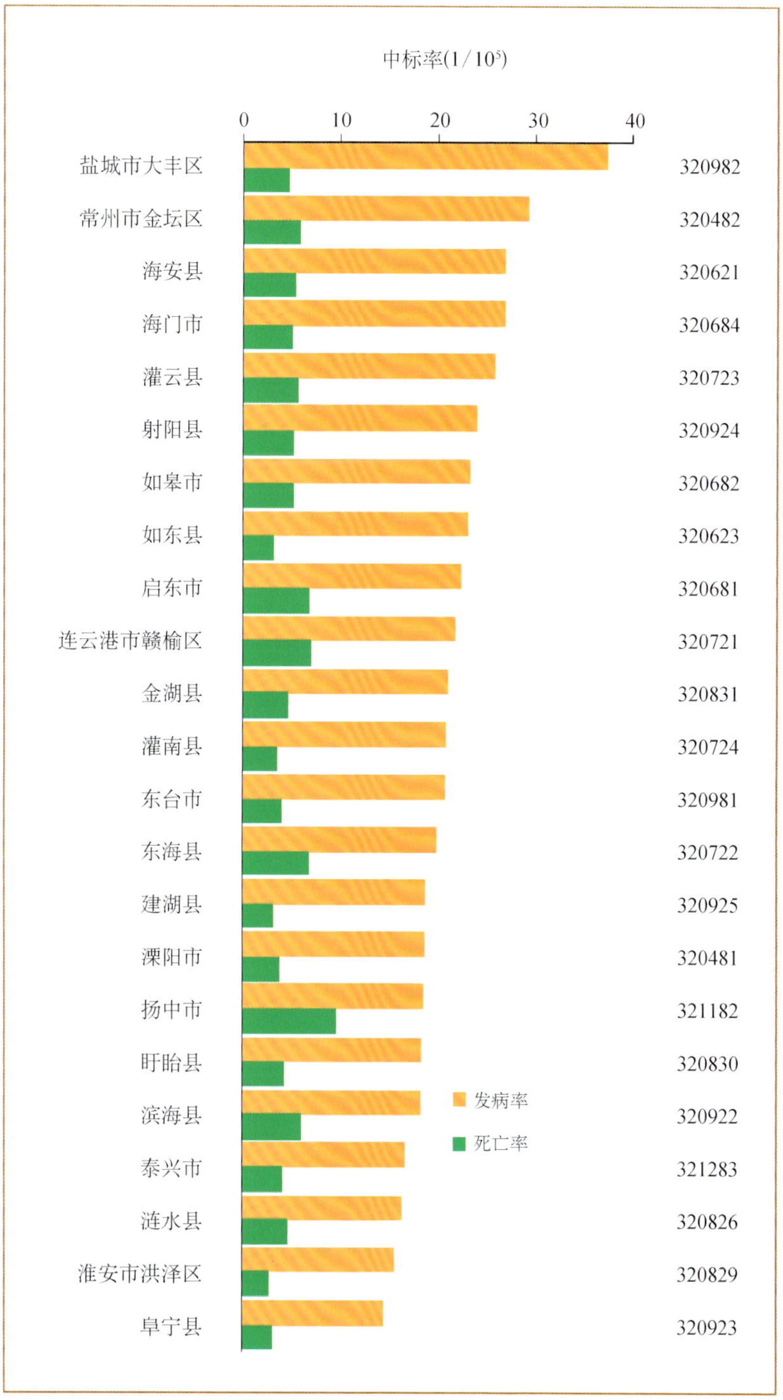

图 5-12d　2014 年江苏省农村肿瘤登记地区女性乳腺癌发病率和死亡率

十三、子宫颈(C53)

2014年江苏省肿瘤登记地区子宫颈癌新发病例3 275例，发病率为18.57/10万，中标率为12.71/10万，世标率为11.69/10万，占女性全部恶性肿瘤发病的6.87%。农村子宫颈癌发病率为城市的1.17倍，中国人口标化后为1.11倍。同期江苏省肿瘤登记地区因子宫颈癌死亡882例，死亡率为5.00/10万，中标率为2.92/10万，世标率为2.75/10万，占女性全部恶性肿瘤死亡的3.19%。子宫颈癌死亡率和标化率均为农村高于城市(表5.13)。

表5.13 2014年江苏省肿瘤登记地区子宫颈癌发病和死亡情况

指标	地区	病例数	粗率 $(1/10^5)$	构成 (%)	中标率 $(1/10^5)$	世标率 $(1/10^5)$	累积率(%) 0—74岁
发病	全省	3 275	18.57	6.87	12.71	11.69	1.21
	城市	1 214	16.83	5.83	11.91	10.80	1.09
	农村	2 061	19.77	7.67	13.27	12.32	1.30
死亡	全省	882	5.00	3.19	2.92	2.75	0.30
	城市	306	4.24	2.68	2.57	2.40	0.25
	农村	576	5.52	3.56	3.17	3.01	0.33

江苏省子宫颈癌年龄别发病率在0—24岁年龄段处于较低水平，25岁后快速升高，至45—49岁年龄组达发病最高峰，之后逐步下降，但在75—79岁年龄组又出现一个小高峰。城乡子宫颈癌年龄别发病率变化趋势与全省基本一致，但农村女性发病最高峰出现在55—59岁年龄组。全省子宫颈癌年龄别死亡率在0—34岁年龄段处于较低水平，35岁开始随年龄增长快速上升，至80—84岁年龄组达高峰，之后有所下降。城市子宫颈癌年龄别死亡率变化趋势与全省一致，但农村女性子宫颈癌死亡高峰出现在85岁及以上年龄组(图5-13a、图5-13b)。

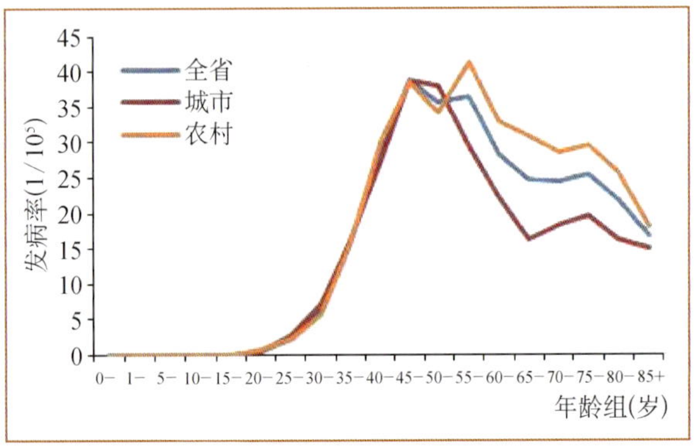

图5-13a 2014年江苏省肿瘤登记地区子宫颈癌年龄别发病率

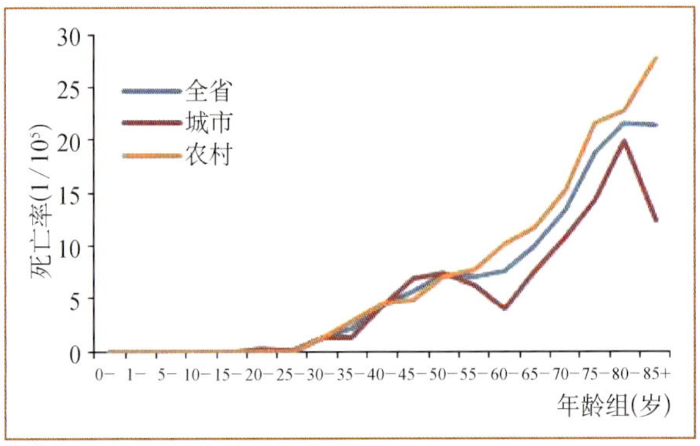

图5-13b 2014年江苏省肿瘤登记地区子宫颈癌年龄别死亡率

江苏省 9 个城市肿瘤登记地区中，子宫颈癌发病中标率最高的是盐城市亭湖区，发病率为 19.59/10 万，其后依次为盐城市盐都区和南通市区。城市子宫颈癌死亡中标率最高的仍是盐城市亭湖区，死亡率为 5.06/10 万，其后依次为盐城市盐都区和连云港市区（图 5-13c）。

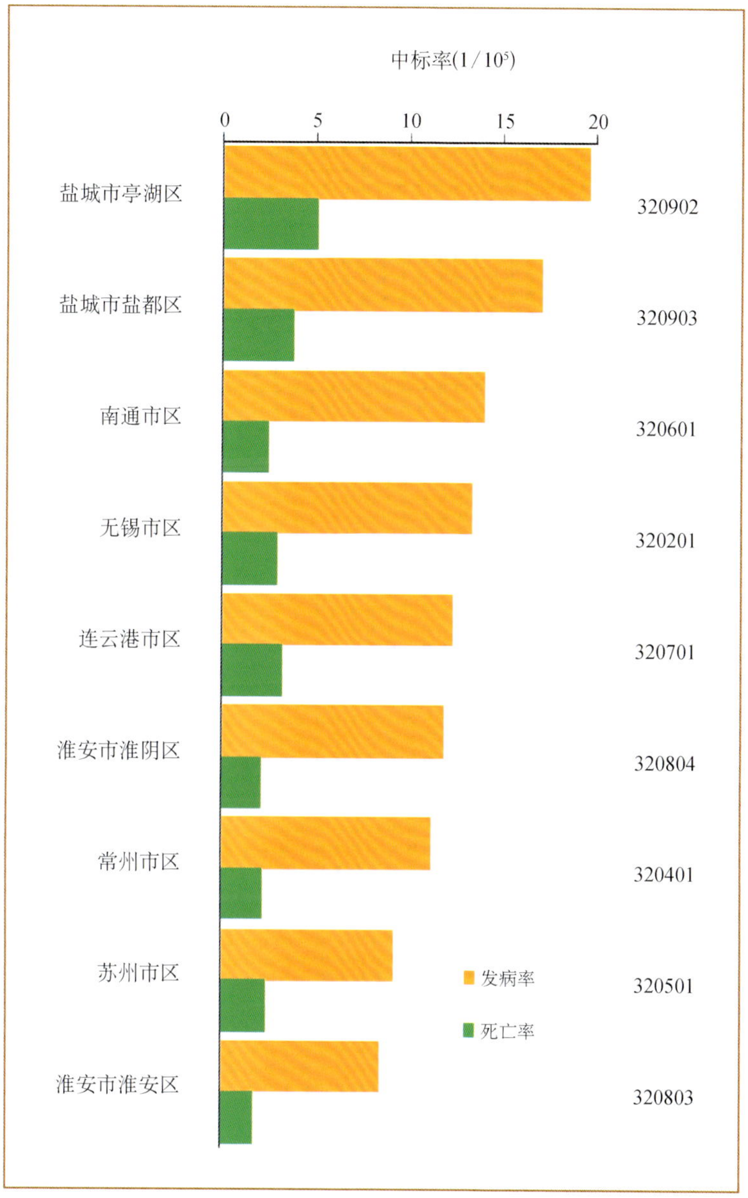

图 5-13c　2014 年江苏省城市肿瘤登记地区子宫颈癌发病率和死亡率

江苏省23个农村肿瘤登记地区中，子宫颈癌发病中标率最高的是金湖县，发病率为25.47/10万，其后依次为建湖县和常州市金坛区。农村子宫颈癌死亡中标率最高的为扬中市，死亡率为7.17/10万，其后依次为盐城市大丰区和金湖县（图5-13d）。

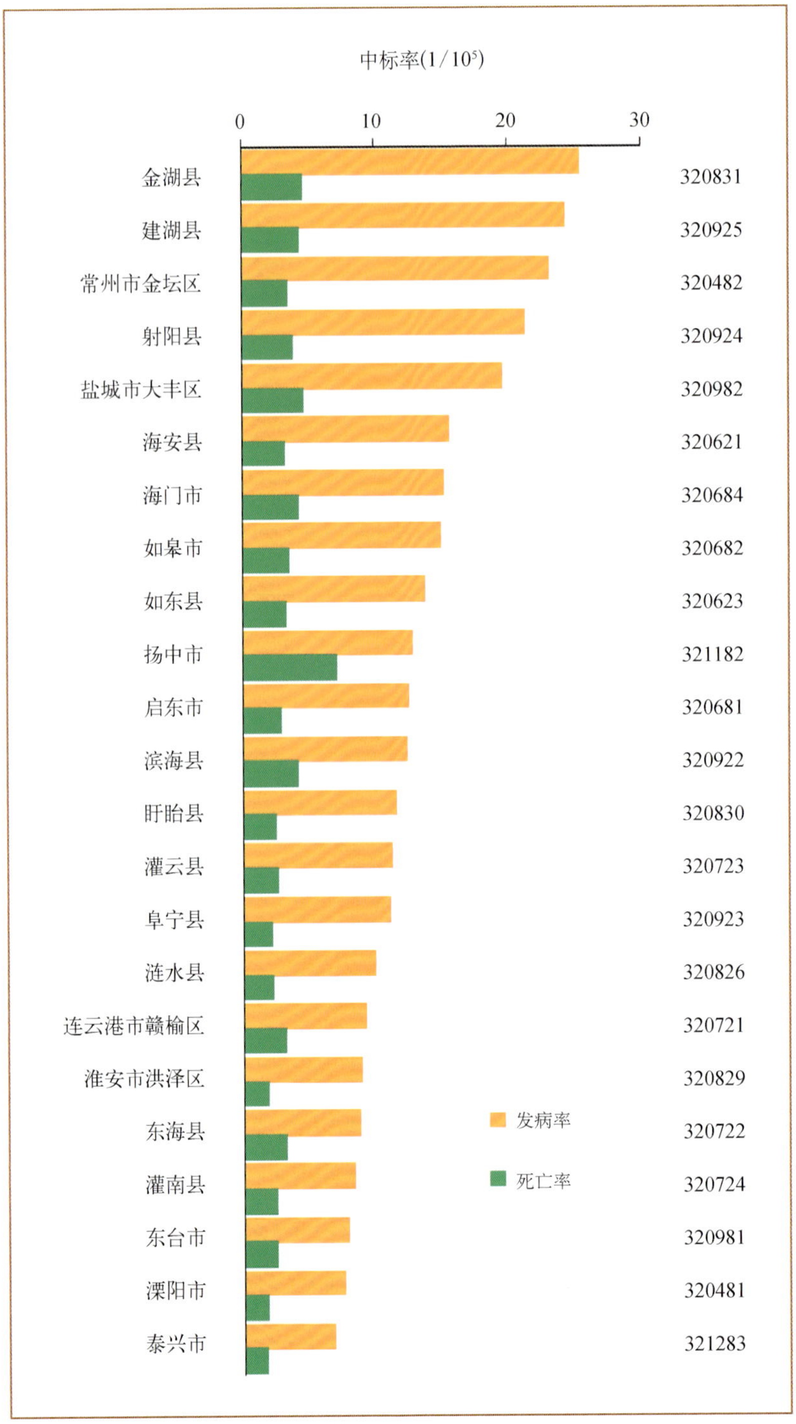

图5-13d　2014年江苏省农村肿瘤登记地区子宫颈癌发病率和死亡率

十四、子宫体及子宫部位不明(C54-C55)

2014年江苏省肿瘤登记地区子宫体及子宫部位不明(简称子宫体)癌新发病例1 512例,发病率为8.57/10万,中标率为5.38/10万,世标率为5.18/10万,占女性全部恶性肿瘤发病的3.17%。城市子宫体癌发病率是农村的1.19倍,中国人口标化后为1.21倍。同期全省肿瘤登记地区因子宫体癌死亡458例,死亡率为2.60/10万,中标率为1.37/10万,世标率为1.35/10万,占女性全部恶性肿瘤死亡的1.66%。子宫体癌死亡率和标化率均为农村高于城市(表5.14)。

表5.14　2014年江苏省肿瘤登记地区子宫体癌发病和死亡情况

指标	地区	病例数	粗率 $(1/10^5)$	构成 (%)	中标率 $(1/10^5)$	世标率 $(1/10^5)$	累积率(%) 0—74岁
发病	全省	1 512	8.57	3.17	5.38	5.18	0.58
	城市	684	9.48	3.29	5.99	5.73	0.65
	农村	828	7.94	3.08	4.96	4.80	0.54
死亡	全省	458	2.60	1.66	1.37	1.35	0.15
	城市	181	2.51	1.58	1.33	1.30	0.14
	农村	277	2.66	1.71	1.40	1.39	0.15

江苏省子宫体癌年龄别发病率在0—29岁处于较低水平,30岁后快速升高,至55—59岁年龄组达高峰,之后逐渐下降。城乡子宫体癌年龄别发病率变化趋势与全省基本一致,发病最高峰均出现在55—59岁年龄组。全省子宫体癌年龄别死亡率在0—44岁年龄段处于较低水平,45岁开始随年龄增长快速上升,至85岁及以上年龄组达高峰。城乡子宫体癌年龄别死亡率变化趋势与全省一致(图5-14a、图5-14b)。

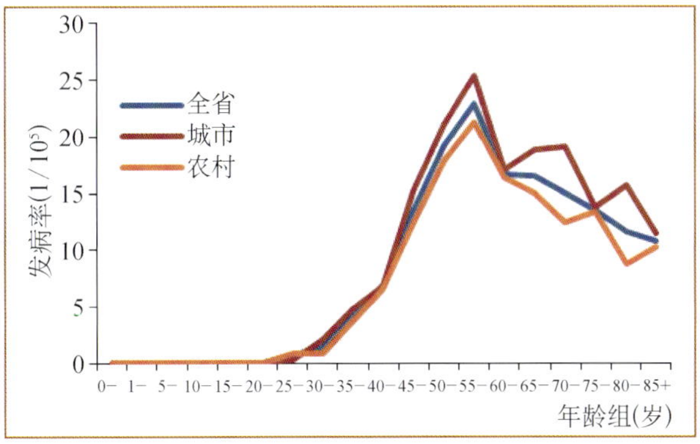

图5-14a　2014年江苏省肿瘤登记地区子宫体癌年龄别发病率

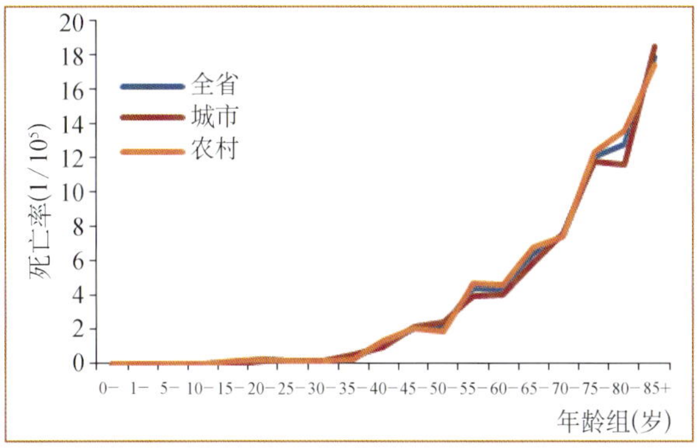

图5-14b　2014年江苏省肿瘤登记地区子宫体癌年龄别死亡率

江苏省9个城市肿瘤登记地区中，子宫体癌发病中标率最高的是淮安市淮阴区，发病率为7.95/10万，其后依次为无锡市区和盐城市盐都区。城市子宫体癌死亡中标率最高的是淮安市淮安区，死亡率为2.51/10万，其后依次为连云港市区和盐城市亭湖区(图5-14c)。

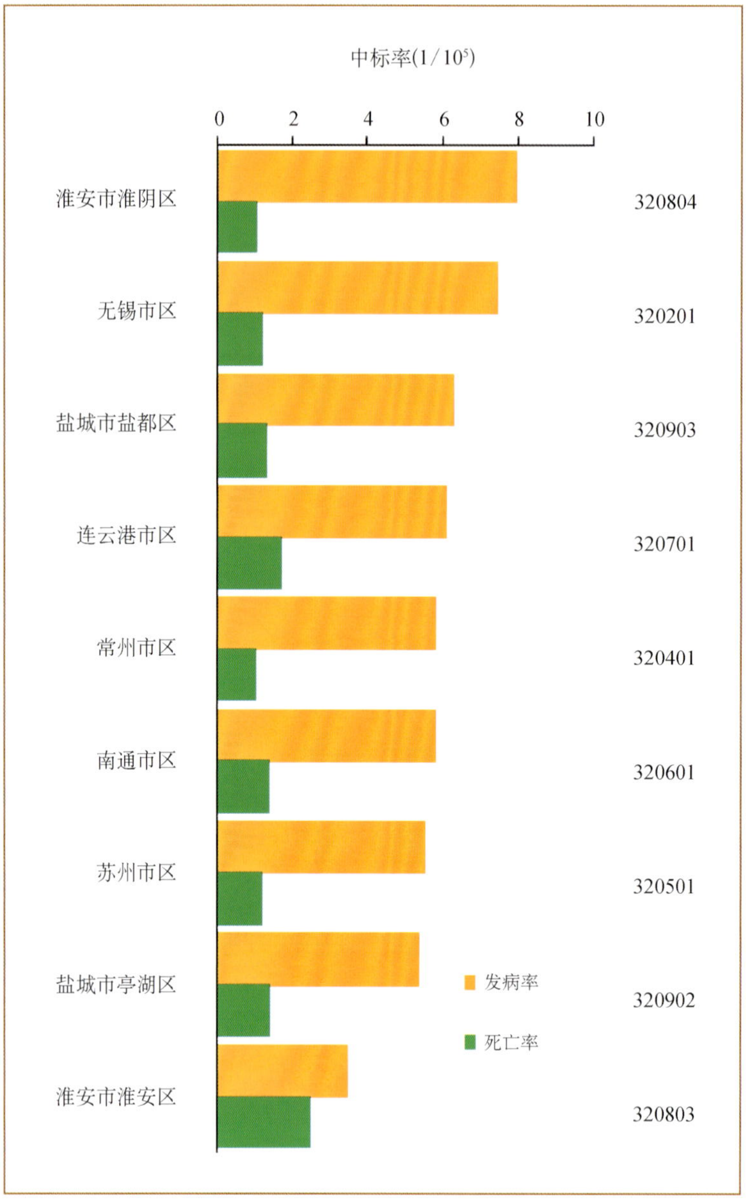

图5-14c　2014年江苏省城市肿瘤登记地区子宫体癌发病率和死亡率

江苏省 23 个农村肿瘤登记地区中，子宫体癌发病中标率最高的是如东县，发病率为 7.57/10 万，其后依次为滨海县和海门市。农村子宫体癌死亡中标率最高的为滨海县，死亡率为2.10/10 万，其后依次为连云港市赣榆区和扬中市（图5-14d）。

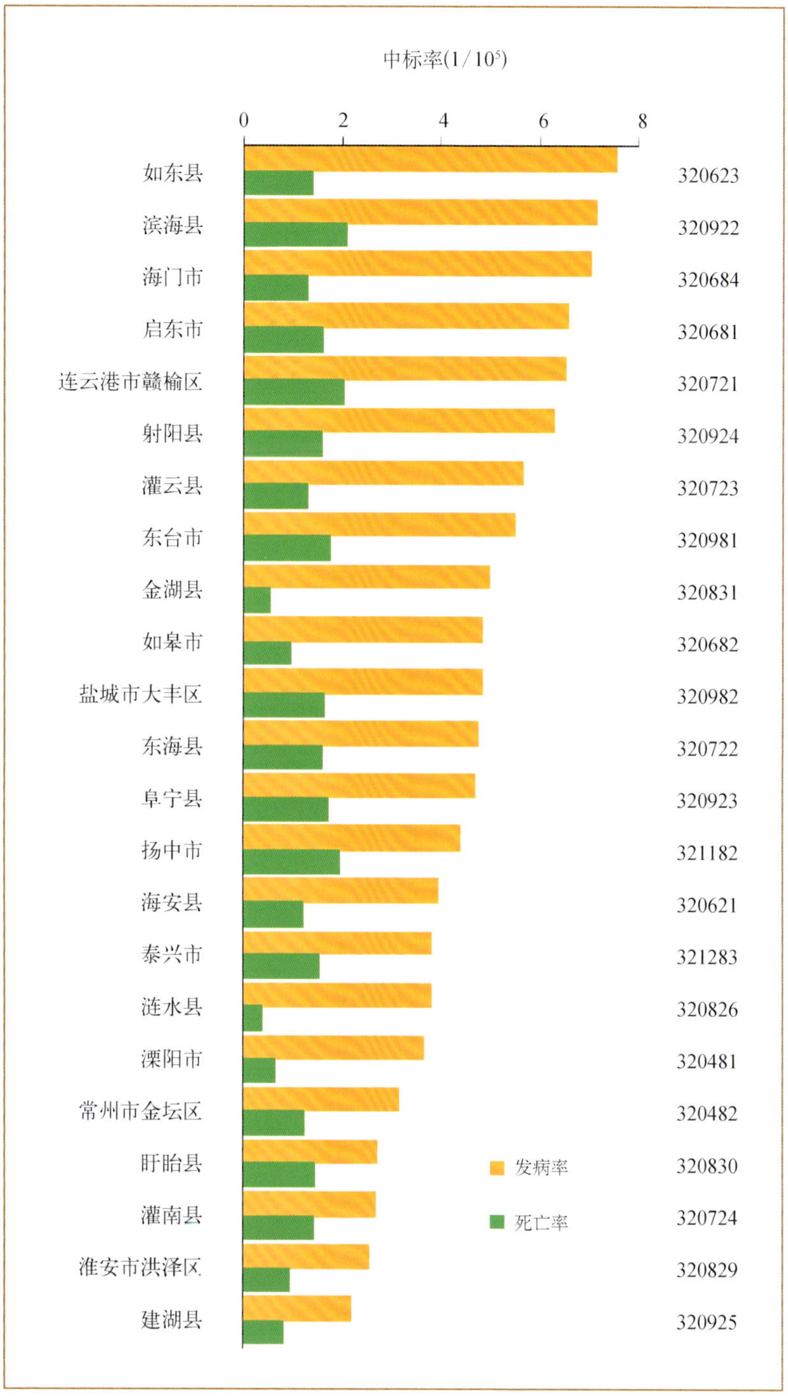

图 5-14d　2014 年江苏省农村肿瘤登记地区子宫体癌发病率和死亡率

十五、卵巢(C56)

2014 年江苏省肿瘤登记地区新发卵巢癌病例 1 212 例,发病率为 6.87/10 万,中标率为 4.60/10 万,世标率为 4.41/10 万,占女性全部恶性肿瘤发病率的 2.54%。城市卵巢癌发病率约为农村的 1.19 倍,中国人口标化后约为 1.24 倍。同期全省肿瘤登记地区因卵巢癌死亡 564 例,死亡率为 3.20/10 万,中标率为 1.89/10 万,世标率为 1.87/10 万,占女性全部恶性肿瘤死亡的 2.04%。卵巢癌死亡率和标化率均为城市高于农村(表 5.15)。

表 5.15　2014 年江苏省肿瘤登记地区卵巢癌发病和死亡情况

指标	地区	病例数	粗率 (1/10⁵)	构成 (%)	中标率 (1/10⁵)	世标率 (1/10⁵)	累积率(%) 0—74 岁
发病	全省	1 212	6.87	2.54	4.60	4.41	0.47
	城市	548	7.60	2.63	5.20	4.95	0.52
	农村	664	6.37	2.47	4.20	4.04	0.44
死亡	全省	564	3.20	2.04	1.89	1.87	0.22
	城市	262	3.63	2.29	2.17	2.16	0.25
	农村	302	2.90	1.86	1.71	1.67	0.20

江苏省卵巢癌年龄别发病率在 0—34 岁处于较低水平,35 岁后快速升高,至 60—64 岁年龄组达高峰,之后逐步下降。城乡卵巢癌年龄别发病率变化趋势与全省基本一致,仅城市地区发病最高峰出现在 50—54 岁年龄组。全省卵巢癌年龄别死亡率变化趋势呈现一个双峰型曲线,在 0—39 岁处于较低水平,40 岁开始随年龄增长快速上升,于 70—74 岁年龄组达死亡最高水平,之后有所下降,并于 80—84 岁年龄组出现第二个小高峰。城乡卵巢癌年龄别死亡率变化趋势与全省基本一致,均呈现双峰型波动,仅死亡率最高峰出现年龄组有所差别,城市出现在 85 岁及以上年龄组,而农村于 80—84 岁年龄组达死亡峰值(图 5-15a、图 5-15b)。

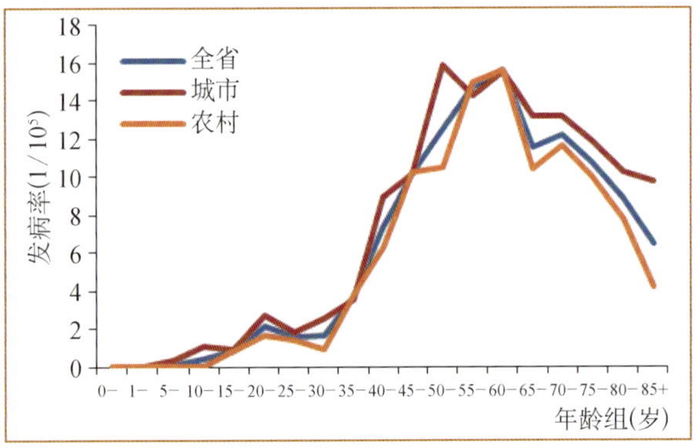

图 5-15a　2014 年江苏省肿瘤登记地区卵巢癌年龄别发病率

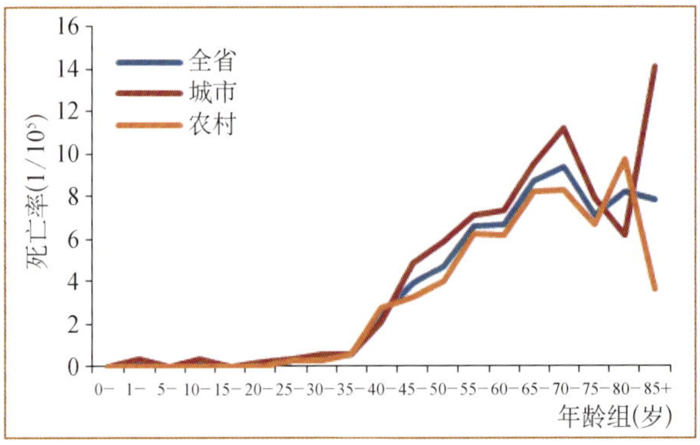

图 5-15b　2014 年江苏省肿瘤登记地区卵巢癌年龄别死亡率

江苏省9个城市肿瘤登记地区中，卵巢癌发病中标率最高的是盐城市亭湖区，发病率为7.35/10万，其后依次为南通市区和无锡市区。城市卵巢癌死亡中标率最高的为连云港市区，死亡率为3.17/10万，其后依次为无锡市区和盐城市亭湖区（图5-15c）。

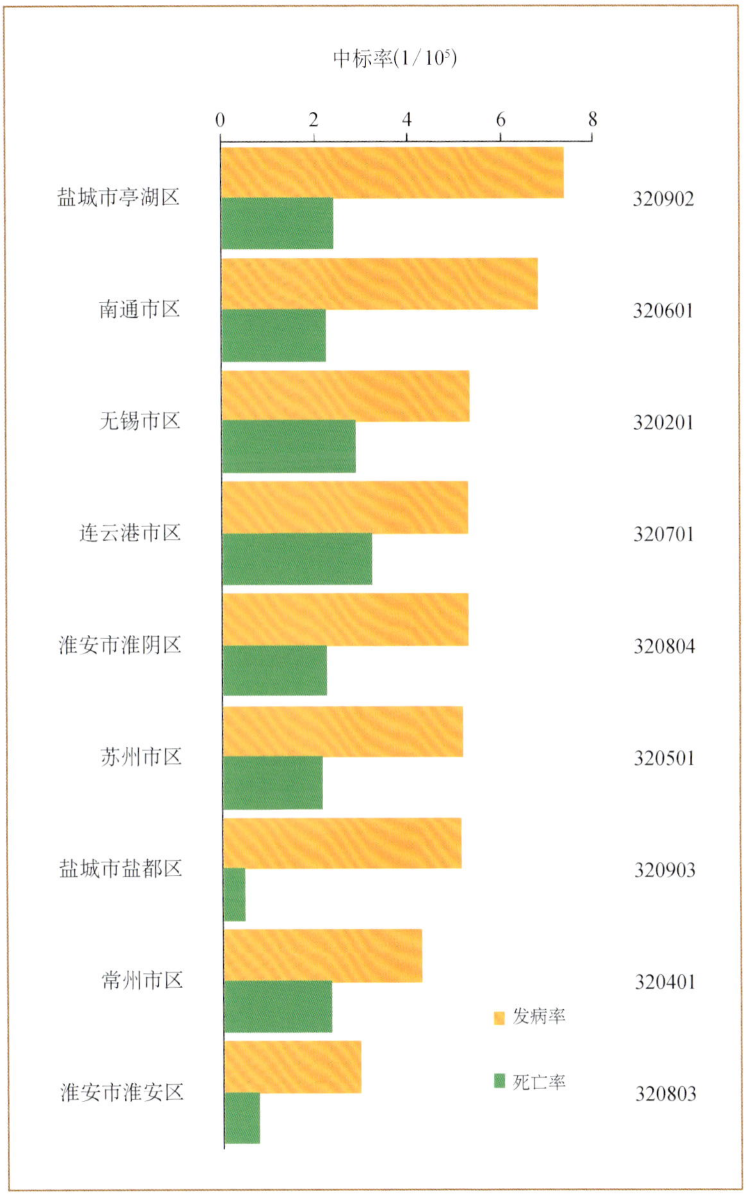

图5-15c 2014年江苏省城市肿瘤登记地区卵巢癌发病率和死亡率

江苏省23个农村肿瘤登记地区中，卵巢癌发病中标率最高的是射阳县，发病率为7.65/10万，其后依次为常州市金坛区和盐城市大丰区。农村卵巢癌死亡中标率最高的是灌云县，死亡率为3.88/10万，其后依次为盐城市大丰区和金湖县（图5-15d）。

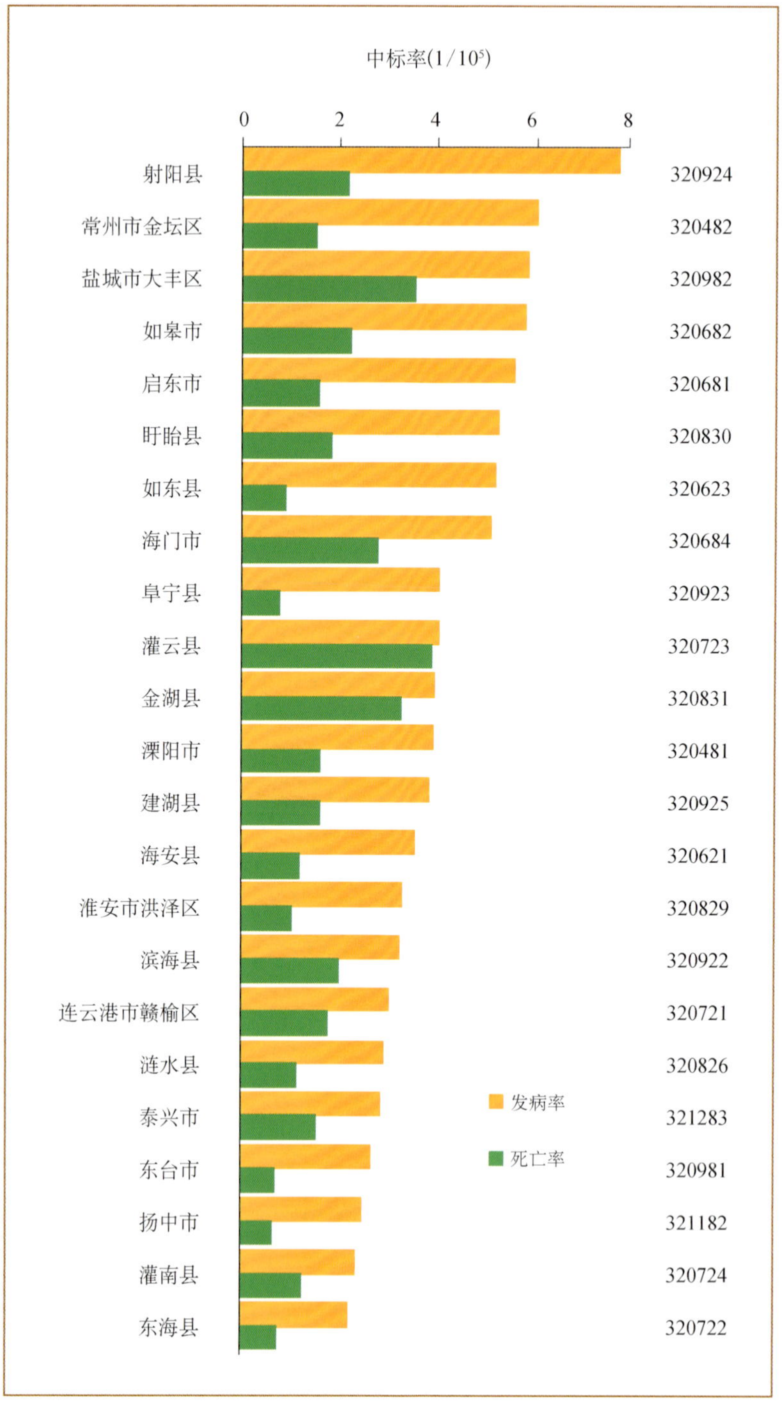

图5-15d　2014年江苏省农村肿瘤登记地区卵巢癌发病率和死亡率

十六、前列腺(C61)

2014 年江苏省肿瘤登记地区前列腺癌新发病例 1 968 例，发病率为 10.88/10 万，中标率为 5.52/10 万，世标率为 5.39/10 万，占男性全部恶性肿瘤发病的 3.06%。城市前列腺癌发病率是农村的 2.10 倍，中国人口标化后为 2.11 倍。同期全省肿瘤登记地区因前列腺癌死亡 837 例，死亡率为 4.63/10 万，中标率为 2.15/10 万，世标率为 2.18/10 万，占男性全部恶性肿瘤死亡的 1.78%。前列腺癌死亡率和标化率均为城市高于农村(表 5.16)。

表 5.16　2014 年江苏省肿瘤登记地区前列腺癌发病和死亡情况

指标	地区	病例数	粗率 (1/10⁵)	构成 (%)	中标率 (1/10⁵)	世标率 (1/10⁵)	累积率(%) 0—74 岁
发病	全省	1 968	10.88	3.06	5.52	5.39	0.59
	城市	1 145	15.88	4.23	8.06	7.88	0.89
	农村	823	7.56	2.21	3.82	3.71	0.39
死亡	全省	837	4.63	1.78	2.15	2.18	0.15
	城市	405	5.62	2.11	2.57	2.61	0.18
	农村	432	3.97	1.55	1.87	1.88	0.13

江苏省前列腺癌年龄别发病率在 0—54 岁处于较低水平，55 岁后快速升高，于 85 岁及以上年龄组达高峰。城乡前列腺癌年龄别发病率变化趋势与全省基本一致，但城市前列腺癌年龄别发病率在 80—84 岁年龄组达到高峰。前列腺癌年龄别死亡率在 0—59 岁年龄段处于较低水平，60 岁开始随年龄增长快速上升，于 85 岁及以上年龄组达高峰。城乡前列腺癌年龄别死亡率变化趋势与全省一致(图 5-16a、图 5-16b)。

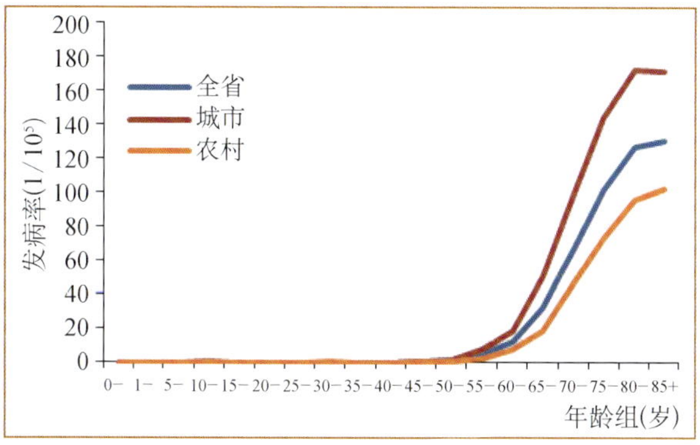

图 5-16a　2014 年江苏省肿瘤登记地区前列腺癌年龄别发病率

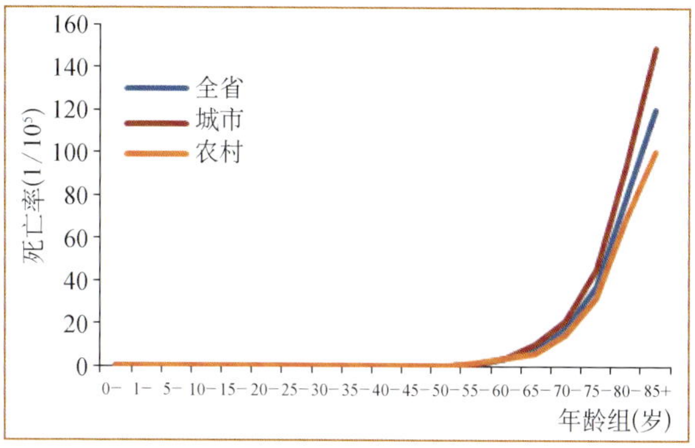

图 5-16b　2014 年江苏省肿瘤登记地区前列腺癌年龄别死亡率

江苏省9个城市肿瘤登记地区中，常州市区的前列腺癌发病中标率最高，发病率为10.80/10万，其后依次为苏州市区和南通市区。无锡市区前列腺癌死亡中标率最高，死亡率为3.35/10万，其后依次为常州市区和连云港市区（图5-16c）。

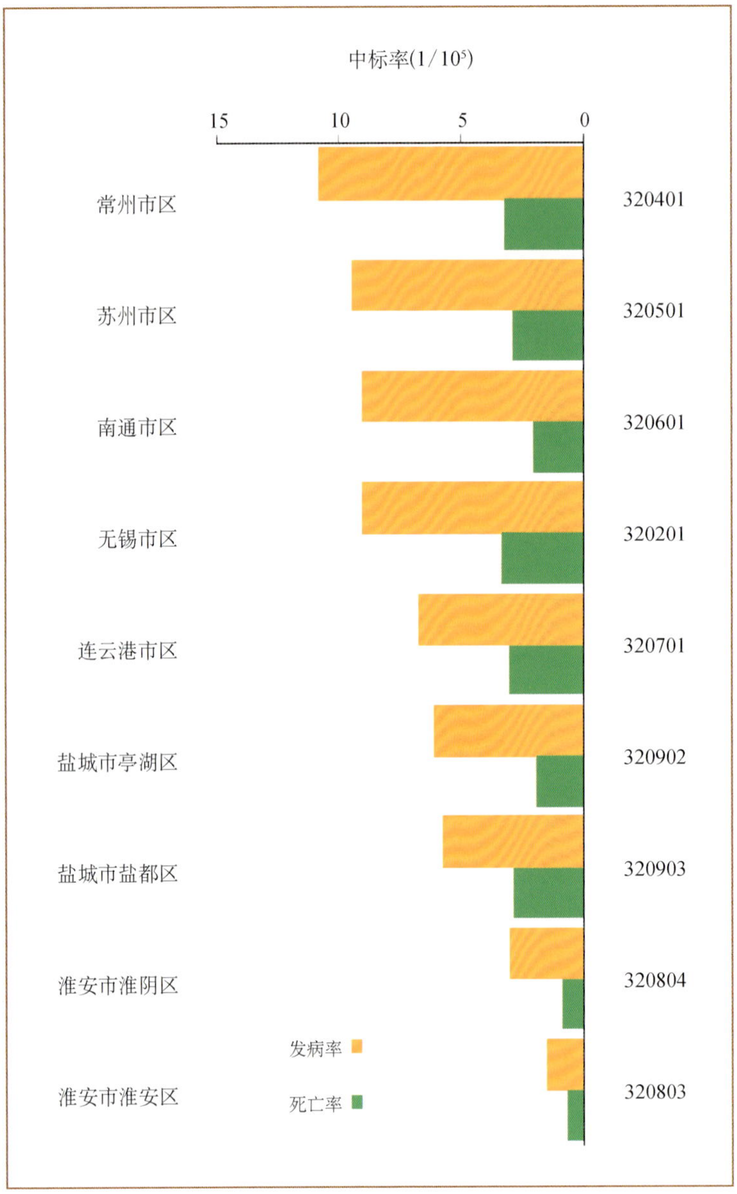

图5-16c 2014年江苏省城市肿瘤登记地区前列腺癌发病率和死亡率

江苏省 23 个农村肿瘤登记地区中，前列腺癌发病中标率最高的是海门市，发病率为 9.43/10 万，其后依次为启东市和常州市金坛区。启东市前列腺癌死亡中标率最高，死亡率为 4.31/10 万，其后依次为海门市和射阳县(图 5-16d)。

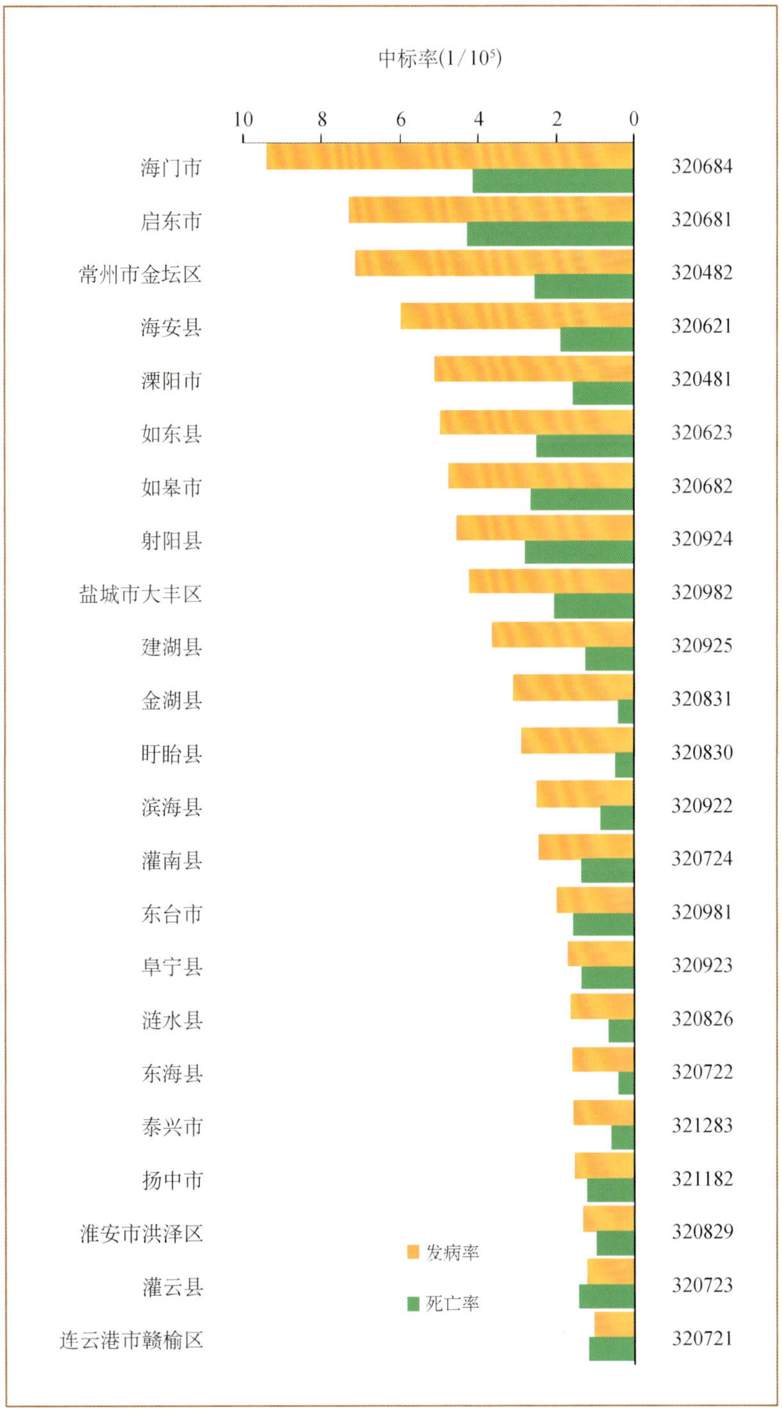

图 5-16d　2014 年江苏省农村肿瘤登记地区前列腺癌发病率和死亡率

十七、肾及泌尿系统不明(C64-C66;C68)

2014年江苏省肿瘤登记地区新发肾及泌尿系统不明(简称肾)恶性肿瘤病例1 386例,发病率为3.88/10万,中标率为2.31/10万,世标率为2.28/10万,占全部恶性肿瘤发病的1.24%。其中男、女性肾恶性肿瘤发病率分别为4.70/10万和3.04/10万,男性为女性的1.55倍。城市肾恶性肿瘤发病率是农村的1.91倍,中国人口标化后为1.87倍。同期全省肿瘤登记地区因肾恶性肿瘤死亡457例,死亡率为1.28/10万,中标率为0.66/10万,世标率为0.68/10万,占全部恶性肿瘤死亡的0.61%。肾恶性肿瘤死亡率和标化率均为男性高于女性,城市高于农村(表5.17)。

表5.17　2014年江苏省肿瘤登记地区肾恶性肿瘤发病和死亡情况

指标	地区	性别	病例数	粗率($1/10^5$)	构成(%)	中标率($1/10^5$)	世标率($1/10^5$)	累积率(%) 0—74岁
发病	全省	合计	1 386	3.88	1.24	2.31	2.28	0.27
		男性	850	4.70	1.32	2.85	2.82	0.33
		女性	536	3.04	1.12	1.78	1.75	0.21
	城市	合计	782	5.42	1.63	3.19	3.11	0.37
		男性	482	6.69	1.78	3.97	3.88	0.45
		女性	300	4.16	1.44	2.45	2.38	0.28
	农村	合计	604	2.83	0.94	1.71	1.71	0.20
		男性	368	3.38	0.99	2.09	2.10	0.25
		女性	236	2.26	0.88	1.33	1.33	0.15
死亡	全省	合计	457	1.28	0.61	0.66	0.68	0.07
		男性	267	1.48	0.57	0.80	0.85	0.09
		女性	190	1.08	0.69	0.53	0.52	0.05
	城市	合计	221	1.53	0.72	0.76	0.79	0.08
		男性	132	1.83	0.69	0.95	1.00	0.11
		女性	89	1.23	0.78	0.60	0.60	0.06
	农村	合计	236	1.11	0.54	0.59	0.61	0.06
		男性	135	1.24	0.49	0.69	0.75	0.08
		女性	101	0.97	0.62	0.49	0.47	0.05

江苏省肾恶性肿瘤年龄别发病率在0—44岁处于较低水平，45岁后快速升高，至75—79岁年龄组达高峰。不同性别、城乡肾恶性肿瘤年龄别发病率变化趋势与全省基本一致，仅农村发病高峰出现在70—74岁年龄组。全省肾恶性肿瘤年龄别死亡率在0—59岁年龄段处于较低水平，60岁开始随年龄增长快速上升，全省女性肾恶性肿瘤年龄别死亡率于80—84岁年龄组达死亡高峰，全省合计与男性肾恶性肿瘤年龄别死亡率于85岁及以上年龄组达高峰。城乡肾恶性肿瘤年龄别死亡率变化趋势与全省一致(图5-17a至图5-17f)。

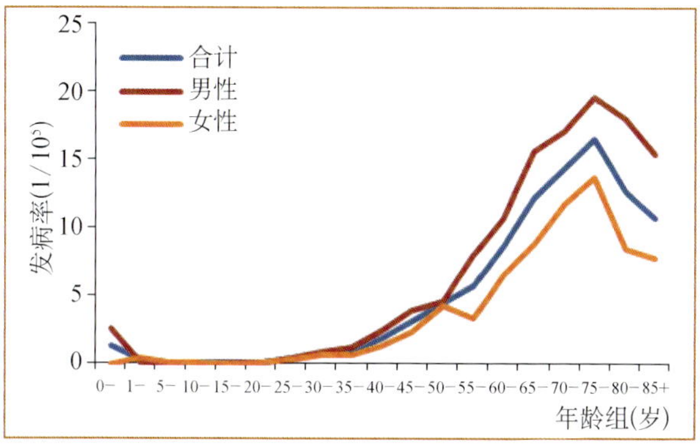

图5-17a　2014年江苏省肿瘤登记地区肾恶性肿瘤年龄别发病率

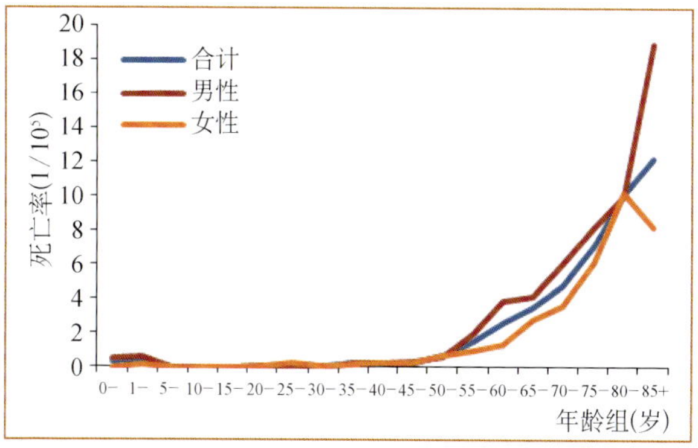

图5-17b　2014年江苏省肿瘤登记地区肾恶性肿瘤年龄别死亡率

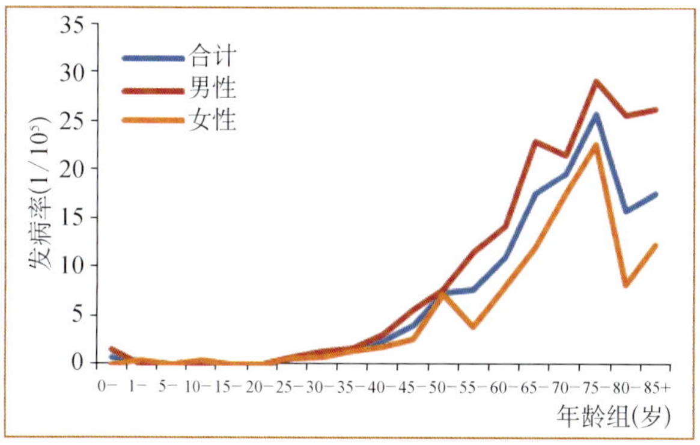

图5-17c　2014年江苏省城市肿瘤登记地区肾恶性肿瘤年龄别发病率

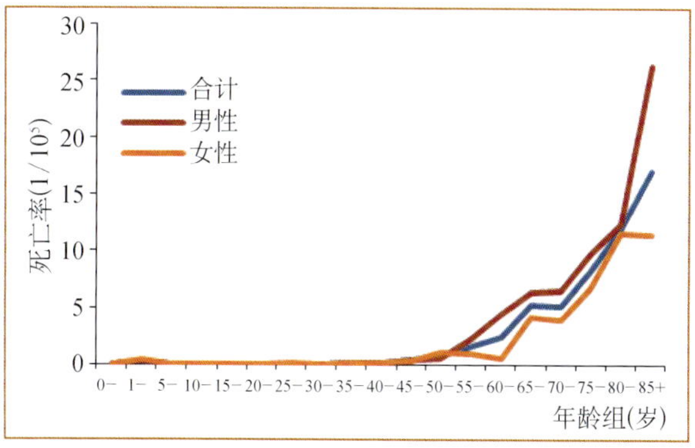

图5-17d　2014年江苏省城市肿瘤登记地区肾恶性肿瘤年龄别死亡率

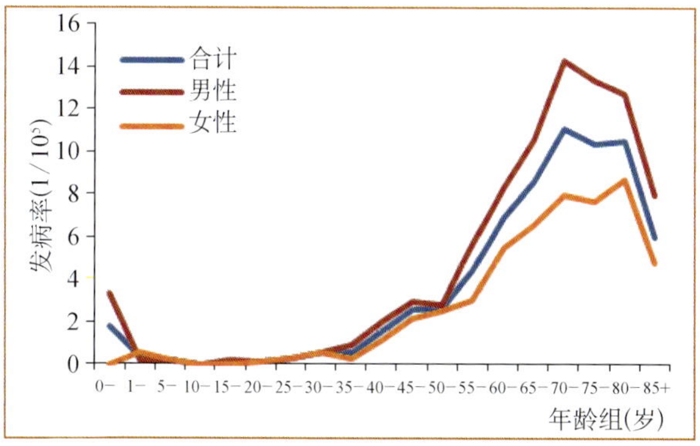

图5-17e　2014年江苏省农村肿瘤登记地区肾恶性肿瘤年龄别发病率

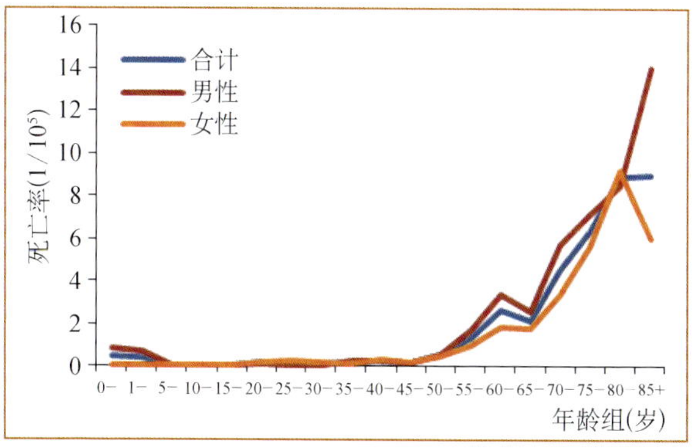

图5-17f　2014年江苏省农村肿瘤登记地区肾恶性肿瘤年龄别死亡率

江苏省 9 个城市肿瘤登记地区中，男性肾恶性肿瘤发病中标率最高的是无锡市区，发病率为5.31/10 万，其后依次为常州市区和苏州市区；女性肾恶性肿瘤发病中标率最高的是常州市区，发病率为4.04/10 万，其后依次为无锡市区和苏州市区。男性肾恶性肿瘤死亡中标率最高的是连云港市区，死亡率为 1.66/10 万，其后依次为盐城市盐都区和常州市区；女性肾恶性肿瘤死亡中标率最高的是连云港市区，死亡率为 0.95/10 万，其后依次为常州市区和南通市区(图 5-17g)。

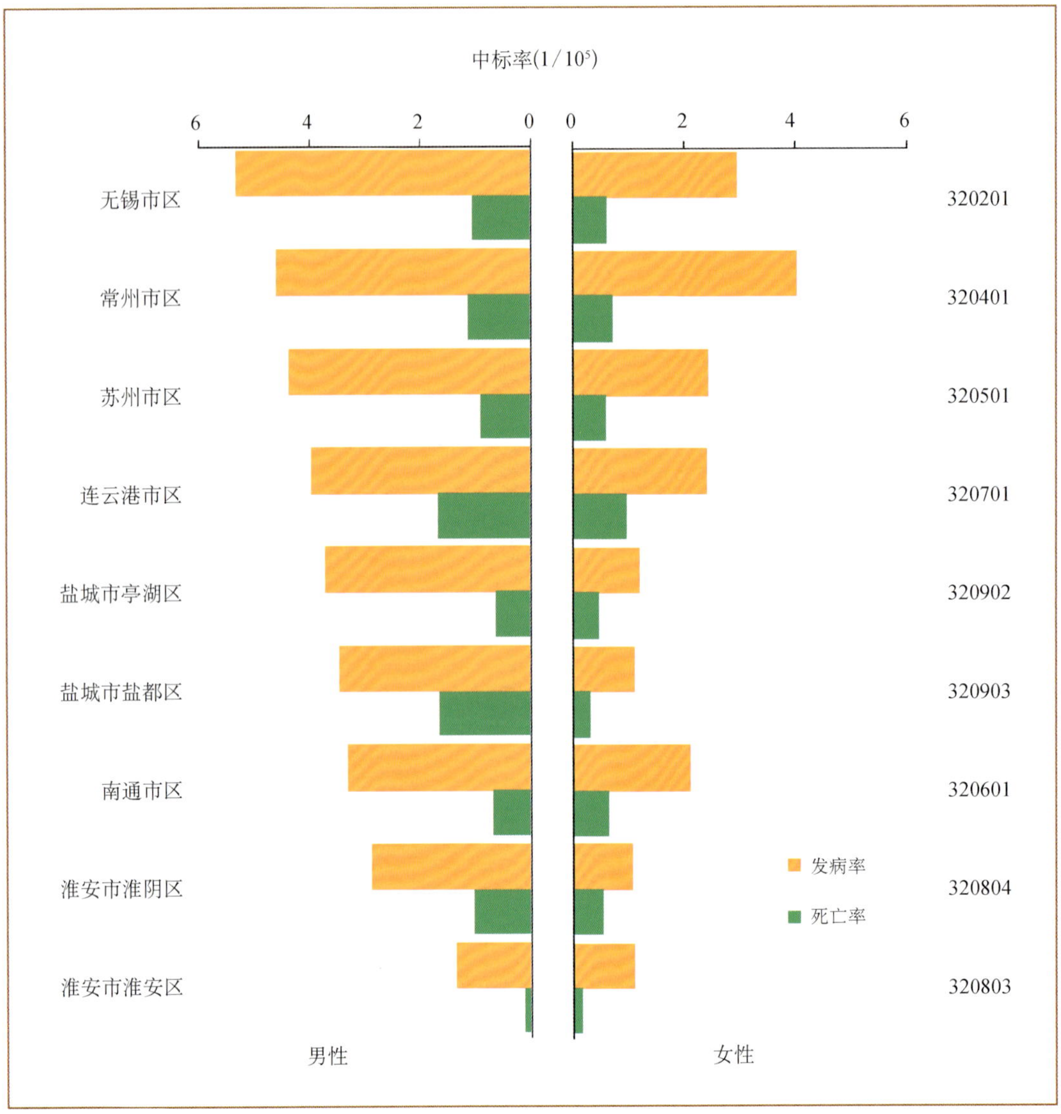

图 5-17g 2014 年江苏省城市肿瘤登记地区肾恶性肿瘤发病率和死亡率

江苏省 23 个农村肿瘤登记地区中，男性肾恶性肿瘤发病中标率最高的是金湖县，发病率为 3.57/10 万，其后依次为如皋市和涟水县；女性肾恶性肿瘤发病中标率最高的是海门市，发病率为 2.89/10 万，其后依次为灌云县和盱眙县。男性肾恶性肿瘤死亡中标率最高的是常州市金坛区，死亡率为 1.35/10 万，其后依次为灌云县和射阳县；女性肾恶性肿瘤死亡中标率最高的是灌云县，死亡率为 1.36/10 万，其后依次为射阳县和启东市（图5-17h）。

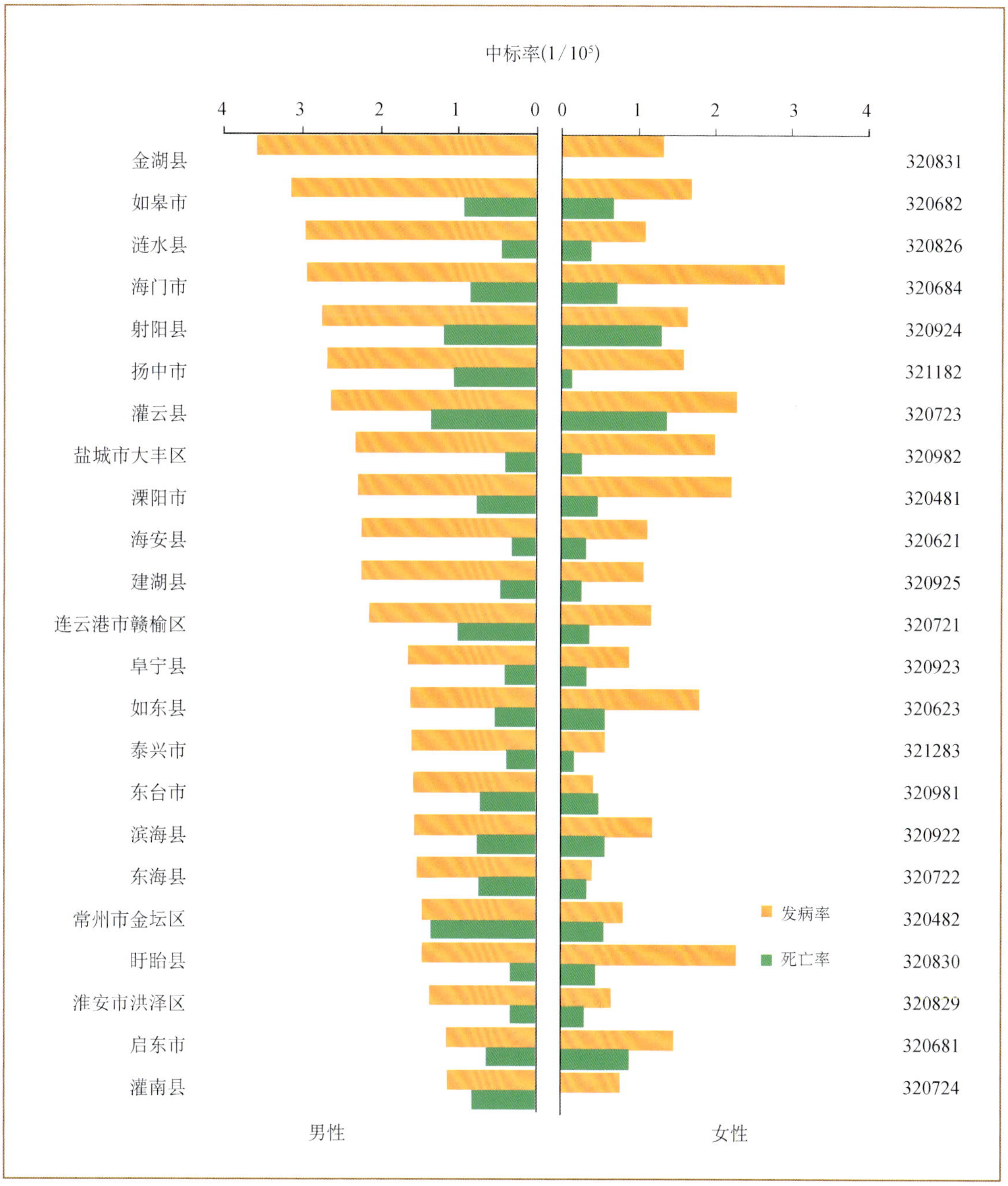

图 5-17h　2014 年江苏省农村肿瘤登记地区肾恶性肿瘤发病率和死亡率

十八、膀胱(C67)

2014年江苏省肿瘤登记地区膀胱癌新发病例2 136例,发病率为5.98/10万,中标率为3.17/10万,世标率为3.12/10万,占全部恶性肿瘤发病的1.91%。其中男、女性膀胱癌发病率分别为9.30/10万和2.57/10万,男性为女性的3.62倍。城市膀胱癌发病率是农村的1.28倍,中国人口标化后为1.30倍。同期全省肿瘤登记地区因膀胱癌死亡846例,死亡率为2.37/10万,中标率为1.07/10万,世标率为1.06/10万,占全部恶性肿瘤死亡的1.13%。膀胱癌死亡率和标化率均为男性高于女性,城市高于农村(表5.18)。

表5.18　2014年江苏省肿瘤登记地区膀胱癌发病和死亡情况

指标	地区	性别	病例数	粗率($1/10^5$)	构成(%)	中标率($1/10^5$)	世标率($1/10^5$)	累积率(%) 0—74岁
发病	全省	合计	2 136	5.98	1.91	3.17	3.12	0.36
		男性	1 683	9.30	2.62	5.12	5.05	0.58
		女性	453	2.57	0.95	1.31	1.28	0.15
	城市	合计	992	6.88	2.07	3.67	3.58	0.41
		男性	784	10.88	2.90	5.99	5.83	0.66
		女性	208	2.88	1.00	1.49	1.45	0.16
	农村	合计	1 144	5.37	1.79	2.83	2.81	0.33
		男性	899	8.26	2.42	4.55	4.53	0.52
		女性	245	2.35	0.91	1.17	1.16	0.14
死亡	全省	合计	846	2.37	1.13	1.07	1.06	0.10
		男性	647	3.58	1.38	1.74	1.77	0.15
		女性	199	1.13	0.72	0.47	0.46	0.04
	城市	合计	359	2.49	1.17	1.11	1.11	0.10
		男性	268	3.72	1.39	1.76	1.80	0.15
		女性	91	1.26	0.80	0.55	0.54	0.05
	农村	合计	487	2.29	1.11	1.04	1.03	0.10
		男性	379	3.48	1.36	1.73	1.74	0.16
		女性	108	1.04	0.67	0.41	0.40	0.04

江苏省膀胱癌年龄别发病率在0—44岁处于较低水平，45岁后快速升高，至80—84岁年龄组达高峰。不同性别、城乡膀胱癌年龄别发病率变化趋势与全省基本一致，但城市女性发病高峰延后出现在85岁及以上年龄组。膀胱癌年龄别死亡率在0—59岁年龄段处于较低水平，60岁开始随年龄增长快速上升，至85岁及以上年龄组达高峰。不同性别、城乡膀胱癌年龄别死亡率变化趋势与全省一致（图5-18a至图5-18f）。

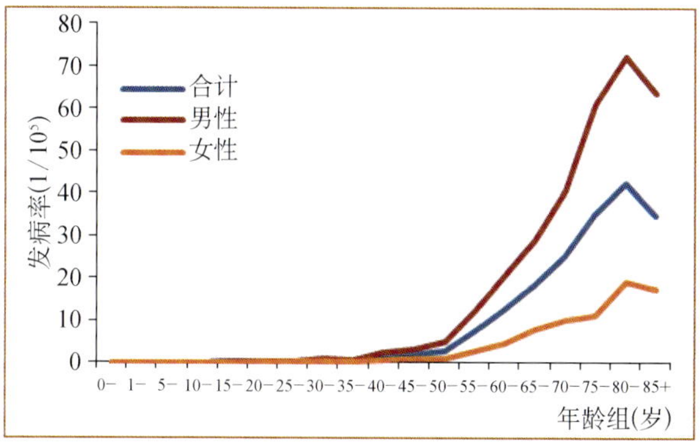

图5-18a　2014年江苏省肿瘤登记地区膀胱癌年龄别发病率

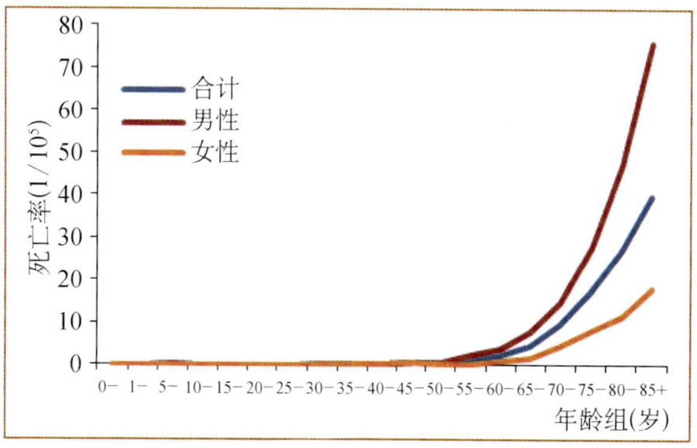

图5-18b　2014年江苏省肿瘤登记地区膀胱癌年龄别死亡率

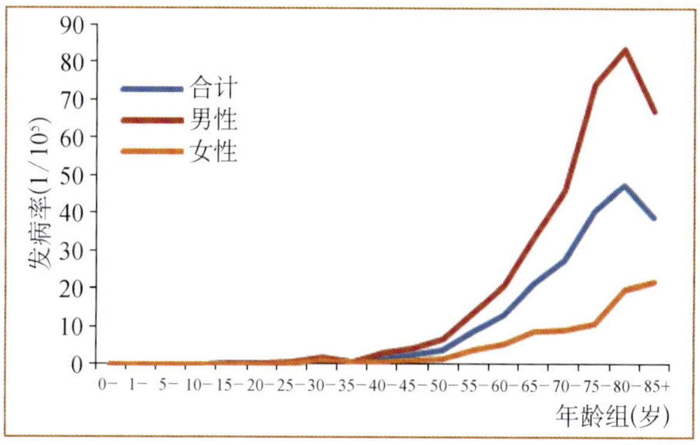

图5-18c　2014年江苏省城市肿瘤登记地区膀胱癌年龄别发病率

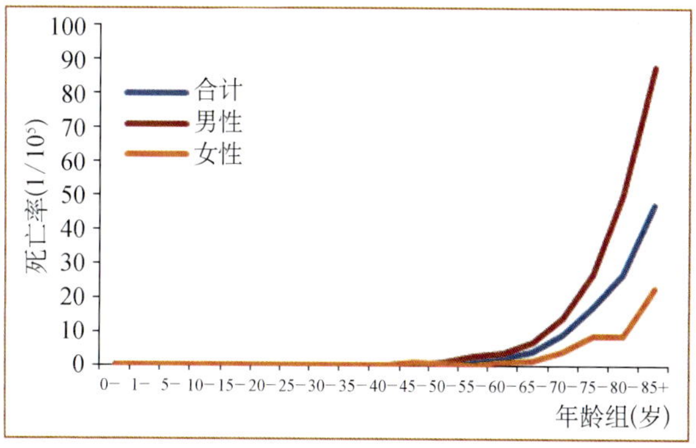

图5-18d　2014年江苏省城市肿瘤登记地区膀胱癌年龄别死亡率

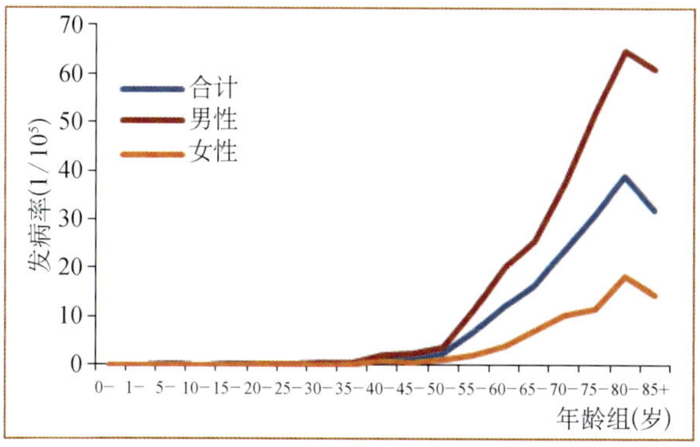

图5-18e　2014年江苏省农村肿瘤登记地区膀胱癌年龄别发病率

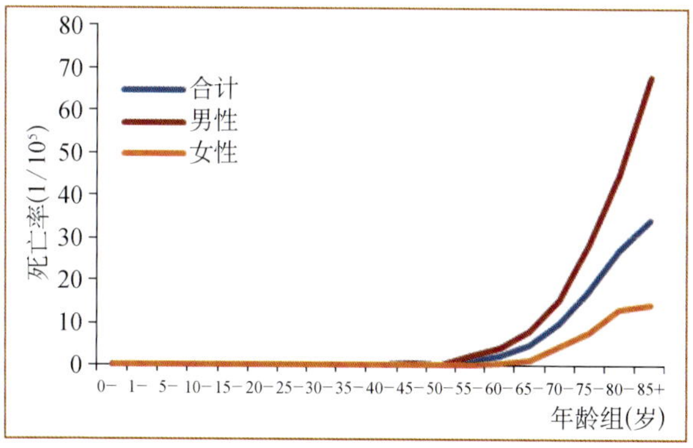

图5-18f　2014年江苏省农村肿瘤登记地区膀胱癌年龄别死亡率

江苏省9个城市肿瘤登记地区中，男性膀胱癌发病中标率最高的是南通市区，发病率为7.66/10万，其后依次为连云港市区和常州市区；女性膀胱癌发病中标率最高的是无锡市区，发病率为2.52/10万，其后依次为南通市区和连云港市区。盐城市亭湖区男性膀胱癌死亡中标率最高，为2.41/10万，其后依次为连云港市区和南通市区；南通市区女性膀胱癌死亡中标率最高，为1.24/10万，其后依次为连云港市区和盐城市盐都区(图5-18g)。

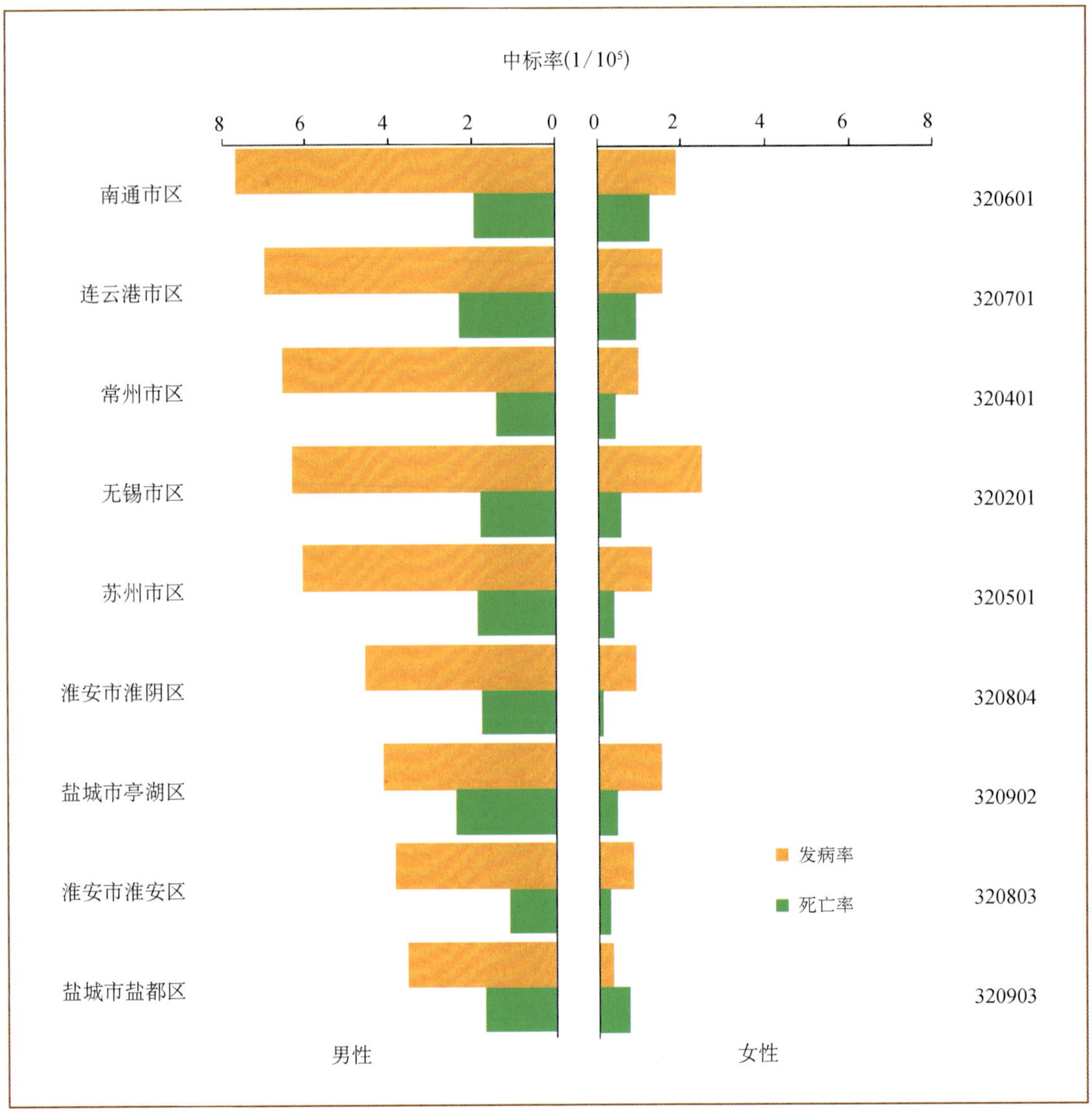

图5-18g　2014年江苏省城市肿瘤登记地区膀胱癌发病率和死亡率

江苏省23个农村肿瘤登记地区中，男性膀胱癌发病中标率最高的是启东市，发病率为9.38/10万，其后依次为海门市和如东县；女性膀胱癌发病中标率最高的是海门市，发病率为2.23/10万，其后依次为启东市和建湖县。启东市男性和女性膀胱癌死亡中标率均最高，死亡率分别为4.58/10万和0.89/10万，男性其后依次为连云港市赣榆区和盐城市大丰区，女性其后依次为盐城市大丰区和射阳县(图5-18h)。

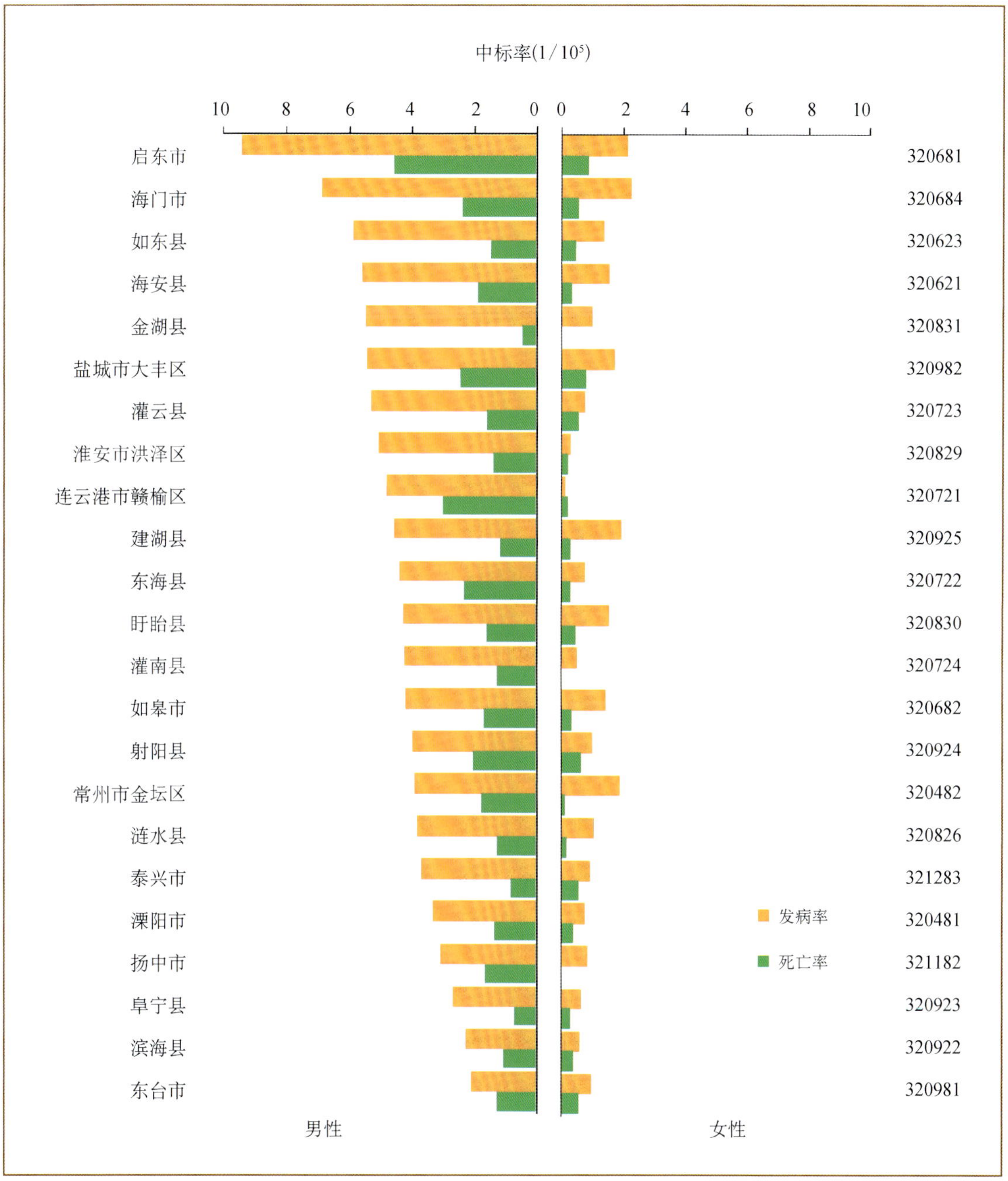

图5-18h　2014年江苏省农村肿瘤登记地区膀胱癌发病率和死亡率

十九、脑及中枢神经系统(C70-C72; D32-D33; D42-D43)

2014年江苏省肿瘤登记地区脑及中枢神经系统肿瘤(以下简称脑瘤)新发病2 657例,发病率为7.44/10万,中标率为4.85/10万,世标率为4.76/10万,占全部恶性肿瘤发病的2.37%。其中男、女性脑瘤发病率分别为7.01/10万和7.87/10万,女性为男性的1.12倍。城市发病率为农村的1.14倍,中国人口标化后为1.13倍。同期全省肿瘤登记地区因脑瘤死亡1 855例,死亡率为5.19/10万,中标率为3.18/10万,世标率为3.16/10万,占全部恶性肿瘤死亡的2.49%。脑瘤死亡率和标化率男性均高于女性,城乡死亡水平相近(表5.19)。

表5.19　2014年江苏省肿瘤登记地区脑瘤发病和死亡情况

指标	地区	性别	病例数	粗率($1/10^5$)	构成(%)	中标率($1/10^5$)	世标率($1/10^5$)	累积率(%) 0—74岁
发病	全省	合计	2 657	7.44	2.37	4.85	4.76	0.52
		男性	1 269	7.01	1.97	4.65	4.59	0.49
		女性	1 388	7.87	2.91	5.06	4.94	0.54
	城市	合计	1 156	8.02	2.41	5.20	5.09	0.54
		男性	523	7.25	1.93	4.74	4.69	0.49
		女性	633	8.78	3.04	5.66	5.50	0.59
	农村	合计	1 501	7.04	2.34	4.61	4.54	0.50
		男性	746	6.86	2.01	4.58	4.53	0.49
		女性	755	7.24	2.81	4.63	4.55	0.51
死亡	全省	合计	1 855	5.19	2.49	3.18	3.16	0.34
		男性	1 013	5.60	2.16	3.55	3.52	0.38
		女性	842	4.77	3.05	2.80	2.79	0.30
	城市	合计	739	5.12	2.41	3.13	3.14	0.33
		男性	405	5.62	2.11	3.58	3.57	0.38
		女性	334	4.63	2.92	2.68	2.71	0.28
	农村	合计	1 116	5.24	2.54	3.21	3.17	0.35
		男性	608	5.59	2.19	3.53	3.50	0.39
		女性	508	4.87	3.14	2.90	2.85	0.31

江苏省脑瘤年龄别发病率在0—29岁处于较低水平，30岁后快速上升，于75—79岁年龄组达高峰。不同性别、城乡脑瘤年龄别发病率变化趋势与全省基本一致，仅全省男性、城市男性和农村男性脑瘤死亡高峰延后出现在80—84岁年龄组，农村合计和农村女性提前至70—74岁年龄组。全省脑瘤年龄别死亡率在0—39岁年龄段处于较低水平，40岁后随年龄增长快速升高，至80—84岁年龄组达高峰。不同性别、城乡脑瘤年龄别死亡率变化趋势与全省基本一致，仅死亡率高峰出现年龄组略有差异（图5-19a至图5-19f）。

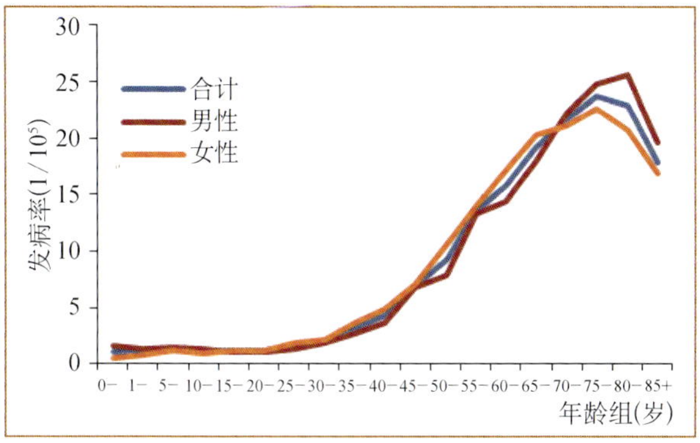

图5-19a　2014年江苏省肿瘤登记地区脑瘤年龄别发病率

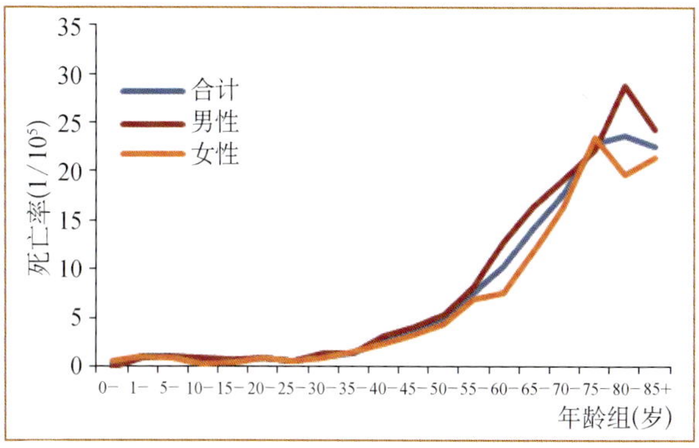

图5-19b　2014年江苏省肿瘤登记地区脑瘤年龄别死亡率

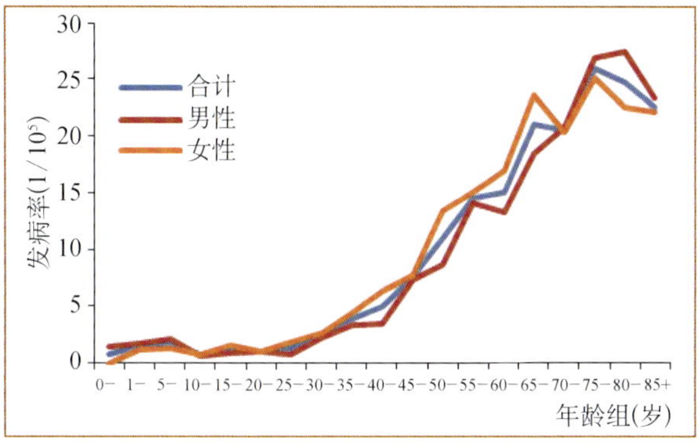

图5-19c　2014年江苏省城市肿瘤登记地区脑瘤年龄别发病率

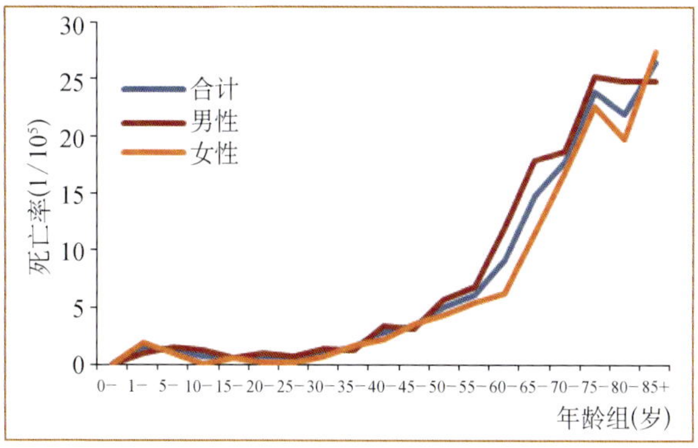

图5-19d　2014年江苏省城市肿瘤登记地区脑瘤年龄别死亡率

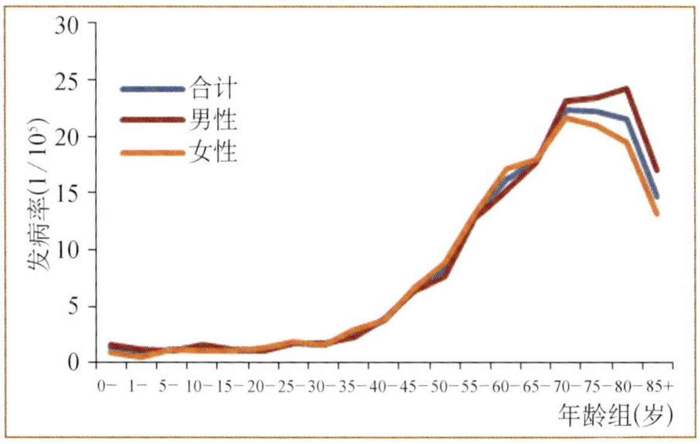

图5-19e　2014年江苏省农村肿瘤登记地区脑瘤年龄别发病率

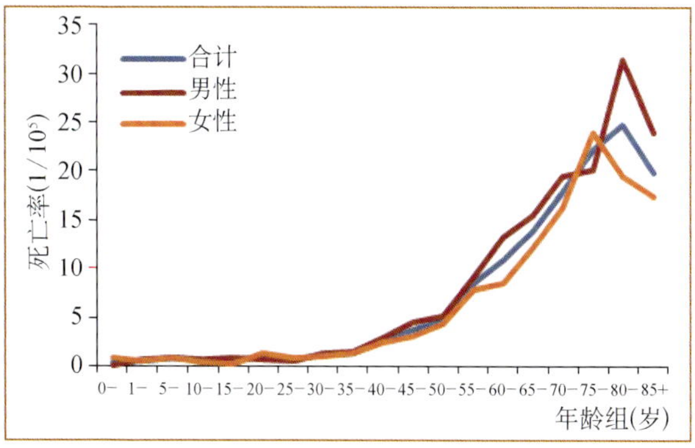

图5-19f　2014年江苏省农村肿瘤登记地区脑瘤年龄别死亡率

江苏省 9 个城市肿瘤登记地区中，男性脑瘤发病中标率最高的为常州市区，发病率为 6.21/10 万，其后依次为南通市区和盐城市盐都区；女性脑瘤发病中标率最高的为南通市区，发病率为 6.75/10 万，其后依次为常州市区和苏州市区。男、女性脑瘤死亡中标率最高的都是盐城市盐都区，死亡率分别为 6.22/10 万和 3.21/10 万，男性其后依次为盐城市亭湖区和常州市区，女性其后依次为常州市区和无锡市区（图 5-19g）。

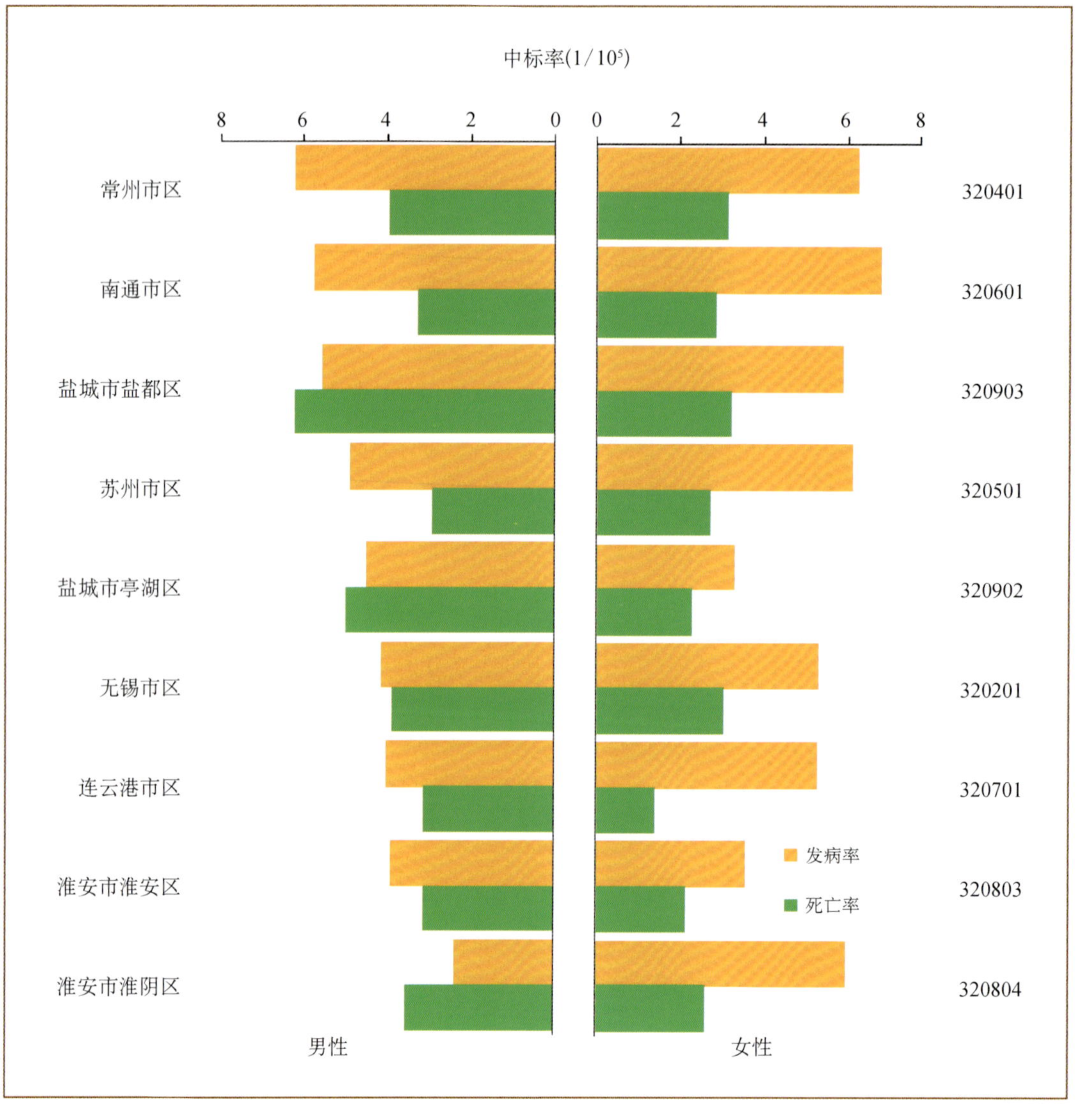

图 5-19g　2014 年江苏省城市肿瘤登记地区脑瘤发病率和死亡率

江苏省23个农村肿瘤登记地区中，男性脑瘤发病中标率最高的为射阳县，发病率为7.73/10万，其后依次为如东县和金湖县；女性脑瘤发病中标率最高的为海门市，发病率为8.40/10万，其后依次为射阳县和盐城市大丰区。男性脑瘤死亡中标率最高的为扬中市，死亡率为7.76/10万，其后依次为溧阳市和阜宁县；女性脑瘤死亡中标率最高的为东海县，死亡率为4.39/10万，其后依次为盱眙县和海门市（图5-19h）。

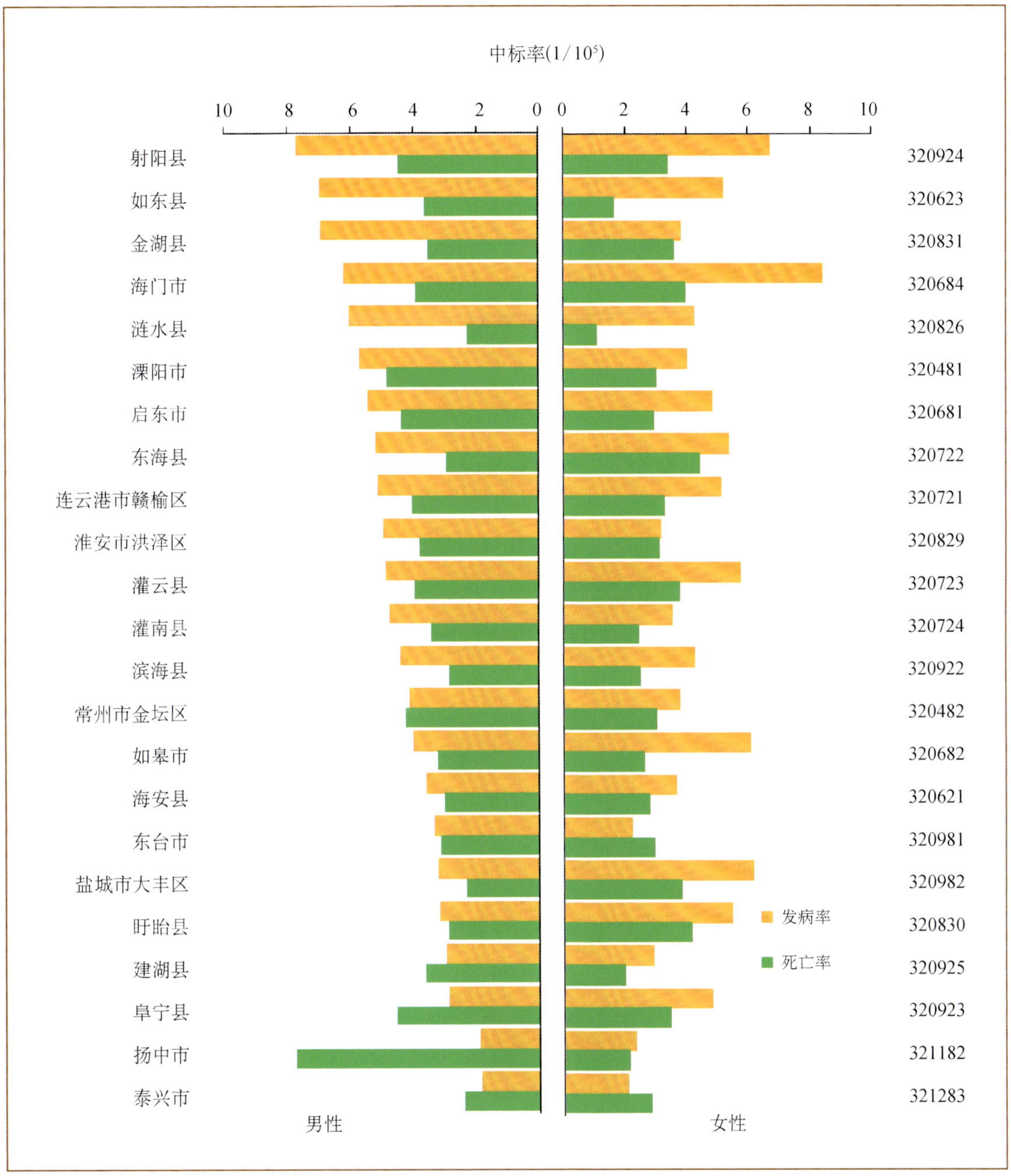

图5-19h　2014年江苏省农村肿瘤登记地区脑瘤发病率和死亡率

二十、甲状腺(C73)

2014年江苏省肿瘤登记地区甲状腺癌新发病例2 366例，发病率为6.62/10万，中标率为5.30/10万，世标率为4.69/10万，占全部恶性肿瘤发病的2.11%。其中男、女性甲状腺癌发病率分别为3.20/10万和10.14/10万，女性为男性的3.17倍。城市发病率为农村的2.66倍，中国人口标化后为2.89倍。同期全省肿瘤登记地区因甲状腺癌死亡153例，死亡率为0.43/10万，中标率为0.23/10万，世标率为0.23/10万，占全部恶性肿瘤死亡的0.21%。甲状腺癌死亡率女性高于男性，调整人口构成后两者差距缩小；城乡死亡率和中标率相近(表5.20)。

表5.20 2014年江苏省肿瘤登记地区甲状腺癌发病和死亡情况

指标	地区	性别	病例数	粗率 (1/10⁵)	构成 (%)	中标率 (1/10⁵)	世标率 (1/10⁵)	累积率(%) 0—74岁
发病	全省	合计	2 366	6.62	2.11	5.30	4.69	0.45
		男性	578	3.20	0.90	2.60	2.29	0.22
		女性	1 788	10.14	3.75	8.04	7.14	0.68
	城市	合计	1 522	10.55	3.18	8.63	7.55	0.71
		男性	400	5.55	1.48	4.63	4.03	0.38
		女性	1 122	15.56	5.39	12.59	11.03	1.04
	农村	合计	844	3.96	1.32	2.99	2.72	0.27
		男性	178	1.64	0.48	1.22	1.11	0.11
		女性	666	6.39	2.48	4.81	4.39	0.43
死亡	全省	合计	153	0.43	0.21	0.23	0.23	0.03
		男性	63	0.35	0.13	0.20	0.20	0.02
		女性	90	0.51	0.33	0.26	0.25	0.03
	城市	合计	61	0.42	0.20	0.23	0.23	0.02
		男性	21	0.29	0.11	0.16	0.16	0.02
		女性	40	0.55	0.35	0.30	0.29	0.03
	农村	合计	92	0.43	0.21	0.23	0.23	0.03
		男性	42	0.39	0.15	0.23	0.23	0.03
		女性	50	0.48	0.31	0.23	0.23	0.02

江苏省甲状腺癌年龄别发病率在0—19岁处于较低水平，20岁开始快速上升，至50—54岁年龄组达高峰。不同性别、城乡甲状腺癌年龄别发病率变化趋势与全省基本一致，但农村发病高峰延后至55—59岁年龄组。全省、城市和农村，除低年龄组外，甲状腺癌年龄别发病率均为女性高于男性。全省甲状腺癌年龄别死亡率在64岁前处于相对较低水平，65岁开始随年龄增长呈波动上升趋势，于85岁及以上年龄组达高峰。不同性别、城乡甲状腺癌年龄别死亡率变化趋势与全省基本一致，仅死亡高峰出现年龄组略有差异（图5-20a至图5-20f）。

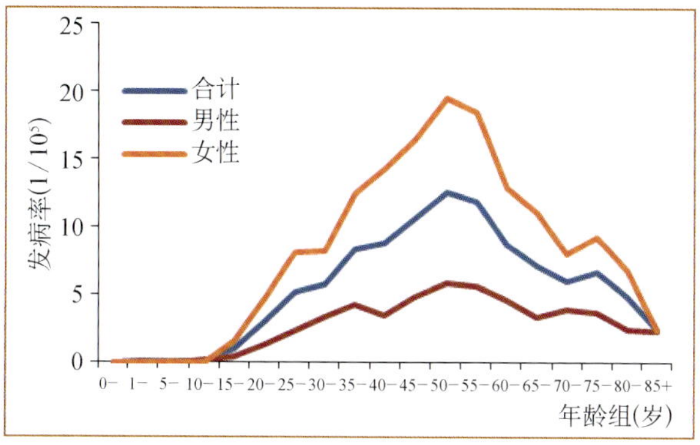

图5-20a 2014年江苏省肿瘤登记地区甲状腺癌年龄别发病率

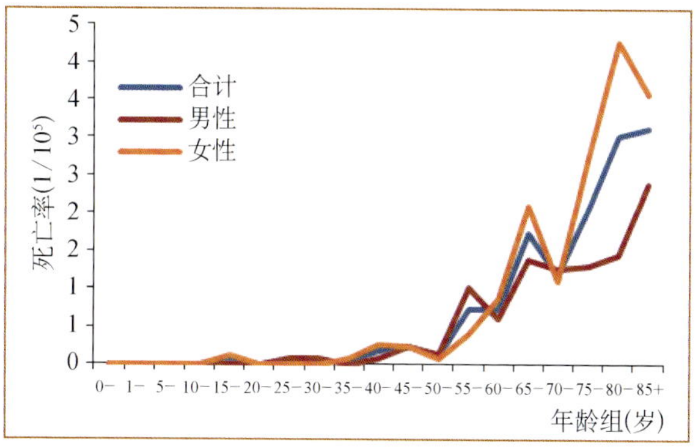

图5-20b 2014年江苏省肿瘤登记地区甲状腺癌年龄别死亡率

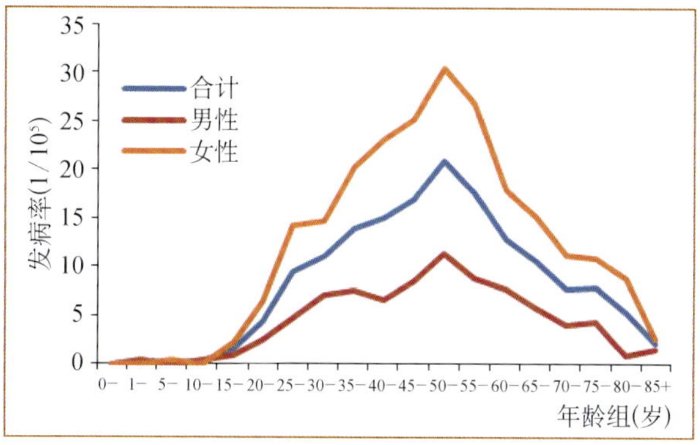

图5-20c 2014年江苏省城市肿瘤登记地区甲状腺癌年龄别发病率

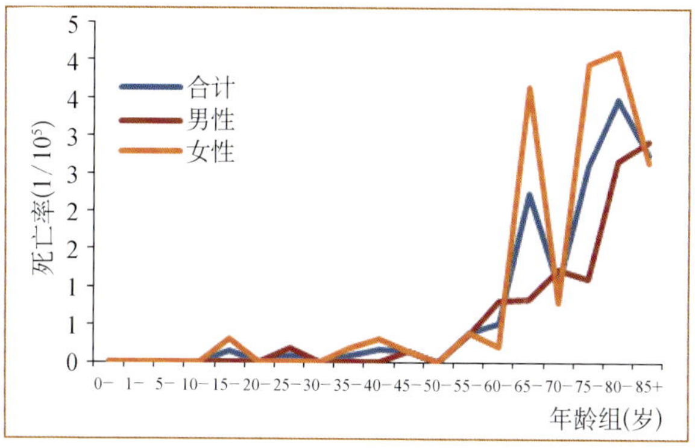

图5-20d 2014年江苏省城市肿瘤登记地区甲状腺癌年龄别死亡率

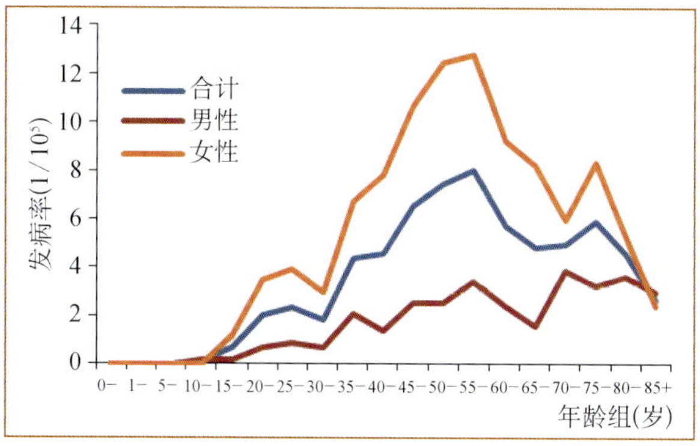

图5-20e 2014年江苏省农村肿瘤登记地区甲状腺癌年龄别发病率

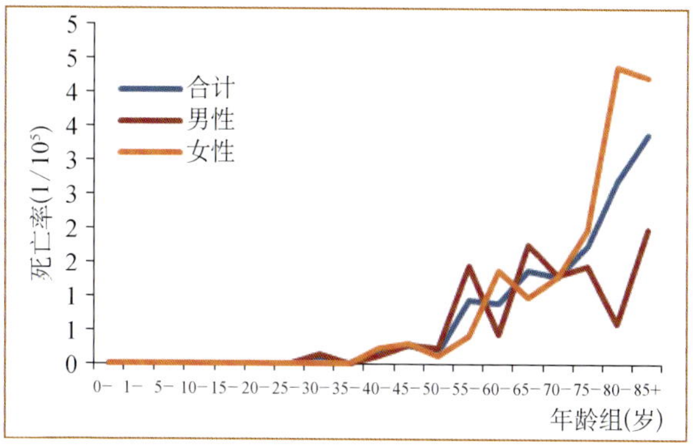

图5-20f 2014年江苏省农村肿瘤登记地区甲状腺癌年龄别死亡率

江苏省9个城市肿瘤登记地区中，男、女性甲状腺癌发病中标率最高的均为常州市区，发病率分别为9.26/10万和30.41/10万，男性其后依次为连云港市区和苏州市区，女性其后依次为苏州市区和连云港市区。男、女性甲状腺癌死亡中标率最高的均为连云港市区，死亡率分别为0.39/10万和0.66/10万，男性其后依次为盐城市亭湖区和南通市区，女性依次分别为南通市区和无锡市区(图5-20g)。

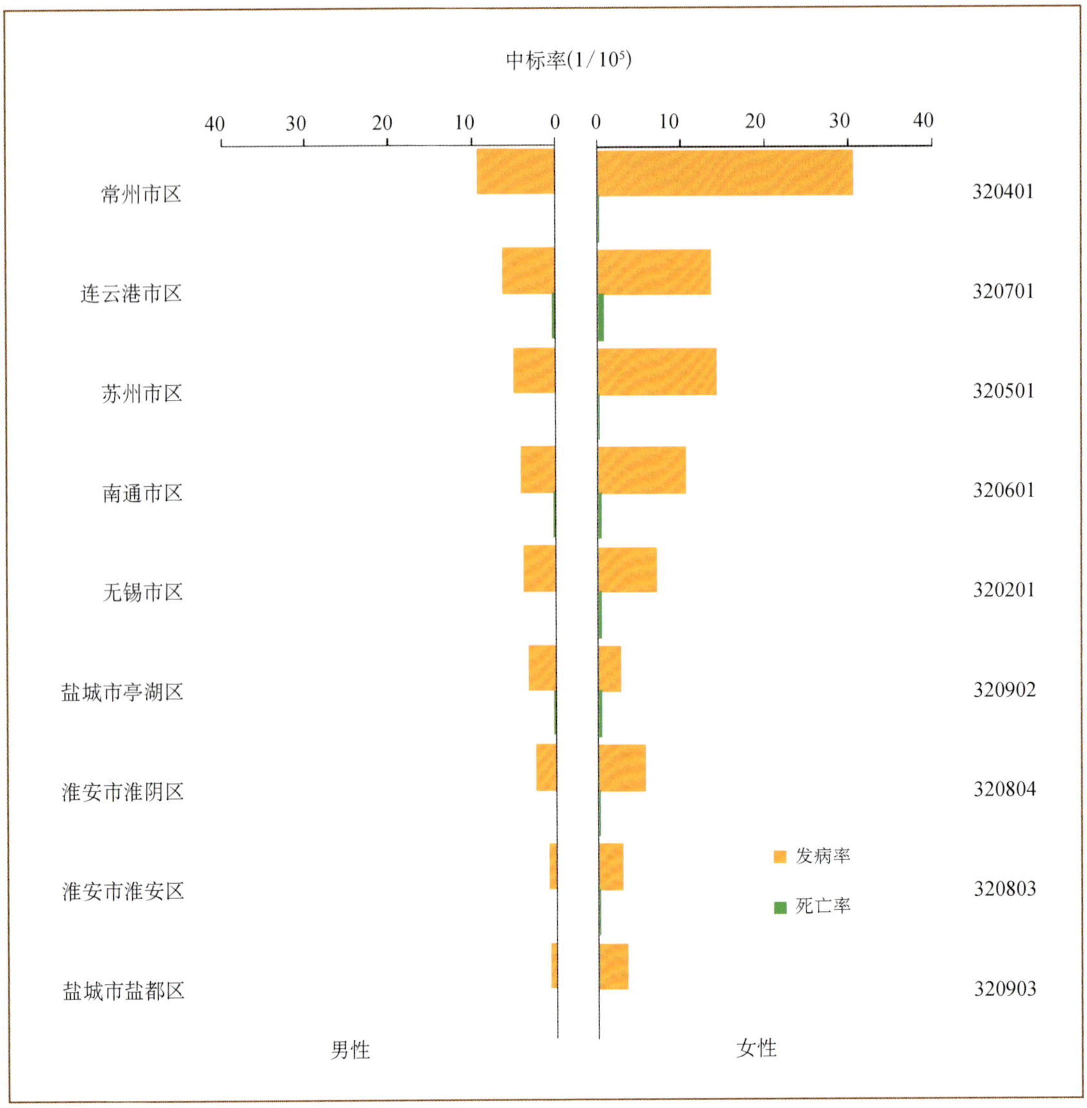

图5-20g 2014年江苏省城市肿瘤登记地区甲状腺癌发病率和死亡率

江苏省 23 个农村肿瘤登记地区中，男性甲状腺癌发病中标率最高的为海门市，发病率为 4.46/10 万，其后依次为扬中市和金湖县；女性甲状腺癌发病中标率最高的为常州市金坛区，发病率为 13.76/10 万，其后依次为海门市和溧阳市。男性甲状腺癌死亡中标率最高的为扬中市，死亡率为 2.22/10 万，其后依次为灌云县和东海县；女性甲状腺癌死亡中标率最高的为连云港市赣榆区，死亡率为 0.56/10 万，其后依次为射阳县和东海县（图5-20h）。

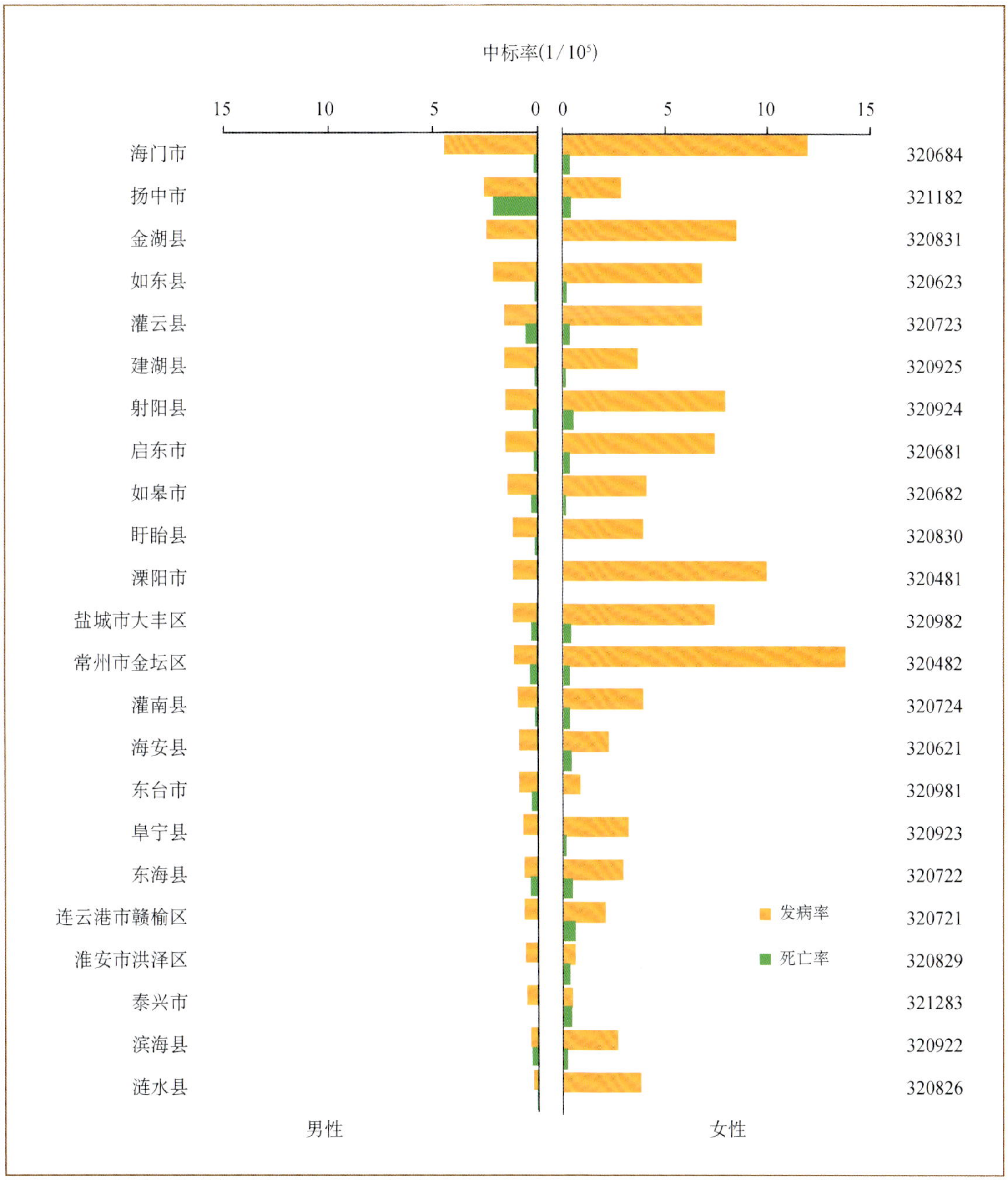

图 5-20h　2014 年江苏省农村肿瘤登记地区甲状腺癌发病率和死亡率

二十一、淋巴瘤(C81-C85；C88；C90；C96)

2014年江苏省肿瘤登记地区淋巴瘤新发病例2 331例，发病率为6.52/10万，中标率为3.95/10万，世标率为3.87/10万，占全部恶性肿瘤发病的2.08%。其中男、女性淋巴瘤发病率分别为7.36/10万和5.66/10万，男性为女性的1.30倍。城市淋巴瘤发病率是农村的1.13倍，中国人口标化后为1.12倍。同期全省肿瘤登记地区因淋巴瘤死亡1 544例，死亡率为4.32/10万，中标率为2.39/10万，世标率为2.35/10万，占全部恶性肿瘤死亡的2.07%。淋巴瘤死亡率和标化率均为男性高于女性，城市高于农村(表5.21)。

表5.21 2014年江苏省肿瘤登记地区淋巴瘤发病和死亡情况

指标	地区	性别	病例数	粗率 $(1/10^5)$	构成 (%)	中标率 $(1/10^5)$	世标率 $(1/10^5)$	累积率(%) 0—74岁
发病	全省	合计	2 331	6.52	2.08	3.95	3.87	0.46
		男性	1 332	7.36	2.07	4.50	4.40	0.52
		女性	999	5.66	2.09	3.42	3.37	0.40
	城市	合计	1 010	7.00	2.11	4.21	4.12	0.50
		男性	588	8.16	2.17	4.98	4.87	0.59
		女性	422	5.85	2.03	3.48	3.41	0.41
	农村	合计	1 321	6.20	2.06	3.76	3.69	0.43
		男性	744	6.84	2.00	4.17	4.08	0.47
		女性	577	5.53	2.15	3.37	3.33	0.39
死亡	全省	合计	1 544	4.32	2.07	2.39	2.35	0.27
		男性	947	5.23	2.01	3.02	3.00	0.34
		女性	597	3.38	2.16	1.77	1.72	0.20
	城市	合计	681	4.72	2.22	2.52	2.49	0.28
		男性	419	5.81	2.18	3.27	3.24	0.36
		女性	262	3.63	2.29	1.79	1.77	0.20
	农村	合计	863	4.05	1.96	2.30	2.26	0.27
		男性	528	4.85	1.90	2.86	2.84	0.33
		女性	335	3.21	2.07	1.75	1.68	0.20

江苏省淋巴瘤年龄别发病率在0—39岁处于较低水平，40岁后快速升高，至75—79岁年龄组达高峰。男、女性淋巴瘤年龄别发病率变化趋势与全省基本一致，仅发病高峰分别出现在80—84岁和70—74岁年龄组。城乡淋巴瘤年龄别发病率变化趋势与全省基本一致，但城市发病高峰出现在70—74岁年龄组。淋巴瘤年龄别死亡率在0—44岁年龄段处于较低水平，45岁开始随年龄增长快速上升，至80—84岁年龄组达高峰。不同性别、城乡淋巴瘤年龄别死亡率变化趋势与全省基本一致，仅死亡高峰出现年龄组略有差异(图5-21a至图5-21f)。

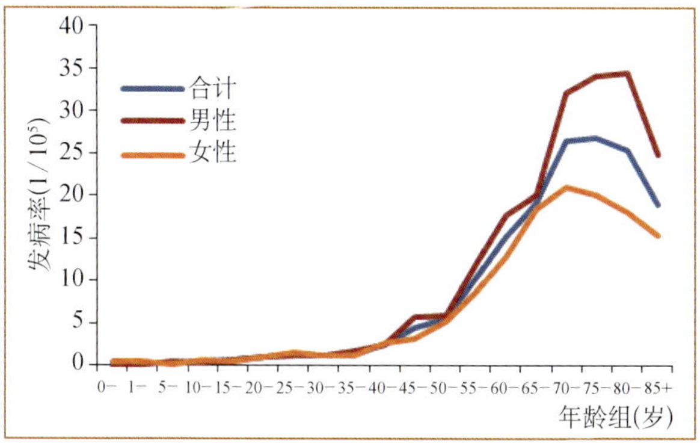

图5-21a　2014年江苏省肿瘤登记地区淋巴瘤年龄别发病率

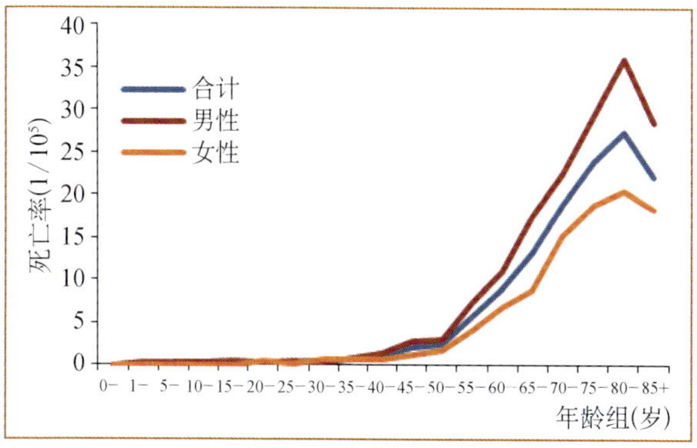

图5-21b　2014年江苏省肿瘤登记地区淋巴瘤年龄别死亡率

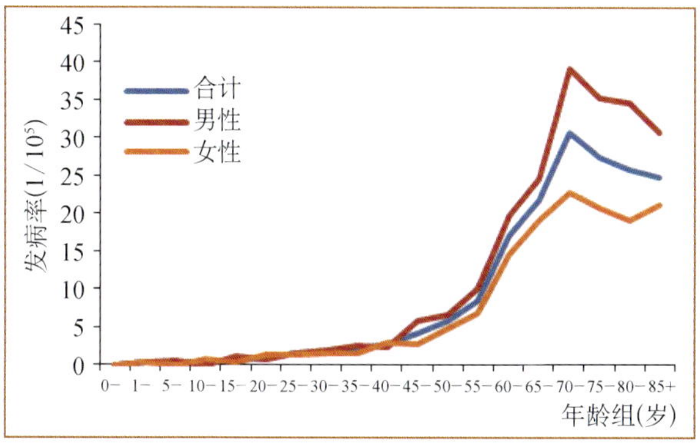

图5-21c　2014年江苏省城市肿瘤登记地区淋巴瘤年龄别发病率

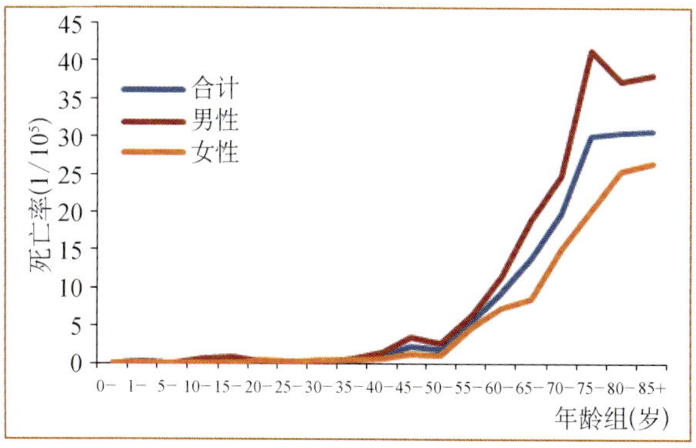

图5-21d　2014年江苏省城市肿瘤登记地区淋巴瘤年龄别死亡率

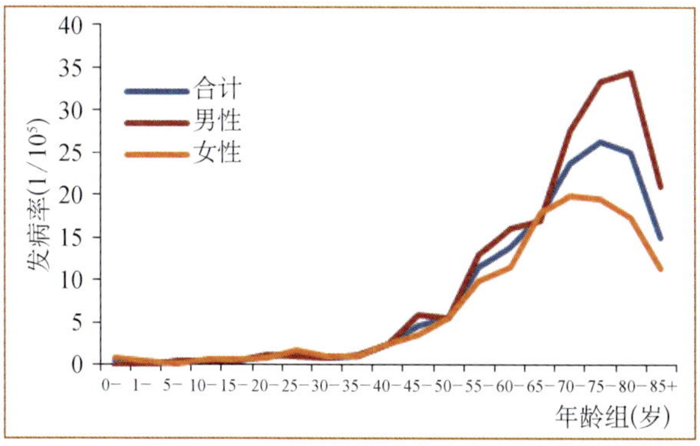

图5-21e　2014年江苏省农村肿瘤登记地区淋巴瘤年龄别发病率

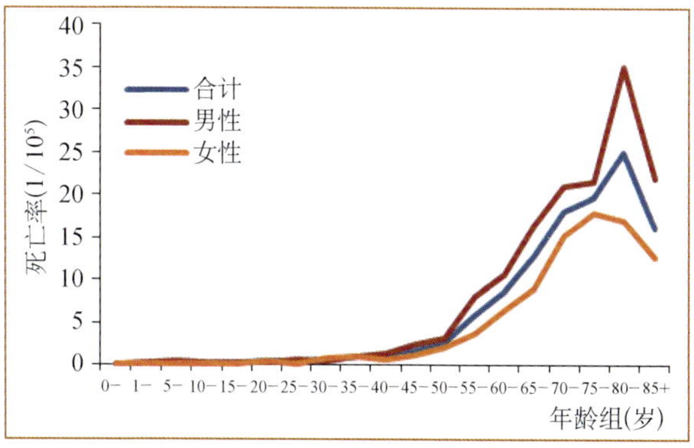

图5-21f　2014年江苏省农村肿瘤登记地区淋巴瘤年龄别死亡率

江苏省9个城市肿瘤登记地区中，常州市区男性和女性淋巴瘤发病中标率最高，分别为6.84/10万和4.71/10万，男性其后依次为连云港市区和苏州市区，女性其后依次为无锡市区和苏州市区。常州市区男性淋巴瘤死亡中标率最高，死亡率为4.90/10万，其后依次为无锡市区和连云港市区；无锡市区女性淋巴瘤死亡中标率最高，为2.64/10万，其后依次为南通市区和常州市区(图5-21g)。

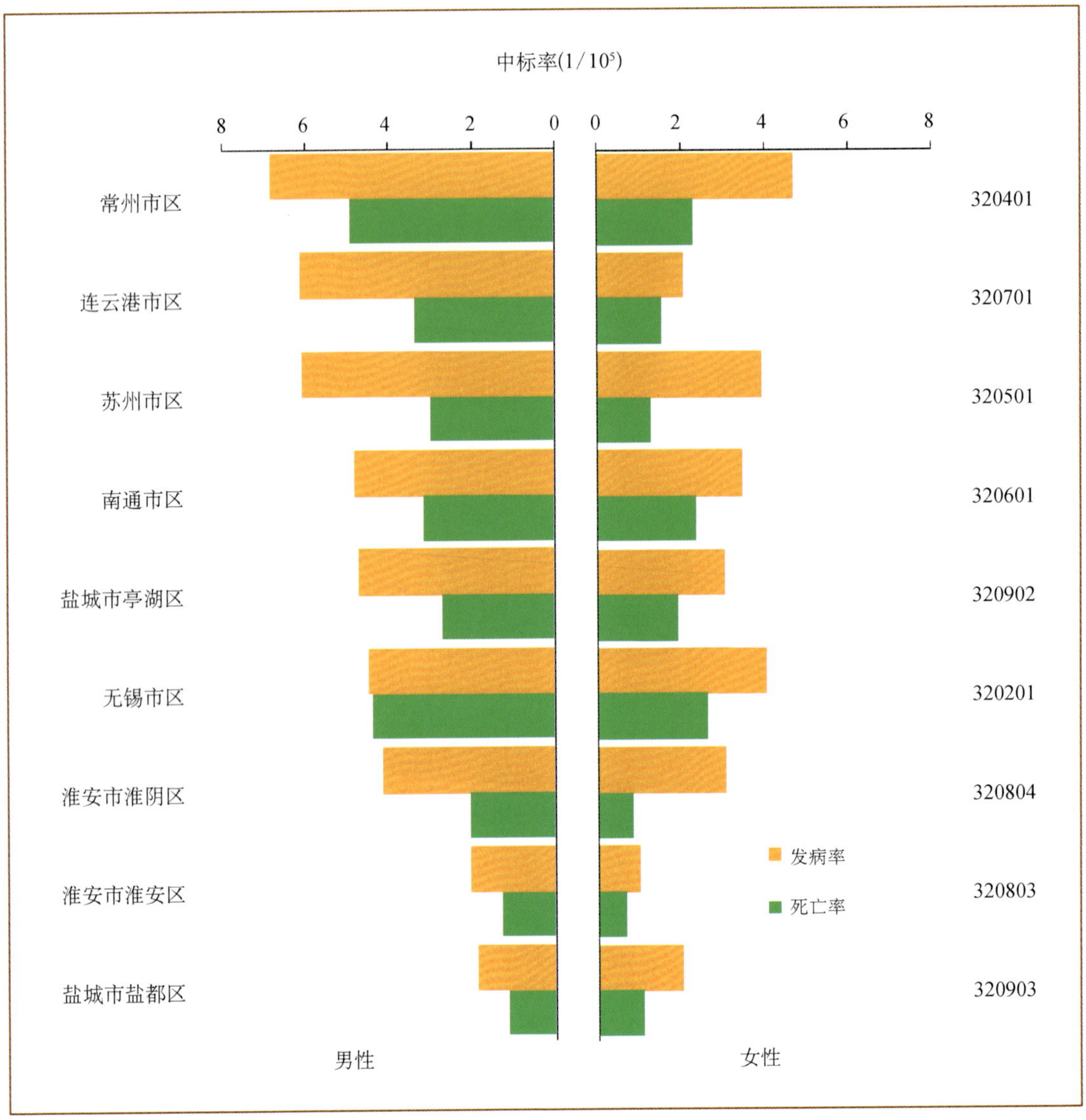

图5-21g　2014年江苏省城市肿瘤登记地区淋巴瘤发病率和死亡率

江苏省23个农村肿瘤登记地区中，男性和女性淋巴瘤发病中标率最高的均为启东市，发病率分别为8.36/10万和6.84/10万，其后均依次为海门市和射阳县。男性淋巴瘤死亡中标率最高的为启东市，死亡率为6.54/10万，其后依次为扬中市和射阳县；女性淋巴瘤死亡中标率最高的为射阳县，死亡率为3.36/10万，其后依次为东海县和建湖县(图5-21h)。

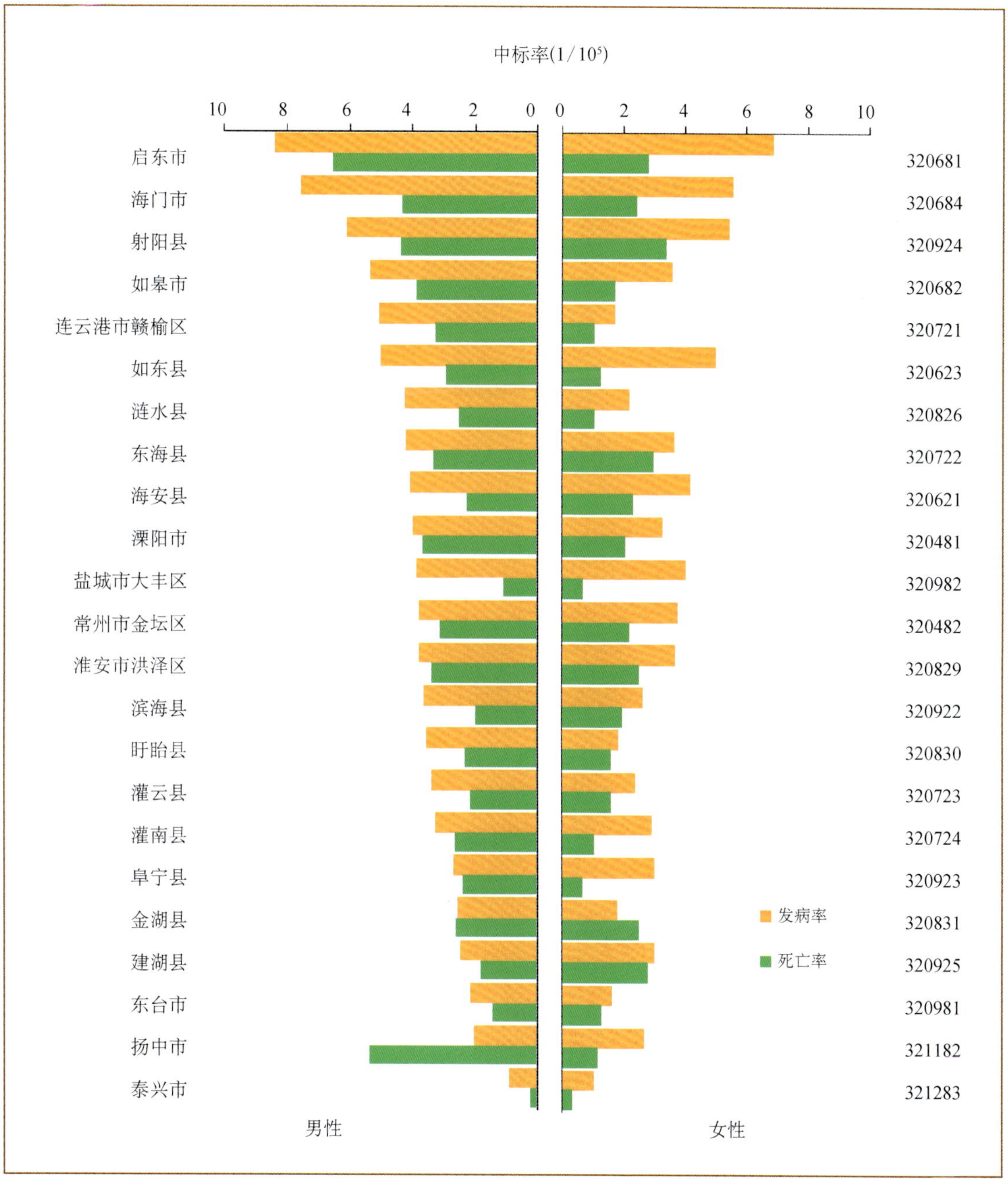

图5-21h 2014年江苏省农村肿瘤登记地区淋巴瘤发病率和死亡率

二十二、白血病(C91-C95；D45-D46；D47.1；D47.3)

2014年江苏省肿瘤登记地区白血病新发病例2 181例，发病率为6.10/10万，中标率为4.74/10万，世标率为4.87/10万，占全部恶性肿瘤发病的1.95%。其中男、女性白血病发病率分别为6.65/10万和5.54/10万，男性为女性的1.20倍。城市白血病发病率是农村的1.25倍，中国人口标化后为1.37倍。同期全省肿瘤登记地区因白血病死亡1 670例，死亡率为4.67/10万，中标率为3.12/10万，世标率为3.06/10万，占全部恶性肿瘤死亡的2.24%。白血病死亡率和标化率均为男性高于女性，城市高于农村(表5.22)。

表5.22 2014年江苏省肿瘤登记地区白血病发病和死亡情况

指标	地区	性别	病例数	粗率(1/10⁵)	构成(%)	中标率(1/10⁵)	世标率(1/10⁵)	累积率(%) 0—74岁
发病	全省	合计	2 181	6.10	1.95	4.74	4.87	0.44
		男性	1 203	6.65	1.87	5.25	5.44	0.48
		女性	978	5.54	2.05	4.22	4.29	0.40
	城市	合计	1 001	6.94	2.09	5.68	6.13	0.51
		男性	567	7.87	2.09	6.60	7.28	0.57
		女性	434	6.02	2.09	4.72	4.92	0.44
	农村	合计	1 180	5.54	1.84	4.16	4.08	0.40
		男性	636	5.84	1.71	4.42	4.28	0.42
		女性	544	5.22	2.02	3.91	3.89	0.37
死亡	全省	合计	1 670	4.67	2.24	3.12	3.06	0.30
		男性	909	5.02	1.93	3.43	3.34	0.33
		女性	761	4.31	2.76	2.83	2.78	0.27
	城市	合计	758	5.26	2.47	3.34	3.30	0.31
		男性	412	5.72	2.14	3.68	3.65	0.35
		女性	346	4.80	3.03	3.02	2.97	0.28
	农村	合计	912	4.28	2.07	2.98	2.90	0.30
		男性	497	4.57	1.79	3.27	3.14	0.32
		女性	415	3.98	2.56	2.70	2.66	0.27

江苏省白血病年龄别发病率变化趋势呈现双峰型，第一个小高峰出现在1—4岁年龄组，5—59岁年龄段发病率维持相对较低水平，60岁后快速升高，至80—84岁年龄组达到发病最高峰，之后略有下降。不同性别、城乡白血病年龄别发病率变化趋势与全省基本一致，但农村女性发病小高峰提前出现在0岁年龄组，城市女性和农村男性发病最高峰分别提前出现在70—74岁和75—79岁年龄组。全省白血病年龄别死亡率在0—39岁处于较低水平，40岁后开始随年龄增长快速升高，并于80—84岁年龄组达最高峰，之后略有下降。不同性别、城乡白血病年龄别死亡率变化趋势与全省基本一致，仅城市女性白血病年龄别死亡高峰出现在85岁及以上年龄组(图5-22a至图5-22f)。

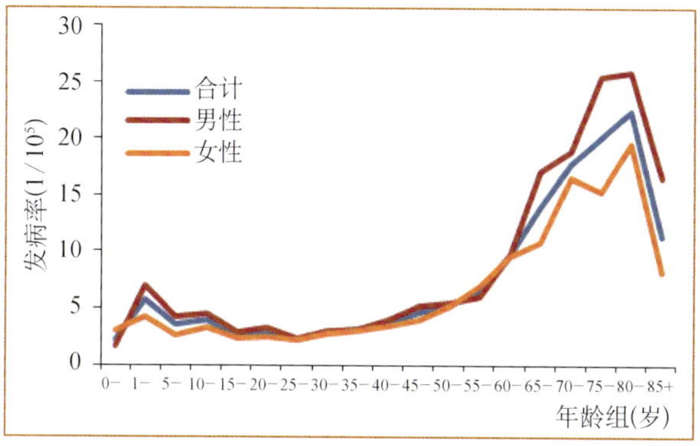

图5-22a 2014年江苏省肿瘤登记地区白血病年龄别发病率

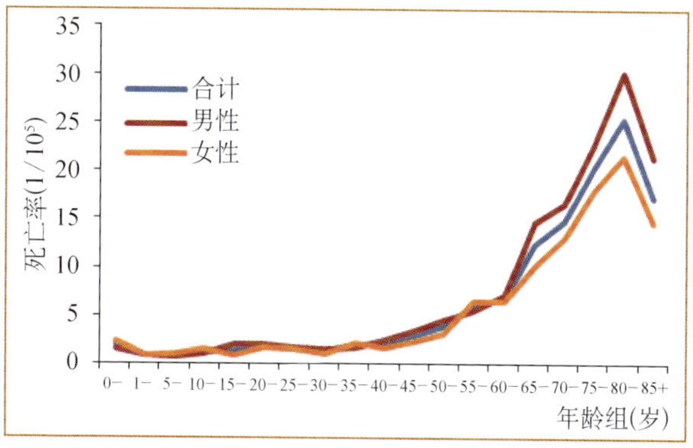

图5-22b 2014年江苏省肿瘤登记地区白血病年龄别死亡率

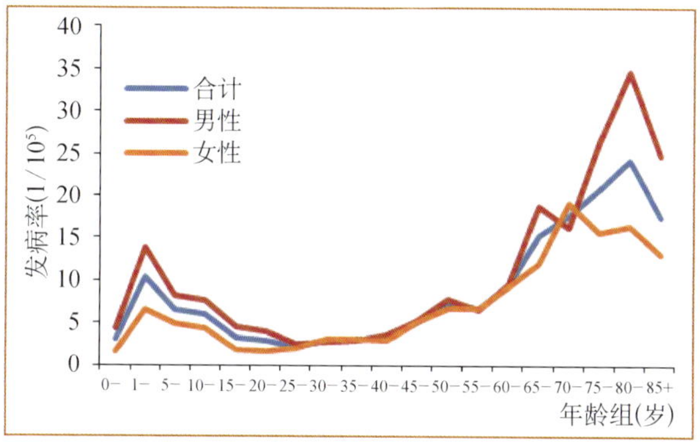

图5-22c 2014年江苏省城市肿瘤登记地区白血病年龄别发病率

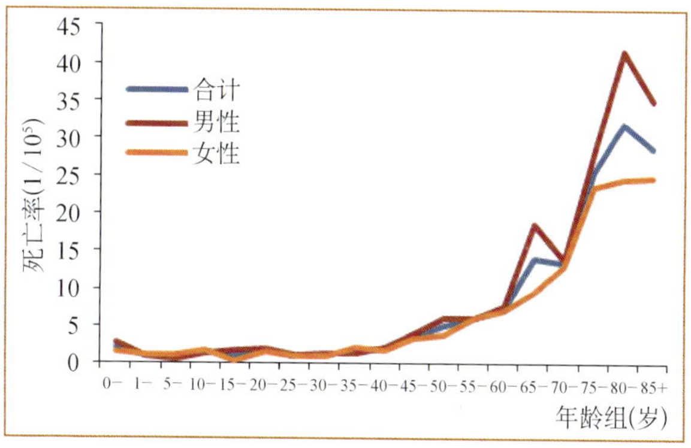

图5-22d 2014年江苏省城市肿瘤登记地区白血病年龄别死亡率

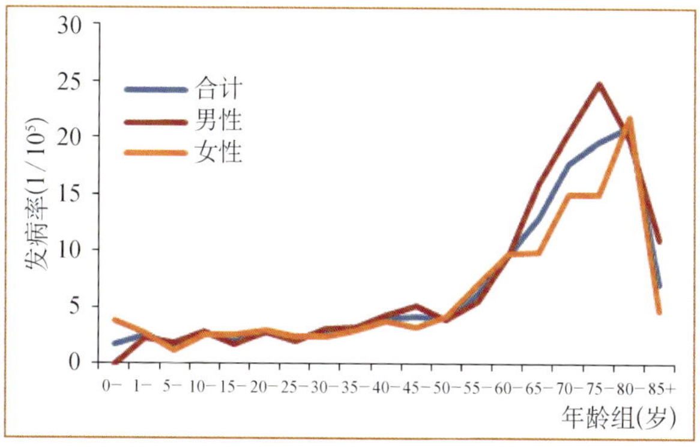

图5-22e 2014年江苏省农村肿瘤登记地区白血病年龄别发病率

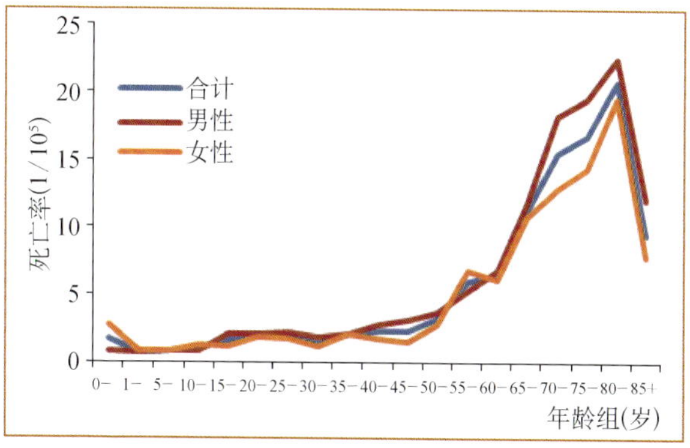

图5-22f 2014年江苏省农村肿瘤登记地区白血病年龄别死亡率

江苏省9个城市肿瘤登记地区中，苏州市区男性白血病发病中标率最高，为10.91/10万，其后依次为盐城市亭湖区和常州市区；盐城市盐都区女性白血病发病中标率最高，为7.06/10万，其后依次为连云港市区和淮安市淮阴区。常州市区男性白血病死亡中标率最高，为4.55/10万，其后依次为盐城市亭湖区和盐城市盐都区；淮安市淮阴区女性白血病死亡中标率最高，为4.53/10万，其后依次为南通市区和连云港市区(图5-22g)。

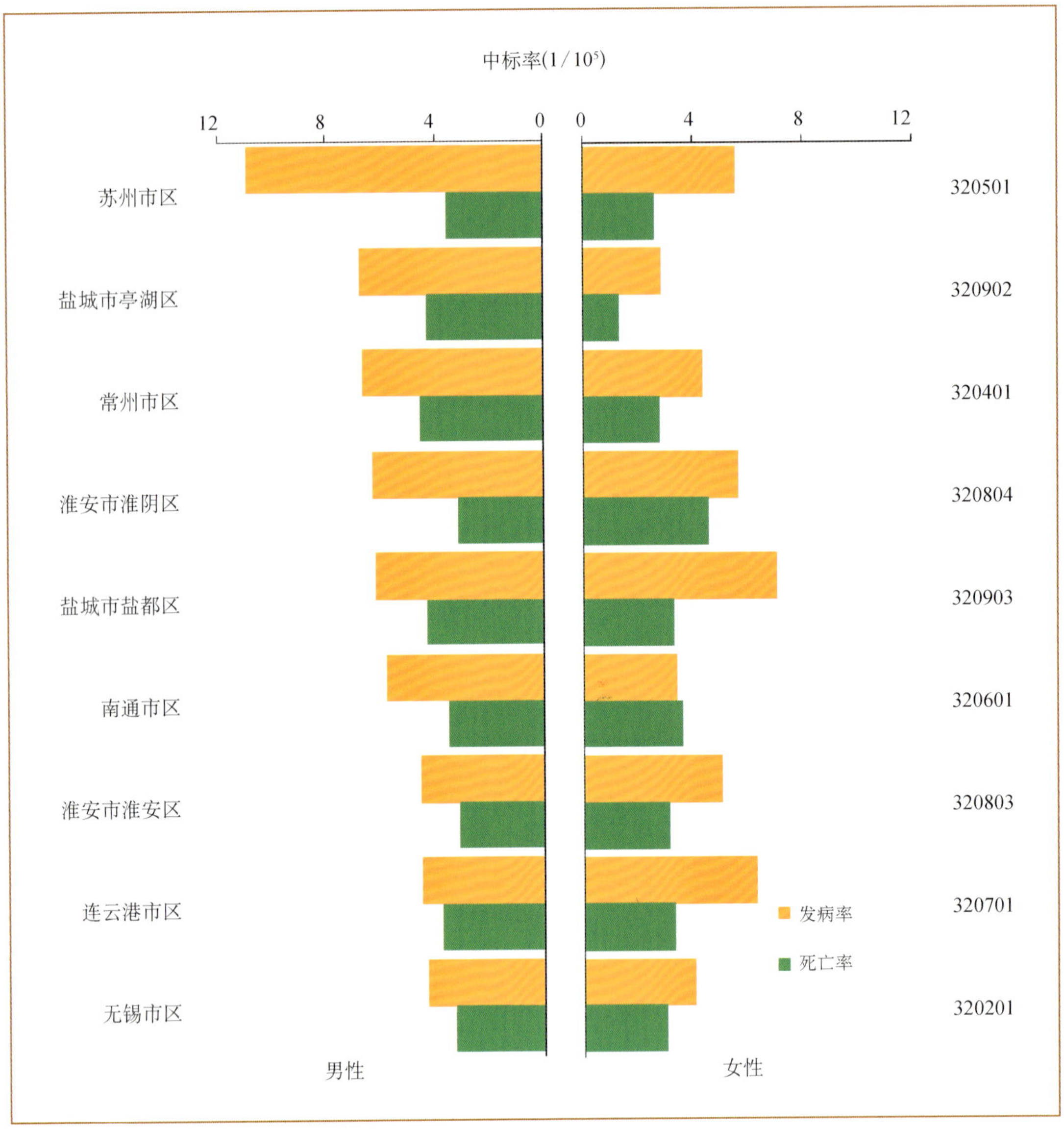

图5-22g 2014年江苏省城市肿瘤登记地区白血病发病率和死亡率

江苏省23个农村肿瘤登记地区中，男性白血病发病中标率最高的是常州市金坛区，发病率为7.29/10万，其后依次为海门市和启东市；女性白血病发病中标率最高的是启东市，发病率为6.68/10万，其后依次为盐城市大丰区和金湖县。东海县男性白血病死亡中标率最高，为5.96/10万，其后依次为海门市和扬中市；女性白血病死亡中标率最高的为扬中市，死亡率为5.01/10万，其后依次为常州市金坛区和金湖县(图5-22h)。

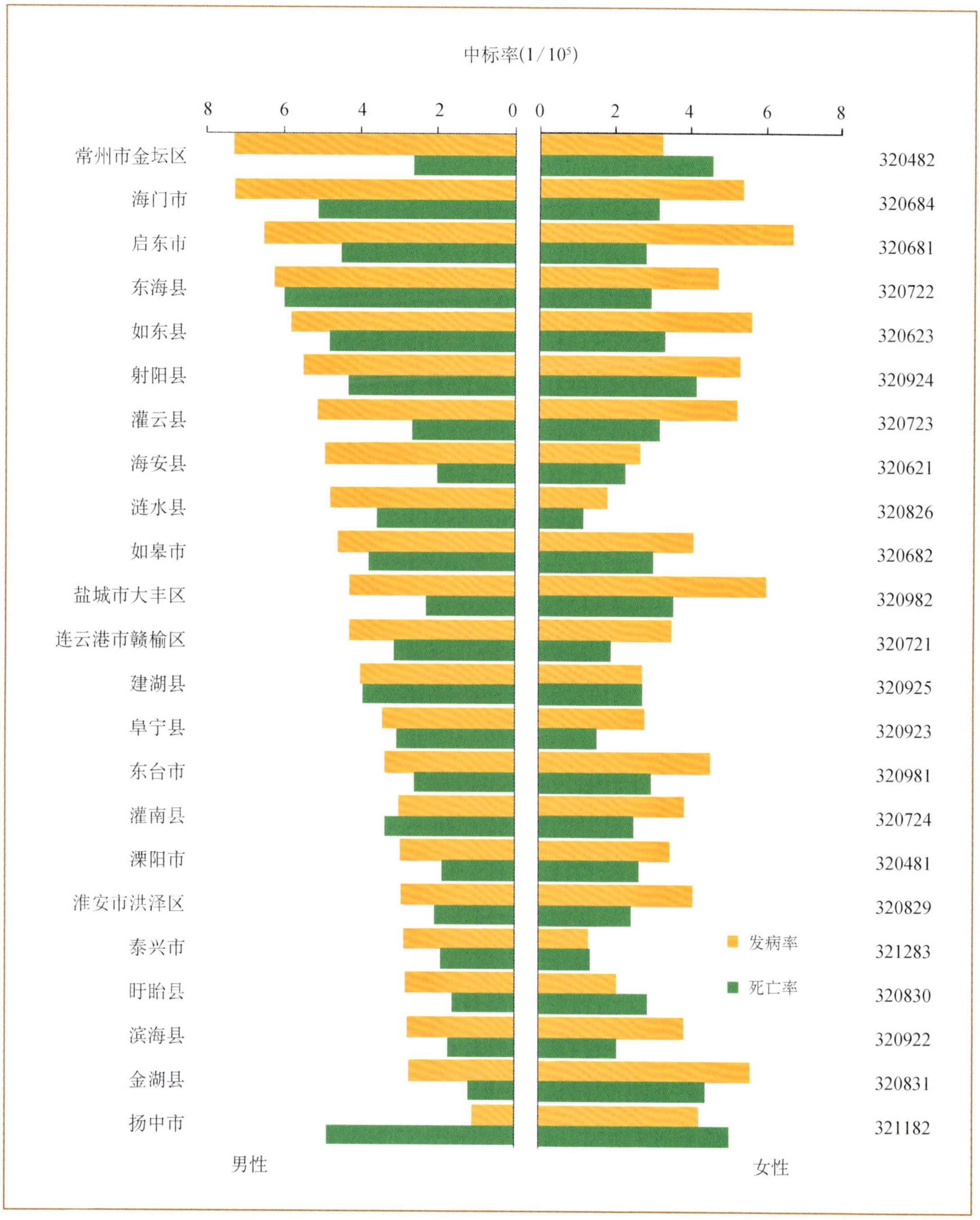

图5-22h　2014年江苏省农村肿瘤登记地区白血病发病率和死亡率

附　录

附录一　2014 年江苏省肿瘤登记地区恶性肿瘤发病情况

2014 年江苏省肿瘤登记地区男女合计恶性肿瘤发病主要指标

部位	病例数	构成(%)	年龄组($1/10^5$)												
			0	1—4	5—9	10—14	15—19	20—24	25—29	30—34	35—39	40—44	45—49	50—54	55—59
唇	76	0.07	0.00	0.00	0.00	0.00	0.00	0.00	0.04	0.00	0.00	0.03	0.15	0.07	0.32
舌	191	0.17	0.00	0.00	0.00	0.06	0.00	0.00	0.00	0.08	0.12	0.17	0.54	0.40	1.28
口	382	0.34	0.00	0.00	0.00	0.00	0.00	0.04	0.04	0.16	0.12	0.37	0.75	1.02	2.00
唾液腺	209	0.19	0.00	0.00	0.00	0.06	0.06	0.21	0.22	0.37	0.43	0.60	0.72	0.76	0.92
扁桃体	36	0.03	0.00	0.00	0.00	0.00	0.00	0.00	0.00	0.00	0.00	0.10	0.09	0.07	0.28
其他的口咽	48	0.04	0.00	0.00	0.00	0.00	0.06	0.00	0.00	0.00	0.00	0.00	0.12	0.07	0.40
鼻咽	813	0.73	0.00	0.00	0.12	0.13	0.29	0.30	0.26	0.57	1.05	1.84	2.69	3.44	4.83
喉咽	83	0.07	0.00	0.00	0.00	0.00	0.00	0.00	0.04	0.00	0.04	0.10	0.18	0.22	0.40
咽,部位不明	60	0.05	0.00	0.00	0.00	0.00	0.00	0.00	0.04	0.00	0.08	0.10	0.09	0.18	0.24
食管	14738	13.16	0.28	0.00	0.00	0.00	0.00	0.00	0.18	0.20	0.43	1.98	7.44	19.03	60.59
胃	16205	14.47	0.00	0.00	0.00	0.06	0.12	0.30	1.52	2.61	5.30	8.38	17.24	30.42	66.70
小肠	438	0.39	0.00	0.00	0.00	0.00	0.06	0.04	0.11	0.04	0.19	0.27	0.75	0.98	2.12
结肠	4554	4.07	0.00	0.00	0.00	0.00	0.17	0.34	0.81	1.79	3.00	3.75	7.23	10.88	20.52
直肠	4843	4.33	0.00	0.00	0.00	0.00	0.35	0.17	0.52	1.34	1.64	4.59	9.02	13.34	21.39
肛门	81	0.07	0.00	0.07	0.00	0.00	0.00	0.00	0.00	0.00	0.00	0.13	0.21	0.15	0.28
肝脏	11153	9.96	1.12	0.30	0.06	0.06	0.17	0.30	1.22	3.42	8.22	20.88	36.30	42.38	63.27
胆囊及胆道其他	1525	1.36	0.00	0.00	0.00	0.00	0.00	0.04	0.00	0.12	0.39	0.97	1.64	2.72	5.31
胰腺	3615	3.23	0.00	0.00	0.00	0.06	0.06	0.17	0.11	0.57	0.86	1.88	4.24	6.42	13.81
鼻,鼻窦及其他	104	0.09	0.00	0.00	0.00	0.00	0.00	0.00	0.04	0.04	0.12	0.17	0.18	0.36	0.60
喉	449	0.40	0.00	0.00	0.00	0.00	0.00	0.00	0.00	0.04	0.04	0.13	0.33	1.67	2.91
气管,支气管,肺	20333	18.16	0.00	0.00	0.06	0.06	0.23	0.55	0.85	1.59	4.67	10.62	22.20	38.47	89.01
其他的胸腔器官	285	0.25	0.00	0.15	0.24	0.19	0.23	0.34	0.26	0.29	0.19	0.30	0.75	0.80	1.64
骨	791	0.71	0.84	0.22	0.18	0.82	0.81	0.30	0.48	0.29	0.58	0.94	1.25	1.49	3.15
皮肤的黑色素瘤	221	0.20	0.00	0.00	0.00	0.00	0.06	0.09	0.07	0.08	0.12	0.30	0.51	0.58	0.84
其他的皮肤	904	0.81	0.00	0.00	0.00	0.00	0.00	0.09	0.11	0.29	0.66	0.84	1.02	1.23	3.15
间皮瘤	41	0.04	0.00	0.00	0.00	0.00	0.00	0.00	0.07	0.00	0.00	0.00	0.12	0.07	0.28
卡波西肉瘤	5	0.00	0.00	0.00	0.00	0.00	0.00	0.00	0.00	0.00	0.00	0.00	0.00	0.00	0.00
周围神经,其他结缔组织	199	0.18	0.00	0.22	0.06	0.00	0.17	0.17	0.22	0.20	0.27	0.60	0.51	0.51	0.36
乳房	6558	5.86	0.00	0.00	0.00	0.06	0.06	0.77	2.51	6.31	12.19	26.38	35.37	33.86	40.04
外阴	60	0.05	0.00	0.00	0.00	0.00	0.06	0.00	0.00	0.04	0.08	0.07	0.03	0.04	0.24
阴道	50	0.04	0.00	0.00	0.00	0.00	0.00	0.00	0.04	0.00	0.04	0.07	0.12	0.47	0.28
子宫颈	3275	2.92	0.00	0.00	0.00	0.00	0.00	0.30	1.18	3.14	7.83	14.48	19.30	17.66	17.84
子宫体	1081	0.97	0.00	0.00	0.00	0.00	0.00	0.00	0.22	0.53	1.25	2.31	4.69	7.18	8.46
子宫,部位不明	431	0.38	0.00	0.00	0.00	0.00	0.00	0.00	0.11	0.16	0.82	1.04	2.00	2.28	2.75
卵巢	1212	1.08	0.00	0.00	0.06	0.19	0.40	1.02	0.78	0.81	1.83	3.69	5.08	6.20	7.18
其他的女性生殖器	105	0.09	0.00	0.00	0.00	0.00	0.00	0.00	0.07	0.08	0.12	0.17	0.36	0.54	0.60
胎盘	8	0.01	0.00	0.00	0.00	0.00	0.00	0.04	0.11	0.08	0.00	0.03	0.03	0.00	0.00
阴茎	154	0.14	0.00	0.00	0.00	0.00	0.00	0.00	0.00	0.08	0.12	0.10	0.45	0.22	0.48
前列腺	1968	1.76	0.00	0.00	0.00	0.06	0.00	0.00	0.00	0.08	0.00	0.07	0.21	0.62	2.43
睾丸	66	0.06	0.28	0.00	0.00	0.00	0.06	0.30	0.26	0.20	0.39	0.17	0.33	0.04	0.20
其他的男性生殖器	33	0.03	0.00	0.00	0.00	0.00	0.00	0.00	0.00	0.04	0.00	0.03	0.00	0.00	0.16
肾	1108	0.99	1.40	0.30	0.12	0.06	0.00	0.09	0.37	0.77	0.82	1.78	2.87	3.77	4.95
肾盂	122	0.11	0.00	0.00	0.00	0.00	0.06	0.00	0.00	0.00	0.12	0.13	0.21	0.44	0.44
输尿管	119	0.11	0.00	0.00	0.00	0.00	0.00	0.00	0.00	0.00	0.04	0.03	0.09	0.22	0.36
膀胱	2136	1.91	0.00	0.00	0.06	0.00	0.17	0.17	0.26	0.77	0.51	1.68	2.03	3.05	7.66
其他的泌尿器官	37	0.03	0.00	0.00	0.00	0.00	0.00	0.00	0.04	0.00	0.00	0.00	0.00	0.07	0.04
眼	56	0.05	0.00	0.45	0.00	0.06	0.00	0.00	0.00	0.04	0.08	0.03	0.03	0.15	0.04
脑及中枢神经系统	2657	2.37	1.12	1.12	1.35	1.13	1.15	1.15	1.59	2.04	3.15	4.29	6.90	9.24	13.65
甲状腺	2366	2.11	0.00	0.07	0.06	0.13	0.98	3.02	5.25	5.82	8.37	8.88	10.61	12.62	11.93
肾上腺	67	0.06	0.00	0.15	0.00	0.00	0.00	0.00	0.11	0.00	0.04	0.10	0.27	0.18	0.28
其他的内分泌腺	79	0.07	0.00	0.00	0.12	0.06	0.12	0.04	0.15	0.12	0.23	0.03	0.15	0.29	0.32
霍奇金病	83	0.07	0.00	0.07	0.00	0.00	0.00	0.09	0.15	0.20	0.12	0.10	0.15	0.18	0.24
非霍奇金淋巴瘤	1717	1.53	0.28	0.22	0.35	0.50	0.64	0.94	1.22	1.02	1.32	1.98	3.56	4.42	7.86
免疫增生性疾病	26	0.02	0.00	0.00	0.00	0.00	0.00	0.00	0.00	0.00	0.00	0.00	0.06	0.04	0.00
多发性骨髓瘤	505	0.45	0.00	0.00	0.00	0.00	0.00	0.04	0.04	0.08	0.08	0.50	0.78	0.98	2.24
淋巴样白血病	562	0.50	0.84	3.88	2.23	1.82	0.64	0.64	0.63	0.37	0.74	0.84	0.84	1.02	1.60
髓样白血病	814	0.73	0.28	0.67	0.71	0.76	0.69	1.02	0.96	1.18	1.40	1.81	2.24	2.28	2.08
白血病,未特指	805	0.72	1.12	1.19	0.59	1.38	1.27	1.23	0.67	1.30	0.97	1.07	1.52	2.03	2.79
其他的或未指明部位	1325	1.18	0.00	0.37	0.12	0.13	0.12	0.38	0.48	0.57	0.82	1.64	2.48	3.01	6.03
所有部位合计	111967	100.00	7.58	9.48	6.46	7.87	9.24	14.67	24.40	39.95	71.97	133.56	218.99	290.80	509.76
所有部位除外 C44	111063	99.19	7.58	9.48	6.46	7.87	9.24	14.59	24.28	39.67	71.31	132.73	217.98	289.56	506.61

年龄组(1/10⁵)						粗率(1/10⁵)	中标率(1/10⁵)	世标率(1/10⁵)	累积率(%)		截缩率(1/10⁵)	ICD-10
60—64	65—69	70—74	75—79	80—84	85+				0—64岁	0—74岁	35—64岁	
0.30	0.41	1.26	0.94	1.43	2.46	0.21	0.11	0.11	0.00	0.01	0.13	C00
1.43	1.62	1.81	2.08	1.43	1.34	0.53	0.31	0.31	0.02	0.04	0.57	C01-C02
2.17	3.07	4.10	5.51	4.76	4.69	1.07	0.59	0.58	0.03	0.07	0.94	C03-C06
0.74	1.28	1.34	1.66	1.27	2.23	0.58	0.41	0.38	0.03	0.04	0.67	C07-C08
0.22	0.17	0.39	0.52	0.32	0.22	0.10	0.06	0.06	0.00	0.01	0.11	C09
0.26	0.52	0.24	0.62	0.64	0.67	0.13	0.07	0.08	0.00	0.01	0.12	C10
6.21	5.80	4.10	4.68	5.72	2.68	2.28	1.46	1.42	0.11	0.16	3.06	C11
0.78	0.70	0.71	0.94	0.95	0.45	0.23	0.13	0.13	0.01	0.02	0.25	C12-C13
0.39	0.17	0.79	1.14	0.48	0.89	0.17	0.10	0.09	0.01	0.01	0.16	C14
101.81	155.82	210.76	244.08	240.73	177.52	41.25	21.32	21.49	0.96	2.79	25.93	C15
105.76	155.53	210.05	262.16	249.78	165.01	45.35	24.41	24.15	1.19	3.02	33.14	C16
2.78	4.81	4.89	4.99	4.92	5.81	1.23	0.68	0.68	0.04	0.09	1.02	C17
27.77	39.85	48.18	59.96	74.63	55.15	12.75	7.09	6.94	0.38	0.82	10.69	C18
31.33	40.72	53.07	66.92	70.03	48.90	13.55	7.52	7.40	0.42	0.89	11.91	C19-C20
0.61	0.52	0.79	1.14	1.27	1.34	0.23	0.12	0.13	0.01	0.01	0.20	C21
65.05	78.61	87.44	106.71	122.27	101.15	31.22	18.31	17.88	1.21	2.04	36.05	C22
8.64	13.52	17.27	25.15	30.49	29.92	4.27	2.20	2.19	0.10	0.25	2.82	C23-C24
18.92	30.63	44.39	65.25	69.23	57.61	10.12	5.30	5.21	0.24	0.61	6.61	C25
0.82	0.75	0.63	1.56	0.64	0.89	0.29	0.17	0.17	0.01	0.02	0.33	C30-C31
3.65	4.00	6.15	4.68	4.13	2.46	1.26	0.69	0.70	0.04	0.09	1.21	C32
127.16	197.70	260.52	317.86	320.92	236.47	56.91	30.29	30.17	1.48	3.77	41.35	C33-C34
2.04	1.39	2.37	2.60	2.70	1.12	0.80	0.54	0.54	0.04	0.06	0.84	C37-C38
4.25	6.15	8.12	11.74	10.16	8.71	2.21	1.40	1.38	0.07	0.15	1.73	C40-C41
1.82	1.45	1.58	3.12	2.38	3.57	0.62	0.35	0.35	0.02	0.04	0.62	C43
3.69	5.69	9.62	13.82	22.23	27.91	2.53	1.30	1.27	0.06	0.13	1.57	C44
0.26	0.29	0.47	0.42	0.32	0.67	0.11	0.07	0.07	0.00	0.01	0.10	C45
0.09	0.06	0.08	0.10	0.00	0.00	0.01	0.01	0.01	0.00	0.00	0.01	C46
0.95	1.91	1.03	2.39	1.75	2.23	0.56	0.38	0.37	0.02	0.04	0.52	C47;C49
32.85	30.75	28.62	24.94	20.80	16.30	18.35	12.46	11.63	0.95	1.25	29.18	C50
0.30	0.52	0.71	1.14	0.79	1.12	0.17	0.10	0.09	0.00	0.01	0.11	C51
0.22	0.23	0.32	0.62	0.00	0.67	0.14	0.08	0.08	0.01	0.01	0.18	C52
14.02	12.36	12.38	13.40	12.23	10.49	9.17	6.34	5.83	0.48	0.60	15.01	C53
6.47	6.44	5.20	3.64	2.86	3.35	3.03	1.92	1.87	0.16	0.21	4.68	C54
1.78	1.80	2.37	3.43	3.65	3.35	1.21	0.76	0.72	0.05	0.08	1.70	C55
7.72	5.74	6.15	5.61	4.92	4.02	3.39	2.29	2.19	0.17	0.23	4.97	C56
0.56	0.70	0.87	0.62	0.95	0.67	0.29	0.18	0.18	0.01	0.02	0.36	C57
0.00	0.00	0.00	0.00	0.00	0.00	0.02	0.03	0.02	0.00	0.00	0.01	C58
1.00	1.39	1.97	1.77	2.38	2.01	0.43	0.24	0.24	0.01	0.03	0.35	C60
6.38	16.07	32.96	48.32	55.90	48.90	5.51	2.63	2.56	0.05	0.29	1.29	C61
0.04	0.06	0.32	0.21	0.32	0.67	0.18	0.17	0.15	0.01	0.01	0.21	C62
0.09	0.46	0.24	0.52	0.95	0.67	0.09	0.05	0.05	0.00	0.01	0.04	C63
6.99	10.33	10.88	12.47	6.67	6.25	3.10	1.90	1.87	0.12	0.22	3.21	C64
0.82	0.58	1.73	1.35	1.91	1.79	0.34	0.19	0.19	0.01	0.02	0.32	C65
0.82	0.93	1.26	2.29	3.02	1.56	0.33	0.17	0.17	0.01	0.02	0.22	C66
12.72	18.56	25.31	35.02	42.56	34.83	5.98	3.17	3.12	0.15	0.36	3.94	C67
0.09	0.46	0.55	0.42	1.11	1.12	0.10	0.05	0.05	0.00	0.01	0.03	C68
0.39	0.17	0.87	0.62	1.11	0.67	0.16	0.10	0.12	0.01	0.01	0.11	C69
15.75	19.14	21.68	23.69	22.87	17.86	7.44	4.85	4.76	0.31	0.52	8.06	C70-C72;D32-D33;D42-D43
8.72	7.19	5.99	6.65	4.92	2.46	6.62	5.30	4.69	0.38	0.45	10.09	C73
0.17	0.64	0.39	0.62	0.64	1.56	0.19	0.11	0.12	0.01	0.01	0.17	C74
0.69	0.46	0.63	0.42	0.32	0.00	0.22	0.17	0.16	0.01	0.02	0.26	C75
0.48	0.64	1.10	0.73	0.32	0.89	0.23	0.16	0.15	0.01	0.02	0.19	C81
10.63	13.46	18.21	19.22	19.21	14.07	4.81	2.97	2.90	0.17	0.33	4.43	C82-C85;C96
0.22	0.23	0.55	0.31	0.48	0.22	0.07	0.04	0.04	0.00	0.01	0.05	C88
3.95	4.99	6.62	6.55	5.40	3.80	1.41	0.78	0.78	0.04	0.10	1.22	C90
1.91	3.48	4.18	5.51	4.45	2.23	1.57	1.37	1.57	0.08	0.12	1.08	C91
4.04	5.22	6.70	6.75	8.73	4.69	2.28	1.67	1.61	0.10	0.16	2.21	C92-C94;D45-D46;D47.1;D47.3
3.73	5.28	6.86	7.90	9.21	4.47	2.25	1.70	1.69	0.10	0.16	1.86	C95
7.55	10.44	13.17	15.59	22.23	17.86	3.71	2.13	2.10	0.12	0.24	3.19	O&U
671.02	931.89	1200.94	1463.04	1506.47	1150.62	313.37	179.48	175.93	10.04	20.70	281.43	ALL
667.33	926.21	1191.32	1449.22	1484.24	1122.71	310.84	178.18	174.66	9.98	20.57	279.86	ALLbC44

2014年江苏省肿瘤登记地区男性恶性肿瘤发病主要指标

部位	病例数	构成(%)	年龄组(1/10^5^)												
			0	1—4	5—9	10—14	15—19	20—24	25—29	30—34	35—39	40—44	45—49	50—54	55—59
唇	35	0.05	0.00	0.00	0.00	0.00	0.00	0.00	0.07	0.00	0.00	0.07	0.00	0.07	0.39
舌	105	0.16	0.00	0.00	0.00	0.00	0.00	0.00	0.00	0.00	0.16	0.13	0.42	0.29	1.33
口	221	0.34	0.00	0.00	0.00	0.00	0.00	0.00	0.00	0.16	0.16	0.34	0.89	1.29	2.03
唾液腺	121	0.19	0.00	0.00	0.00	0.12	0.00	0.25	0.07	0.41	0.39	0.54	0.95	1.00	1.09
扁桃体	25	0.04	0.00	0.00	0.00	0.00	0.00	0.00	0.00	0.00	0.00	0.13	0.00	0.07	0.47
其他的口咽	39	0.06	0.00	0.00	0.00	0.00	0.11	0.00	0.00	0.00	0.00	0.00	0.06	0.07	0.78
鼻咽	582	0.91	0.00	0.00	0.22	0.24	0.33	0.25	0.37	0.49	1.47	2.75	3.81	3.80	7.81
喉咽	70	0.11	0.00	0.00	0.00	0.00	0.00	0.00	0.07	0.00	0.08	0.07	0.36	0.43	0.63
咽,部位不明	44	0.07	0.00	0.00	0.00	0.00	0.00	0.00	0.07	0.00	0.08	0.13	0.12	0.29	0.31
食管	9883	15.38	0.53	0.00	0.00	0.00	0.00	0.00	0.37	0.41	0.70	2.28	11.44	29.86	91.58
胃	11237	17.49	0.00	0.00	0.00	0.12	0.22	0.16	1.39	1.87	3.72	9.07	21.45	40.68	99.55
小肠	251	0.39	0.00	0.00	0.00	0.00	0.11	0.00	0.15	0.08	0.31	0.20	1.07	1.22	2.19
结肠	2536	3.95	0.00	0.00	0.00	0.00	0.22	0.49	0.88	1.70	3.49	4.03	7.75	12.39	25.71
直肠	2807	4.37	0.00	0.00	0.00	0.00	0.11	0.25	0.81	1.70	2.25	4.97	10.25	14.61	26.41
肛门	46	0.07	0.00	0.14	0.00	0.00	0.00	0.00	0.00	0.00	0.00	0.13	0.18	0.14	0.39
肝脏	7990	12.43	0.53	0.14	0.00	0.12	0.22	0.25	1.61	5.68	13.95	35.47	58.09	66.89	95.64
胆囊及胆道其他	700	1.09	0.00	0.00	0.00	0.00	0.00	0.08	0.00	0.08	0.47	1.01	1.67	2.51	5.63
胰腺	2012	3.13	0.00	0.00	0.00	0.00	0.00	0.16	0.00	0.57	0.85	1.81	4.65	7.81	18.28
鼻,鼻窦及其他	68	0.11	0.00	0.00	0.00	0.00	0.00	0.00	0.07	0.08	0.16	0.00	0.24	0.57	0.86
喉	407	0.63	0.00	0.00	0.00	0.00	0.00	0.00	0.00	0.08	0.08	0.27	0.60	3.15	5.31
气管,支气管,肺	13743	21.39	0.00	0.00	0.11	0.12	0.33	0.49	0.95	1.46	4.88	11.02	26.34	48.27	120.18
其他的胸腔器官	172	0.27	0.00	0.14	0.33	0.35	0.44	0.41	0.29	0.32	0.23	0.34	1.01	0.79	1.56
骨	463	0.72	1.06	0.42	0.11	1.18	1.31	0.41	0.66	0.32	0.54	1.34	1.25	1.50	3.91
皮肤的黑色素瘤	112	0.17	0.00	0.00	0.00	0.00	0.11	0.00	0.00	0.08	0.08	0.27	0.54	0.72	0.94
其他的皮肤	448	0.70	0.00	0.00	0.00	0.00	0.00	0.16	0.15	0.41	0.85	0.87	0.89	1.22	3.59
间皮瘤	26	0.04	0.00	0.00	0.00	0.00	0.00	0.00	0.07	0.00	0.00	0.00	0.18	0.00	0.16
卡波西肉瘤	1	0.00	0.00	0.00	0.00	0.00	0.00	0.00	0.00	0.00	0.00	0.00	0.00	0.00	0.00
周围神经,其他结缔组织	111	0.17	0.00	0.14	0.00	0.00	0.22	0.16	0.07	0.32	0.23	0.81	0.48	0.43	0.47
乳房	101	0.16	0.00	0.00	0.00	0.00	0.00	0.00	0.07	0.24	0.39	0.20	0.77	0.50	1.09
外阴	—	—	—	—	—	—	—	—	—	—	—	—	—	—	—
阴道	—	—	—	—	—	—	—	—	—	—	—	—	—	—	—
子宫颈	—	—	—	—	—	—	—	—	—	—	—	—	—	—	—
子宫体	—	—	—	—	—	—	—	—	—	—	—	—	—	—	—
子宫,部位不明	—	—	—	—	—	—	—	—	—	—	—	—	—	—	—
卵巢	—	—	—	—	—	—	—	—	—	—	—	—	—	—	—
其他的女性生殖器	—	—	—	—	—	—	—	—	—	—	—	—	—	—	—
胎盘	—	—	—	—	—	—	—	—	—	—	—	—	—	—	—
阴茎	154	0.24	0.00	0.00	0.00	0.00	0.00	0.00	0.00	0.16	0.23	0.20	0.89	0.43	0.94
前列腺	1968	3.06	0.00	0.00	0.00	0.12	0.00	0.00	0.00	0.16	0.00	0.13	0.42	1.22	4.77
睾丸	66	0.10	0.53	0.00	0.00	0.00	0.11	0.57	0.51	0.41	0.78	0.34	0.66	0.07	0.39
其他的男性生殖器	33	0.05	0.00	0.00	0.00	0.00	0.00	0.00	0.00	0.08	0.00	0.07	0.00	0.00	0.31
肾	690	1.07	2.65	0.14	0.11	0.00	0.00	0.08	0.37	0.89	1.01	2.22	3.52	4.15	7.03
肾盂	71	0.11	0.00	0.00	0.00	0.00	0.11	0.00	0.00	0.00	0.16	0.27	0.30	0.43	0.63
输尿管	64	0.10	0.00	0.00	0.00	0.00	0.00	0.00	0.00	0.00	0.08	0.00	0.18	0.07	0.39
膀胱	1683	2.62	0.00	0.00	0.11	0.00	0.33	0.16	0.29	1.06	0.70	2.49	3.16	4.87	12.35
其他的泌尿器官	25	0.04	0.00	0.00	0.00	0.00	0.00	0.00	0.07	0.00	0.00	0.00	0.00	0.00	0.00
眼	26	0.04	0.00	0.42	0.00	0.12	0.00	0.00	0.00	0.08	0.08	0.07	0.06	0.07	0.00
脑及中枢神经系统	1269	1.97	1.59	1.40	1.44	1.29	1.09	1.07	1.32	1.95	2.71	3.69	6.73	7.95	13.36
甲状腺	578	0.90	0.00	0.14	0.00	0.24	0.44	1.40	2.34	3.41	4.34	3.49	4.83	5.94	5.63
肾上腺	36	0.06	0.00	0.00	0.00	0.00	0.00	0.00	0.15	0.00	0.00	0.07	0.18	0.29	0.23
其他的内分泌腺	36	0.06	0.00	0.00	0.11	0.00	0.11	0.00	0.00	0.08	0.16	0.00	0.00	0.29	0.39
霍奇金病	43	0.07	0.00	0.00	0.00	0.00	0.00	0.08	0.22	0.24	0.16	0.00	0.18	0.14	0.31
非霍奇金淋巴瘤	990	1.54	0.00	0.14	0.55	0.35	0.76	0.90	0.95	0.97	1.55	2.08	4.83	4.58	9.30
免疫增生性疾病	17	0.03	0.00	0.00	0.00	0.00	0.00	0.00	0.00	0.00	0.00	0.00	0.12	0.00	0.00
多发性骨髓瘤	282	0.44	0.00	0.00	0.00	0.00	0.00	0.08	0.00	0.08	0.08	0.40	0.72	1.22	2.27
淋巴样白血病	342	0.53	0.53	5.04	2.98	2.94	0.87	0.74	0.66	0.41	0.78	1.21	0.83	1.00	1.64
髓样白血病	432	0.67	0.53	0.84	0.77	0.35	0.98	0.90	0.88	1.14	1.24	2.02	2.68	2.29	2.19
白血病,未特指	429	0.67	0.53	1.12	0.55	1.29	0.98	1.64	0.73	1.46	1.16	0.81	1.67	2.15	2.19
其他的或未指明部位	674	1.05	0.00	0.14	0.00	0.24	0.11	0.49	0.44	0.16	0.70	1.61	2.03	2.65	6.95
所有部位合计	64264	100.00	8.49	10.37	7.40	9.17	9.58	11.66	17.14	29.22	51.40	99.41	189.42	280.38	589.57
所有部位除外 C44	63816	99.30	8.49	10.37	7.40	9.17	9.58	11.50	17.00	28.82	50.54	98.54	188.53	279.16	585.98

年龄组($1/10^5$)						粗率($1/10^5$)	中标率($1/10^5$)	世标率($1/10^5$)	累积率(%)		截缩率($1/10^5$)	ICD-10
60—64	65—69	70—74	75—79	80—84	85+				0—64岁	0—74岁	35—64岁	
0.26	0.69	0.79	0.87	1.08	3.56	0.19	0.10	0.11	0.00	0.01	0.11	C00
1.98	1.96	2.86	2.18	1.44	0.59	0.58	0.33	0.34	0.02	0.05	0.61	C01-C02
2.75	3.35	5.39	6.97	5.40	6.53	1.22	0.70	0.69	0.04	0.08	1.09	C03-C06
1.12	1.50	1.59	2.18	1.08	2.97	0.67	0.46	0.43	0.03	0.05	0.81	C07-C08
0.43	0.35	0.63	0.87	0.00	0.00	0.14	0.08	0.08	0.01	0.01	0.15	C09
0.52	0.81	0.16	1.31	1.08	1.78	0.22	0.12	0.12	0.01	0.01	0.19	C10
9.79	8.31	5.87	6.75	7.92	4.75	3.22	2.06	2.02	0.16	0.23	4.44	C11
1.29	0.92	1.27	1.96	1.80	1.19	0.39	0.22	0.22	0.01	0.03	0.41	C12-C13
0.60	0.35	1.43	1.31	0.72	1.78	0.24	0.14	0.14	0.01	0.02	0.23	C14
149.71	215.13	278.74	312.70	312.06	226.81	54.63	29.55	29.93	1.43	3.90	38.74	C15
155.98	228.07	301.58	373.68	365.33	226.81	62.12	34.24	34.15	1.67	4.32	46.16	C16
2.83	6.24	5.08	6.10	5.76	8.31	1.39	0.81	0.80	0.04	0.10	1.15	C17
32.12	45.84	56.48	67.51	79.55	59.37	14.02	8.10	7.95	0.44	0.96	12.42	C18
38.31	51.27	61.24	78.39	82.06	53.44	15.52	8.92	8.79	0.50	1.06	14.09	C19-C20
0.77	0.46	1.27	1.31	1.44	1.19	0.25	0.14	0.15	0.01	0.02	0.23	C21
93.88	109.36	119.46	131.96	152.97	133.59	44.17	27.09	26.34	1.86	3.00	56.05	C22
7.99	13.51	17.13	23.95	24.12	27.91	3.87	2.12	2.12	0.10	0.25	2.77	C23-C24
22.07	37.76	50.13	73.39	78.83	52.25	11.12	6.11	6.02	0.28	0.72	7.88	C25
1.29	1.15	0.32	2.18	0.36	1.78	0.38	0.22	0.22	0.02	0.02	0.45	C30-C31
6.96	7.28	10.31	8.93	7.56	4.75	2.25	1.26	1.29	0.08	0.17	2.27	C32
176.43	278.53	374.08	458.39	467.19	352.09	75.97	41.66	41.58	1.95	5.22	54.23	C33-C34
2.83	1.50	3.49	3.48	2.88	0.00	0.95	0.68	0.67	0.05	0.07	1.00	C37-C38
5.33	6.12	10.31	14.81	12.24	9.50	2.56	1.70	1.68	0.09	0.17	2.04	C40-C41
2.15	1.39	1.59	3.27	2.52	2.97	0.62	0.36	0.36	0.02	0.04	0.68	C43
4.29	5.20	10.79	15.46	23.40	22.56	2.48	1.39	1.34	0.06	0.14	1.72	C44
0.43	0.46	0.79	0.65	0.72	0.59	0.14	0.08	0.08	0.00	0.01	0.11	C45
0.00	0.00	0.16	0.00	0.00	0.00	0.01	0.00	0.00	0.00	0.00	0.00	C46
1.12	2.19	1.75	3.05	2.52	1.19	0.61	0.42	0.40	0.02	0.04	0.57	C47;C49
1.29	1.39	1.27	2.40	1.80	2.37	0.56	0.36	0.33	0.02	0.04	0.65	C50
—	—	—	—	—	—	—	—	—	—	—	—	C51
—	—	—	—	—	—	—	—	—	—	—	—	C52
—	—	—	—	—	—	—	—	—	—	—	—	C53
—	—	—	—	—	—	—	—	—	—	—	—	C54
—	—	—	—	—	—	—	—	—	—	—	—	C55
—	—	—	—	—	—	—	—	—	—	—	—	C56
—	—	—	—	—	—	—	—	—	—	—	—	C57
—	—	—	—	—	—	—	—	—	—	—	—	C58
1.98	2.77	3.97	3.70	5.40	5.34	0.85	0.49	0.48	0.02	0.06	0.70	C60
12.63	31.99	66.31	101.26	126.70	130.03	10.88	5.52	5.39	0.10	0.59	2.55	C61
0.09	0.12	0.63	0.44	0.72	1.78	0.36	0.34	0.30	0.02	0.02	0.41	C62
0.17	0.92	0.48	1.09	2.16	1.78	0.18	0.10	0.10	0.00	0.01	0.08	C63
8.76	13.05	13.48	15.24	9.00	10.69	3.81	2.35	2.33	0.14	0.28	4.01	C64
0.94	0.92	1.27	1.31	3.60	1.19	0.39	0.23	0.23	0.01	0.03	0.41	C65
0.94	1.04	1.75	2.40	3.60	1.19	0.35	0.19	0.19	0.01	0.02	0.23	C66
20.53	28.98	40.77	60.97	72.35	63.53	9.30	5.12	5.05	0.23	0.58	6.25	C67
0.17	0.69	0.63	0.65	1.80	2.37	0.14	0.07	0.07	0.00	0.01	0.02	C68
0.34	0.23	0.48	1.09	1.08	0.00	0.14	0.11	0.12	0.01	0.01	0.10	C69
14.43	18.01	22.21	24.82	25.56	19.59	7.01	4.65	4.59	0.29	0.49	7.41	C70-C72;D32-D33;D42-D43
4.64	3.35	3.97	3.70	2.52	2.37	3.20	2.60	2.29	0.18	0.22	4.73	C73
0.17	0.92	0.48	1.09	0.72	1.78	0.20	0.12	0.12	0.01	0.01	0.15	C74
0.86	0.58	0.79	0.22	0.36	0.00	0.20	0.13	0.14	0.01	0.02	0.24	C75
0.60	0.46	0.95	1.09	0.36	1.19	0.24	0.17	0.15	0.01	0.02	0.21	C81
12.97	13.86	23.00	23.08	25.92	17.22	5.47	3.40	3.33	0.20	0.38	5.25	C82-C85;C96
0.34	0.35	0.48	0.44	0.72	0.59	0.09	0.05	0.05	0.00	0.01	0.07	C88
3.78	5.54	7.61	9.58	7.56	5.94	1.56	0.87	0.87	0.04	0.11	1.21	C90
2.15	4.39	5.24	6.32	5.04	3.56	1.89	1.72	1.99	0.10	0.15	1.20	C91
3.61	6.35	6.50	8.71	9.36	8.31	2.39	1.74	1.70	0.10	0.16	2.27	C92-C94;D45-D46;D47.1;D47.3
3.95	6.35	7.14	10.45	11.52	4.75	2.37	1.79	1.75	0.10	0.17	1.84	C95
8.93	11.32	13.64	14.15	28.43	18.41	3.73	2.16	2.14	0.12	0.25	3.32	O&U
827.51	1183.29	1547.72	1897.78	1988.27	1512.26	355.24	203.38	201.73	10.66	24.31	293.92	ALL
823.21	1178.09	1536.93	1882.32	1964.88	1489.70	352.77	201.99	200.39	10.60	24.17	292.20	ALLbC44

2014 年江苏省肿瘤登记地区女性恶性肿瘤发病主要指标

部位	病例数	构成(%)	年龄组($1/10^5$)												
			0	1—4	5—9	10—14	15—19	20—24	25—29	30—34	35—39	40—44	45—49	50—54	55—59
唇	41	0.09	0.00	0.00	0.00	0.00	0.00	0.00	0.00	0.00	0.00	0.00	0.30	0.07	0.24
舌	86	0.18	0.00	0.00	0.00	0.14	0.00	0.00	0.00	0.16	0.08	0.20	0.66	0.51	1.22
口	161	0.34	0.00	0.00	0.00	0.00	0.00	0.09	0.07	0.16	0.08	0.40	0.60	0.73	1.96
唾液腺	88	0.18	0.00	0.00	0.00	0.00	0.12	0.18	0.37	0.33	0.47	0.67	0.48	0.51	0.73
扁桃体	11	0.02	0.00	0.00	0.00	0.00	0.00	0.00	0.00	0.00	0.00	0.07	0.18	0.07	0.08
其他的口咽	9	0.02	0.00	0.00	0.00	0.00	0.00	0.00	0.00	0.00	0.00	0.00	0.18	0.07	0.00
鼻咽	231	0.48	0.00	0.00	0.00	0.00	0.25	0.35	0.15	0.65	0.63	0.94	1.56	3.08	1.71
喉咽	13	0.03	0.00	0.00	0.00	0.00	0.00	0.00	0.00	0.00	0.00	0.13	0.00	0.00	0.16
咽,部位不明	16	0.03	0.00	0.00	0.00	0.00	0.00	0.00	0.00	0.00	0.08	0.07	0.06	0.07	0.16
食管	4855	10.18	0.00	0.00	0.00	0.00	0.00	0.00	0.00	0.00	0.16	1.67	3.42	7.93	28.23
胃	4968	10.41	0.00	0.00	0.00	0.00	0.00	0.44	1.64	3.35	6.89	7.69	13.00	19.90	32.39
小肠	187	0.39	0.00	0.00	0.00	0.00	0.00	0.09	0.07	0.00	0.08	0.33	0.42	0.73	2.04
结肠	2018	4.23	0.00	0.00	0.00	0.00	0.12	0.18	0.75	1.88	2.50	3.48	6.71	9.32	15.10
直肠	2036	4.27	0.00	0.00	0.00	0.00	0.61	0.09	0.22	0.98	1.02	4.21	7.79	12.04	16.16
肛门	35	0.07	0.00	0.00	0.00	0.00	0.00	0.00	0.00	0.00	0.00	0.13	0.24	0.15	0.16
肝脏	3163	6.63	1.79	0.48	0.13	0.00	0.12	0.35	0.82	1.14	2.43	6.36	14.38	17.25	29.46
胆囊及胆道其他	825	1.73	0.00	0.00	0.00	0.00	0.00	0.00	0.00	0.16	0.31	0.94	1.62	2.94	4.98
胰腺	1603	3.36	0.00	0.00	0.00	0.14	0.12	0.18	0.22	0.57	0.86	1.94	3.83	4.99	9.14
鼻,鼻窦及其他	36	0.08	0.00	0.00	0.00	0.00	0.00	0.00	0.00	0.00	0.08	0.33	0.12	0.15	0.33
喉	42	0.09	0.00	0.00	0.00	0.00	0.00	0.00	0.00	0.00	0.00	0.00	0.06	0.15	0.41
气管,支气管,肺	6590	13.81	0.00	0.00	0.00	0.00	0.12	0.62	0.75	1.72	4.46	10.24	18.04	28.42	56.46
其他的胸腔器官	113	0.24	0.00	0.16	0.13	0.00	0.00	0.26	0.22	0.25	0.16	0.27	0.48	0.81	1.71
骨	328	0.69	0.60	0.00	0.25	0.41	0.25	0.18	0.30	0.25	0.63	0.54	1.26	1.47	2.37
皮肤的黑色素瘤	109	0.23	0.00	0.00	0.00	0.00	0.00	0.18	0.15	0.08	0.16	0.33	0.48	0.44	0.73
其他的皮肤	456	0.96	0.00	0.00	0.00	0.00	0.00	0.00	0.07	0.16	0.47	0.80	1.14	1.25	2.69
间皮瘤	15	0.03	0.00	0.00	0.00	0.00	0.00	0.00	0.07	0.00	0.00	0.00	0.06	0.15	0.41
卡波西肉瘤	4	0.01	0.00	0.00	0.00	0.00	0.00	0.00	0.00	0.00	0.00	0.00	0.00	0.00	0.00
周围神经,其他结缔组织	88	0.18	0.00	0.32	0.13	0.00	0.12	0.18	0.37	0.08	0.31	0.40	0.54	0.59	0.24
乳房	6457	13.54	0.00	0.00	0.00	0.14	0.12	1.59	5.00	12.42	24.11	52.45	70.17	68.06	80.70
外阴	60	0.13	0.00	0.00	0.00	0.00	0.12	0.00	0.00	0.08	0.16	0.13	0.06	0.07	0.49
阴道	50	0.10	0.00	0.00	0.00	0.00	0.00	0.00	0.07	0.00	0.08	0.13	0.24	0.95	0.57
子宫颈	3275	6.87	0.00	0.00	0.00	0.00	0.00	0.62	2.39	6.29	15.73	28.90	38.71	35.76	36.47
子宫体	1081	2.27	0.00	0.00	0.00	0.00	0.00	0.00	0.45	1.06	2.50	4.62	9.41	14.54	17.30
子宫,部位不明	431	0.90	0.00	0.00	0.00	0.00	0.00	0.00	0.22	0.33	1.64	2.07	4.01	4.63	5.63
卵巢	1212	2.54	0.00	0.00	0.13	0.41	0.86	2.12	1.57	1.63	3.68	7.36	10.19	12.56	14.69
其他的女性生殖器	105	0.22	0.00	0.00	0.00	0.00	0.00	0.00	0.15	0.16	0.23	0.33	0.72	1.10	1.22
胎盘	8	0.02	0.00	0.00	0.00	0.00	0.00	0.09	0.22	0.16	0.00	0.07	0.06	0.00	0.00
阴茎	—	—	—	—	—	—	—	—	—	—	—	—	—	—	—
前列腺	—	—	—	—	—	—	—	—	—	—	—	—	—	—	—
睾丸	—	—	—	—	—	—	—	—	—	—	—	—	—	—	—
其他的男性生殖器	—	—	—	—	—	—	—	—	—	—	—	—	—	—	—
肾	418	0.88	0.00	0.48	0.13	0.14	0.00	0.09	0.37	0.65	0.63	1.34	2.22	3.38	2.77
肾盂	51	0.11	0.00	0.00	0.00	0.00	0.00	0.00	0.00	0.00	0.08	0.00	0.12	0.44	0.24
输尿管	55	0.12	0.00	0.00	0.00	0.00	0.00	0.00	0.00	0.00	0.00	0.07	0.00	0.37	0.33
膀胱	453	0.95	0.00	0.00	0.00	0.00	0.00	0.18	0.22	0.49	0.31	0.87	0.90	1.17	2.77
其他的泌尿器官	12	0.03	0.00	0.00	0.00	0.00	0.00	0.00	0.00	0.00	0.00	0.00	0.00	0.15	0.08
眼	30	0.06	0.00	0.48	0.00	0.00	0.00	0.00	0.00	0.00	0.08	0.00	0.00	0.22	0.08
脑及中枢神经系统	1388	2.91	0.60	0.80	1.26	0.95	1.23	1.23	1.87	2.12	3.60	4.88	7.07	10.57	13.95
甲状腺	1788	3.75	0.00	0.00	0.13	0.00	1.60	4.76	8.21	8.25	12.44	14.25	16.42	19.46	18.52
肾上腺	31	0.06	0.00	0.32	0.00	0.00	0.00	0.00	0.07	0.00	0.08	0.13	0.36	0.07	0.33
其他的内分泌腺	43	0.09	0.00	0.00	0.13	0.14	0.12	0.09	0.30	0.16	0.31	0.07	0.30	0.29	0.24
霍奇金病	40	0.08	0.00	0.16	0.00	0.00	0.00	0.09	0.07	0.16	0.08	0.20	0.12	0.22	0.16
非霍奇金淋巴瘤	727	1.52	0.60	0.32	0.13	0.68	0.49	0.97	1.49	1.06	1.10	1.87	2.28	4.26	6.36
免疫增生性疾病	9	0.02	0.00	0.00	0.00	0.00	0.00	0.00	0.00	0.00	0.00	0.00	0.00	0.07	0.00
多发性骨髓瘤	223	0.47	0.00	0.00	0.00	0.00	0.00	0.00	0.07	0.08	0.08	0.60	0.84	0.73	2.20
淋巴样白血病	220	0.46	1.19	2.56	1.38	0.54	0.37	0.53	0.60	0.33	0.70	0.47	0.84	1.03	1.55
髓样白血病	382	0.80	0.00	0.48	0.63	1.22	0.37	1.15	1.04	1.23	1.57	1.61	1.80	2.28	1.96
白血病,未特指	376	0.79	1.79	1.28	0.63	1.49	1.60	0.79	0.60	1.14	0.78	1.34	1.38	1.91	3.43
其他的或未指明部位	651	1.36	0.00	0.64	0.25	0.00	0.12	0.26	0.52	0.98	0.94	1.67	2.94	3.38	5.06
所有部位合计	47703	100.00	6.55	8.47	5.40	6.37	8.85	17.90	31.78	50.75	92.74	167.58	248.73	301.48	426.42
所有部位除外 C44	47247	99.04	6.55	8.47	5.40	6.37	8.85	17.90	31.71	50.59	92.28	166.78	247.59	300.23	423.73

年龄组(1/10⁵)						粗率(1/10⁵)	中标率(1/10⁵)	世标率(1/10⁵)	累积率(%)		截缩率(1/10⁵)	ICD-10
60—64	65—69	70—74	75—79	80—84	85+				0—64岁	0—74岁	35—64岁	
0.35	0.12	1.72	0.99	1.70	1.79	0.23	0.11	0.11	0.00	0.01	0.15	C00
0.88	1.28	0.78	1.99	1.42	1.79	0.49	0.29	0.28	0.02	0.03	0.54	C01-C02
1.58	2.80	2.82	4.17	4.26	3.58	0.91	0.50	0.49	0.03	0.06	0.78	C03-C06
0.35	1.05	1.10	1.19	1.42	1.79	0.50	0.36	0.32	0.02	0.03	0.54	C07-C08
0.00	0.00	0.16	0.20	0.57	0.36	0.06	0.03	0.03	0.00	0.00	0.07	C09
0.00	0.23	0.31	0.00	0.28	0.00	0.05	0.03	0.03	0.00	0.00	0.05	C10
2.54	3.26	2.35	2.78	3.98	1.43	1.31	0.86	0.81	0.06	0.09	1.65	C11
0.26	0.47	0.16	0.00	0.28	0.00	0.07	0.04	0.04	0.00	0.01	0.08	C12-C13
0.18	0.00	0.16	0.99	0.28	0.36	0.09	0.05	0.05	0.00	0.00	0.10	C14
52.89	95.94	143.59	181.45	184.42	147.80	27.52	13.22	13.18	0.47	1.67	12.76	C15
54.47	82.30	119.61	160.39	158.56	127.76	28.16	14.84	14.39	0.70	1.71	19.76	C16
2.72	3.38	4.70	3.97	4.26	4.29	1.06	0.56	0.57	0.03	0.07	0.89	C17
23.33	33.81	39.97	53.06	70.75	52.61	11.44	6.09	5.92	0.32	0.69	8.92	C18
24.21	30.08	44.99	56.44	60.53	46.17	11.54	6.14	6.04	0.34	0.71	9.67	C19-C20
0.44	0.58	0.31	0.99	1.14	1.43	0.20	0.10	0.10	0.01	0.01	0.17	C21
35.61	47.56	55.81	83.67	98.03	81.60	17.93	9.52	9.41	0.54	1.06	15.66	C22
9.30	13.52	17.40	26.23	35.52	31.14	4.68	2.27	2.25	0.10	0.26	2.87	C23-C24
15.70	23.43	38.72	57.83	61.66	60.84	9.09	4.49	4.40	0.19	0.50	5.29	C25
0.35	0.35	0.94	0.99	0.85	0.36	0.20	0.12	0.11	0.01	0.01	0.21	C30-C31
0.26	0.70	2.04	0.79	1.42	1.07	0.24	0.12	0.12	0.00	0.02	0.12	C32
76.84	116.11	148.30	189.60	205.44	166.77	37.36	19.33	19.15	0.99	2.31	28.12	C33-C34
1.23	1.28	1.25	1.79	2.56	1.79	0.64	0.40	0.40	0.03	0.04	0.68	C37-C38
3.16	6.18	5.96	8.94	8.52	8.23	1.86	1.09	1.07	0.06	0.12	1.42	C40-C41
1.49	1.52	1.57	2.98	2.27	3.94	0.62	0.34	0.34	0.02	0.04	0.55	C43
3.07	6.18	8.47	12.32	21.31	31.14	2.59	1.21	1.19	0.05	0.12	1.41	C44
0.09	0.12	0.16	0.20	0.00	0.72	0.09	0.05	0.05	0.00	0.01	0.10	C45
0.18	0.12	0.00	0.20	0.00	0.00	0.02	0.01	0.01	0.00	0.00	0.02	C46
0.79	1.63	0.31	1.79	1.14	2.86	0.50	0.34	0.34	0.02	0.03	0.47	C47;C49
65.09	60.39	55.65	45.51	35.80	24.69	36.61	24.66	23.02	1.90	2.48	58.19	C50
0.61	1.05	1.41	2.19	1.42	1.79	0.34	0.19	0.18	0.01	0.02	0.22	C51
0.44	0.47	0.63	1.19	0.00	1.07	0.28	0.17	0.17	0.01	0.02	0.37	C52
28.33	24.83	24.61	25.64	21.88	16.82	18.57	12.71	11.69	0.97	1.21	30.26	C53
13.07	12.94	10.35	6.96	5.11	5.37	6.13	3.86	3.75	0.31	0.43	9.46	C54
3.60	3.61	4.70	6.56	6.54	5.37	2.44	1.52	1.43	0.11	0.15	3.43	C55
15.61	11.54	12.23	10.73	8.81	6.44	6.87	4.60	4.41	0.35	0.47	10.04	C56
1.14	1.40	1.72	1.19	1.70	1.07	0.60	0.37	0.35	0.03	0.04	0.73	C57
0.00	0.00	0.00	0.00	0.00	0.00	0.05	0.05	0.04	0.00	0.00	0.02	C58
—	—	—	—	—	—	—	—	—	—	—	—	C60
—	—	—	—	—	—	—	—	—	—	—	—	C61
—	—	—	—	—	—	—	—	—	—	—	—	C62
—	—	—	—	—	—	—	—	—	—	—	—	C63
5.18	7.58	8.31	9.94	4.83	3.58	2.37	1.45	1.42	0.09	0.17	2.38	C64
0.70	0.23	2.19	1.39	0.57	2.15	0.29	0.15	0.15	0.01	0.02	0.23	C65
0.70	0.82	0.78	2.19	2.56	1.79	0.31	0.15	0.15	0.01	0.02	0.20	C66
4.74	8.04	10.03	11.33	19.04	17.54	2.57	1.31	1.28	0.06	0.15	1.56	C67
0.00	0.23	0.47	0.20	0.57	0.36	0.07	0.03	0.03	0.00	0.00	0.03	C68
0.44	0.12	1.25	0.20	1.14	1.07	0.17	0.10	0.12	0.01	0.01	0.12	C69
17.10	20.28	21.16	22.66	20.74	16.82	7.87	5.06	4.94	0.33	0.54	8.72	C70-C72;D32-D33;D42-D43
12.89	11.07	7.99	9.34	6.82	2.51	10.14	8.04	7.14	0.58	0.68	15.54	C73
0.18	0.35	0.31	0.20	0.57	1.43	0.18	0.11	0.12	0.01	0.01	0.19	C74
0.53	0.35	0.47	0.60	0.28	0.00	0.24	0.21	0.19	0.01	0.02	0.28	C75
0.35	0.82	1.25	0.40	0.28	0.72	0.23	0.15	0.15	0.01	0.02	0.18	C81
8.25	13.06	13.48	15.70	13.92	12.17	4.12	2.54	2.48	0.15	0.28	3.59	C82-C85;C96
0.09	0.12	0.63	0.20	0.28	0.00	0.05	0.03	0.03	0.00	0.00	0.02	C88
4.12	4.43	5.64	3.78	3.69	2.51	1.26	0.70	0.71	0.04	0.09	1.23	C90
1.67	2.56	3.14	4.77	3.98	1.43	1.25	0.99	1.12	0.06	0.09	0.97	C91
4.47	4.08	6.90	4.97	8.24	2.51	2.17	1.62	1.53	0.10	0.15	2.16	C92-C94;D45-D46;D47.1;D47.3
3.51	4.20	6.58	5.56	7.39	4.29	2.13	1.62	1.64	0.10	0.15	1.88	C95
6.14	9.56	12.70	16.89	17.33	17.54	3.69	2.10	2.05	0.11	0.23	3.06	O&U
511.22	678.11	858.27	1066.26	1126.11	932.64	270.43	156.99	151.49	9.39	17.07	268.14	ALL
508.15	671.93	849.81	1053.94	1104.80	901.50	267.85	155.79	150.29	9.34	16.95	266.73	ALLbC44

附录二 2014年江苏省城市肿瘤登记地区恶性肿瘤发病情况

2014年江苏省城市肿瘤登记地区男女合计恶性肿瘤发病主要指标

部位	病例数	构成(%)	年龄组(1/10^5)												
			0	1—4	5—9	10—14	15—19	20—24	25—29	30—34	35—39	40—44	45—49	50—54	55—59
唇	29	0.06	0.00	0.00	0.00	0.00	0.00	0.00	0.00	0.00	0.00	0.00	0.31	0.09	0.29
舌	86	0.18	0.00	0.00	0.00	0.00	0.00	0.00	0.00	0.19	0.19	0.24	0.77	0.19	0.78
口	155	0.32	0.00	0.00	0.00	0.00	0.00	0.00	0.09	0.37	0.09	0.16	0.54	1.13	1.94
唾液腺	88	0.18	0.00	0.00	0.00	0.00	0.15	0.41	0.27	0.56	0.47	0.57	0.92	0.75	0.78
扁桃体	17	0.04	0.00	0.00	0.00	0.00	0.00	0.00	0.00	0.00	0.00	0.24	0.15	0.19	0.10
其他的口咽	21	0.04	0.00	0.00	0.00	0.00	0.15	0.00	0.00	0.00	0.00	0.00	0.00	0.09	0.68
鼻咽	350	0.73	0.00	0.00	0.00	0.00	0.45	0.41	0.27	0.84	0.94	2.27	2.53	4.32	4.47
喉咽	39	0.08	0.00	0.00	0.00	0.00	0.00	0.00	0.00	0.00	0.00	0.16	0.31	0.28	0.29
咽,部位不明	24	0.05	0.00	0.00	0.00	0.00	0.00	0.00	0.09	0.00	0.09	0.16	0.15	0.00	0.19
食管	4447	9.29	0.77	0.00	0.00	0.00	0.00	0.00	0.18	0.28	0.47	1.13	6.30	16.07	46.54
胃	7136	14.90	0.00	0.00	0.00	0.17	0.00	0.41	2.10	2.88	6.64	9.80	19.19	34.88	71.31
小肠	238	0.50	0.00	0.00	0.00	0.00	0.00	0.10	0.09	0.00	0.09	0.24	1.00	1.32	2.82
结肠	2709	5.66	0.00	0.00	0.00	0.00	0.15	0.41	0.91	2.79	3.37	4.86	10.21	15.79	28.08
直肠	2200	4.59	0.00	0.00	0.00	0.00	0.45	0.00	0.46	1.49	1.87	4.29	9.60	15.51	26.14
肛门	42	0.09	0.00	0.00	0.00	0.00	0.00	0.00	0.00	0.00	0.00	0.08	0.31	0.28	0.39
肝脏	4089	8.54	1.53	0.37	0.16	0.00	0.00	0.10	1.00	3.07	6.64	17.17	27.95	36.10	54.21
胆囊及胆道其他	716	1.50	0.00	0.00	0.00	0.00	0.00	0.00	0.00	0.28	0.56	0.97	1.54	3.29	5.54
胰腺	1612	3.37	0.00	0.00	0.00	0.00	0.15	0.10	0.18	0.46	0.66	1.94	4.30	6.67	15.16
鼻,鼻窦及其他	45	0.09	0.00	0.00	0.00	0.00	0.00	0.00	0.00	0.09	0.09	0.16	0.23	0.19	0.39
喉	214	0.45	0.00	0.00	0.00	0.00	0.00	0.00	0.00	0.00	0.00	0.00	0.46	1.88	3.69
气管,支气管,肺	8318	17.37	0.00	0.00	0.16	0.00	0.15	0.41	0.64	1.39	5.33	9.72	23.49	38.26	87.73
其他的胸腔器官	130	0.27	0.00	0.00	0.47	0.17	0.30	0.31	0.36	0.56	0.09	0.40	0.69	0.85	1.94
骨	284	0.59	0.77	0.18	0.16	0.87	0.30	0.31	0.73	0.19	0.75	0.57	1.31	1.13	3.11
皮肤的黑色素瘤	77	0.16	0.00	0.00	0.00	0.00	0.15	0.20	0.00	0.00	0.00	0.24	0.31	0.47	0.78
其他的皮肤	415	0.87	0.00	0.00	0.00	0.00	0.00	0.10	0.18	0.28	0.94	0.81	1.38	1.32	3.30
间皮瘤	19	0.04	0.00	0.00	0.00	0.00	0.00	0.00	0.09	0.00	0.00	0.00	0.08	0.09	0.19
卡波西肉瘤	1	0.00	0.00	0.00	0.00	0.00	0.00	0.00	0.00	0.00	0.00	0.00	0.00	0.00	0.00
周围神经,其他结缔组织	103	0.22	0.00	0.18	0.00	0.00	0.30	0.20	0.18	0.37	0.47	0.89	0.46	0.66	0.19
乳房	3201	6.68	0.00	0.00	0.00	0.00	0.00	0.92	2.92	7.07	15.16	29.24	42.84	42.68	45.66
外阴	30	0.06	0.00	0.00	0.00	0.00	0.15	0.00	0.00	0.00	0.00	0.16	0.00	0.00	0.39
阴道	22	0.05	0.00	0.00	0.00	0.00	0.00	0.00	0.00	0.00	0.00	0.00	0.23	0.75	0.39
子宫颈	1214	2.54	0.00	0.00	0.00	0.00	0.00	0.20	1.37	3.63	8.05	13.85	19.65	18.99	14.48
子宫体	547	1.14	0.00	0.00	0.00	0.00	0.00	0.00	0.18	0.84	1.68	2.59	5.99	8.84	10.40
子宫,部位不明	137	0.29	0.00	0.00	0.00	0.00	0.00	0.00	0.00	0.19	0.75	0.89	1.69	1.69	2.04
卵巢	548	1.14	0.00	0.00	0.16	0.52	0.45	1.33	0.91	1.30	1.78	4.54	5.14	7.90	7.00
其他的女性生殖器	42	0.09	0.00	0.00	0.00	0.00	0.00	0.00	0.09	0.00	0.00	0.24	0.23	0.75	0.87
胎盘	4	0.01	0.00	0.00	0.00	0.00	0.00	0.00	0.09	0.19	0.00	0.08	0.00	0.00	0.00
阴茎	56	0.12	0.00	0.00	0.00	0.00	0.00	0.00	0.00	0.09	0.09	0.16	0.15	0.28	0.68
前列腺	1145	2.39	0.00	0.00	0.00	0.17	0.00	0.00	0.00	0.00	0.00	0.08	0.38	0.85	3.89
睾丸	34	0.07	0.77	0.00	0.00	0.00	0.15	0.41	0.27	0.37	0.66	0.32	0.46	0.00	0.10
其他的男性生殖器	16	0.03	0.00	0.00	0.00	0.00	0.00	0.00	0.00	0.09	0.00	0.00	0.00	0.00	0.10
肾	611	1.28	0.77	0.18	0.00	0.17	0.00	0.00	0.55	1.02	1.22	2.19	3.76	6.39	6.80
肾盂	72	0.15	0.00	0.00	0.00	0.00	0.00	0.00	0.00	0.00	0.19	0.24	0.23	0.47	0.49
输尿管	77	0.16	0.00	0.00	0.00	0.00	0.00	0.00	0.00	0.00	0.09	0.00	0.08	0.47	0.39
膀胱	992	2.07	0.00	0.00	0.00	0.00	0.15	0.10	0.36	1.39	0.66	1.94	2.69	4.04	8.84
其他的泌尿器官	22	0.05	0.00	0.00	0.00	0.00	0.00	0.00	0.09	0.00	0.00	0.00	0.00	0.09	0.10
眼	23	0.05	0.00	0.18	0.00	0.17	0.00	0.00	0.00	0.00	0.19	0.00	0.00	0.09	0.10
脑及中枢神经系统	1156	2.41	0.77	1.47	1.71	0.70	1.20	1.02	1.28	2.51	3.93	4.94	7.52	11.00	14.57
甲状腺	1522	3.18	0.00	0.18	0.16	0.17	1.50	4.40	9.48	10.97	13.94	14.98	16.97	20.87	17.59
肾上腺	31	0.06	0.00	0.18	0.00	0.00	0.00	0.00	0.09	0.00	0.00	0.08	0.15	0.28	0.10
其他的内分泌腺	32	0.07	0.00	0.00	0.00	0.00	0.15	0.00	0.09	0.09	0.47	0.08	0.08	0.28	0.19
霍奇金病	37	0.08	0.00	0.00	0.00	0.00	0.00	0.00	0.27	0.28	0.19	0.16	0.15	0.00	0.00
非霍奇金淋巴瘤	714	1.49	0.00	0.37	0.31	0.35	0.75	1.02	1.19	1.39	1.68	1.94	2.92	4.79	6.90
免疫增生性疾病	15	0.03	0.00	0.00	0.00	0.00	0.00	0.00	0.00	0.00	0.00	0.00	0.08	0.00	0.00
多发性骨髓瘤	244	0.51	0.00	0.00	0.00	0.00	0.00	0.00	0.00	0.09	0.19	0.57	1.07	0.94	1.65
淋巴样白血病	295	0.62	1.53	8.07	4.82	3.15	0.90	0.72	0.64	0.37	0.75	0.57	1.38	1.22	1.75
髓样白血病	407	0.85	0.77	1.47	1.09	1.40	1.20	0.92	1.19	1.77	1.87	1.70	2.46	3.67	2.43
白血病,未特指	299	0.62	0.77	0.92	0.78	1.57	1.20	1.23	0.46	0.84	0.47	0.97	1.38	2.44	2.53
其他的或未指明部位	740	1.55	0.00	0.92	0.16	0.00	0.15	0.61	1.00	1.12	1.03	1.78	3.38	4.51	8.16
所有部位合计	47889	100.00	8.42	14.67	10.10	9.62	10.64	16.36	30.36	51.70	84.78	141.42	235.55	326.11	519.59
所有部位除外C44	47474	99.13	8.42	14.67	10.10	9.62	10.64	16.26	30.18	51.42	83.85	140.61	234.16	324.79	516.29

年龄组(1/10⁵)						粗率(1/10⁵)	中标率(1/10⁵)	世标率(1/10⁵)	累积率(%)		截缩率(1/10⁵)	ICD-10
60—64	65—69	70—74	75—79	80—84	85+				0—64岁	0—74岁	35—64岁	
0.41	0.14	1.01	0.52	1.55	2.75	0.20	0.10	0.10	0.01	0.01	0.16	C00
1.84	1.54	2.82	2.34	1.16	2.20	0.60	0.35	0.34	0.02	0.04	0.60	C01-C02
2.35	3.36	4.44	5.72	4.25	3.30	1.07	0.61	0.59	0.03	0.07	0.89	C03-C06
0.51	1.26	1.41	1.30	1.55	2.20	0.61	0.45	0.41	0.03	0.04	0.67	C07-C08
0.20	0.14	0.81	0.52	0.00	0.00	0.12	0.07	0.07	0.00	0.01	0.15	C09
0.31	0.56	0.00	1.30	0.00	0.00	0.15	0.09	0.09	0.01	0.01	0.14	C10
7.04	6.16	4.44	3.38	6.18	2.20	2.43	1.56	1.52	0.12	0.17	3.29	C11
1.02	0.84	0.81	1.04	1.16	0.00	0.27	0.15	0.15	0.01	0.02	0.31	C12-C13
0.51	0.14	0.61	1.30	0.00	1.10	0.17	0.10	0.09	0.01	0.01	0.17	C14
77.08	114.31	155.29	186.75	162.68	115.64	30.84	15.95	16.07	0.74	2.09	20.07	C15
106.48	168.24	236.16	282.46	267.39	185.57	49.48	26.61	26.24	1.27	3.29	35.46	C16
3.68	6.72	7.06	7.02	5.80	8.26	1.65	0.89	0.90	0.05	0.12	1.31	C17
38.08	61.78	73.01	93.37	118.24	75.44	18.79	10.29	10.04	0.52	1.20	14.65	C18
35.63	45.39	61.91	74.91	70.33	51.76	15.26	8.42	8.32	0.48	1.01	13.52	C19-C20
0.82	0.84	1.21	1.30	1.16	1.10	0.29	0.16	0.16	0.01	0.02	0.28	C21
58.09	78.45	83.49	105.86	123.65	99.12	28.35	16.29	15.96	1.03	1.84	30.33	C22
8.68	14.99	21.98	27.83	39.41	40.20	4.96	2.52	2.50	0.10	0.29	2.96	C23-C24
20.01	35.16	48.81	74.13	74.96	66.63	11.18	5.78	5.70	0.25	0.67	6.95	C25
0.61	1.26	0.81	2.08	0.77	1.65	0.31	0.18	0.17	0.01	0.02	0.25	C30-C31
4.19	5.46	7.46	4.94	3.86	2.20	1.48	0.81	0.83	0.05	0.12	1.41	C32
125.87	206.90	261.77	306.39	325.35	258.26	57.68	30.46	30.39	1.47	3.81	41.19	C33-C34
2.35	1.40	2.42	3.12	2.70	1.65	0.90	0.62	0.61	0.04	0.06	0.92	C37-C38
3.78	5.60	5.45	9.62	9.27	11.01	1.97	1.23	1.22	0.07	0.12	1.58	C40-C41
1.94	1.40	0.40	3.38	2.70	1.65	0.53	0.30	0.30	0.02	0.03	0.53	C43
4.70	6.16	11.50	17.43	18.93	33.04	2.88	1.49	1.46	0.07	0.15	1.85	C44
0.31	0.56	0.40	0.26	0.77	1.10	0.13	0.07	0.07	0.00	0.01	0.09	C45
0.00	0.00	0.20	0.00	0.00	0.00	0.01	0.00	0.00	0.00	0.00	0.00	C46
1.43	2.52	1.41	3.38	1.93	2.20	0.71	0.49	0.46	0.03	0.05	0.67	C47;C49
37.16	41.46	36.50	32.25	27.82	23.13	22.20	14.97	13.96	1.12	1.51	34.46	C50
0.41	0.84	0.40	1.82	0.77	1.10	0.21	0.11	0.12	0.01	0.01	0.13	C51
0.41	0.14	0.00	0.26	0.00	0.55	0.15	0.09	0.09	0.01	0.01	0.27	C52
11.13	8.12	9.28	10.40	9.27	9.36	8.42	6.00	5.44	0.46	0.54	14.41	C53
7.45	7.56	7.87	4.42	5.41	5.51	3.79	2.40	2.32	0.19	0.27	5.71	C54
1.02	1.82	1.82	2.86	3.48	1.65	0.95	0.61	0.56	0.04	0.06	1.31	C55
7.76	6.58	6.66	6.24	5.80	6.06	3.80	2.61	2.49	0.19	0.26	5.39	C56
0.41	0.98	0.61	0.52	0.39	0.55	0.29	0.18	0.18	0.01	0.02	0.38	C57
0.00	0.00	0.00	0.00	0.00	0.00	0.03	0.03	0.02	0.00	0.00	0.02	C58
1.02	1.68	1.41	0.78	2.32	1.10	0.39	0.22	0.22	0.01	0.03	0.34	C60
9.60	25.49	48.40	68.15	74.96	64.43	7.94	3.83	3.74	0.07	0.44	1.97	C61
0.00	0.14	0.00	0.26	0.00	0.55	0.24	0.24	0.21	0.01	0.02	0.29	C62
0.00	0.98	0.61	0.78	0.00	0.55	0.11	0.06	0.06	0.00	0.01	0.01	C63
8.98	14.15	14.52	17.43	6.96	9.91	4.24	2.58	2.51	0.16	0.30	4.45	C64
1.12	0.98	2.22	2.86	3.86	2.20	0.50	0.27	0.26	0.01	0.03	0.41	C65
0.92	1.82	1.82	4.94	4.25	2.75	0.53	0.27	0.26	0.01	0.03	0.28	C66
13.37	21.43	27.43	40.84	47.53	39.10	6.88	3.67	3.58	0.17	0.41	4.54	C67
0.10	0.56	1.01	0.52	0.77	2.75	0.15	0.08	0.08	0.00	0.01	0.04	C68
0.51	0.28	1.01	0.26	0.77	1.10	0.16	0.11	0.11	0.01	0.01	0.13	C69
15.11	21.01	20.57	26.01	24.73	22.58	8.02	5.20	5.09	0.33	0.54	8.78	C70-C72;D32-D33;D42-D43
12.76	10.51	7.66	7.80	5.41	2.20	10.55	8.63	7.55	0.62	0.71	16.16	C73
0.31	0.70	0.61	1.04	0.77	2.75	0.21	0.12	0.13	0.01	0.01	0.14	C74
0.41	0.56	1.01	0.78	0.39	0.00	0.22	0.17	0.15	0.01	0.02	0.24	C75
0.51	0.84	1.41	1.04	0.39	1.10	0.26	0.18	0.16	0.01	0.02	0.16	C81
11.54	14.99	19.56	17.95	16.62	18.72	4.95	3.05	2.99	0.18	0.35	4.42	C82-C85;C96
0.31	0.42	1.01	0.52	0.39	0.00	0.10	0.06	0.06	0.00	0.01	0.05	C88
4.80	5.60	8.87	8.06	8.50	4.96	1.69	0.92	0.91	0.05	0.12	1.34	C90
1.74	4.48	3.63	6.24	4.64	4.96	2.05	1.98	2.47	0.12	0.16	1.17	C91
4.59	6.02	8.07	6.76	11.21	7.71	2.82	2.15	2.11	0.13	0.20	2.66	C92-C94;D45-D46;D47.1;D47.3
3.27	4.90	6.05	7.80	8.50	4.96	2.07	1.55	1.56	0.09	0.14	1.69	C95
9.29	14.43	18.35	21.07	31.30	26.43	5.13	2.94	2.91	0.16	0.32	4.18	O&U
673.88	990.79	1255.42	1522.34	1552.96	1238.97	332.08	191.33	187.05	10.62	21.85	295.96	ALL
669.19	984.63	1243.92	1504.91	1534.03	1205.93	329.20	189.84	185.59	10.55	21.70	294.11	ALLbC44

2014 年江苏省城市肿瘤登记地区男性恶性肿瘤发病主要指标

部位	病例数	构成(%)	年龄组(1/10^5)												
			0	1—4	5—9	10—14	15—19	20—24	25—29	30—34	35—39	40—44	45—49	50—54	55—59
唇	11	0.04	0.00	0.00	0.00	0.00	0.00	0.00	0.00	0.00	0.00	0.00	0.00	0.00	0.38
舌	55	0.20	0.00	0.00	0.00	0.00	0.00	0.00	0.00	0.00	0.38	0.16	0.62	0.00	0.76
口	89	0.33	0.00	0.00	0.00	0.00	0.00	0.00	0.00	0.38	0.00	0.00	0.78	2.06	2.10
唾液腺	52	0.19	0.00	0.00	0.00	0.00	0.00	0.40	0.19	0.57	0.57	0.66	1.09	1.12	0.57
扁桃体	11	0.04	0.00	0.00	0.00	0.00	0.00	0.00	0.00	0.00	0.00	0.33	0.00	0.19	0.19
其他的口咽	20	0.07	0.00	0.00	0.00	0.00	0.29	0.00	0.00	0.00	0.00	0.00	0.00	0.19	1.34
鼻咽	250	0.92	0.00	0.00	0.00	0.00	0.57	0.40	0.19	0.76	1.13	3.28	4.04	4.68	7.45
喉咽	35	0.13	0.00	0.00	0.00	0.00	0.00	0.00	0.00	0.00	0.00	0.16	0.62	0.56	0.57
咽,部位不明	17	0.06	0.00	0.00	0.00	0.00	0.00	0.00	0.19	0.00	0.19	0.33	0.16	0.00	0.19
食管	3010	11.12	1.47	0.00	0.00	0.00	0.00	0.00	0.37	0.57	0.94	1.64	10.25	26.38	71.80
胃	4993	18.44	0.00	0.00	0.00	0.33	0.00	0.00	1.30	2.47	3.77	11.49	24.06	46.97	106.93
小肠	143	0.53	0.00	0.00	0.00	0.00	0.00	0.00	0.00	0.00	0.00	0.16	1.55	1.68	3.06
结肠	1483	5.48	0.00	0.00	0.00	0.00	0.29	0.60	0.93	3.04	4.34	5.58	10.71	16.65	34.37
直肠	1284	4.74	0.00	0.00	0.00	0.00	0.00	0.00	0.74	2.09	2.45	4.27	10.40	17.96	32.65
肛门	25	0.09	0.00	0.00	0.00	0.00	0.00	0.00	0.00	0.00	0.00	0.00	0.16	0.37	0.57
肝脏	2879	10.63	1.47	0.00	0.00	0.00	0.00	0.20	0.93	5.32	11.88	29.21	44.71	57.26	83.83
胆囊及胆道其他	308	1.14	0.00	0.00	0.00	0.00	0.00	0.00	0.00	0.19	0.94	0.66	1.40	2.25	5.92
胰腺	887	3.28	0.00	0.00	0.00	0.00	0.00	0.20	0.00	0.38	0.75	1.97	5.43	8.42	19.67
鼻,鼻窦及其他	32	0.12	0.00	0.00	0.00	0.00	0.00	0.00	0.00	0.19	0.19	0.00	0.31	0.37	0.76
喉	195	0.72	0.00	0.00	0.00	0.00	0.00	0.00	0.00	0.00	0.00	0.00	0.78	3.56	6.68
气管,支气管,肺	5665	20.92	0.00	0.00	0.30	0.00	0.29	0.20	0.74	1.14	5.09	9.84	28.57	46.59	120.49
其他的胸腔器官	82	0.30	0.00	0.00	0.59	0.33	0.57	0.40	0.37	0.57	0.19	0.49	1.24	0.94	1.72
骨	178	0.66	1.47	0.35	0.30	1.33	0.57	0.20	1.11	0.19	0.94	0.82	2.02	0.94	4.20
皮肤的黑色素瘤	36	0.13	0.00	0.00	0.00	0.00	0.29	0.00	0.00	0.00	0.00	0.16	0.16	0.56	0.95
其他的皮肤	204	0.75	0.00	0.00	0.00	0.00	0.00	0.20	0.19	0.19	0.94	0.66	2.02	1.68	3.25
间皮瘤	12	0.04	0.00	0.00	0.00	0.00	0.00	0.00	0.19	0.00	0.00	0.00	0.00	0.00	0.00
卡波西肉瘤	1	0.00	0.00	0.00	0.00	0.00	0.00	0.00	0.00	0.00	0.00	0.00	0.00	0.00	0.00
周围神经,其他结缔组织	54	0.20	0.00	0.00	0.00	0.00	0.29	0.00	0.00	0.57	0.38	1.15	0.47	0.56	0.00
乳房	54	0.20	0.00	0.00	0.00	0.00	0.00	0.00	0.19	0.19	0.38	0.16	1.09	0.75	1.72
外阴	—	—	—	—	—	—	—	—	—	—	—	—	—	—	—
阴道	—	—	—	—	—	—	—	—	—	—	—	—	—	—	—
子宫颈	—	—	—	—	—	—	—	—	—	—	—	—	—	—	—
子宫体	—	—	—	—	—	—	—	—	—	—	—	—	—	—	—
子宫,部位不明	—	—	—	—	—	—	—	—	—	—	—	—	—	—	—
卵巢	—	—	—	—	—	—	—	—	—	—	—	—	—	—	—
其他的女性生殖器	—	—	—	—	—	—	—	—	—	—	—	—	—	—	—
胎盘	—	—	—	—	—	—	—	—	—	—	—	—	—	—	—
阴茎	56	0.21	0.00	0.00	0.00	0.00	0.00	0.00	0.00	0.19	0.19	0.33	0.31	0.56	1.34
前列腺	1145	4.23	0.00	0.00	0.00	0.33	0.00	0.00	0.00	0.00	0.00	0.16	0.78	1.68	7.64
睾丸	34	0.13	1.47	0.00	0.00	0.00	0.29	0.80	0.56	0.76	1.32	0.66	0.93	0.00	0.19
其他的男性生殖器	16	0.06	0.00	0.00	0.00	0.00	0.00	0.00	0.00	0.19	0.00	0.00	0.00	0.00	0.19
肾	383	1.41	1.47	0.00	0.00	0.00	0.00	0.00	0.56	1.33	1.32	2.63	5.12	7.11	10.50
肾盂	45	0.17	0.00	0.00	0.00	0.00	0.00	0.00	0.00	0.00	0.19	0.49	0.31	0.56	0.57
输尿管	38	0.14	0.00	0.00	0.00	0.00	0.00	0.00	0.00	0.00	0.19	0.00	0.16	0.00	0.38
膀胱	784	2.90	0.00	0.00	0.00	0.00	0.29	0.20	0.56	1.71	0.75	3.12	4.19	6.74	13.75
其他的泌尿器官	16	0.06	0.00	0.00	0.00	0.00	0.00	0.00	0.19	0.00	0.00	0.00	0.00	0.00	0.00
眼	11	0.04	0.00	0.35	0.00	0.33	0.00	0.00	0.00	0.00	0.19	0.00	0.00	0.00	0.00
脑及中枢神经系统	523	1.93	1.47	1.73	2.08	0.66	0.86	1.00	0.74	2.28	3.39	3.45	7.30	8.61	14.13
甲状腺	400	1.48	0.00	0.35	0.00	0.33	0.86	2.40	4.64	7.03	7.54	6.56	8.54	11.41	8.78
肾上腺	18	0.07	0.00	0.00	0.00	0.00	0.00	0.00	0.19	0.00	0.00	0.00	0.16	0.37	0.00
其他的内分泌腺	13	0.05	0.00	0.00	0.00	0.00	0.00	0.00	0.00	0.00	0.19	0.00	0.00	0.19	0.19
霍奇金病	21	0.08	0.00	0.00	0.00	0.00	0.00	0.00	0.37	0.38	0.38	0.00	0.31	0.00	0.00
非霍奇金淋巴瘤	416	1.54	0.00	0.35	0.59	0.00	1.15	0.80	1.11	1.52	2.07	1.97	4.35	5.24	8.40
免疫增生性疾病	9	0.03	0.00	0.00	0.00	0.00	0.00	0.00	0.00	0.00	0.00	0.00	0.16	0.00	0.00
多发性骨髓瘤	142	0.52	0.00	0.00	0.00	0.00	0.00	0.00	0.00	0.00	0.19	0.49	0.93	1.31	1.72
淋巴样白血病	195	0.72	1.47	10.75	6.23	5.30	1.43	1.00	0.93	0.19	0.75	0.98	1.40	1.50	1.91
髓样白血病	210	0.78	1.47	2.08	1.48	0.99	1.72	0.80	1.11	1.71	1.70	1.80	2.33	3.74	2.48
白血病,未特指	162	0.60	1.47	1.04	0.59	1.33	1.43	2.20	0.56	0.95	0.57	0.82	1.55	2.62	2.29
其他的或未指明部位	372	1.37	0.00	0.35	0.00	0.00	0.29	0.60	0.93	0.38	0.75	1.64	2.95	3.74	8.21
所有部位合计	27074	100.00	13.20	17.34	12.17	11.27	11.45	12.58	20.05	37.45	57.12	98.28	194.37	298.09	594.80
所有部位除外 C44	26870	99.25	13.20	17.34	12.17	11.27	11.45	12.38	19.86	37.26	56.18	97.62	192.35	296.41	591.55

年龄组($1/10^5$)						粗率($1/10^5$)	中标率($1/10^5$)	世标率($1/10^5$)	累积率(%)		截缩率($1/10^5$)	ICD-10
60—64	65—69	70—74	75—79	80—84	85+				0—64岁	0—74岁	35—64岁	
0.41	0.28	0.82	0.55	0.00	4.39	0.15	0.07	0.08	0.00	0.01	0.10	C00
3.05	1.96	4.89	3.30	2.66	1.46	0.76	0.44	0.43	0.02	0.06	0.72	C01-C02
2.85	2.80	5.71	7.71	4.44	4.39	1.23	0.71	0.69	0.04	0.08	1.12	C03-C06
0.61	1.68	1.63	2.75	1.77	4.39	0.72	0.51	0.46	0.03	0.05	0.78	C07-C08
0.41	0.28	1.22	0.55	0.00	0.00	0.15	0.09	0.09	0.01	0.01	0.17	C09
0.61	0.84	0.00	2.75	0.00	0.00	0.28	0.16	0.17	0.01	0.02	0.28	C10
11.40	9.51	5.30	4.40	9.76	4.39	3.47	2.17	2.14	0.17	0.24	4.82	C11
2.04	1.12	1.63	2.20	1.77	0.00	0.49	0.28	0.28	0.02	0.03	0.58	C12-C13
0.81	0.28	1.22	1.10	0.00	1.46	0.24	0.15	0.15	0.01	0.02	0.26	C14
114.65	158.84	209.53	239.44	205.85	137.42	41.75	22.47	22.71	1.13	2.98	30.80	C15
162.30	246.37	340.39	415.03	410.80	271.93	69.26	37.72	37.52	1.80	4.73	49.93	C16
3.67	8.67	7.75	11.01	8.87	13.16	1.98	1.08	1.09	0.05	0.13	1.47	C17
41.95	73.27	85.20	100.73	133.09	77.48	20.57	11.69	11.42	0.59	1.38	16.53	C18
43.58	57.89	73.38	89.17	81.63	59.94	17.81	10.08	9.96	0.57	1.23	16.05	C19-C20
1.02	0.84	2.45	1.65	0.89	1.46	0.35	0.19	0.19	0.01	0.03	0.30	C21
85.94	105.71	108.43	137.61	146.40	130.12	39.94	23.94	23.34	1.60	2.67	47.75	C22
8.35	13.42	19.16	26.42	33.72	35.09	4.27	2.30	2.27	0.10	0.26	2.78	C23-C24
21.38	40.83	57.89	85.87	86.95	55.55	12.30	6.68	6.55	0.29	0.78	8.23	C25
1.02	1.68	0.82	2.75	0.89	4.39	0.44	0.26	0.25	0.01	0.03	0.39	C30-C31
8.15	10.07	13.04	9.36	7.10	4.39	2.71	1.49	1.53	0.10	0.21	2.64	C32
176.56	285.80	390.12	456.32	495.98	390.35	78.58	42.42	42.39	1.95	5.33	54.26	C33-C34
2.85	1.68	4.08	4.95	4.44	0.00	1.14	0.81	0.79	0.05	0.08	1.11	C37-C38
5.09	5.87	7.75	13.21	10.65	14.62	2.47	1.63	1.62	0.09	0.16	2.08	C40-C41
1.63	0.84	0.82	3.30	4.44	1.46	0.50	0.28	0.28	0.02	0.03	0.49	C43
5.29	5.03	13.04	20.37	20.41	24.85	2.83	1.58	1.53	0.07	0.16	2.07	C44
0.61	0.84	0.82	0.55	1.77	0.00	0.17	0.10	0.10	0.00	0.01	0.08	C45
0.00	0.00	0.41	0.00	0.00	0.00	0.01	0.01	0.01	0.00	0.00	0.00	C46
1.83	2.80	2.04	3.85	3.55	0.00	0.75	0.50	0.46	0.03	0.05	0.71	C47;C49
1.43	1.68	1.22	3.30	3.55	4.39	0.75	0.46	0.43	0.03	0.04	0.84	C50
—	—	—	—	—	—	—	—	—	—	—	—	C51
—	—	—	—	—	—	—	—	—	—	—	—	C52
—	—	—	—	—	—	—	—	—	—	—	—	C53
—	—	—	—	—	—	—	—	—	—	—	—	C54
—	—	—	—	—	—	—	—	—	—	—	—	C55
—	—	—	—	—	—	—	—	—	—	—	—	C56
—	—	—	—	—	—	—	—	—	—	—	—	C57
—	—	—	—	—	—	—	—	—	—	—	—	C58
2.04	3.36	2.85	1.65	5.32	2.92	0.78	0.44	0.44	0.02	0.06	0.69	C60
19.14	50.90	97.84	144.22	172.13	171.05	15.88	8.06	7.88	0.15	0.89	3.91	C61
0.00	0.28	0.00	0.55	0.00	1.46	0.47	0.48	0.42	0.03	0.03	0.59	C62
0.00	1.96	1.22	1.65	0.00	1.46	0.22	0.13	0.13	0.00	0.02	0.02	C63
11.00	18.18	17.53	20.92	10.65	16.08	5.31	3.23	3.16	0.20	0.38	5.68	C64
1.63	1.40	1.22	2.75	8.87	2.92	0.62	0.34	0.33	0.02	0.03	0.57	C65
1.43	2.24	1.63	4.95	4.44	1.46	0.53	0.28	0.27	0.01	0.03	0.30	C66
20.98	33.84	46.06	74.31	83.40	67.25	10.88	5.99	5.83	0.26	0.66	7.13	C67
0.20	1.12	1.22	0.55	1.77	5.85	0.22	0.12	0.12	0.00	0.01	0.03	C68
0.41	0.56	0.82	0.55	0.89	0.00	0.15	0.12	0.13	0.01	0.01	0.09	C69
13.24	18.46	20.79	26.97	27.51	23.39	7.25	4.74	4.69	0.30	0.49	7.66	C70-C72;D32-D33;D42-D43
7.74	5.87	4.08	4.40	0.89	1.46	5.55	4.63	4.03	0.33	0.38	8.36	C73
0.41	1.12	0.82	1.65	0.00	4.39	0.25	0.14	0.15	0.01	0.02	0.14	C74
0.61	0.84	1.22	0.55	0.00	0.00	0.18	0.11	0.11	0.01	0.02	0.17	C75
0.61	0.84	1.63	1.65	0.00	0.00	0.29	0.23	0.19	0.01	0.02	0.21	C81
14.05	16.22	25.27	20.92	22.18	23.39	5.77	3.60	3.53	0.21	0.42	5.37	C82-C85;C96
0.41	0.56	0.82	0.55	0.89	0.00	0.12	0.07	0.07	0.00	0.01	0.08	C88
4.68	6.99	11.41	12.11	11.53	7.31	1.97	1.08	1.07	0.05	0.14	1.35	C90
2.44	5.59	4.89	7.71	8.87	7.31	2.71	2.68	3.32	0.16	0.22	1.41	C91
3.87	6.43	7.34	9.91	13.31	13.16	2.91	2.23	2.25	0.13	0.20	2.55	C92-C94;D45-D46;D47.1;D47.3
3.46	6.71	4.08	8.81	12.42	4.39	2.25	1.70	1.71	0.10	0.15	1.73	C95
11.61	15.66	17.94	22.57	41.70	27.78	5.16	2.93	2.91	0.16	0.32	4.20	O&U
829.44	1239.94	1631.41	2020.12	2108.14	1630.09	375.57	213.60	211.68	10.97	25.32	299.55	ALL
824.15	1234.91	1618.37	1999.76	2087.73	1605.24	372.74	212.01	210.15	10.90	25.16	297.48	ALLbC44

2014年江苏省城市肿瘤登记地区女性恶性肿瘤发病主要指标

部位	病例数	构成(%)	年龄组(1/10^5)												
			0	1—4	5—9	10—14	15—19	20—24	25—29	30—34	35—39	40—44	45—49	50—54	55—59
唇	18	0.09	0.00	0.00	0.00	0.00	0.00	0.00	0.00	0.00	0.00	0.00	0.61	0.19	0.20
舌	31	0.15	0.00	0.00	0.00	0.00	0.00	0.00	0.00	0.36	0.00	0.32	0.91	0.38	0.79
口	66	0.32	0.00	0.00	0.00	0.00	0.00	0.00	0.18	0.36	0.19	0.32	0.30	0.19	1.78
唾液腺	36	0.17	0.00	0.00	0.00	0.00	0.31	0.42	0.36	0.55	0.37	0.48	0.76	0.38	0.99
扁桃体	6	0.03	0.00	0.00	0.00	0.00	0.00	0.00	0.00	0.00	0.00	0.16	0.30	0.19	0.00
其他的口咽	1	0.00	0.00	0.00	0.00	0.00	0.00	0.00	0.00	0.00	0.00	0.00	0.00	0.00	0.00
鼻咽	100	0.48	0.00	0.00	0.00	0.00	0.31	0.42	0.36	0.91	0.74	1.28	1.06	3.97	1.38
喉咽	4	0.02	0.00	0.00	0.00	0.00	0.00	0.00	0.00	0.00	0.00	0.16	0.00	0.00	0.00
咽,部位不明	7	0.03	0.00	0.00	0.00	0.00	0.00	0.00	0.00	0.00	0.00	0.00	0.15	0.00	0.20
食管	1437	6.90	0.00	0.00	0.00	0.00	0.00	0.00	0.00	0.00	0.00	0.64	2.43	5.67	20.37
胃	2143	10.30	0.00	0.00	0.00	0.00	0.00	0.84	2.87	3.28	9.48	8.16	14.43	22.67	34.42
小肠	95	0.46	0.00	0.00	0.00	0.00	0.00	0.21	0.18	0.00	0.19	0.32	0.46	0.94	2.57
结肠	1226	5.89	0.00	0.00	0.00	0.00	0.00	0.21	0.90	2.55	2.42	4.16	9.72	14.92	21.56
直肠	916	4.40	0.00	0.00	0.00	0.00	0.94	0.00	0.18	0.91	1.30	4.32	8.81	13.03	19.38
肛门	17	0.08	0.00	0.00	0.00	0.00	0.00	0.00	0.00	0.00	0.00	0.16	0.46	0.19	0.20
肝脏	1210	5.81	1.60	0.78	0.33	0.00	0.00	0.00	1.08	0.91	1.49	5.44	11.54	14.73	23.54
胆囊及胆道其他	408	1.96	0.00	0.00	0.00	0.00	0.00	0.00	0.00	0.36	0.19	1.28	1.67	4.34	5.14
胰腺	725	3.48	0.00	0.00	0.00	0.00	0.31	0.00	0.36	0.55	0.56	1.92	3.19	4.91	10.48
鼻,鼻窦及其他	13	0.06	0.00	0.00	0.00	0.00	0.00	0.00	0.00	0.00	0.00	0.32	0.15	0.00	0.00
喉	19	0.09	0.00	0.00	0.00	0.00	0.00	0.00	0.00	0.00	0.00	0.00	0.15	0.19	0.59
气管,支气管,肺	2653	12.75	0.00	0.00	0.00	0.00	0.00	0.63	0.54	1.64	5.57	9.60	18.53	29.85	53.80
其他的胸腔器官	48	0.23	0.00	0.00	0.33	0.00	0.00	0.21	0.36	0.55	0.00	0.32	0.15	0.76	2.18
骨	106	0.51	0.00	0.00	0.00	0.37	0.00	0.42	0.36	0.18	0.56	0.32	0.61	1.32	1.98
皮肤的黑色素瘤	41	0.20	0.00	0.00	0.00	0.00	0.00	0.42	0.00	0.00	0.00	0.32	0.46	0.38	0.59
其他的皮肤	211	1.01	0.00	0.00	0.00	0.00	0.00	0.00	0.18	0.36	0.93	0.96	0.76	0.94	3.36
间皮瘤	7	0.03	0.00	0.00	0.00	0.00	0.00	0.00	0.00	0.00	0.00	0.00	0.15	0.19	0.40
卡波西肉瘤	0	0.00	0.00	0.00	0.00	0.00	0.00	0.00	0.00	0.00	0.00	0.00	0.00	0.00	0.00
周围神经,其他结缔组织	49	0.24	0.00	0.39	0.00	0.00	0.31	0.42	0.36	0.18	0.56	0.64	0.46	0.76	0.40
乳房	3147	15.12	0.00	0.00	0.00	0.00	0.00	1.89	5.56	13.65	29.73	57.58	83.69	85.01	91.19
外阴	30	0.14	0.00	0.00	0.00	0.00	0.31	0.00	0.00	0.00	0.00	0.32	0.00	0.00	0.79
阴道	22	0.11	0.00	0.00	0.00	0.00	0.00	0.00	0.00	0.00	0.00	0.00	0.46	1.51	0.79
子宫颈	1214	5.83	0.00	0.00	0.00	0.00	0.00	0.42	2.69	7.10	15.98	27.35	38.88	38.16	29.47
子宫体	547	2.63	0.00	0.00	0.00	0.00	0.00	0.00	0.36	1.64	3.34	5.12	11.85	17.76	21.16
子宫,部位不明	137	0.66	0.00	0.00	0.00	0.00	0.00	0.00	0.00	0.36	1.49	1.76	3.34	3.40	4.15
卵巢	548	2.63	0.00	0.00	0.33	1.11	0.94	2.73	1.79	2.55	3.53	8.96	10.18	15.87	14.24
其他的女性生殖器	42	0.20	0.00	0.00	0.00	0.00	0.00	0.00	0.18	0.00	0.00	0.48	0.46	1.51	1.78
胎盘	4	0.02	0.00	0.00	0.00	0.00	0.00	0.00	0.18	0.36	0.00	0.16	0.00	0.00	0.00
阴茎	—	—	—	—	—	—	—	—	—	—	—	—	—	—	—
前列腺	—	—	—	—	—	—	—	—	—	—	—	—	—	—	—
睾丸	—	—	—	—	—	—	—	—	—	—	—	—	—	—	—
其他的男性生殖器	—	—	—	—	—	—	—	—	—	—	—	—	—	—	—
肾	228	1.10	0.00	0.39	0.00	0.37	0.00	0.00	0.54	0.73	1.11	1.76	2.43	5.67	2.97
肾盂	27	0.13	0.00	0.00	0.00	0.00	0.00	0.00	0.00	0.00	0.19	0.00	0.15	0.38	0.40
输尿管	39	0.19	0.00	0.00	0.00	0.00	0.00	0.00	0.00	0.00	0.00	0.00	0.00	0.94	0.40
膀胱	208	1.00	0.00	0.00	0.00	0.00	0.00	0.00	0.18	1.09	0.56	0.80	1.22	1.32	3.76
其他的泌尿器官	6	0.03	0.00	0.00	0.00	0.00	0.00	0.00	0.00	0.00	0.00	0.00	0.00	0.19	0.20
眼	12	0.06	0.00	0.00	0.00	0.00	0.00	0.00	0.00	0.00	0.19	0.00	0.00	0.19	0.20
脑及中枢神经系统	633	3.04	0.00	1.17	1.30	0.74	1.57	1.05	1.79	2.73	4.46	6.40	7.75	13.41	15.03
甲状腺	1122	5.39	0.00	0.00	0.33	0.00	2.20	6.50	14.16	14.75	20.25	23.19	25.21	30.41	26.70
肾上腺	13	0.06	0.00	0.39	0.00	0.00	0.00	0.00	0.00	0.00	0.00	0.16	0.15	0.19	0.20
其他的内分泌腺	19	0.09	0.00	0.00	0.00	0.00	0.31	0.00	0.18	0.18	0.74	0.16	0.15	0.38	0.20
霍奇金病	16	0.08	0.00	0.00	0.00	0.00	0.00	0.00	0.18	0.18	0.00	0.32	0.00	0.00	0.00
非霍奇金淋巴瘤	298	1.43	0.00	0.39	0.00	0.74	0.31	1.26	1.25	1.27	1.30	1.92	1.52	4.34	5.34
免疫增生性疾病	6	0.03	0.00	0.00	0.00	0.00	0.00	0.00	0.00	0.00	0.00	0.00	0.00	0.00	0.00
多发性骨髓瘤	102	0.49	0.00	0.00	0.00	0.00	0.00	0.00	0.00	0.18	0.19	0.64	1.22	0.57	1.58
淋巴样白血病	100	0.48	1.60	5.06	3.26	0.74	0.31	0.42	0.36	0.55	0.74	0.16	1.37	0.94	1.58
髓样白血病	197	0.95	0.00	0.78	0.65	1.85	0.63	1.05	1.25	1.82	2.04	1.60	2.58	3.59	2.37
白血病,未特指	137	0.66	0.00	0.78	0.98	1.85	0.94	0.21	0.36	0.73	0.37	1.12	1.22	2.27	2.77
其他的或未指明部位	368	1.77	0.00	1.56	0.33	0.00	0.00	0.63	1.08	1.82	1.30	1.92	3.80	5.29	8.11
所有部位合计	20815	100.00	3.20	11.68	7.83	7.79	9.74	20.33	40.33	65.35	112.05	183.47	275.83	354.39	441.69
所有部位除外 C44	20604	98.99	3.20	11.68	7.83	7.79	9.74	20.33	40.15	64.99	111.12	182.51	275.07	353.44	438.32

年龄组(1/10^5)						粗率(1/10^5)	中标率(1/10^5)	世标率(1/10^5)	累积率(%)		截缩率(1/10^5)	ICD-10
60—64	65—69	70—74	75—79	80—84	85+				0—64岁	0—74岁	35—64岁	
0.41	0.00	1.20	0.49	2.74	1.77	0.25	0.13	0.12	0.01	0.01	0.23	C00
0.61	1.12	0.80	1.48	0.00	2.65	0.43	0.27	0.25	0.02	0.03	0.48	C01-C02
1.84	3.93	3.19	3.94	4.11	2.65	0.92	0.51	0.49	0.03	0.06	0.65	C03-C06
0.41	0.84	1.20	0.00	1.37	0.88	0.50	0.39	0.36	0.03	0.04	0.55	C07-C08
0.00	0.00	0.40	0.49	0.00	0.00	0.08	0.06	0.05	0.00	0.01	0.12	C09
0.00	0.28	0.00	0.00	0.00	0.00	0.01	0.01	0.01	0.00	0.00	0.00	C10
2.66	2.81	3.59	2.47	3.42	0.88	1.39	0.96	0.89	0.07	0.10	1.76	C11
0.00	0.56	0.00	0.00	0.68	0.00	0.06	0.03	0.03	0.00	0.00	0.03	C12-C13
0.20	0.00	0.00	1.48	0.00	0.88	0.10	0.05	0.04	0.00	0.00	0.08	C14
39.30	69.61	102.18	139.54	129.37	102.47	19.92	9.58	9.54	0.34	1.20	9.21	C15
50.36	89.82	134.11	163.71	156.75	133.39	29.71	15.97	15.41	0.73	1.85	20.80	C16
3.68	4.77	6.39	3.45	3.42	5.30	1.32	0.72	0.74	0.04	0.10	1.15	C17
34.19	50.24	61.07	86.78	106.78	74.20	17.00	8.93	8.70	0.45	1.01	12.75	C18
27.64	32.84	50.69	62.13	61.61	46.82	12.70	6.81	6.71	0.38	0.80	10.96	C19-C20
0.61	0.84	0.00	0.99	1.37	0.88	0.24	0.13	0.13	0.01	0.01	0.25	C21
30.09	51.08	59.07	77.42	106.10	80.39	16.78	8.77	8.70	0.45	1.00	12.87	C22
9.01	16.56	24.75	29.09	43.81	43.29	5.66	2.73	2.71	0.11	0.32	3.13	C23-C24
18.63	29.47	39.91	63.61	65.71	73.32	10.05	4.90	4.85	0.20	0.55	5.65	C25
0.20	0.84	0.80	1.48	0.68	0.00	0.18	0.10	0.10	0.00	0.01	0.12	C30-C31
0.20	0.84	2.00	0.99	1.37	0.88	0.26	0.14	0.14	0.01	0.02	0.16	C32
74.92	127.71	136.11	172.09	193.72	178.44	36.78	19.10	18.99	0.98	2.29	27.95	C33-C34
1.84	1.12	0.80	1.48	1.37	2.65	0.67	0.43	0.42	0.03	0.04	0.73	C37-C38
2.46	5.33	3.19	6.41	8.21	8.83	1.47	0.84	0.81	0.04	0.09	1.07	C40-C41
2.25	1.96	0.00	3.45	1.37	1.77	0.57	0.31	0.32	0.02	0.03	0.58	C43
4.09	7.30	9.98	14.79	17.80	37.99	2.93	1.40	1.39	0.06	0.14	1.63	C44
0.00	0.28	0.00	0.00	0.00	1.77	0.10	0.05	0.05	0.00	0.01	0.11	C45
0.00	0.00	0.00	0.00	0.00	0.00	0.00	0.00	0.00	0.00	0.00	0.00	C46
1.02	2.25	0.80	2.96	0.68	3.53	0.68	0.47	0.47	0.03	0.04	0.62	C47;C49
73.08	81.40	71.05	58.18	46.55	34.45	43.63	29.29	27.35	2.21	2.97	68.00	C50
0.82	1.68	0.80	3.45	1.37	1.77	0.42	0.23	0.23	0.01	0.02	0.27	C51
0.82	0.28	0.00	0.49	0.00	0.88	0.31	0.18	0.19	0.02	0.02	0.54	C52
22.31	16.28	18.36	19.72	16.43	15.02	16.83	11.91	10.80	0.91	1.09	28.75	C53
14.94	15.16	15.57	8.38	9.58	8.83	7.58	4.78	4.62	0.38	0.53	11.45	C54
2.05	3.65	3.59	5.42	6.16	2.65	1.90	1.20	1.11	0.08	0.12	2.62	C55
15.56	13.19	13.17	11.83	10.27	9.72	7.60	5.20	4.95	0.39	0.52	10.79	C56
0.82	1.96	1.20	0.99	0.68	0.88	0.58	0.35	0.35	0.03	0.04	0.76	C57
0.00	0.00	0.00	0.00	0.00	0.00	0.06	0.06	0.05	0.00	0.00	0.03	C58
—	—	—	—	—	—	—	—	—	—	—	—	C60
—	—	—	—	—	—	—	—	—	—	—	—	C61
—	—	—	—	—	—	—	—	—	—	—	—	C62
—	—	—	—	—	—	—	—	—	—	—	—	C63
6.96	10.10	11.57	14.30	4.11	6.18	3.16	1.94	1.89	0.11	0.22	3.22	C64
0.61	0.56	3.19	2.96	0.00	1.77	0.37	0.21	0.20	0.01	0.03	0.26	C65
0.41	1.40	2.00	4.93	4.11	3.53	0.54	0.26	0.25	0.01	0.03	0.26	C66
5.73	8.98	9.18	10.85	19.85	22.08	2.88	1.49	1.45	0.07	0.16	1.94	C67
0.00	0.00	0.80	0.49	0.00	0.88	0.08	0.04	0.04	0.00	0.01	0.06	C68
0.61	0.00	1.20	0.00	0.68	1.77	0.17	0.09	0.09	0.01	0.01	0.17	C69
16.99	23.58	20.36	25.15	22.59	22.08	8.78	5.66	5.50	0.37	0.59	9.90	C70-C72;D32-D33;D42-D43
17.81	15.16	11.18	10.85	8.90	2.65	15.56	12.59	11.03	0.91	1.04	23.94	C73
0.20	0.28	0.40	0.49	1.37	1.77	0.18	0.10	0.12	0.01	0.01	0.14	C74
0.20	0.28	0.80	0.99	0.68	0.00	0.26	0.22	0.19	0.01	0.02	0.32	C75
0.41	0.84	1.20	0.49	0.68	1.77	0.22	0.13	0.13	0.01	0.02	0.11	C81
9.01	13.75	13.97	15.29	12.32	15.90	4.13	2.53	2.47	0.14	0.28	3.47	C82-C85;C96
0.20	0.28	1.20	0.49	0.00	0.00	0.08	0.05	0.05	0.00	0.01	0.03	C88
4.91	4.21	6.39	4.44	6.16	3.53	1.41	0.77	0.77	0.05	0.10	1.32	C90
1.02	3.37	2.39	4.93	1.37	3.53	1.39	1.24	1.55	0.08	0.11	0.93	C91
5.32	5.61	8.78	3.94	9.58	4.42	2.73	2.08	1.97	0.13	0.20	2.78	C92-C94;D45-D46;D47.1;D47.3
3.07	3.09	7.98	6.90	5.48	5.30	1.90	1.40	1.40	0.08	0.14	1.64	C95
6.96	13.19	18.76	19.72	23.27	25.62	5.10	2.98	2.93	0.16	0.32	4.16	O&U
517.51	740.72	887.28	1076.42	1124.65	1002.63	288.61	170.75	164.07	10.23	18.37	291.51	ALL
513.41	733.42	877.30	1061.63	1106.85	964.65	285.68	169.36	162.68	10.17	18.23	289.88	ALLbC44

附录三　2014 年江苏省农村肿瘤登记地区恶性肿瘤发病情况

2014 年江苏省农村肿瘤登记地区男女合计恶性肿瘤发病主要指标

部位	病例数	构成(%)	年龄组(1/10⁵)												
			0	1—4	5—9	10—14	15—19	20—24	25—29	30—34	35—39	40—44	45—49	50—54	55—59
唇	47	0.07	0.00	0.00	0.00	0.00	0.00	0.00	0.06	0.00	0.00	0.06	0.05	0.06	0.34
舌	105	0.16	0.00	0.00	0.00	0.10	0.00	0.00	0.00	0.00	0.07	0.11	0.39	0.53	1.63
口	227	0.35	0.00	0.00	0.00	0.00	0.00	0.07	0.00	0.00	0.13	0.51	0.88	0.94	2.03
唾液腺	121	0.19	0.00	0.00	0.00	0.10	0.00	0.07	0.19	0.22	0.40	0.63	0.59	0.77	1.02
扁桃体	19	0.03	0.00	0.00	0.00	0.00	0.00	0.00	0.00	0.00	0.00	0.00	0.05	0.00	0.41
其他的口咽	27	0.04	0.00	0.00	0.00	0.00	0.00	0.00	0.00	0.00	0.00	0.00	0.20	0.06	0.20
鼻咽	463	0.72	0.00	0.00	0.19	0.20	0.19	0.22	0.25	0.36	1.13	1.54	2.79	2.89	5.08
喉咽	44	0.07	0.00	0.00	0.00	0.00	0.00	0.00	0.06	0.00	0.07	0.06	0.10	0.18	0.47
咽，部位不明	36	0.06	0.00	0.00	0.00	0.00	0.00	0.00	0.00	0.00	0.07	0.06	0.05	0.30	0.27
食管	10291	16.06	0.00	0.00	0.00	0.00	0.00	0.00	0.19	0.14	0.40	2.57	8.17	20.89	70.39
胃	9069	14.15	0.00	0.00	0.00	0.00	0.19	0.22	1.12	2.39	4.34	7.38	15.99	27.62	63.48
小肠	200	0.31	0.00	0.00	0.00	0.00	0.09	0.00	0.12	0.07	0.27	0.29	0.59	0.77	1.63
结肠	1845	2.88	0.00	0.00	0.00	0.00	0.19	0.29	0.75	1.01	2.74	2.97	5.33	7.79	15.24
直肠	2643	4.12	0.00	0.00	0.00	0.00	0.28	0.29	0.56	1.23	1.47	4.80	8.66	11.98	18.09
肛门	39	0.06	0.00	0.13	0.00	0.00	0.00	0.00	0.00	0.00	0.00	0.17	0.15	0.06	0.20
肝脏	7064	11.02	0.89	0.25	0.00	0.10	0.28	0.44	1.37	3.70	9.34	23.50	41.62	46.33	69.58
胆囊及胆道其他	809	1.26	0.00	0.00	0.00	0.00	0.00	0.07	0.00	0.00	0.27	0.97	1.71	2.36	5.15
胰腺	2003	3.13	0.00	0.00	0.00	0.10	0.00	0.22	0.06	0.65	1.00	1.83	4.21	6.26	12.87
鼻，鼻窦及其他	59	0.09	0.00	0.00	0.00	0.00	0.00	0.00	0.06	0.00	0.13	0.17	0.15	0.47	0.75
喉	235	0.37	0.00	0.00	0.00	0.00	0.00	0.00	0.00	0.07	0.07	0.23	0.24	1.53	2.37
气管，支气管，肺	12015	18.75	0.00	0.00	0.00	0.10	0.28	0.66	0.99	1.74	4.20	11.26	21.37	38.60	89.90
其他的胸腔器官	155	0.24	0.00	0.25	0.09	0.20	0.19	0.36	0.19	0.07	0.27	0.23	0.78	0.77	1.42
骨	507	0.79	0.89	0.25	0.19	0.79	1.13	0.29	0.31	0.36	0.47	1.20	1.22	1.71	3.18
皮肤的黑色素瘤	144	0.22	0.00	0.00	0.00	0.00	0.00	0.00	0.12	0.14	0.20	0.34	0.64	0.65	0.88
其他的皮肤	489	0.76	0.00	0.00	0.00	0.00	0.00	0.07	0.06	0.29	0.47	0.86	0.78	1.18	3.05
间皮瘤	22	0.03	0.00	0.00	0.00	0.00	0.00	0.00	0.06	0.00	0.00	0.00	0.15	0.06	0.34
卡波西肉瘤	4	0.01	0.00	0.00	0.00	0.00	0.00	0.00	0.00	0.00	0.00	0.00	0.00	0.00	0.00
周围神经，其他结缔组织	96	0.15	0.00	0.25	0.09	0.00	0.09	0.15	0.25	0.07	0.13	0.40	0.54	0.41	0.47
乳房	3357	5.24	0.00	0.00	0.00	0.10	0.09	0.66	2.24	5.72	10.07	24.36	30.62	28.33	36.11
外阴	30	0.05	0.00	0.00	0.00	0.00	0.00	0.00	0.00	0.07	0.13	0.00	0.05	0.06	0.14
阴道	28	0.04	0.00	0.00	0.00	0.00	0.00	0.00	0.06	0.00	0.07	0.11	0.05	0.30	0.20
子宫颈	2061	3.22	0.00	0.00	0.00	0.00	0.00	0.36	1.06	2.75	7.67	14.92	19.07	16.82	20.19
子宫体	534	0.83	0.00	0.00	0.00	0.00	0.00	0.00	0.25	0.29	0.93	2.12	3.86	6.14	7.11
子宫，部位不明	294	0.46	0.00	0.00	0.00	0.00	0.00	0.00	0.19	0.14	0.87	1.14	2.20	2.66	3.25
卵巢	664	1.04	0.00	0.00	0.00	0.00	0.38	0.80	0.68	0.43	1.87	3.09	5.04	5.13	7.32
其他的女性生殖器	63	0.10	0.00	0.00	0.00	0.00	0.00	0.00	0.06	0.14	0.20	0.11	0.44	0.41	0.41
胎盘	4	0.01	0.00	0.00	0.00	0.00	0.00	0.07	0.12	0.00	0.00	0.00	0.05	0.00	0.00
阴茎	98	0.15	0.00	0.00	0.00	0.00	0.00	0.00	0.00	0.07	0.13	0.06	0.64	0.18	0.34
前列腺	823	1.28	0.00	0.00	0.00	0.00	0.00	0.00	0.00	0.14	0.00	0.06	0.10	0.47	1.42
睾丸	32	0.05	0.00	0.00	0.00	0.00	0.00	0.22	0.25	0.07	0.20	0.06	0.24	0.06	0.27
其他的男性生殖器	17	0.03	0.00	0.00	0.00	0.00	0.00	0.00	0.00	0.00	0.00	0.06	0.00	0.00	0.20
肾	497	0.78	1.77	0.38	0.19	0.00	0.00	0.15	0.25	0.58	0.53	1.49	2.30	2.12	3.66
肾盂	50	0.08	0.00	0.00	0.00	0.00	0.09	0.00	0.00	0.00	0.07	0.06	0.20	0.41	0.41
输尿管	42	0.07	0.00	0.00	0.00	0.00	0.00	0.00	0.00	0.00	0.00	0.06	0.10	0.06	0.34
膀胱	1144	1.79	0.00	0.00	0.09	0.00	0.19	0.22	0.19	0.29	0.40	1.49	1.61	2.42	6.84
其他的泌尿器官	15	0.02	0.00	0.00	0.00	0.00	0.00	0.00	0.00	0.00	0.00	0.00	0.00	0.06	0.00
眼	33	0.05	0.00	0.63	0.00	0.00	0.00	0.00	0.00	0.07	0.00	0.06	0.05	0.18	0.00
脑及中枢神经系统	1501	2.34	1.33	0.88	1.13	1.38	1.13	1.24	1.80	1.67	2.60	3.83	6.50	8.14	13.01
甲状腺	844	1.32	0.00	0.00	0.00	0.10	0.66	2.04	2.36	1.81	4.40	4.57	6.55	7.44	7.99
肾上腺	36	0.06	0.00	0.13	0.00	0.00	0.00	0.00	0.12	0.00	0.07	0.11	0.34	0.12	0.41
其他的内分泌腺	47	0.07	0.00	0.00	0.19	0.10	0.09	0.07	0.19	0.14	0.07	0.00	0.20	0.30	0.41
霍奇金病	46	0.07	0.00	0.13	0.00	0.00	0.00	0.15	0.06	0.14	0.07	0.06	0.15	0.30	0.41
非霍奇金淋巴瘤	1003	1.57	0.44	0.13	0.38	0.59	0.56	0.87	1.24	0.72	1.07	2.00	3.96	4.19	8.54
免疫增生性疾病	11	0.02	0.00	0.00	0.00	0.00	0.00	0.00	0.00	0.00	0.00	0.00	0.05	0.06	0.00
多发性骨髓瘤	261	0.41	0.00	0.00	0.00	0.00	0.00	0.07	0.06	0.07	0.00	0.46	0.59	1.00	2.64
淋巴样白血病	267	0.42	0.44	1.01	0.66	1.08	0.47	0.58	0.62	0.36	0.73	1.03	0.49	0.89	1.49
髓样白血病	407	0.64	0.00	0.13	0.47	0.39	0.38	1.09	0.81	0.72	1.07	1.89	2.10	1.42	1.83
白血病，未特指	506	0.79	1.33	1.38	0.47	1.28	1.31	1.24	0.81	1.67	1.33	1.14	1.61	1.77	2.98
其他的或未指明部位	585	0.91	0.00	0.00	0.09	0.20	0.09	0.22	0.12	0.14	0.67	1.54	1.91	2.07	4.54
所有部位合计	64078	100.00	7.09	5.92	4.25	6.88	8.36	13.47	20.33	30.80	62.84	128.02	208.45	268.63	502.91
所有部位除外 C44	63589	99.24	7.09	5.92	4.25	6.88	8.36	13.39	20.26	30.51	62.37	127.16	207.66	267.45	499.86

年龄组(1/10^5)						粗率	中标率	世标率	累积率(%)		截缩率(1/10^5)	ICD-10
60—64	65—69	70—74	75—79	80—84	85+	(1/10^5)	(1/10^5)	(1/10^5)	0—64岁	0—74岁	35—64岁	
0.23	0.59	1.42	1.21	1.35	2.25	0.22	0.11	0.11	0.00	0.01	0.10	C00
1.13	1.68	1.17	1.90	1.62	0.75	0.49	0.28	0.28	0.02	0.03	0.55	C01-C02
2.04	2.87	3.88	5.36	5.12	5.63	1.07	0.58	0.58	0.03	0.07	0.97	C03-C06
0.91	1.29	1.29	1.90	1.08	2.25	0.57	0.38	0.36	0.02	0.04	0.68	C07-C08
0.23	0.20	0.13	0.52	0.54	0.38	0.09	0.05	0.05	0.00	0.01	0.09	C09
0.23	0.50	0.39	0.17	1.08	1.13	0.13	0.07	0.07	0.00	0.01	0.10	C10
5.59	5.54	3.88	5.54	5.39	3.00	2.17	1.39	1.35	0.10	0.15	2.90	C11
0.60	0.59	0.65	0.87	0.81	0.75	0.21	0.12	0.12	0.01	0.01	0.21	C12-C13
0.30	0.20	0.91	1.04	0.81	0.75	0.17	0.09	0.09	0.01	0.01	0.15	C14
120.10	185.16	246.37	282.23	295.19	219.72	48.30	25.00	25.24	1.11	3.27	30.11	C15
105.23	146.54	193.29	248.66	237.50	150.99	42.56	22.94	22.75	1.14	2.84	31.59	C16
2.11	3.47	3.50	3.63	4.31	4.13	0.94	0.54	0.53	0.03	0.06	0.83	C17
20.16	24.36	32.24	37.72	44.21	41.32	8.66	4.90	4.81	0.28	0.57	7.96	C18
28.16	37.43	47.38	61.60	69.82	46.95	12.40	6.91	6.78	0.38	0.80	10.79	C19-C20
0.45	0.30	0.52	1.04	1.35	1.50	0.18	0.10	0.10	0.01	0.01	0.16	C21
70.20	78.72	89.98	107.28	121.31	102.54	33.15	19.67	19.17	1.33	2.18	39.92	C22
8.61	12.48	14.24	23.36	24.26	22.91	3.80	1.98	1.98	0.10	0.23	2.73	C23-C24
18.12	27.43	41.56	59.35	65.24	51.46	9.40	4.97	4.88	0.23	0.57	6.37	C25
0.98	0.40	0.52	1.21	0.54	0.38	0.28	0.17	0.16	0.01	0.02	0.39	C30-C31
3.25	2.97	5.31	4.50	4.31	2.63	1.10	0.61	0.61	0.04	0.08	1.08	C32
128.10	191.20	259.71	325.49	317.83	221.60	56.39	30.18	30.01	1.49	3.74	41.49	C33-C34
1.81	1.39	2.33	2.25	2.70	0.75	0.73	0.49	0.49	0.03	0.05	0.79	C37-C38
4.60	6.54	9.84	13.15	10.78	7.14	2.38	1.51	1.49	0.08	0.16	1.84	C40-C41
1.74	1.49	2.33	2.94	2.16	4.88	0.68	0.39	0.38	0.02	0.04	0.67	C43
2.94	5.35	8.42	11.42	24.53	24.41	2.29	1.17	1.14	0.05	0.12	1.37	C44
0.23	0.10	0.52	0.52	0.00	0.38	0.10	0.06	0.06	0.00	0.01	0.11	C45
0.15	0.10	0.00	0.17	0.00	0.00	0.02	0.01	0.01	0.00	0.00	0.02	C46
0.60	1.49	0.78	1.73	1.62	2.25	0.45	0.30	0.30	0.02	0.03	0.41	C47;C49
29.67	23.17	23.56	20.07	15.90	11.64	15.75	10.77	10.05	0.84	1.07	25.65	C50
0.23	0.30	0.91	0.69	0.81	1.13	0.14	0.08	0.08	0.00	0.01	0.09	C51
0.08	0.30	0.52	0.87	0.00	0.75	0.13	0.08	0.08	0.00	0.01	0.13	C52
16.15	15.35	14.37	15.40	14.29	11.27	9.67	6.58	6.10	0.50	0.64	15.47	C53
5.74	5.64	3.50	3.11	1.08	1.88	2.51	1.59	1.56	0.13	0.18	3.99	C54
2.34	1.78	2.72	3.81	3.77	4.51	1.38	0.86	0.82	0.06	0.09	1.97	C55
7.70	5.15	5.83	5.19	4.31	2.63	3.12	2.07	1.99	0.16	0.22	4.70	C56
0.68	0.50	1.04	0.69	1.35	0.75	0.30	0.19	0.18	0.01	0.02	0.35	C57
0.00	0.00	0.00	0.00	0.00	0.00	0.02	0.02	0.02	0.00	0.00	0.01	C58
0.98	1.19	2.33	2.42	2.43	2.63	0.46	0.26	0.25	0.01	0.03	0.36	C60
4.00	9.41	23.04	35.13	42.59	38.31	3.86	1.82	1.76	0.03	0.19	0.81	C61
0.08	0.00	0.52	0.17	0.54	0.75	0.15	0.12	0.11	0.01	0.01	0.15	C62
0.15	0.10	0.00	0.35	1.62	0.75	0.08	0.04	0.04	0.00	0.00	0.06	C63
5.51	7.62	8.54	9.17	6.47	3.76	2.33	1.44	1.44	0.09	0.17	2.36	C64
0.60	0.30	1.42	0.35	0.54	1.50	0.23	0.14	0.14	0.01	0.02	0.26	C65
0.75	0.30	0.91	0.52	2.16	0.75	0.20	0.10	0.10	0.01	0.01	0.18	C66
12.23	16.54	23.95	31.15	39.09	31.93	5.37	2.83	2.81	0.13	0.33	3.53	C67
0.08	0.40	0.26	0.35	1.35	0.00	0.07	0.04	0.03	0.00	0.00	0.02	C68
0.30	0.10	0.78	0.87	1.35	0.38	0.15	0.10	0.13	0.01	0.01	0.09	C69
16.23	17.82	22.40	22.15	21.57	14.65	7.04	4.61	4.54	0.30	0.50	7.59	C70-C72;D32-D33;D42-D43
5.74	4.85	4.92	5.88	4.58	2.63	3.96	2.99	2.72	0.22	0.27	5.98	C73
0.08	0.59	0.26	0.35	0.54	0.75	0.17	0.11	0.11	0.01	0.01	0.18	C74
0.91	0.40	0.39	0.17	0.27	0.00	0.22	0.17	0.17	0.01	0.02	0.27	C75
0.45	0.50	0.91	0.52	0.27	0.75	0.22	0.15	0.15	0.01	0.02	0.21	C81
9.96	12.38	17.35	20.07	21.03	10.89	4.71	2.90	2.83	0.17	0.32	4.42	C82-C85;C96
0.15	0.10	0.26	0.17	0.54	0.38	0.05	0.03	0.03	0.00	0.00	0.04	C88
3.32	4.55	5.18	5.54	3.23	3.00	1.22	0.69	0.69	0.04	0.09	1.13	C90
2.04	2.77	4.53	5.02	4.31	0.38	1.25	0.98	1.00	0.06	0.09	1.03	C91
3.62	4.65	5.83	6.75	7.01	2.63	1.91	1.36	1.29	0.08	0.13	1.91	C92-C94;D45-D46;D47.1;D47.3
4.08	5.54	7.38	7.96	9.70	4.13	2.37	1.82	1.79	0.11	0.17	1.99	C95
6.27	7.62	9.84	11.94	15.90	12.02	2.75	1.56	1.54	0.09	0.18	2.52	O&U
668.91	890.26	1165.97	1423.59	1474.04	1090.36	300.71	171.43	168.43	9.65	19.93	271.81	ALL
665.96	884.91	1157.55	1412.17	1449.51	1065.94	298.42	170.26	167.29	9.60	19.81	270.44	ALLbC44

2014年江苏省农村肿瘤登记地区男性恶性肿瘤发病主要指标

部位	病例数	构成(%)	年龄组(1/10⁵)												
			0	1—4	5—9	10—14	15—19	20—24	25—29	30—34	35—39	40—44	45—49	50—54	55—59
唇	24	0.06	0.00	0.00	0.00	0.00	0.00	0.00	0.12	0.00	0.00	0.11	0.00	0.12	0.40
舌	50	0.13	0.00	0.00	0.00	0.00	0.00	0.00	0.00	0.00	0.00	0.11	0.29	0.46	1.72
口	132	0.35	0.00	0.00	0.00	0.00	0.00	0.00	0.00	0.00	0.26	0.57	0.97	0.81	1.98
唾液腺	69	0.19	0.00	0.00	0.00	0.18	0.00	0.14	0.00	0.28	0.26	0.45	0.87	0.93	1.45
扁桃体	14	0.04	0.00	0.00	0.00	0.00	0.00	0.00	0.00	0.00	0.00	0.00	0.00	0.00	0.66
其他的口咽	19	0.05	0.00	0.00	0.00	0.00	0.00	0.00	0.00	0.00	0.00	0.00	0.10	0.00	0.40
鼻咽	332	0.89	0.00	0.00	0.35	0.36	0.18	0.14	0.48	0.28	1.71	2.39	3.67	3.25	8.07
喉咽	35	0.09	0.00	0.00	0.00	0.00	0.00	0.00	0.12	0.00	0.13	0.00	0.19	0.35	0.66
咽,部位不明	27	0.07	0.00	0.00	0.00	0.00	0.00	0.00	0.00	0.00	0.00	0.00	0.10	0.46	0.40
食管	6873	18.48	0.00	0.00	0.00	0.00	0.00	0.00	0.36	0.28	0.53	2.73	12.18	32.02	105.29
胃	6244	16.79	0.00	0.00	0.00	0.00	0.35	0.28	1.45	1.42	3.69	7.39	19.82	36.78	94.44
小肠	108	0.29	0.00	0.00	0.00	0.00	0.18	0.00	0.24	0.14	0.53	0.23	0.77	0.93	1.59
结肠	1053	2.83	0.00	0.00	0.00	0.00	0.18	0.42	0.85	0.71	2.90	2.96	5.90	9.75	19.71
直肠	1523	4.10	0.00	0.00	0.00	0.00	0.18	0.42	0.85	1.42	2.11	5.46	10.15	12.53	22.09
肛门	21	0.06	0.00	0.24	0.00	0.00	0.00	0.00	0.00	0.00	0.00	0.23	0.19	0.00	0.26
肝脏	5111	13.74	0.00	0.24	0.00	0.18	0.35	0.28	2.06	5.95	15.40	39.80	66.43	72.86	103.83
胆囊及胆道其他	392	1.05	0.00	0.00	0.00	0.00	0.00	0.14	0.00	0.00	0.13	1.25	1.84	2.67	5.42
胰腺	1125	3.03	0.00	0.00	0.00	0.00	0.00	0.14	0.00	0.71	0.92	1.71	4.16	7.43	17.33
鼻,鼻窦及其他	36	0.10	0.00	0.00	0.00	0.00	0.00	0.00	0.12	0.00	0.13	0.00	0.19	0.70	0.93
喉	212	0.57	0.00	0.00	0.00	0.00	0.00	0.00	0.00	0.14	0.13	0.45	0.48	2.90	4.36
气管,支气管,肺	8078	21.72	0.00	0.00	0.00	0.18	0.35	0.70	1.09	1.70	4.74	11.83	24.95	49.31	119.97
其他的胸腔器官	90	0.24	0.00	0.24	0.18	0.36	0.35	0.42	0.24	0.14	0.26	0.23	0.87	0.70	1.45
骨	285	0.77	0.83	0.47	0.00	1.09	1.76	0.56	0.36	0.43	0.26	1.71	0.77	1.86	3.70
皮肤的黑色素瘤	76	0.20	0.00	0.00	0.00	0.00	0.00	0.00	0.00	0.14	0.13	0.34	0.77	0.81	0.93
其他的皮肤	244	0.66	0.00	0.00	0.00	0.00	0.00	0.14	0.12	0.57	0.79	1.02	0.19	0.93	3.84
间皮瘤	14	0.04	0.00	0.00	0.00	0.00	0.00	0.00	0.00	0.00	0.00	0.00	0.29	0.00	0.26
卡波西肉瘤	0	0.00	0.00	0.00	0.00	0.00	0.00	0.00	0.00	0.00	0.00	0.00	0.00	0.00	0.00
周围神经,其他结缔组织	57	0.15	0.00	0.24	0.00	0.00	0.18	0.28	0.12	0.14	0.13	0.57	0.48	0.35	0.79
乳房	47	0.13	0.00	0.00	0.00	0.00	0.00	0.00	0.00	0.28	0.39	0.23	0.58	0.35	0.66
外阴	—	—	—	—	—	—	—	—	—	—	—	—	—	—	—
阴道	—	—	—	—	—	—	—	—	—	—	—	—	—	—	—
子宫颈	—	—	—	—	—	—	—	—	—	—	—	—	—	—	—
子宫体	—	—	—	—	—	—	—	—	—	—	—	—	—	—	—
子宫,部位不明	—	—	—	—	—	—	—	—	—	—	—	—	—	—	—
卵巢	—	—	—	—	—	—	—	—	—	—	—	—	—	—	—
其他的女性生殖器	—	—	—	—	—	—	—	—	—	—	—	—	—	—	—
胎盘	—	—	—	—	—	—	—	—	—	—	—	—	—	—	—
阴茎	98	0.26	0.00	0.00	0.00	0.00	0.00	0.00	0.00	0.14	0.26	0.11	1.26	0.35	0.66
前列腺	823	2.21	0.00	0.00	0.00	0.00	0.00	0.00	0.00	0.28	0.00	0.11	0.19	0.93	2.78
睾丸	32	0.09	0.00	0.00	0.00	0.00	0.00	0.42	0.48	0.14	0.39	0.11	0.48	0.12	0.53
其他的男性生殖器	17	0.05	0.00	0.00	0.00	0.00	0.00	0.00	0.00	0.00	0.00	0.11	0.00	0.00	0.40
肾	307	0.83	3.33	0.24	0.18	0.00	0.00	0.14	0.24	0.57	0.79	1.93	2.51	2.32	4.63
肾盂	26	0.07	0.00	0.00	0.00	0.00	0.18	0.00	0.00	0.00	0.13	0.11	0.29	0.35	0.66
输尿管	26	0.07	0.00	0.00	0.00	0.00	0.00	0.00	0.00	0.00	0.00	0.00	0.19	0.12	0.40
膀胱	899	2.42	0.00	0.00	0.18	0.00	0.35	0.14	0.12	0.57	0.66	2.05	2.51	3.71	11.38
其他的泌尿器官	9	0.02	0.00	0.00	0.00	0.00	0.00	0.00	0.00	0.00	0.00	0.00	0.00	0.00	0.00
眼	15	0.04	0.00	0.47	0.00	0.00	0.00	0.00	0.00	0.14	0.00	0.11	0.10	0.12	0.00
脑及中枢神经系统	746	2.01	1.66	1.18	1.06	1.64	1.23	1.12	1.69	1.70	2.24	3.87	6.38	7.54	12.83
甲状腺	178	0.48	0.00	0.00	0.00	0.18	0.18	0.70	0.85	0.71	2.11	1.36	2.51	2.55	3.44
肾上腺	18	0.05	0.00	0.00	0.00	0.00	0.00	0.00	0.12	0.00	0.00	0.11	0.19	0.23	0.40
其他的内分泌腺	23	0.06	0.00	0.00	0.18	0.00	0.18	0.00	0.00	0.14	0.13	0.00	0.00	0.35	0.53
霍奇金病	22	0.06	0.00	0.00	0.00	0.00	0.00	0.14	0.12	0.14	0.00	0.00	0.10	0.23	0.53
非霍奇金淋巴瘤	574	1.54	0.00	0.00	0.53	0.55	0.53	0.98	0.85	0.57	1.18	2.16	5.12	4.18	9.92
免疫增生性疾病	8	0.02	0.00	0.00	0.00	0.00	0.00	0.00	0.00	0.00	0.00	0.00	0.10	0.00	0.00
多发性骨髓瘤	140	0.38	0.00	0.00	0.00	0.00	0.00	0.14	0.00	0.14	0.00	0.34	0.58	1.16	2.65
淋巴样白血病	147	0.40	0.00	1.18	1.06	1.64	0.53	0.56	0.48	0.57	0.79	1.36	0.48	0.70	1.45
髓样白血病	222	0.60	0.00	0.00	0.35	0.00	0.53	0.98	0.73	0.71	0.92	2.16	2.90	1.39	1.98
白血病,未特指	267	0.72	0.00	1.18	0.53	1.27	0.70	1.26	0.85	1.84	1.58	0.80	1.74	1.86	2.12
其他的或未指明部位	302	0.81	0.00	0.00	0.00	0.36	0.00	0.42	0.12	0.00	0.66	1.59	1.45	1.97	6.08
所有部位合计	37190	100.00	5.82	5.64	4.57	8.01	8.44	11.02	15.25	23.10	47.40	100.19	186.33	269.39	585.95
所有部位除外 C44	36946	99.34	5.82	5.64	4.57	8.01	8.44	10.88	15.13	22.53	46.61	99.17	186.14	268.47	582.12

年龄组(1/10⁵)						粗率(1/10⁵)	中标率(1/10⁵)	世标率(1/10⁵)	累积率(%)		截缩率(1/10⁵)	ICD-10
60—64	65—69	70—74	75—79	80—84	85+				0—64岁	0—74岁	35—64岁	
0.15	0.98	0.78	1.08	1.82	3.00	0.22	0.12	0.12	0.00	0.01	0.11	C00
1.19	1.97	1.56	1.44	0.61	0.00	0.46	0.26	0.27	0.02	0.04	0.53	C01-C02
2.67	3.74	5.19	6.49	6.06	8.00	1.21	0.69	0.69	0.04	0.08	1.08	C03-C06
1.49	1.38	1.56	1.80	0.61	2.00	0.63	0.43	0.41	0.03	0.04	0.84	C07-C08
0.45	0.39	0.26	1.08	0.00	0.00	0.13	0.07	0.07	0.01	0.01	0.14	C09
0.45	0.79	0.26	0.36	1.82	3.00	0.17	0.09	0.10	0.00	0.01	0.13	C10
8.62	7.47	6.23	8.29	6.66	5.00	3.05	1.98	1.94	0.15	0.22	4.18	C11
0.74	0.79	1.04	1.80	1.82	2.00	0.32	0.19	0.18	0.01	0.02	0.30	C12-C13
0.45	0.39	1.56	1.44	1.21	2.00	0.25	0.14	0.14	0.01	0.02	0.20	C14
175.29	254.73	322.83	360.66	384.56	287.94	63.16	34.37	34.86	1.64	4.53	44.36	C15
151.37	215.19	276.86	346.61	334.30	195.96	57.38	31.93	31.89	1.58	4.05	43.63	C16
2.23	4.52	3.38	2.88	3.63	5.00	0.99	0.62	0.61	0.03	0.07	0.94	C17
24.96	26.55	38.18	45.76	43.00	46.99	9.68	5.67	5.61	0.34	0.67	9.61	C18
34.46	46.62	53.50	71.34	82.36	48.99	14.00	8.14	7.99	0.45	0.95	12.75	C19-C20
0.59	0.20	0.52	1.08	1.82	1.00	0.19	0.11	0.12	0.01	0.01	0.19	C21
99.68	111.92	126.48	128.27	157.46	135.97	46.97	29.17	28.33	2.04	3.23	61.55	C22
7.72	13.57	15.84	22.34	17.56	22.99	3.60	2.01	2.01	0.10	0.24	2.75	C23-C24
22.58	35.60	45.19	65.21	73.28	49.99	10.34	5.74	5.67	0.27	0.68	7.66	C25
1.49	0.79	0.00	1.80	0.00	0.00	0.33	0.20	0.20	0.02	0.02	0.49	C30-C31
6.09	5.31	8.57	8.65	7.87	5.00	1.95	1.11	1.12	0.07	0.14	2.02	C32
176.33	273.42	363.86	459.74	447.55	325.93	74.24	41.15	41.05	1.96	5.14	54.22	C33-C34
2.82	1.38	3.12	2.52	1.82	0.00	0.83	0.59	0.59	0.04	0.06	0.93	C37-C38
5.50	6.29	11.95	15.85	13.32	6.00	2.62	1.74	1.73	0.09	0.18	2.02	C40-C41
2.53	1.77	2.08	3.24	1.21	4.00	0.70	0.42	0.42	0.03	0.05	0.82	C43
3.57	5.31	9.35	12.25	25.44	21.00	2.24	1.27	1.22	0.06	0.13	1.49	C44
0.30	0.20	0.78	0.72	0.00	1.00	0.13	0.07	0.07	0.00	0.01	0.13	C45
0.00	0.00	0.00	0.00	0.00	0.00	0.00	0.00	0.00	0.00	0.00	0.00	C46
0.59	1.77	1.56	2.52	1.82	2.00	0.52	0.35	0.35	0.02	0.04	0.46	C47;C49
1.19	1.18	1.30	1.80	0.61	1.00	0.43	0.29	0.27	0.02	0.03	0.53	C50
—	—	—	—	—	—	—	—	—	—	—	—	C51
—	—	—	—	—	—	—	—	—	—	—	—	C52
—	—	—	—	—	—	—	—	—	—	—	—	C53
—	—	—	—	—	—	—	—	—	—	—	—	C54
—	—	—	—	—	—	—	—	—	—	—	—	C55
—	—	—	—	—	—	—	—	—	—	—	—	C56
—	—	—	—	—	—	—	—	—	—	—	—	C57
—	—	—	—	—	—	—	—	—	—	—	—	C58
1.93	2.36	4.67	5.04	5.45	7.00	0.90	0.52	0.50	0.02	0.06	0.71	C60
7.87	18.69	46.23	73.14	95.69	101.98	7.56	3.82	3.71	0.06	0.39	1.58	C61
0.15	0.00	1.04	0.36	1.21	2.00	0.29	0.24	0.21	0.01	0.02	0.30	C62
0.30	0.20	0.00	0.72	3.63	2.00	0.16	0.08	0.08	0.00	0.01	0.11	C63
7.13	9.44	10.91	11.53	7.87	7.00	2.82	1.76	1.78	0.11	0.21	2.91	C64
0.45	0.59	1.30	0.36	0.00	0.00	0.24	0.16	0.16	0.01	0.02	0.30	C65
0.59	0.20	1.82	0.72	3.03	1.00	0.24	0.13	0.13	0.01	0.02	0.18	C66
20.20	25.57	37.40	52.24	64.80	60.99	8.26	4.55	4.53	0.21	0.52	5.68	C67
0.15	0.39	0.26	0.72	1.82	0.00	0.08	0.04	0.04	0.00	0.00	0.02	C68
0.30	0.00	0.26	1.44	1.21	0.00	0.14	0.10	0.11	0.01	0.01	0.10	C69
15.30	17.70	23.11	23.42	24.22	17.00	6.86	4.58	4.53	0.29	0.49	7.26	C70-C72;D32-D33;D42-D43
2.38	1.57	3.90	3.24	3.63	3.00	1.64	1.22	1.11	0.08	0.11	2.32	C73
0.00	0.79	0.26	0.72	1.21	0.00	0.17	0.10	0.10	0.01	0.01	0.15	C74
1.04	0.39	0.52	0.00	0.61	0.00	0.21	0.15	0.16	0.01	0.02	0.28	C75
0.59	0.20	0.52	0.72	0.61	2.00	0.20	0.13	0.13	0.01	0.01	0.20	C81
12.18	12.20	21.56	24.50	28.46	13.00	5.28	3.26	3.18	0.19	0.36	5.16	C82-C85;C96
0.30	0.20	0.26	0.36	0.61	1.00	0.07	0.04	0.04	0.00	0.00	0.06	C88
3.12	4.52	5.19	7.93	4.84	5.00	1.29	0.73	0.73	0.04	0.09	1.11	C90
1.93	3.54	5.45	5.40	2.42	1.00	1.35	1.13	1.15	0.06	0.11	1.06	C91
3.42	6.29	5.97	7.93	6.66	5.00	2.04	1.43	1.35	0.08	0.14	2.08	C92-C94;D45-D46;D47.1;D47.3
4.31	6.10	9.09	11.53	10.90	5.00	2.45	1.86	1.78	0.10	0.17	1.93	C95
6.98	8.26	10.91	8.65	19.38	12.00	2.78	1.63	1.63	0.10	0.19	2.72	O&U
826.10	1143.44	1494.40	1817.70	1906.46	1431.69	341.78	196.59	195.15	10.46	23.65	290.28	ALL
822.53	1138.13	1485.05	1805.45	1881.02	1410.69	339.54	195.32	193.93	10.40	23.52	288.79	ALLbC44

2014年江苏省农村肿瘤登记地区女性恶性肿瘤发病主要指标

部位	病例数	构成(%)	年龄组(1/10⁵)												
			0	1—4	5—9	10—14	15—19	20—24	25—29	30—34	35—39	40—44	45—49	50—54	55—59
唇	23	0.09	0.00	0.00	0.00	0.00	0.00	0.00	0.00	0.00	0.00	0.00	0.10	0.00	0.28
舌	55	0.20	0.00	0.00	0.00	0.21	0.00	0.00	0.00	0.00	0.14	0.11	0.49	0.60	1.53
口	95	0.35	0.00	0.00	0.00	0.00	0.00	0.15	0.00	0.00	0.00	0.46	0.79	1.08	2.08
唾液腺	52	0.19	0.00	0.00	0.00	0.00	0.00	0.00	0.38	0.15	0.54	0.80	0.30	0.60	0.56
扁桃体	5	0.02	0.00	0.00	0.00	0.00	0.00	0.00	0.00	0.00	0.00	0.00	0.10	0.00	0.14
其他的口咽	8	0.03	0.00	0.00	0.00	0.00	0.00	0.00	0.00	0.00	0.00	0.00	0.30	0.12	0.00
鼻咽	131	0.49	0.00	0.00	0.00	0.00	0.20	0.30	0.00	0.44	0.54	0.69	1.88	2.52	1.94
喉咽	9	0.03	0.00	0.00	0.00	0.00	0.00	0.00	0.00	0.00	0.00	0.11	0.00	0.00	0.28
咽,部位不明	9	0.03	0.00	0.00	0.00	0.00	0.00	0.00	0.00	0.00	0.14	0.11	0.00	0.12	0.14
食管	3418	12.71	0.00	0.00	0.00	0.00	0.00	0.00	0.00	0.00	0.27	2.41	4.06	9.37	33.75
胃	2825	10.51	0.00	0.00	0.00	0.00	0.00	0.15	0.77	3.41	5.00	7.36	12.07	18.14	30.97
小肠	92	0.34	0.00	0.00	0.00	0.00	0.00	0.00	0.00	0.00	0.00	0.34	0.40	0.60	1.67
结肠	792	2.95	0.00	0.00	0.00	0.00	0.20	0.15	0.64	1.33	2.57	2.99	4.75	5.77	10.56
直肠	1120	4.17	0.00	0.00	0.00	0.00	0.40	0.15	0.26	1.04	0.81	4.14	7.13	11.41	13.89
肛门	18	0.07	0.00	0.00	0.00	0.00	0.00	0.00	0.00	0.00	0.00	0.11	0.10	0.12	0.14
肝脏	1953	7.26	1.90	0.27	0.00	0.00	0.20	0.61	0.64	1.33	3.11	7.01	16.23	18.86	33.61
胆囊及胆道其他	417	1.55	0.00	0.00	0.00	0.00	0.00	0.00	0.00	0.00	0.41	0.69	1.58	2.04	4.86
胰腺	878	3.27	0.00	0.00	0.00	0.21	0.00	0.30	0.13	0.59	1.08	1.95	4.26	5.04	8.19
鼻,鼻窦及其他	23	0.09	0.00	0.00	0.00	0.00	0.00	0.00	0.00	0.00	0.14	0.34	0.10	0.24	0.56
喉	23	0.09	0.00	0.00	0.00	0.00	0.00	0.00	0.00	0.00	0.00	0.00	0.00	0.12	0.28
气管,支气管,肺	3937	14.64	0.00	0.00	0.00	0.00	0.20	0.61	0.89	1.78	3.65	10.69	17.71	27.50	58.33
其他的胸腔器官	65	0.24	0.00	0.27	0.00	0.00	0.00	0.30	0.13	0.00	0.27	0.23	0.69	0.84	1.39
骨	222	0.83	0.95	0.00	0.41	0.43	0.40	0.00	0.26	0.30	0.68	0.69	1.68	1.56	2.64
皮肤的黑色素瘤	68	0.25	0.00	0.00	0.00	0.00	0.00	0.00	0.26	0.15	0.27	0.34	0.49	0.48	0.83
其他的皮肤	245	0.91	0.00	0.00	0.00	0.00	0.00	0.00	0.00	0.00	0.14	0.69	1.39	1.44	2.22
间皮瘤	8	0.03	0.00	0.00	0.00	0.00	0.00	0.00	0.13	0.00	0.00	0.00	0.00	0.12	0.42
卡波西肉瘤	4	0.01	0.00	0.00	0.00	0.00	0.00	0.00	0.00	0.00	0.00	0.00	0.00	0.00	0.00
周围神经,其他结缔组织	39	0.15	0.00	0.27	0.20	0.00	0.00	0.00	0.38	0.00	0.14	0.23	0.59	0.48	0.14
乳房	3310	12.31	0.00	0.00	0.00	0.21	0.20	1.37	4.60	11.42	20.01	48.76	61.36	57.29	73.34
外阴	30	0.11	0.00	0.00	0.00	0.00	0.00	0.00	0.00	0.15	0.27	0.00	0.10	0.12	0.28
阴道	28	0.10	0.00	0.00	0.00	0.00	0.00	0.00	0.13	0.00	0.14	0.23	0.10	0.60	0.42
子宫颈	2061	7.67	0.00	0.00	0.00	0.00	0.00	0.76	2.17	5.64	15.55	30.01	38.59	34.23	41.39
子宫体	534	1.99	0.00	0.00	0.00	0.00	0.00	0.00	0.51	0.59	1.89	4.25	7.82	12.49	14.58
子宫,部位不明	294	1.09	0.00	0.00	0.00	0.00	0.00	0.00	0.38	0.30	1.76	2.30	4.45	5.40	6.67
卵巢	664	2.47	0.00	0.00	0.00	0.00	0.81	1.67	1.41	0.89	3.79	6.21	10.19	10.45	15.00
其他的女性生殖器	63	0.23	0.00	0.00	0.00	0.00	0.00	0.00	0.13	0.30	0.41	0.23	0.89	0.84	0.83
胎盘	4	0.01	0.00	0.00	0.00	0.00	0.00	0.15	0.26	0.00	0.00	0.00	0.10	0.00	0.00
阴茎	—	—	—	—	—	—	—	—	—	—	—	—	—	—	—
前列腺	—	—	—	—	—	—	—	—	—	—	—	—	—	—	—
睾丸	—	—	—	—	—	—	—	—	—	—	—	—	—	—	—
其他的男性生殖器	—	—	—	—	—	—	—	—	—	—	—	—	—	—	—
肾	190	0.71	0.00	0.54	0.20	0.00	0.00	0.15	0.26	0.59	0.27	1.03	2.08	1.92	2.64
肾盂	24	0.09	0.00	0.00	0.00	0.00	0.00	0.00	0.00	0.00	0.00	0.00	0.10	0.48	0.14
输尿管	16	0.06	0.00	0.00	0.00	0.00	0.00	0.00	0.00	0.00	0.00	0.11	0.00	0.00	0.28
膀胱	245	0.91	0.00	0.00	0.00	0.00	0.00	0.30	0.26	0.00	0.14	0.92	0.69	1.08	2.08
其他的泌尿器官	6	0.02	0.00	0.00	0.00	0.00	0.00	0.00	0.00	0.00	0.00	0.00	0.00	0.12	0.00
眼	18	0.07	0.00	0.81	0.00	0.00	0.00	0.00	0.00	0.00	0.00	0.00	0.00	0.24	0.00
脑及中枢神经系统	755	2.81	0.95	0.54	1.22	1.07	1.01	1.37	1.92	1.63	2.97	3.79	6.63	8.77	13.19
甲状腺	666	2.48	0.00	0.00	0.00	0.00	1.21	3.50	3.96	2.97	6.76	7.82	10.69	12.49	12.78
肾上腺	18	0.07	0.00	0.27	0.00	0.00	0.00	0.00	0.13	0.00	0.14	0.11	0.49	0.00	0.42
其他的内分泌腺	24	0.09	0.00	0.00	0.20	0.21	0.00	0.15	0.38	0.15	0.00	0.00	0.40	0.24	0.28
霍奇金病	24	0.09	0.00	0.27	0.00	0.00	0.00	0.15	0.00	0.15	0.14	0.11	0.20	0.36	0.28
非霍奇金淋巴瘤	429	1.60	0.95	0.27	0.20	0.64	0.60	0.76	1.66	0.89	0.95	1.84	2.77	4.20	7.08
免疫增生性疾病	3	0.01	0.00	0.00	0.00	0.00	0.00	0.00	0.00	0.00	0.00	0.00	0.00	0.12	0.00
多发性骨髓瘤	121	0.45	0.00	0.00	0.00	0.00	0.00	0.00	0.13	0.00	0.00	0.57	0.59	0.84	2.64
淋巴样白血病	120	0.45	0.95	0.81	0.20	0.43	0.40	0.61	0.77	0.15	0.68	0.69	0.49	1.08	1.53
髓样白血病	185	0.69	0.00	0.27	0.61	0.85	0.20	1.22	0.89	0.74	1.22	1.61	1.29	1.44	1.67
白血病,未特指	239	0.89	2.85	1.63	0.41	1.28	2.02	1.22	0.77	1.48	1.08	1.49	1.48	1.68	3.89
其他的或未指明部位	283	1.05	0.00	0.00	0.20	0.00	0.20	0.00	0.13	0.30	0.68	1.49	2.38	2.16	2.92
所有部位合计	26888	100.00	8.54	6.23	3.88	5.55	8.27	16.14	25.69	38.86	78.70	156.16	231.07	267.84	415.70
所有部位除外 C44	26643	99.09	8.54	6.23	3.88	5.55	8.27	16.14	25.69	38.86	78.56	155.47	229.69	266.40	413.48

年龄组(1/10^5)						粗率(1/10^5)	中标率(1/10^5)	世标率(1/10^5)	累积率(%)		截缩率(1/10^5)	ICD-10
60—64	65—69	70—74	75—79	80—84	85+				0—64岁	0—74岁	35—64岁	
0.31	0.20	2.07	1.33	0.97	1.80	0.22	0.10	0.10	0.00	0.01	0.09	C00
1.07	1.40	0.77	2.33	2.43	1.20	0.53	0.30	0.30	0.02	0.03	0.58	C01-C02
1.38	1.99	2.58	4.33	4.37	4.21	0.91	0.48	0.48	0.03	0.05	0.86	C03-C06
0.31	1.20	1.03	2.00	1.46	2.41	0.50	0.33	0.30	0.02	0.03	0.53	C07-C08
0.00	0.00	0.00	0.00	0.97	0.60	0.05	0.02	0.02	0.00	0.00	0.04	C09
0.00	0.20	0.52	0.00	0.49	0.00	0.08	0.05	0.04	0.00	0.01	0.08	C10
2.46	3.59	1.55	3.00	4.37	1.80	1.26	0.80	0.76	0.05	0.08	1.58	C11
0.46	0.40	0.26	0.00	0.00	0.00	0.09	0.05	0.05	0.00	0.01	0.12	C12-C13
0.15	0.00	0.26	0.67	0.49	0.00	0.09	0.05	0.05	0.00	0.00	0.11	C14
63.08	114.64	170.38	209.75	223.49	178.68	32.78	15.73	15.70	0.56	1.99	15.31	C15
57.56	76.96	110.23	158.15	159.84	123.93	27.09	14.07	13.71	0.68	1.61	19.08	C16
2.00	2.39	3.61	4.33	4.86	3.61	0.88	0.45	0.45	0.03	0.06	0.71	C17
15.19	22.13	26.33	30.30	45.18	37.90	7.60	4.13	4.01	0.22	0.46	6.25	C18
21.64	28.11	41.30	52.60	59.76	45.72	10.74	5.68	5.57	0.30	0.65	8.76	C19-C20
0.31	0.40	0.52	1.00	0.97	1.80	0.17	0.08	0.08	0.00	0.01	0.12	C21
39.75	45.06	53.70	87.90	92.31	82.42	18.73	10.04	9.91	0.61	1.10	17.61	C22
9.52	11.36	12.65	24.30	29.64	22.86	4.00	1.95	1.94	0.10	0.22	2.70	C23-C24
13.51	19.14	37.95	53.94	58.79	52.34	8.42	4.20	4.08	0.18	0.46	5.03	C25
0.46	0.00	1.03	0.67	0.97	0.60	0.22	0.13	0.12	0.01	0.01	0.28	C30-C31
0.31	0.60	2.07	0.67	1.46	1.20	0.22	0.11	0.11	0.00	0.02	0.09	C32
78.28	107.87	156.18	201.43	213.77	158.82	37.76	19.48	19.25	1.00	2.32	28.27	C33-C34
0.77	1.40	1.55	2.00	3.40	1.20	0.62	0.38	0.38	0.02	0.04	0.64	C37-C38
3.68	6.78	7.74	10.65	8.75	7.82	2.13	1.26	1.24	0.06	0.14	1.66	C40-C41
0.92	1.20	2.58	2.66	2.92	5.41	0.65	0.36	0.35	0.02	0.04	0.52	C43
2.30	5.38	7.49	10.65	23.81	26.47	2.35	1.07	1.05	0.04	0.11	1.24	C44
0.15	0.00	0.26	0.33	0.00	0.00	0.08	0.05	0.05	0.00	0.01	0.09	C45
0.31	0.20	0.00	0.33	0.00	0.00	0.04	0.02	0.02	0.00	0.00	0.04	C46
0.61	1.20	0.00	1.00	1.46	2.41	0.37	0.24	0.25	0.01	0.02	0.36	C47;C49
59.09	45.46	45.69	36.96	28.18	18.05	31.74	21.48	20.05	1.69	2.14	51.51	C50
0.46	0.60	1.81	1.33	1.46	1.80	0.29	0.16	0.15	0.01	0.02	0.19	C51
0.15	0.60	1.03	1.66	0.00	1.20	0.27	0.16	0.15	0.01	0.02	0.26	C52
32.85	30.90	28.65	29.63	25.75	18.05	19.77	13.27	12.32	1.01	1.30	31.39	C53
11.66	11.36	6.97	5.99	1.94	3.01	5.12	3.22	3.15	0.27	0.36	8.10	C54
4.76	3.59	5.42	7.32	6.80	7.22	2.82	1.73	1.65	0.13	0.18	3.99	C55
15.66	10.37	11.62	9.99	7.77	4.21	6.37	4.20	4.04	0.33	0.44	9.55	C56
1.38	1.00	2.07	1.33	2.43	1.20	0.60	0.38	0.35	0.03	0.04	0.72	C57
0.00	0.00	0.00	0.00	0.00	0.00	0.04	0.04	0.04	0.00	0.00	0.02	C58
—	—	—	—	—	—	—	—	—	—	—	—	C60
—	—	—	—	—	—	—	—	—	—	—	—	C61
—	—	—	—	—	—	—	—	—	—	—	—	C62
—	—	—	—	—	—	—	—	—	—	—	—	C63
3.84	5.78	6.20	6.99	5.34	1.80	1.82	1.11	1.10	0.07	0.13	1.80	C64
0.77	0.00	1.55	0.33	0.97	2.41	0.23	0.11	0.12	0.01	0.02	0.21	C65
0.92	0.40	0.00	0.33	1.46	0.60	0.15	0.08	0.08	0.01	0.01	0.18	C66
3.99	7.38	10.58	11.65	18.46	14.44	2.35	1.17	1.16	0.05	0.14	1.30	C67
0.00	0.40	0.26	0.00	0.97	0.00	0.06	0.03	0.03	0.00	0.00	0.02	C68
0.31	0.20	1.29	0.33	1.46	0.60	0.17	0.11	0.15	0.01	0.01	0.08	C69
17.19	17.94	21.68	20.98	19.43	13.24	7.24	4.63	4.55	0.31	0.51	7.93	C70-C72;D32-D33;D42-D43
9.21	8.17	5.94	8.32	5.34	2.41	6.39	4.81	4.39	0.36	0.43	9.74	C73
0.15	0.40	0.26	0.00	0.00	1.20	0.17	0.12	0.13	0.01	0.01	0.22	C74
0.77	0.40	0.26	0.33	0.00	0.00	0.23	0.20	0.19	0.01	0.02	0.25	C75
0.31	0.80	1.29	0.33	0.00	0.00	0.23	0.16	0.17	0.01	0.02	0.22	C81
7.67	12.56	13.17	15.98	15.06	9.63	4.11	2.54	2.49	0.15	0.28	3.66	C82-C85;C96
0.00	0.00	0.26	0.00	0.49	0.00	0.03	0.01	0.01	0.00	0.00	0.02	C88
3.53	4.59	5.16	3.33	1.94	1.80	1.16	0.65	0.66	0.04	0.09	1.16	C90
2.15	1.99	3.61	4.66	5.83	0.00	1.15	0.82	0.84	0.05	0.08	1.01	C91
3.84	2.99	5.68	5.66	7.29	1.20	1.77	1.30	1.24	0.08	0.12	1.74	C92-C94;D45-D46;D47.1;D47.3
3.84	4.98	5.68	4.66	8.75	3.61	2.29	1.79	1.82	0.11	0.17	2.05	C95
5.53	6.98	8.78	14.98	13.12	12.03	2.71	1.49	1.45	0.08	0.16	2.32	O&U
506.50	633.63	839.51	1059.41	1127.14	884.97	257.86	147.41	142.80	8.81	16.17	252.37	ALL
504.20	628.25	832.03	1048.75	1103.34	858.50	255.51	146.35	141.75	8.76	16.07	251.13	ALLbC44

附录四 2014 年江苏省肿瘤登记地区恶性肿瘤死亡情况

2014 年江苏省肿瘤登记地区男女合计恶性肿瘤死亡主要指标

部位	病例数	构成(%)	年龄组($1/10^5$)												
			0	1—4	5—9	10—14	15—19	20—24	25—29	30—34	35—39	40—44	45—49	50—54	55—59
唇	15	0.02	0.00	0.00	0.00	0.00	0.00	0.00	0.00	0.00	0.00	0.00	0.00	0.00	0.00
舌	99	0.13	0.00	0.00	0.00	0.00	0.00	0.00	0.04	0.00	0.12	0.07	0.09	0.25	0.44
口	208	0.28	0.00	0.00	0.00	0.00	0.00	0.00	0.00	0.04	0.00	0.10	0.15	0.25	0.72
唾液腺	63	0.08	0.00	0.00	0.00	0.00	0.00	0.00	0.04	0.04	0.04	0.00	0.03	0.04	0.16
扁桃体	15	0.02	0.00	0.00	0.00	0.00	0.00	0.00	0.00	0.00	0.00	0.00	0.00	0.04	0.16
其他的口咽	19	0.03	0.00	0.00	0.00	0.00	0.00	0.00	0.00	0.00	0.00	0.00	0.00	0.07	0.04
鼻咽	539	0.72	0.00	0.00	0.06	0.00	0.00	0.09	0.30	0.37	0.39	0.54	1.43	1.34	2.91
喉咽	38	0.05	0.00	0.00	0.00	0.00	0.00	0.00	0.00	0.00	0.00	0.00	0.00	0.15	0.20
咽,部位不明	46	0.06	0.00	0.00	0.00	0.00	0.00	0.00	0.00	0.00	0.00	0.00	0.09	0.07	0.20
食管	11399	15.28	0.00	0.00	0.00	0.00	0.00	0.04	0.04	0.12	0.12	0.94	3.94	10.33	34.17
胃	11945	16.01	0.00	0.00	0.00	0.00	0.12	0.34	0.78	1.55	2.10	3.99	8.51	14.47	34.33
小肠	253	0.34	0.00	0.00	0.00	0.00	0.00	0.00	0.04	0.00	0.04	0.23	0.24	0.36	0.96
结肠	1977	2.65	0.00	0.00	0.00	0.00	0.12	0.13	0.26	0.33	0.74	1.17	2.03	3.26	5.47
直肠	2563	3.43	0.00	0.00	0.00	0.00	0.00	0.00	0.22	0.53	0.70	1.71	3.76	4.75	7.94
肛门	56	0.08	0.00	0.00	0.00	0.00	0.00	0.00	0.00	0.00	0.04	0.03	0.03	0.07	0.32
肝脏	10129	13.57	0.28	0.37	0.00	0.06	0.17	0.38	0.92	2.97	7.17	16.26	30.29	36.22	55.44
胆囊及胆道其他	1173	1.57	0.00	0.00	0.00	0.00	0.00	0.04	0.04	0.04	0.16	0.57	0.90	1.56	4.07
胰腺	3266	4.38	0.00	0.00	0.00	0.00	0.00	0.04	0.07	0.24	0.90	1.34	3.35	5.51	11.38
鼻,鼻窦及其他	64	0.09	0.00	0.00	0.00	0.00	0.00	0.00	0.00	0.00	0.04	0.10	0.09	0.07	0.40
喉	243	0.33	0.00	0.00	0.00	0.00	0.00	0.00	0.00	0.00	0.04	0.07	0.15	0.36	0.92
气管,支气管,肺	17152	22.99	0.00	0.00	0.06	0.00	0.12	0.47	0.48	0.81	2.49	6.67	14.82	24.25	61.23
其他的胸腔器官	136	0.18	0.00	0.07	0.12	0.00	0.00	0.17	0.04	0.12	0.00	0.20	0.24	0.29	0.84
骨	713	0.96	0.28	0.07	0.12	0.50	0.58	0.17	0.18	0.12	0.27	0.60	0.75	1.31	2.32
皮肤的黑色素瘤	118	0.16	0.00	0.00	0.00	0.00	0.00	0.04	0.04	0.04	0.00	0.17	0.21	0.15	0.40
其他的皮肤	253	0.34	0.00	0.00	0.00	0.00	0.00	0.04	0.00	0.08	0.04	0.10	0.15	0.11	0.20
间皮瘤	28	0.04	0.00	0.00	0.00	0.00	0.00	0.00	0.04	0.00	0.04	0.07	0.00	0.04	0.08
卡波西肉瘤	7	0.01	0.00	0.00	0.00	0.00	0.00	0.00	0.00	0.00	0.00	0.00	0.03	0.04	0.04
周围神经,其他结缔组织	103	0.14	0.00	0.15	0.12	0.06	0.06	0.04	0.04	0.16	0.08	0.07	0.51	0.22	0.16
乳房	1565	2.10	0.00	0.00	0.00	0.00	0.00	0.09	0.33	0.81	1.48	3.15	4.84	6.89	9.90
外阴	21	0.03	0.00	0.00	0.00	0.00	0.00	0.00	0.00	0.00	0.00	0.00	0.00	0.04	0.00
阴道	15	0.02	0.00	0.00	0.00	0.00	0.00	0.00	0.04	0.00	0.04	0.03	0.09	0.00	0.08
子宫颈	882	1.18	0.00	0.00	0.00	0.00	0.00	0.04	0.04	0.65	1.09	2.21	2.87	3.55	3.51
子宫体	221	0.30	0.00	0.00	0.00	0.00	0.06	0.04	0.00	0.04	0.08	0.17	0.66	0.51	1.00
子宫,部位不明	237	0.32	0.00	0.00	0.00	0.00	0.00	0.09	0.07	0.04	0.12	0.44	0.39	0.54	1.16
卵巢	564	0.76	0.00	0.07	0.00	0.06	0.00	0.04	0.15	0.20	0.27	1.24	1.94	2.32	3.23
其他的女性生殖器	31	0.04	0.00	0.00	0.00	0.00	0.00	0.00	0.00	0.00	0.00	0.03	0.09	0.07	0.24
胎盘	2	0.00	0.00	0.00	0.00	0.00	0.00	0.00	0.00	0.00	0.00	0.00	0.00	0.00	0.00
阴茎	42	0.06	0.00	0.00	0.00	0.00	0.00	0.00	0.00	0.00	0.00	0.00	0.15	0.04	0.12
前列腺	837	1.12	0.00	0.00	0.00	0.00	0.00	0.00	0.00	0.04	0.00	0.03	0.00	0.04	0.68
睾丸	27	0.04	0.00	0.00	0.00	0.00	0.06	0.00	0.04	0.00	0.04	0.03	0.00	0.04	0.04
其他的男性生殖器	10	0.01	0.00	0.00	0.00	0.00	0.00	0.00	0.00	0.00	0.00	0.00	0.00	0.00	0.04
肾	349	0.47	0.28	0.37	0.00	0.00	0.00	0.09	0.11	0.04	0.16	0.23	0.24	0.58	1.16
肾盂	47	0.06	0.00	0.00	0.00	0.00	0.00	0.00	0.00	0.00	0.00	0.00	0.03	0.04	0.20
输尿管	51	0.07	0.00	0.00	0.00	0.00	0.00	0.00	0.00	0.00	0.04	0.00	0.00	0.04	0.08
膀胱	846	1.13	0.00	0.00	0.06	0.00	0.00	0.00	0.00	0.04	0.04	0.17	0.48	0.40	1.32
其他的泌尿器官	10	0.01	0.00	0.00	0.00	0.00	0.00	0.00	0.00	0.00	0.00	0.00	0.00	0.00	0.04
眼	19	0.03	0.00	0.07	0.00	0.00	0.00	0.00	0.00	0.00	0.04	0.00	0.03	0.00	0.00
脑及中枢神经系统	1855	2.49	0.28	0.97	1.00	0.63	0.58	0.85	0.59	1.10	1.44	2.75	3.64	4.86	7.58
甲状腺	153	0.21	0.00	0.00	0.00	0.00	0.06	0.00	0.04	0.04	0.04	0.17	0.24	0.11	0.72
肾上腺	41	0.05	0.00	0.00	0.00	0.00	0.00	0.04	0.04	0.04	0.00	0.07	0.12	0.15	0.12
其他的内分泌腺	41	0.05	0.00	0.07	0.00	0.13	0.17	0.00	0.07	0.04	0.19	0.03	0.03	0.00	0.20
霍奇金病	62	0.08	0.00	0.00	0.06	0.13	0.00	0.00	0.04	0.00	0.08	0.00	0.12	0.04	0.32
非霍奇金淋巴瘤	1130	1.51	0.00	0.15	0.12	0.06	0.29	0.34	0.22	0.41	0.62	0.90	1.52	1.92	3.95
免疫增生性疾病	13	0.02	0.00	0.00	0.00	0.00	0.00	0.00	0.00	0.00	0.00	0.00	0.00	0.00	0.00
多发性骨髓瘤	339	0.45	0.00	0.00	0.00	0.00	0.00	0.00	0.04	0.04	0.04	0.13	0.39	0.47	1.52
淋巴样白血病	382	0.51	0.56	0.22	0.41	0.57	0.35	0.55	0.48	0.33	0.43	0.64	0.63	0.94	1.40
髓样白血病	423	0.57	0.00	0.22	0.06	0.00	0.29	0.30	0.33	0.33	0.51	0.40	0.90	1.02	1.52
白血病,未特指	865	1.16	1.40	0.45	0.41	0.69	0.81	1.06	0.81	0.73	1.05	1.11	1.40	1.99	3.15
其他的或未指明部位	916	1.23	0.00	0.07	0.06	0.06	0.00	0.17	0.22	0.12	0.51	0.80	1.11	1.63	2.91
所有部位合计	74616	100.00	3.09	3.36	2.64	2.96	3.81	5.70	7.21	12.62	23.80	49.74	93.69	133.78	271.67
所有部位除外 C44	74363	99.66	3.09	3.36	2.64	2.96	3.81	5.66	7.21	12.54	23.76	49.64	93.54	133.67	271.47

年龄组(1/10^5)						粗率(1/10^5)	中标率(1/10^5)	世标率(1/10^5)	累积率(%)		截缩率(1/10^5)	ICD-10
60—64	65—69	70—74	75—79	80—84	85+				0—64岁	0—74岁	35—64岁	
0.04	0.17	0.00	0.31	0.32	1.34	0.04	0.02	0.02	0.00	0.00	0.01	C00
0.48	0.87	1.26	1.14	1.75	1.79	0.28	0.15	0.15	0.01	0.02	0.21	C01-C02
0.87	1.62	2.05	3.95	3.97	8.26	0.58	0.28	0.28	0.01	0.03	0.29	C03-C06
0.43	0.41	0.79	1.04	0.95	2.46	0.18	0.09	0.09	0.00	0.01	0.10	C07-C08
0.04	0.12	0.24	0.21	0.16	0.22	0.04	0.02	0.02	0.00	0.00	0.03	C09
0.09	0.23	0.16	0.31	0.64	0.22	0.05	0.03	0.03	0.00	0.00	0.03	C10
3.82	3.71	4.42	6.34	6.83	5.14	1.51	0.89	0.86	0.06	0.10	1.54	C11
0.26	0.35	0.71	0.31	0.64	0.22	0.11	0.06	0.06	0.00	0.01	0.08	C12-C13
0.30	0.12	0.55	0.83	1.27	0.89	0.13	0.06	0.06	0.00	0.01	0.09	C14
61.63	102.45	158.96	231.72	266.61	218.60	31.90	15.76	15.66	0.56	1.86	14.99	C15
58.98	99.43	161.64	244.50	278.21	207.88	33.43	17.00	16.62	0.63	1.93	17.20	C16
1.17	2.61	3.15	3.64	5.08	5.14	0.71	0.37	0.37	0.02	0.04	0.43	C17
8.38	15.02	22.79	31.28	50.97	54.71	5.53	2.80	2.76	0.11	0.30	3.08	C18
10.55	18.39	25.55	43.85	64.31	68.77	7.17	3.64	3.56	0.15	0.37	4.35	C19-C20
0.39	0.23	0.55	0.52	0.64	3.13	0.16	0.08	0.08	0.00	0.01	0.12	C21
59.98	70.31	80.98	105.05	128.62	111.42	28.35	16.33	15.98	1.05	1.81	31.13	C22
4.73	9.51	12.69	22.86	30.49	28.58	3.28	1.62	1.60	0.06	0.17	1.70	C23-C24
16.58	27.50	39.66	59.23	69.71	61.85	9.14	4.69	4.62	0.20	0.53	5.58	C25
0.22	0.81	0.32	1.35	0.79	0.89	0.18	0.10	0.09	0.00	0.01	0.14	C30-C31
1.39	2.15	4.49	3.33	4.76	3.13	0.68	0.35	0.35	0.01	0.05	0.41	C32
95.87	153.73	226.69	315.88	337.44	277.77	48.01	24.67	24.46	1.04	2.94	28.82	C33-C34
0.43	1.16	1.34	1.87	1.59	1.56	0.38	0.23	0.23	0.01	0.03	0.30	C37-C38
3.17	6.03	7.88	13.20	12.86	11.16	2.00	1.15	1.13	0.05	0.12	1.23	C40-C41
0.65	0.81	1.10	2.08	1.43	3.80	0.33	0.17	0.17	0.01	0.02	0.23	C43
0.52	1.62	1.73	3.53	8.26	18.98	0.71	0.30	0.31	0.01	0.02	0.17	C44
0.13	0.35	0.24	0.62	0.00	0.67	0.08	0.05	0.04	0.00	0.00	0.05	C45
0.00	0.12	0.08	0.10	0.00	0.00	0.02	0.01	0.01	0.00	0.00	0.02	C46
0.56	0.29	0.79	1.77	1.43	1.34	0.29	0.19	0.19	0.01	0.02	0.25	C47;C49
8.64	8.99	10.09	13.20	16.51	19.87	4.38	2.60	2.52	0.18	0.28	5.34	C50
0.13	0.12	0.32	0.42	0.64	0.67	0.06	0.03	0.03	0.00	0.00	0.02	C51
0.04	0.06	0.08	0.10	0.16	0.45	0.04	0.03	0.02	0.00	0.00	0.05	C52
3.73	4.99	6.78	9.77	12.07	13.40	2.47	1.47	1.39	0.09	0.15	2.70	C53
1.17	1.86	1.97	2.70	2.54	5.36	0.62	0.34	0.34	0.02	0.04	0.54	C54
1.00	1.33	1.81	3.64	4.61	5.81	0.66	0.36	0.35	0.02	0.03	0.55	C55
3.30	4.35	4.73	3.74	4.61	4.91	1.58	0.95	0.93	0.06	0.11	1.89	C56
0.09	0.29	0.24	0.21	0.48	0.89	0.09	0.05	0.05	0.00	0.01	0.08	C57
0.04	0.00	0.08	0.00	0.00	0.00	0.01	0.00	0.00	0.00	0.00	0.01	C58
0.13	0.29	0.39	0.31	1.75	1.34	0.12	0.06	0.06	0.00	0.01	0.07	C60
1.91	3.94	8.75	17.77	34.93	45.33	2.34	0.99	0.98	0.01	0.08	0.35	C61
0.13	0.23	0.32	0.31	0.64	0.67	0.08	0.04	0.04	0.00	0.00	0.04	C62
0.04	0.00	0.16	0.31	0.16	0.45	0.03	0.01	0.01	0.00	0.00	0.01	C63
2.00	2.73	3.55	5.82	6.51	8.49	0.98	0.52	0.54	0.02	0.06	0.62	C64
0.26	0.35	0.47	0.83	1.43	1.12	0.13	0.06	0.06	0.00	0.01	0.07	C65
0.35	0.41	0.63	0.31	1.75	2.23	0.14	0.07	0.07	0.00	0.01	0.07	C66
2.43	4.64	9.70	17.66	27.15	39.75	2.37	1.07	1.06	0.02	0.10	0.68	C67
0.00	0.00	0.16	0.21	0.48	0.45	0.03	0.01	0.01	0.00	0.00	0.01	C68
0.04	0.06	0.08	0.52	0.32	1.34	0.05	0.03	0.03	0.00	0.00	0.02	C69
10.20	14.21	17.82	22.86	23.66	22.55	5.19	3.18	3.16	0.18	0.34	4.59	C70-C72;D32-D33;D42-D43
0.74	1.74	1.18	2.08	3.02	3.13	0.43	0.23	0.23	0.01	0.03	0.29	C73
0.22	0.23	0.32	0.42	0.64	0.89	0.11	0.07	0.07	0.00	0.01	0.10	C74
0.43	0.17	0.24	0.31	0.16	0.00	0.11	0.10	0.10	0.01	0.01	0.13	C75
0.30	0.41	0.79	1.14	0.48	1.12	0.17	0.11	0.11	0.01	0.01	0.12	C81
6.42	9.40	13.09	16.52	21.44	17.86	3.16	1.75	1.73	0.08	0.20	2.24	C82-C85;C96
0.09	0.12	0.08	0.62	0.32	0.00	0.04	0.02	0.02	0.00	0.00	0.01	C88
2.13	3.31	4.89	5.61	5.08	3.13	0.95	0.51	0.50	0.02	0.06	0.65	C90
1.43	2.78	2.29	5.40	4.45	4.24	1.07	0.76	0.75	0.04	0.07	0.84	C91
1.52	3.54	4.57	4.57	7.78	4.91	1.18	0.74	0.71	0.04	0.08	0.90	C92-C94;D45-D46;D47.1;D47.3
3.95	6.15	7.88	10.39	13.18	8.04	2.42	1.63	1.60	0.09	0.16	1.93	C95
4.82	7.25	9.23	12.88	18.42	25.68	2.56	1.35	1.34	0.06	0.14	1.73	O&U
389.32	604.07	873.48	1261.46	1495.04	1343.99	208.84	110.20	108.62	5.00	12.39	139.23	ALL
388.80	602.45	871.75	1257.92	1486.78	1325.01	208.13	109.90	108.31	5.00	12.37	139.07	ALLbC44

2014年江苏省肿瘤登记地区男性恶性肿瘤死亡主要指标

部位	病例数	构成(%)	年龄组(1/10⁵)												
			0	1—4	5—9	10—14	15—19	20—24	25—29	30—34	35—39	40—44	45—49	50—54	55—59
唇	7	0.01	0.00	0.00	0.00	0.00	0.00	0.00	0.00	0.00	0.00	0.00	0.00	0.00	0.00
舌	53	0.11	0.00	0.00	0.00	0.00	0.00	0.00	0.07	0.00	0.08	0.07	0.06	0.21	0.55
口	121	0.26	0.00	0.00	0.00	0.00	0.00	0.00	0.00	0.08	0.00	0.07	0.18	0.36	1.02
唾液腺	40	0.09	0.00	0.00	0.00	0.00	0.00	0.00	0.07	0.08	0.08	0.00	0.06	0.00	0.31
扁桃体	12	0.03	0.00	0.00	0.00	0.00	0.00	0.00	0.00	0.00	0.00	0.00	0.00	0.07	0.31
其他的口咽	17	0.04	0.00	0.00	0.00	0.00	0.00	0.00	0.00	0.00	0.00	0.00	0.00	0.07	0.08
鼻咽	424	0.90	0.00	0.00	0.11	0.00	0.00	0.16	0.44	0.65	0.70	0.87	2.38	1.86	4.53
喉咽	30	0.06	0.00	0.00	0.00	0.00	0.00	0.00	0.00	0.00	0.00	0.00	0.00	0.29	0.31
咽,部位不明	35	0.07	0.00	0.00	0.00	0.00	0.00	0.00	0.00	0.00	0.00	0.00	0.18	0.14	0.31
食管	7645	16.27	0.00	0.00	0.00	0.00	0.00	0.00	0.00	0.16	0.16	1.28	6.49	16.83	54.31
胃	8232	17.51	0.00	0.00	0.00	0.00	0.00	0.25	0.73	1.46	1.78	4.10	10.01	19.77	51.96
小肠	124	0.26	0.00	0.00	0.00	0.00	0.00	0.00	0.07	0.00	0.08	0.20	0.24	0.43	1.02
结肠	1058	2.25	0.00	0.00	0.00	0.00	0.11	0.08	0.29	0.41	0.85	1.34	2.44	3.65	6.09
直肠	1444	3.07	0.00	0.00	0.00	0.00	0.00	0.00	0.22	0.89	1.01	1.54	4.23	5.30	9.46
肛门	35	0.07	0.00	0.00	0.00	0.00	0.00	0.00	0.00	0.00	0.08	0.07	0.06	0.14	0.31
肝脏	7231	15.39	0.53	0.14	0.00	0.12	0.33	0.25	1.25	5.11	12.17	28.28	49.40	58.58	84.78
胆囊及胆道其他	497	1.06	0.00	0.00	0.00	0.00	0.00	0.08	0.07	0.00	0.16	0.87	0.77	1.72	4.06
胰腺	1807	3.84	0.00	0.00	0.00	0.00	0.00	0.00	0.00	0.41	1.16	1.61	3.75	6.66	13.83
鼻,鼻窦及其他	42	0.09	0.00	0.00	0.00	0.00	0.00	0.00	0.00	0.00	0.00	0.00	0.12	0.14	0.47
喉	212	0.45	0.00	0.00	0.00	0.00	0.00	0.00	0.00	0.00	0.00	0.13	0.24	0.64	1.80
气管,支气管,肺	11802	25.11	0.00	0.00	0.11	0.00	0.22	0.41	0.59	0.89	2.71	7.66	17.58	31.80	84.86
其他的胸腔器官	80	0.17	0.00	0.00	0.22	0.00	0.00	0.33	0.07	0.00	0.00	0.27	0.36	0.29	0.86
骨	406	0.86	0.00	0.14	0.00	0.59	0.76	0.25	0.15	0.08	0.31	0.81	0.83	1.29	2.50
皮肤的黑色素瘤	54	0.11	0.00	0.00	0.00	0.00	0.00	0.00	0.00	0.08	0.00	0.13	0.30	0.14	0.39
其他的皮肤	141	0.30	0.00	0.00	0.00	0.00	0.00	0.08	0.00	0.16	0.08	0.13	0.12	0.07	0.31
间皮瘤	20	0.04	0.00	0.00	0.00	0.00	0.00	0.00	0.07	0.00	0.08	0.13	0.00	0.00	0.08
卡波西肉瘤	3	0.01	0.00	0.00	0.00	0.00	0.00	0.00	0.00	0.00	0.00	0.00	0.00	0.00	0.08
周围神经,其他结缔组织	57	0.12	0.00	0.28	0.00	0.00	0.00	0.00	0.00	0.08	0.08	0.07	0.42	0.29	0.23
乳房	18	0.04	0.00	0.00	0.00	0.00	0.00	0.00	0.00	0.00	0.00	0.00	0.00	0.21	0.16
外阴	—	—	—	—	—	—	—	—	—	—	—	—	—	—	—
阴道	—	—	—	—	—	—	—	—	—	—	—	—	—	—	—
子宫颈	—	—	—	—	—	—	—	—	—	—	—	—	—	—	—
子宫体	—	—	—	—	—	—	—	—	—	—	—	—	—	—	—
子宫,部位不明	—	—	—	—	—	—	—	—	—	—	—	—	—	—	—
卵巢	—	—	—	—	—	—	—	—	—	—	—	—	—	—	—
其他的女性生殖器	—	—	—	—	—	—	—	—	—	—	—	—	—	—	—
胎盘	—	—	—	—	—	—	—	—	—	—	—	—	—	—	—
阴茎	42	0.09	0.00	0.00	0.00	0.00	0.00	0.00	0.00	0.00	0.00	0.00	0.30	0.07	0.23
前列腺	837	1.78	0.00	0.00	0.00	0.00	0.00	0.00	0.00	0.08	0.00	0.07	0.00	0.07	1.33
睾丸	27	0.06	0.00	0.00	0.00	0.00	0.11	0.00	0.07	0.00	0.08	0.07	0.00	0.07	0.08
其他的男性生殖器	10	0.02	0.00	0.00	0.00	0.00	0.00	0.00	0.00	0.00	0.00	0.00	0.00	0.00	0.08
肾	209	0.44	0.53	0.56	0.00	0.00	0.00	0.08	0.00	0.00	0.16	0.20	0.30	0.50	1.56
肾盂	31	0.07	0.00	0.00	0.00	0.00	0.00	0.00	0.00	0.00	0.00	0.00	0.00	0.07	0.23
输尿管	21	0.04	0.00	0.00	0.00	0.00	0.00	0.00	0.00	0.00	0.08	0.00	0.00	0.00	0.08
膀胱	647	1.38	0.00	0.00	0.11	0.00	0.00	0.00	0.00	0.00	0.00	0.20	0.54	0.64	2.42
其他的泌尿器官	6	0.01	0.00	0.00	0.00	0.00	0.00	0.00	0.00	0.00	0.00	0.00	0.00	0.00	0.08
眼	9	0.02	0.00	0.14	0.00	0.00	0.00	0.00	0.00	0.00	0.08	0.00	0.06	0.00	0.00
脑及中枢神经系统	1013	2.16	0.00	0.84	1.10	0.94	0.76	0.82	0.59	1.30	1.40	3.16	3.99	5.37	8.20
甲状腺	63	0.13	0.00	0.00	0.00	0.00	0.00	0.00	0.07	0.08	0.00	0.07	0.24	0.14	1.02
肾上腺	30	0.06	0.00	0.00	0.00	0.00	0.00	0.08	0.07	0.08	0.00	0.07	0.12	0.14	0.23
其他的内分泌腺	17	0.04	0.00	0.00	0.00	0.00	0.11	0.00	0.00	0.08	0.16	0.00	0.00	0.00	0.23
霍奇金病	36	0.08	0.00	0.00	0.11	0.24	0.00	0.00	0.07	0.00	0.08	0.00	0.24	0.07	0.31
非霍奇金淋巴瘤	697	1.48	0.00	0.28	0.22	0.12	0.54	0.25	0.29	0.24	0.62	1.21	2.15	2.43	5.00
免疫增生性疾病	10	0.02	0.00	0.00	0.00	0.00	0.00	0.00	0.00	0.00	0.00	0.00	0.00	0.00	0.00
多发性骨髓瘤	204	0.43	0.00	0.00	0.00	0.00	0.00	0.00	0.07	0.00	0.08	0.20	0.54	0.57	2.03
淋巴样白血病	199	0.42	0.53	0.00	0.33	0.47	0.44	0.57	0.44	0.41	0.31	0.94	0.77	1.07	1.25
髓样白血病	244	0.52	0.00	0.14	0.00	0.00	0.54	0.33	0.37	0.41	0.54	0.47	0.89	1.29	1.64
白血病,未特指	466	0.99	1.06	0.70	0.44	0.59	0.98	1.15	0.95	0.81	0.93	1.14	1.85	2.29	2.73
其他的或未指明部位	535	1.14	0.00	0.14	0.11	0.12	0.00	0.16	0.37	0.16	0.31	0.81	1.55	1.72	3.67
所有部位合计	47000	100.00	2.65	3.36	2.87	3.17	4.90	5.34	7.47	14.21	26.36	58.24	113.75	167.51	357.42
所有部位除外 C44	46859	99.70	2.65	3.36	2.87	3.17	4.90	5.26	7.47	14.04	26.28	58.10	113.63	167.44	357.10

年龄组(1/10⁵)						粗率(1/10⁵)	中标率(1/10⁵)	世标率(1/10⁵)	累积率(%)		截缩率(1/10⁵)	ICD-10
60—64	65—69	70—74	75—79	80—84	85+				0—64岁	0—74岁	35—64岁	
0.00	0.23	0.00	0.44	0.36	1.19	0.04	0.02	0.02	0.00	0.00	0.00	C00
0.60	0.81	1.75	1.52	2.16	0.59	0.29	0.17	0.16	0.01	0.02	0.22	C01-C02
1.12	1.85	2.38	5.01	3.60	12.47	0.67	0.35	0.36	0.01	0.04	0.38	C03-C06
0.60	0.69	1.11	1.31	0.72	2.37	0.22	0.13	0.13	0.01	0.02	0.14	C07-C08
0.09	0.23	0.48	0.22	0.00	0.00	0.07	0.04	0.04	0.00	0.01	0.06	C09
0.09	0.46	0.32	0.65	1.44	0.59	0.09	0.05	0.05	0.00	0.01	0.03	C10
6.61	6.12	5.87	11.11	10.44	8.31	2.34	1.43	1.38	0.09	0.15	2.50	C11
0.34	0.58	0.95	0.44	1.44	0.59	0.17	0.09	0.09	0.00	0.01	0.13	C12-C13
0.43	0.23	0.79	0.87	2.52	1.78	0.19	0.10	0.10	0.01	0.01	0.15	C14
94.05	142.84	215.28	309.66	352.38	292.72	42.26	22.21	22.17	0.87	2.66	23.39	C15
87.44	145.62	233.68	353.86	408.88	293.90	45.51	24.23	23.78	0.89	2.78	24.25	C16
1.29	2.77	2.70	3.92	4.68	5.34	0.69	0.38	0.38	0.02	0.04	0.47	C17
9.62	18.36	24.59	33.97	57.23	62.34	5.85	3.18	3.13	0.12	0.34	3.51	C18
11.94	22.29	30.94	54.88	76.67	80.75	7.98	4.33	4.22	0.17	0.44	4.93	C19-C20
0.43	0.35	0.63	0.87	1.08	4.16	0.19	0.10	0.11	0.01	0.01	0.16	C21
87.78	98.39	106.13	131.53	159.81	143.09	39.97	24.24	23.62	1.64	2.66	49.10	C22
4.12	8.08	11.11	20.25	23.40	26.72	2.75	1.47	1.45	0.06	0.16	1.68	C23-C24
19.76	35.45	44.10	64.46	78.83	59.37	9.99	5.45	5.37	0.24	0.63	6.67	C25
0.26	1.27	0.63	1.96	0.72	1.78	0.23	0.13	0.13	0.00	0.01	0.14	C30-C31
2.75	3.58	8.09	5.88	9.00	4.75	1.17	0.63	0.63	0.03	0.09	0.76	C32
137.69	222.06	334.90	458.82	493.83	406.71	65.24	35.03	34.78	1.42	4.21	39.25	C33-C34
0.52	1.50	2.06	1.96	1.80	1.19	0.44	0.28	0.28	0.01	0.03	0.34	C37-C38
3.78	6.70	8.73	16.99	16.92	14.84	2.24	1.33	1.31	0.06	0.13	1.40	C40-C41
0.60	0.92	0.79	2.18	1.80	2.37	0.30	0.17	0.16	0.01	0.02	0.23	C43
0.34	2.66	2.54	4.36	11.52	19.59	0.78	0.39	0.40	0.01	0.03	0.16	C44
0.17	0.35	0.48	0.87	0.00	1.78	0.11	0.07	0.07	0.00	0.01	0.07	C45
0.00	0.12	0.16	0.00	0.00	0.00	0.02	0.01	0.01	0.00	0.00	0.01	C46
0.86	0.23	1.43	2.40	1.80	0.59	0.32	0.19	0.19	0.01	0.02	0.30	C47;C49
0.34	0.12	0.48	0.44	0.72	0.59	0.10	0.05	0.05	0.00	0.01	0.10	C50
—	—	—	—	—	—	—	—	—	—	—	—	C51
—	—	—	—	—	—	—	—	—	—	—	—	C52
—	—	—	—	—	—	—	—	—	—	—	—	C53
—	—	—	—	—	—	—	—	—	—	—	—	C54
—	—	—	—	—	—	—	—	—	—	—	—	C55
—	—	—	—	—	—	—	—	—	—	—	—	C56
—	—	—	—	—	—	—	—	—	—	—	—	C57
—	—	—	—	—	—	—	—	—	—	—	—	C58
0.26	0.58	0.79	0.65	3.96	3.56	0.23	0.12	0.12	0.00	0.01	0.13	C60
3.78	7.85	17.61	37.24	79.19	120.53	4.63	2.15	2.18	0.03	0.15	0.68	C61
0.26	0.46	0.63	0.65	1.44	1.78	0.15	0.09	0.09	0.00	0.01	0.08	C62
0.09	0.00	0.32	0.65	0.36	1.19	0.06	0.03	0.03	0.00	0.00	0.02	C63
2.83	3.46	4.60	6.53	7.20	14.25	1.16	0.63	0.68	0.03	0.07	0.77	C64
0.52	0.35	0.79	1.31	1.80	1.19	0.17	0.09	0.09	0.00	0.01	0.11	C65
0.52	0.35	0.48	0.22	0.72	2.37	0.12	0.06	0.07	0.00	0.01	0.09	C66
3.95	7.74	14.91	27.87	47.15	76.00	3.58	1.74	1.77	0.04	0.15	1.07	C67
0.00	0.00	0.16	0.22	0.36	1.19	0.03	0.02	0.02	0.00	0.00	0.01	C68
0.00	0.00	0.16	0.65	0.00	1.19	0.05	0.03	0.04	0.00	0.00	0.03	C69
12.80	16.51	19.20	22.21	28.79	24.34	5.60	3.55	3.52	0.21	0.38	5.23	C70-C72;D32-D33;D42-D43
0.60	1.39	1.27	1.31	1.44	2.37	0.35	0.20	0.20	0.01	0.02	0.29	C73
0.43	0.35	0.32	0.87	0.72	1.78	0.17	0.10	0.10	0.01	0.01	0.14	C74
0.52	0.12	0.16	0.22	0.36	0.00	0.09	0.07	0.06	0.01	0.01	0.13	C75
0.34	0.46	0.63	1.52	0.72	0.59	0.20	0.14	0.14	0.01	0.01	0.16	C81
7.99	13.16	16.18	20.69	27.00	22.56	3.85	2.23	2.22	0.11	0.25	2.84	C82-C85;C96
0.09	0.23	0.16	0.87	0.72	0.00	0.06	0.03	0.03	0.00	0.00	0.01	C88
2.58	3.70	5.55	6.32	7.56	5.34	1.13	0.62	0.62	0.03	0.08	0.84	C90
1.63	3.00	2.54	5.23	5.76	3.56	1.10	0.79	0.76	0.04	0.07	0.94	C91
1.89	4.27	5.39	6.10	8.28	7.12	1.35	0.87	0.84	0.04	0.09	1.03	C92-C94;D45-D46;D47.1;D47.3
3.69	7.39	8.57	11.54	16.20	10.69	2.58	1.77	1.74	0.09	0.17	1.96	C95
6.53	9.58	10.15	14.59	25.20	29.69	2.96	1.64	1.65	0.08	0.18	2.11	O&U
524.90	805.80	1153.65	1658.25	1988.63	1781.82	259.81	143.20	141.53	6.45	16.24	179.25	ALL
524.56	803.14	1151.11	1653.89	1977.12	1762.23	259.03	142.81	141.13	6.44	16.21	179.09	ALLbC44

2014年江苏省肿瘤登记地区女性恶性肿瘤死亡主要指标

部位	病例数	构成(%)	年龄组(1/10^5)												
			0	1—4	5—9	10—14	15—19	20—24	25—29	30—34	35—39	40—44	45—49	50—54	55—59
唇	8	0.03	0.00	0.00	0.00	0.00	0.00	0.00	0.00	0.00	0.00	0.00	0.00	0.00	0.00
舌	46	0.17	0.00	0.00	0.00	0.00	0.00	0.00	0.00	0.00	0.16	0.07	0.12	0.29	0.33
口	87	0.32	0.00	0.00	0.00	0.00	0.00	0.00	0.00	0.00	0.00	0.13	0.12	0.15	0.41
唾液腺	23	0.08	0.00	0.00	0.00	0.00	0.00	0.00	0.00	0.00	0.00	0.00	0.00	0.07	0.00
扁桃体	3	0.01	0.00	0.00	0.00	0.00	0.00	0.00	0.00	0.00	0.00	0.00	0.00	0.00	0.00
其他的口咽	2	0.01	0.00	0.00	0.00	0.00	0.00	0.00	0.00	0.00	0.00	0.00	0.00	0.07	0.00
鼻咽	115	0.42	0.00	0.00	0.00	0.00	0.00	0.00	0.15	0.08	0.08	0.20	0.48	0.81	1.22
喉咽	8	0.03	0.00	0.00	0.00	0.00	0.00	0.00	0.00	0.00	0.00	0.00	0.00	0.00	0.08
咽,部位不明	11	0.04	0.00	0.00	0.00	0.00	0.00	0.00	0.00	0.00	0.00	0.00	0.00	0.00	0.08
食管	3754	13.59	0.00	0.00	0.00	0.00	0.00	0.09	0.07	0.08	0.08	0.60	1.38	3.67	13.14
胃	3713	13.45	0.00	0.00	0.00	0.00	0.25	0.44	0.82	1.63	2.43	3.88	7.01	9.03	15.91
小肠	129	0.47	0.00	0.00	0.00	0.00	0.00	0.00	0.00	0.00	0.00	0.27	0.24	0.29	0.90
结肠	919	3.33	0.00	0.00	0.00	0.00	0.12	0.18	0.22	0.25	0.63	1.00	1.62	2.86	4.81
直肠	1119	4.05	0.00	0.00	0.00	0.00	0.00	0.00	0.22	0.16	0.39	1.87	3.30	4.19	6.36
肛门	21	0.08	0.00	0.00	0.00	0.00	0.00	0.00	0.00	0.00	0.00	0.00	0.00	0.00	0.33
肝脏	2898	10.49	0.00	0.64	0.00	0.00	0.00	0.53	0.60	0.82	2.11	4.28	11.09	13.29	24.81
胆囊及胆道其他	676	2.45	0.00	0.00	0.00	0.00	0.00	0.00	0.00	0.08	0.16	0.27	1.02	1.40	4.08
胰腺	1459	5.28	0.00	0.00	0.00	0.00	0.00	0.09	0.15	0.08	0.63	1.07	2.94	4.33	8.81
鼻,鼻窦及其他	22	0.08	0.00	0.00	0.00	0.00	0.00	0.00	0.00	0.00	0.08	0.20	0.06	0.00	0.33
喉	31	0.11	0.00	0.00	0.00	0.00	0.00	0.00	0.00	0.00	0.08	0.00	0.06	0.07	0.00
气管,支气管,肺	5350	19.37	0.00	0.00	0.00	0.00	0.00	0.53	0.37	0.74	2.27	5.69	12.04	16.52	36.56
其他的胸腔器官	56	0.20	0.00	0.16	0.00	0.00	0.00	0.00	0.00	0.25	0.00	0.13	0.12	0.29	0.82
骨	307	1.11	0.60	0.00	0.25	0.41	0.37	0.09	0.22	0.16	0.23	0.40	0.66	1.32	2.12
皮肤的黑色素瘤	64	0.23	0.00	0.00	0.00	0.00	0.00	0.09	0.07	0.00	0.00	0.20	0.12	0.15	0.41
其他的皮肤	112	0.41	0.00	0.00	0.00	0.00	0.00	0.00	0.00	0.00	0.00	0.07	0.18	0.15	0.08
间皮瘤	8	0.03	0.00	0.00	0.00	0.00	0.00	0.00	0.00	0.00	0.00	0.00	0.00	0.07	0.08
卡波西肉瘤	4	0.01	0.00	0.00	0.00	0.00	0.00	0.00	0.00	0.00	0.00	0.00	0.06	0.07	0.00
周围神经,其他结缔组织	46	0.17	0.00	0.00	0.25	0.14	0.12	0.09	0.07	0.25	0.08	0.07	0.60	0.15	0.08
乳房	1547	5.60	0.00	0.00	0.00	0.00	0.00	0.18	0.67	1.63	2.97	6.29	9.71	13.73	20.07
外阴	21	0.08	0.00	0.00	0.00	0.00	0.00	0.00	0.00	0.00	0.00	0.00	0.00	0.07	0.00
阴道	15	0.05	0.00	0.00	0.00	0.00	0.00	0.00	0.07	0.00	0.08	0.07	0.18	0.00	0.16
子宫颈	882	3.19	0.00	0.00	0.00	0.00	0.00	0.09	0.07	1.31	2.19	4.42	5.75	7.20	7.18
子宫体	221	0.80	0.00	0.00	0.00	0.00	0.12	0.09	0.00	0.08	0.16	0.33	1.32	1.03	2.04
子宫,部位不明	237	0.86	0.00	0.00	0.00	0.00	0.00	0.18	0.15	0.08	0.23	0.87	0.78	1.10	2.37
卵巢	564	2.04	0.00	0.16	0.00	0.14	0.00	0.09	0.30	0.41	0.55	2.48	3.89	4.70	6.61
其他的女性生殖器	31	0.11	0.00	0.00	0.00	0.00	0.00	0.00	0.00	0.00	0.00	0.07	0.18	0.15	0.49
胎盘	2	0.01	0.00	0.00	0.00	0.00	0.00	0.00	0.00	0.00	0.00	0.00	0.00	0.00	0.00
阴茎	—	—	—	—	—	—	—	—	—	—	—	—	—	—	—
前列腺	—	—	—	—	—	—	—	—	—	—	—	—	—	—	—
睾丸	—	—	—	—	—	—	—	—	—	—	—	—	—	—	—
其他的男性生殖器	—	—	—	—	—	—	—	—	—	—	—	—	—	—	—
肾	140	0.51	0.00	0.16	0.00	0.00	0.00	0.09	0.22	0.08	0.16	0.27	0.18	0.66	0.73
肾盂	16	0.06	0.00	0.00	0.00	0.00	0.00	0.00	0.00	0.00	0.00	0.00	0.06	0.00	0.16
输尿管	30	0.11	0.00	0.00	0.00	0.00	0.00	0.00	0.00	0.00	0.00	0.00	0.00	0.07	0.08
膀胱	199	0.72	0.00	0.00	0.00	0.00	0.00	0.00	0.00	0.08	0.08	0.13	0.42	0.15	0.16
其他的泌尿器官	4	0.01	0.00	0.00	0.00	0.00	0.00	0.00	0.00	0.00	0.00	0.00	0.00	0.00	0.00
眼	10	0.04	0.00	0.00	0.00	0.00	0.00	0.00	0.00	0.00	0.00	0.00	0.00	0.00	0.00
脑及中枢神经系统	842	3.05	0.60	1.12	0.88	0.27	0.37	0.88	0.60	0.90	1.49	2.34	3.30	4.33	6.94
甲状腺	90	0.33	0.00	0.00	0.00	0.00	0.12	0.00	0.00	0.00	0.08	0.27	0.24	0.07	0.41
肾上腺	11	0.04	0.00	0.00	0.00	0.00	0.00	0.00	0.00	0.00	0.00	0.07	0.12	0.15	0.00
其他的内分泌腺	24	0.09	0.00	0.16	0.00	0.27	0.25	0.00	0.15	0.00	0.23	0.07	0.06	0.00	0.16
霍奇金病	26	0.09	0.00	0.00	0.00	0.00	0.00	0.00	0.00	0.00	0.08	0.00	0.00	0.00	0.33
非霍奇金淋巴瘤	433	1.57	0.00	0.00	0.00	0.00	0.00	0.44	0.15	0.57	0.63	0.60	0.90	1.40	2.86
免疫增生性疾病	3	0.01	0.00	0.00	0.00	0.00	0.00	0.00	0.00	0.00	0.00	0.00	0.00	0.00	0.00
多发性骨髓瘤	135	0.49	0.00	0.00	0.00	0.00	0.00	0.00	0.00	0.08	0.00	0.07	0.24	0.37	0.98
淋巴样白血病	183	0.66	0.60	0.48	0.50	0.68	0.25	0.53	0.52	0.25	0.55	0.33	0.48	0.81	1.55
髓样白血病	179	0.65	0.00	0.32	0.13	0.00	0.00	0.26	0.30	0.25	0.47	0.33	0.90	0.73	1.39
白血病,未特指	399	1.44	1.79	0.16	0.38	0.81	0.61	0.97	0.67	0.65	1.17	1.07	0.96	1.69	3.59
其他的或未指明部位	381	1.38	0.00	0.00	0.00	0.00	0.00	0.18	0.07	0.08	0.70	0.80	0.66	1.54	2.12
所有部位合计	27616	100.00	3.57	3.36	2.39	2.71	2.58	6.09	6.94	11.03	21.21	41.28	73.52	99.20	182.12
所有部位除外 C44	27504	99.59	3.57	3.36	2.39	2.71	2.58	6.09	6.94	11.03	21.21	41.21	73.34	99.05	182.04

年龄组(1/10⁵)						粗率	中标率	世标率	累积率(%)		截缩率(1/10⁵)	ICD-10
60—64	65—69	70—74	75—79	80—84	85+	(1/10⁵)	(1/10⁵)	(1/10⁵)	0—64岁	0—74岁	35—64岁	
0.09	0.12	0.00	0.20	0.28	1.43	0.05	0.02	0.02	0.00	0.00	0.01	C00
0.35	0.93	0.78	0.79	1.42	2.51	0.26	0.13	0.13	0.01	0.02	0.20	C01-C02
0.61	1.40	1.72	2.98	4.26	5.73	0.49	0.22	0.22	0.01	0.02	0.20	C03-C06
0.26	0.12	0.47	0.79	1.14	2.51	0.13	0.05	0.05	0.00	0.00	0.05	C07-C08
0.00	0.00	0.00	0.20	0.28	0.36	0.02	0.01	0.01	0.00	0.00	0.00	C09
0.09	0.00	0.00	0.00	0.00	0.00	0.01	0.01	0.01	0.00	0.00	0.02	C10
0.96	1.28	2.98	1.99	3.98	3.22	0.65	0.35	0.34	0.02	0.04	0.56	C11
0.18	0.12	0.47	0.20	0.00	0.00	0.05	0.02	0.03	0.00	0.00	0.03	C12-C13
0.18	0.00	0.31	0.79	0.28	0.36	0.06	0.03	0.03	0.00	0.00	0.03	C14
28.51	61.67	103.31	160.59	198.91	173.93	21.28	9.55	9.38	0.24	1.06	6.36	C15
29.91	52.81	90.45	144.69	175.04	156.04	21.05	10.13	9.80	0.36	1.07	9.95	C16
1.05	2.45	3.61	3.38	5.40	5.01	0.73	0.35	0.35	0.01	0.04	0.40	C17
7.11	11.66	21.01	28.82	46.03	50.10	5.21	2.45	2.41	0.09	0.26	2.63	C18
9.12	14.46	20.22	33.79	54.56	61.56	6.34	2.98	2.95	0.13	0.30	3.75	C19-C20
0.35	0.12	0.47	0.20	0.28	2.51	0.12	0.05	0.06	0.00	0.01	0.09	C21
31.58	41.97	56.12	80.89	104.00	92.33	16.43	8.43	8.34	0.45	0.94	12.80	C22
5.35	10.96	14.27	25.24	36.09	29.70	3.83	1.76	1.73	0.06	0.19	1.72	C23-C24
13.33	19.47	35.27	54.46	62.51	63.34	8.27	3.93	3.87	0.16	0.43	4.45	C25
0.18	0.35	0.00	0.79	0.85	0.36	0.12	0.07	0.06	0.00	0.01	0.13	C30-C31
0.00	0.70	0.94	0.99	1.42	2.15	0.18	0.08	0.08	0.00	0.01	0.04	C32
53.16	84.75	119.77	185.43	213.97	200.06	30.33	14.77	14.59	0.64	1.66	18.11	C33-C34
0.35	0.82	0.63	1.79	1.42	1.79	0.32	0.18	0.18	0.01	0.02	0.25	C37-C38
2.54	5.36	7.05	9.74	9.66	8.95	1.74	0.98	0.97	0.04	0.11	1.07	C40-C41
0.70	0.70	1.41	1.99	1.14	4.65	0.36	0.18	0.18	0.01	0.02	0.23	C43
0.70	0.58	0.94	2.78	5.68	18.61	0.63	0.22	0.24	0.01	0.01	0.17	C44
0.09	0.35	0.00	0.40	0.00	0.00	0.05	0.02	0.02	0.00	0.00	0.03	C45
0.00	0.12	0.00	0.20	0.00	0.00	0.02	0.01	0.01	0.00	0.00	0.02	C46
0.26	0.35	0.16	1.19	1.14	1.79	0.26	0.19	0.18	0.01	0.01	0.21	C47;C49
17.10	17.95	19.60	24.84	28.98	31.49	8.77	5.12	4.96	0.36	0.55	10.68	C50
0.26	0.23	0.63	0.79	1.14	1.07	0.12	0.05	0.05	0.00	0.01	0.05	C51
0.09	0.12	0.16	0.20	0.28	0.72	0.09	0.05	0.05	0.00	0.00	0.10	C52
7.54	10.03	13.48	18.68	21.60	21.47	5.00	2.92	2.75	0.18	0.30	5.45	C53
2.37	3.73	3.92	5.17	4.55	8.59	1.25	0.67	0.67	0.04	0.08	1.08	C54
2.02	2.68	3.61	6.96	8.24	9.30	1.34	0.70	0.68	0.04	0.07	1.11	C55
6.67	8.74	9.41	7.15	8.24	7.87	3.20	1.89	1.87	0.13	0.22	3.81	C56
0.18	0.58	0.47	0.40	0.85	1.43	0.18	0.09	0.09	0.01	0.01	0.16	C57
0.09	0.00	0.16	0.00	0.00	0.00	0.01	0.01	0.01	0.00	0.00	0.01	C58
—	—	—	—	—	—	—	—	—	—	—	—	C60
—	—	—	—	—	—	—	—	—	—	—	—	C61
—	—	—	—	—	—	—	—	—	—	—	—	C62
—	—	—	—	—	—	—	—	—	—	—	—	C63
1.14	1.98	2.51	5.17	5.97	5.01	0.79	0.41	0.41	0.02	0.04	0.47	C64
0.00	0.35	0.16	0.40	1.14	1.07	0.09	0.04	0.04	0.00	0.00	0.03	C65
0.18	0.47	0.78	0.40	2.56	2.15	0.17	0.07	0.07	0.00	0.01	0.05	C66
0.88	1.52	4.55	8.35	11.37	17.89	1.13	0.47	0.46	0.01	0.04	0.28	C67
0.00	0.00	0.16	0.20	0.57	0.00	0.02	0.01	0.01	0.00	0.00	0.00	C68
0.09	0.12	0.00	0.40	0.57	1.43	0.06	0.02	0.02	0.00	0.00	0.01	C69
7.54	11.89	16.46	23.45	19.61	21.47	4.77	2.80	2.79	0.15	0.30	3.95	C70-C72;D32-D33;D42-D43
0.88	2.10	1.10	2.78	4.26	3.58	0.51	0.26	0.25	0.01	0.03	0.29	C73
0.00	0.12	0.31	0.00	0.57	0.36	0.06	0.03	0.03	0.00	0.00	0.06	C74
0.35	0.23	0.31	0.40	0.00	0.00	0.14	0.13	0.13	0.01	0.01	0.14	C75
0.26	0.35	0.94	0.79	0.28	1.43	0.15	0.07	0.07	0.00	0.01	0.09	C81
4.82	5.60	10.03	12.72	17.05	15.03	2.45	1.29	1.24	0.06	0.14	1.63	C82-C85;C96
0.09	0.00	0.00	0.40	0.00	0.00	0.02	0.01	0.01	0.00	0.00	0.01	C88
1.67	2.91	4.23	4.97	3.13	1.79	0.77	0.40	0.39	0.02	0.05	0.46	C90
1.23	2.56	2.04	5.56	3.41	4.65	1.04	0.73	0.74	0.04	0.06	0.75	C91
1.14	2.80	3.76	3.18	7.39	3.58	1.01	0.60	0.59	0.03	0.06	0.77	C92-C94;D45-D46;D47.1;D47.3
4.21	4.90	7.21	9.34	10.80	6.44	2.26	1.49	1.45	0.09	0.15	1.90	C95
3.07	4.90	8.31	11.33	13.07	23.26	2.16	1.06	1.05	0.05	0.11	1.34	O&U
250.87	400.43	596.64	899.32	1105.36	1080.08	156.56	78.59	77.13	3.52	8.50	98.19	ALL
250.17	399.85	595.70	896.54	1099.68	1061.47	155.92	78.37	76.89	3.51	8.49	98.02	ALLbC44

附录五　2014年江苏省城市肿瘤登记地区恶性肿瘤死亡情况

2014年江苏省城市肿瘤登记地区男女合计恶性肿瘤死亡主要指标

部位	病例数	构成(%)	年龄组(1/10^5)												
			0	1—4	5—9	10—14	15—19	20—24	25—29	30—34	35—39	40—44	45—49	50—54	55—59
唇	3	0.01	0.00	0.00	0.00	0.00	0.00	0.00	0.00	0.00	0.00	0.00	0.00	0.00	0.00
舌	47	0.15	0.00	0.00	0.00	0.00	0.00	0.00	0.09	0.00	0.09	0.16	0.08	0.38	0.58
口	74	0.24	0.00	0.00	0.00	0.00	0.00	0.00	0.00	0.09	0.00	0.08	0.15	0.19	0.68
唾液腺	24	0.08	0.00	0.00	0.00	0.00	0.00	0.00	0.00	0.00	0.09	0.00	0.08	0.00	0.29
扁桃体	5	0.02	0.00	0.00	0.00	0.00	0.00	0.00	0.00	0.00	0.00	0.00	0.00	0.09	0.00
其他的口咽	10	0.03	0.00	0.00	0.00	0.00	0.00	0.00	0.00	0.00	0.00	0.00	0.00	0.09	0.00
鼻咽	237	0.77	0.00	0.00	0.00	0.00	0.00	0.00	0.46	0.37	0.28	0.73	1.46	1.22	3.21
喉咽	16	0.05	0.00	0.00	0.00	0.00	0.00	0.00	0.00	0.00	0.00	0.00	0.00	0.28	0.19
咽,部位不明	20	0.07	0.00	0.00	0.00	0.00	0.00	0.00	0.00	0.00	0.00	0.00	0.08	0.09	0.10
食管	3548	11.58	0.00	0.00	0.00	0.00	0.00	0.00	0.00	0.00	0.00	0.73	2.99	9.78	26.91
胃	5329	17.40	0.00	0.00	0.00	0.00	0.00	0.31	0.91	1.58	2.43	4.86	8.52	18.24	35.75
小肠	136	0.44	0.00	0.00	0.00	0.00	0.00	0.00	0.00	0.00	0.00	0.24	0.23	0.38	1.26
结肠	1132	3.70	0.00	0.00	0.00	0.00	0.00	0.20	0.27	0.37	0.94	1.94	2.84	3.95	7.68
直肠	1095	3.57	0.00	0.00	0.00	0.00	0.00	0.00	0.09	0.65	0.66	1.62	3.99	5.17	7.68
肛门	37	0.12	0.00	0.00	0.00	0.00	0.00	0.00	0.00	0.00	0.00	0.08	0.08	0.19	0.39
肝脏	3746	12.23	0.77	0.73	0.00	0.00	0.15	0.10	0.64	2.32	6.64	12.64	22.88	30.83	46.83
胆囊及胆道其他	579	1.89	0.00	0.00	0.00	0.00	0.00	0.00	0.00	0.09	0.28	0.65	1.07	1.79	4.08
胰腺	1498	4.89	0.00	0.00	0.00	0.00	0.00	0.00	0.18	0.09	0.94	1.05	2.92	6.30	12.82
鼻,鼻窦及其他	28	0.09	0.00	0.00	0.00	0.00	0.00	0.00	0.00	0.00	0.09	0.16	0.08	0.09	0.29
喉	95	0.31	0.00	0.00	0.00	0.00	0.00	0.00	0.00	0.00	0.00	0.08	0.31	0.28	1.07
气管,支气管,肺	7188	23.46	0.00	0.00	0.16	0.00	0.30	0.31	0.46	0.84	2.43	5.91	15.28	22.37	63.35
其他的胸腔器官	70	0.23	0.00	0.00	0.16	0.00	0.00	0.00	0.09	0.19	0.00	0.40	0.31	0.38	1.07
骨	272	0.89	0.00	0.00	0.00	0.70	0.00	0.00	0.27	0.09	0.28	0.65	0.61	1.13	2.14
皮肤的黑色素瘤	52	0.17	0.00	0.00	0.00	0.00	0.00	0.00	0.00	0.00	0.00	0.16	0.23	0.09	0.58
其他的皮肤	86	0.28	0.00	0.00	0.00	0.00	0.00	0.10	0.00	0.09	0.00	0.08	0.08	0.09	0.10
间皮瘤	19	0.06	0.00	0.00	0.00	0.00	0.00	0.00	0.09	0.00	0.00	0.16	0.00	0.09	0.19
卡波西肉瘤	4	0.01	0.00	0.00	0.00	0.00	0.00	0.00	0.00	0.00	0.00	0.00	0.00	0.09	0.10
周围神经,其他结缔组织	41	0.13	0.00	0.00	0.16	0.00	0.15	0.10	0.00	0.28	0.00	0.08	0.61	0.28	0.10
乳房	690	2.25	0.00	0.00	0.00	0.00	0.00	0.10	0.27	0.84	1.03	3.73	5.22	7.71	9.23
外阴	9	0.03	0.00	0.00	0.00	0.00	0.00	0.00	0.00	0.00	0.00	0.00	0.00	0.09	0.00
阴道	5	0.02	0.00	0.00	0.00	0.00	0.00	0.00	0.00	0.00	0.09	0.00	0.08	0.00	0.00
子宫颈	306	1.00	0.00	0.00	0.00	0.00	0.00	0.10	0.09	0.65	0.66	2.19	3.53	3.67	3.11
子宫体	77	0.25	0.00	0.00	0.00	0.00	0.00	0.00	0.00	0.09	0.09	0.16	0.69	0.47	0.78
子宫,部位不明	104	0.34	0.00	0.00	0.00	0.00	0.00	0.10	0.09	0.00	0.19	0.32	0.38	0.75	1.17
卵巢	262	0.86	0.00	0.18	0.00	0.17	0.00	0.10	0.18	0.28	0.28	1.05	2.46	2.91	3.50
其他的女性生殖器	13	0.04	0.00	0.00	0.00	0.00	0.00	0.00	0.00	0.00	0.00	0.08	0.08	0.00	0.39
胎盘	1	0.00	0.00	0.00	0.00	0.00	0.00	0.00	0.00	0.00	0.00	0.00	0.00	0.00	0.00
阴茎	15	0.05	0.00	0.00	0.00	0.00	0.00	0.00	0.00	0.00	0.00	0.00	0.23	0.09	0.19
前列腺	405	1.32	0.00	0.00	0.00	0.00	0.00	0.00	0.00	0.00	0.00	0.08	0.00	0.00	0.58
睾丸	10	0.03	0.00	0.00	0.00	0.00	0.15	0.00	0.00	0.00	0.09	0.08	0.00	0.00	0.00
其他的男性生殖器	2	0.01	0.00	0.00	0.00	0.00	0.00	0.00	0.00	0.00	0.00	0.00	0.00	0.00	0.00
肾	153	0.50	0.00	0.37	0.00	0.00	0.00	0.00	0.09	0.00	0.09	0.16	0.38	0.66	1.17
肾盂	29	0.09	0.00	0.00	0.00	0.00	0.00	0.00	0.00	0.00	0.00	0.00	0.00	0.09	0.39
输尿管	32	0.10	0.00	0.00	0.00	0.00	0.00	0.00	0.00	0.00	0.09	0.00	0.00	0.09	0.00
膀胱	359	1.17	0.00	0.00	0.00	0.00	0.00	0.00	0.00	0.09	0.09	0.16	0.61	0.75	1.36
其他的泌尿器官	7	0.02	0.00	0.00	0.00	0.00	0.00	0.00	0.00	0.00	0.00	0.00	0.00	0.00	0.10
眼	4	0.01	0.00	0.00	0.00	0.00	0.00	0.00	0.00	0.00	0.00	0.00	0.00	0.00	0.00
脑及中枢神经系统	739	2.41	0.00	1.47	1.24	0.70	0.60	0.61	0.46	1.02	1.50	2.83	3.38	5.08	6.22
甲状腺	61	0.20	0.00	0.00	0.00	0.00	0.15	0.00	0.09	0.00	0.09	0.16	0.15	0.00	0.39
肾上腺	29	0.09	0.00	0.00	0.00	0.00	0.00	0.00	0.09	0.00	0.00	0.08	0.15	0.28	0.10
其他的内分泌腺	15	0.05	0.00	0.00	0.00	0.00	0.30	0.00	0.09	0.00	0.37	0.00	0.00	0.00	0.00
霍奇金病	31	0.10	0.00	0.00	0.00	0.17	0.00	0.00	0.00	0.00	0.09	0.00	0.15	0.09	0.39
非霍奇金淋巴瘤	481	1.57	0.00	0.18	0.00	0.17	0.45	0.31	0.18	0.09	0.37	1.05	1.92	1.32	3.98
免疫增生性疾病	5	0.02	0.00	0.00	0.00	0.00	0.00	0.00	0.00	0.00	0.00	0.00	0.00	0.00	0.00
多发性骨髓瘤	164	0.54	0.00	0.00	0.00	0.00	0.00	0.00	0.00	0.09	0.00	0.00	0.31	0.56	1.17
淋巴样白血病	197	0.64	0.77	0.18	0.47	0.87	0.30	0.61	0.55	0.37	0.56	0.40	0.84	1.32	1.85
髓样白血病	194	0.63	0.00	0.55	0.16	0.00	0.15	0.51	0.27	0.28	0.56	0.40	1.07	1.60	1.36
白血病,未特指	367	1.20	1.53	0.37	0.31	0.70	0.60	0.72	0.27	0.56	0.66	1.13	1.84	2.16	2.91
其他的或未指明部位	478	1.56	0.00	0.00	0.16	0.00	0.00	0.10	0.46	0.09	0.56	0.89	1.38	1.69	3.59
所有部位合计	30635	100.00	3.06	4.03	2.80	3.50	3.30	4.40	6.75	11.53	22.65	47.46	89.75	135.27	261.35
所有部位除外 C44	30549	99.72	3.06	4.03	2.80	3.50	3.30	4.30	6.75	11.44	22.65	47.38	89.67	135.18	261.25

年龄组(1/10^5)						粗率	中标率	世标率	累积率(%)		截缩率(1/10^5)	ICD-10
60—64	65—69	70—74	75—79	80—84	85+	(1/10^5)	(1/10^5)	(1/10^5)	0—64岁	0—74岁	35—64岁	
0.00	0.14	0.00	0.26	0.00	0.55	0.02	0.01	0.01	0.00	0.00	0.00	C00
0.61	0.56	1.41	1.30	2.70	1.65	0.33	0.18	0.17	0.01	0.02	0.28	C01-C02
0.71	1.68	2.02	3.12	3.86	5.51	0.51	0.26	0.25	0.01	0.03	0.26	C03-C06
0.31	0.14	1.01	1.30	0.39	2.20	0.17	0.09	0.08	0.00	0.01	0.11	C07-C08
0.00	0.14	0.20	0.26	0.39	0.00	0.03	0.02	0.02	0.00	0.00	0.02	C09
0.00	0.28	0.20	0.52	1.16	0.55	0.07	0.03	0.03	0.00	0.00	0.02	C10
3.47	4.62	5.04	7.80	8.11	4.41	1.64	0.95	0.92	0.06	0.10	1.54	C11
0.10	0.42	0.40	0.52	1.16	0.00	0.11	0.06	0.06	0.00	0.01	0.08	C12-C13
0.41	0.14	0.61	1.30	0.77	1.10	0.14	0.07	0.07	0.00	0.01	0.10	C14
50.33	79.85	115.36	177.13	196.68	161.89	24.60	12.11	12.07	0.45	1.43	12.26	C15
64.52	108.28	188.77	258.80	294.83	242.84	36.95	18.73	18.36	0.69	2.17	18.94	C16
1.53	3.22	5.85	3.90	6.96	7.16	0.94	0.48	0.48	0.02	0.06	0.51	C17
9.80	22.27	33.28	45.78	72.26	81.50	7.85	3.92	3.86	0.14	0.42	4.00	C18
10.31	20.59	27.83	46.56	66.46	75.44	7.59	3.83	3.75	0.15	0.39	4.37	C19-C20
0.61	0.42	1.21	0.52	1.16	4.96	0.26	0.12	0.13	0.01	0.01	0.19	C21
53.49	69.20	76.43	106.12	137.17	116.74	25.98	14.59	14.32	0.89	1.61	26.08	C22
5.00	9.95	17.75	26.79	40.57	41.85	4.01	1.94	1.91	0.06	0.20	1.85	C23-C24
17.46	33.06	47.60	67.62	77.67	72.14	10.39	5.27	5.21	0.21	0.61	5.87	C25
0.31	0.98	0.20	1.30	0.77	1.10	0.19	0.11	0.10	0.01	0.01	0.16	C30-C31
1.23	1.96	3.63	3.38	5.02	3.30	0.66	0.34	0.34	0.01	0.04	0.42	C32
95.35	155.21	228.50	334.74	361.67	320.48	49.84	25.24	25.02	1.03	2.95	28.66	C33-C34
0.61	1.54	1.21	2.60	1.16	3.30	0.49	0.29	0.28	0.02	0.03	0.42	C37-C38
3.78	5.88	6.45	11.18	13.14	12.66	1.89	1.05	1.02	0.05	0.11	1.24	C40-C41
0.61	0.84	1.82	1.56	1.93	4.41	0.36	0.18	0.18	0.01	0.02	0.25	C43
0.51	1.40	1.82	3.12	6.18	15.42	0.60	0.26	0.27	0.01	0.02	0.12	C44
0.31	0.70	0.61	0.26	0.00	0.55	0.13	0.08	0.08	0.00	0.01	0.11	C45
0.00	0.14	0.20	0.00	0.00	0.00	0.03	0.02	0.02	0.00	0.00	0.03	C46
0.51	0.28	1.01	1.04	1.16	1.65	0.28	0.20	0.19	0.01	0.02	0.26	C47;C49
8.68	10.51	10.29	18.47	19.71	23.13	4.78	2.78	2.70	0.18	0.29	5.48	C50
0.10	0.28	0.20	0.00	1.16	0.55	0.06	0.03	0.03	0.00	0.00	0.03	C51
0.00	0.00	0.00	0.26	0.39	0.55	0.03	0.02	0.02	0.00	0.00	0.03	C52
2.04	3.78	5.45	7.54	11.21	7.71	2.12	1.31	1.22	0.08	0.13	2.49	C53
1.02	1.26	2.02	2.08	1.55	5.51	0.53	0.29	0.29	0.02	0.03	0.49	C54
1.02	1.68	1.82	4.16	5.02	6.06	0.72	0.39	0.38	0.02	0.04	0.58	C55
3.68	4.76	5.65	4.16	3.48	8.81	1.82	1.10	1.09	0.07	0.13	2.13	C56
0.10	0.28	0.20	0.00	0.77	0.55	0.09	0.05	0.05	0.00	0.01	0.09	C57
0.00	0.00	0.20	0.00	0.00	0.00	0.01	0.00	0.00	0.00	0.00	0.00	C58
0.10	0.00	0.00	0.26	1.93	1.10	0.10	0.05	0.05	0.00	0.00	0.10	C60
1.84	5.18	10.69	21.33	40.96	56.17	2.81	1.17	1.17	0.01	0.09	0.33	C61
0.00	0.42	0.40	0.00	0.39	0.55	0.07	0.05	0.05	0.00	0.01	0.03	C62
0.00	0.00	0.00	0.52	0.00	0.00	0.01	0.01	0.01	0.00	0.00	0.00	C63
1.53	3.92	3.83	6.50	5.80	11.56	1.06	0.55	0.57	0.02	0.06	0.58	C64
0.41	0.56	0.20	1.04	3.48	1.10	0.20	0.09	0.09	0.00	0.01	0.12	C65
0.61	0.84	1.01	0.52	1.93	3.30	0.22	0.11	0.11	0.00	0.01	0.11	C66
2.55	4.34	9.28	17.43	27.05	47.36	2.49	1.11	1.11	0.03	0.10	0.79	C67
0.00	0.00	0.20	0.26	0.77	1.10	0.05	0.02	0.02	0.00	0.00	0.01	C68
0.00	0.14	0.00	0.26	0.39	0.55	0.03	0.01	0.01	0.00	0.00	0.00	C69
9.19	14.71	17.75	23.93	22.03	26.43	5.12	3.13	3.14	0.17	0.33	4.30	C70-C72;D32-D33;D42-D43
0.51	2.24	1.01	2.60	3.48	2.75	0.42	0.23	0.23	0.01	0.02	0.20	C73
0.41	0.42	0.61	1.04	1.16	2.20	0.20	0.11	0.11	0.01	0.01	0.16	C74
0.20	0.00	0.61	0.78	0.00	0.00	0.10	0.10	0.08	0.00	0.01	0.10	C75
0.41	0.42	0.81	1.82	0.00	2.20	0.21	0.13	0.13	0.01	0.01	0.17	C81
6.64	9.11	13.11	19.77	22.03	24.78	3.34	1.78	1.78	0.08	0.19	2.23	C82-C85;C96
0.00	0.00	0.20	0.78	0.39	0.00	0.03	0.02	0.01	0.00	0.00	0.00	C88
2.35	4.34	5.85	7.80	8.11	3.85	1.14	0.59	0.58	0.02	0.07	0.60	C90
1.63	3.64	2.42	7.28	5.80	9.36	1.37	0.94	0.92	0.05	0.08	1.01	C91
1.94	3.22	3.43	5.72	10.43	7.71	1.35	0.81	0.81	0.04	0.08	1.08	C92-C94;D45-D46;D47.1;D47.3
3.88	7.28	7.66	12.74	15.84	11.56	2.54	1.59	1.57	0.08	0.16	1.93	C95
5.31	8.83	11.09	16.13	27.82	41.85	3.31	1.67	1.67	0.07	0.17	1.97	O&U
378.03	616.07	886.36	1293.98	1546.39	1491.72	212.43	110.62	109.21	4.85	12.37	135.26	ALL
377.52	614.67	884.54	1290.85	1540.21	1476.30	211.84	110.36	108.94	4.85	12.34	135.14	ALLbC44

2014年江苏省城市肿瘤登记地区男性恶性肿瘤死亡主要指标

部位	病例数	构成(%)	年龄组(1/10^5)												
			0	1—4	5—9	10—14	15—19	20—24	25—29	30—34	35—39	40—44	45—49	50—54	55—59
唇	0	0.00	0.00	0.00	0.00	0.00	0.00	0.00	0.00	0.00	0.00	0.00	0.00	0.00	0.00
舌	26	0.14	0.00	0.00	0.00	0.00	0.00	0.00	0.19	0.00	0.00	0.16	0.16	0.37	0.57
口	47	0.24	0.00	0.00	0.00	0.00	0.00	0.00	0.00	0.19	0.00	0.16	0.31	0.37	1.15
唾液腺	15	0.08	0.00	0.00	0.00	0.00	0.00	0.00	0.00	0.00	0.19	0.00	0.16	0.00	0.57
扁桃体	4	0.02	0.00	0.00	0.00	0.00	0.00	0.00	0.00	0.00	0.00	0.00	0.00	0.19	0.00
其他的口咽	10	0.05	0.00	0.00	0.00	0.00	0.00	0.00	0.00	0.00	0.00	0.00	0.00	0.19	0.00
鼻咽	178	0.93	0.00	0.00	0.00	0.00	0.00	0.00	0.56	0.76	0.38	1.15	2.48	1.68	4.58
喉咽	15	0.08	0.00	0.00	0.00	0.00	0.00	0.00	0.00	0.00	0.00	0.00	0.00	0.56	0.38
咽,部位不明	12	0.06	0.00	0.00	0.00	0.00	0.00	0.00	0.00	0.00	0.00	0.00	0.16	0.19	0.19
食管	2404	12.51	0.00	0.00	0.00	0.00	0.00	0.00	0.00	0.00	0.00	1.15	5.43	17.03	43.92
胃	3709	19.30	0.00	0.00	0.00	0.00	0.00	0.20	0.93	1.90	1.70	5.09	9.47	22.46	54.23
小肠	71	0.37	0.00	0.00	0.00	0.00	0.00	0.00	0.00	0.00	0.00	0.33	0.16	0.19	1.53
结肠	585	3.04	0.00	0.00	0.00	0.00	0.00	0.20	0.37	0.38	0.94	2.30	3.42	3.18	8.78
直肠	626	3.26	0.00	0.00	0.00	0.00	0.00	0.00	0.00	1.14	0.94	0.98	5.59	6.55	9.55
肛门	25	0.13	0.00	0.00	0.00	0.00	0.00	0.00	0.00	0.00	0.00	0.16	0.16	0.37	0.57
肝脏	2601	13.54	1.47	0.35	0.00	0.00	0.29	0.00	0.56	4.37	10.93	21.49	35.55	50.90	71.99
胆囊及胆道其他	230	1.20	0.00	0.00	0.00	0.00	0.00	0.00	0.00	0.00	0.38	1.15	0.78	1.68	3.44
胰腺	830	4.32	0.00	0.00	0.00	0.00	0.00	0.00	0.00	0.19	1.32	1.15	3.42	7.30	14.70
鼻,鼻窦及其他	20	0.10	0.00	0.00	0.00	0.00	0.00	0.00	0.00	0.00	0.00	0.00	0.16	0.19	0.38
喉	83	0.43	0.00	0.00	0.00	0.00	0.00	0.00	0.00	0.00	0.00	0.16	0.47	0.56	2.10
气管,支气管,肺	5020	26.13	0.00	0.00	0.30	0.00	0.57	0.40	0.74	0.19	2.45	6.73	18.63	29.94	91.46
其他的胸腔器官	41	0.21	0.00	0.00	0.30	0.00	0.00	0.00	0.19	0.00	0.00	0.49	0.31	0.56	1.34
骨	159	0.83	0.00	0.00	0.00	0.66	0.00	0.00	0.37	0.00	0.57	0.82	0.78	1.31	2.48
皮肤的黑色素瘤	19	0.10	0.00	0.00	0.00	0.00	0.00	0.00	0.00	0.00	0.00	0.00	0.31	0.19	0.38
其他的皮肤	51	0.27	0.00	0.00	0.00	0.00	0.00	0.20	0.00	0.19	0.00	0.00	0.00	0.19	0.19
间皮瘤	13	0.07	0.00	0.00	0.00	0.00	0.00	0.00	0.19	0.00	0.00	0.33	0.00	0.00	0.19
卡波西肉瘤	3	0.02	0.00	0.00	0.00	0.00	0.00	0.00	0.00	0.00	0.00	0.00	0.00	0.00	0.19
周围神经,其他结缔组织	18	0.09	0.00	0.00	0.00	0.00	0.00	0.00	0.00	0.00	0.00	0.16	0.31	0.37	0.19
乳房	3	0.02	0.00	0.00	0.00	0.00	0.00	0.00	0.00	0.00	0.00	0.00	0.00	0.00	0.19
外阴	—	—	—	—	—	—	—	—	—	—	—	—	—	—	—
阴道	—	—	—	—	—	—	—	—	—	—	—	—	—	—	—
子宫颈	—	—	—	—	—	—	—	—	—	—	—	—	—	—	—
子宫体	—	—	—	—	—	—	—	—	—	—	—	—	—	—	—
子宫,部位不明	—	—	—	—	—	—	—	—	—	—	—	—	—	—	—
卵巢	—	—	—	—	—	—	—	—	—	—	—	—	—	—	—
其他的女性生殖器	—	—	—	—	—	—	—	—	—	—	—	—	—	—	—
胎盘	—	—	—	—	—	—	—	—	—	—	—	—	—	—	—
阴茎	15	0.08	0.00	0.00	0.00	0.00	0.00	0.00	0.00	0.00	0.00	0.00	0.47	0.19	0.38
前列腺	405	2.11	0.00	0.00	0.00	0.00	0.00	0.00	0.00	0.00	0.00	0.16	0.00	0.00	1.15
睾丸	10	0.05	0.00	0.00	0.00	0.00	0.29	0.00	0.00	0.00	0.19	0.16	0.00	0.00	0.00
其他的男性生殖器	2	0.01	0.00	0.00	0.00	0.00	0.00	0.00	0.00	0.00	0.00	0.00	0.00	0.00	0.00
肾	95	0.49	0.00	0.35	0.00	0.00	0.00	0.00	0.00	0.00	0.00	0.16	0.47	0.37	1.72
肾盂	20	0.10	0.00	0.00	0.00	0.00	0.00	0.00	0.00	0.00	0.00	0.00	0.00	0.19	0.38
输尿管	12	0.06	0.00	0.00	0.00	0.00	0.00	0.00	0.00	0.00	0.19	0.00	0.00	0.00	0.00
膀胱	268	1.39	0.00	0.00	0.00	0.00	0.00	0.00	0.00	0.00	0.00	0.16	0.31	1.12	2.67
其他的泌尿器官	5	0.03	0.00	0.00	0.00	0.00	0.00	0.00	0.00	0.00	0.00	0.00	0.00	0.00	0.19
眼	1	0.01	0.00	0.00	0.00	0.00	0.00	0.00	0.00	0.00	0.00	0.00	0.00	0.00	0.00
脑及中枢神经系统	405	2.11	0.00	1.04	1.48	1.33	0.57	1.00	0.74	1.33	1.32	3.45	3.10	5.80	6.87
甲状腺	21	0.11	0.00	0.00	0.00	0.00	0.00	0.00	0.19	0.00	0.00	0.00	0.16	0.00	0.38
肾上腺	22	0.11	0.00	0.00	0.00	0.00	0.00	0.00	0.19	0.00	0.00	0.00	0.31	0.37	0.19
其他的内分泌腺	5	0.03	0.00	0.00	0.00	0.00	0.00	0.00	0.00	0.00	0.19	0.00	0.00	0.00	0.00
霍奇金病	19	0.10	0.00	0.00	0.00	0.33	0.00	0.00	0.00	0.00	0.19	0.00	0.31	0.19	0.19
非霍奇金淋巴瘤	293	1.52	0.00	0.35	0.00	0.33	0.86	0.20	0.19	0.00	0.38	1.48	2.79	1.87	4.58
免疫增生性疾病	3	0.02	0.00	0.00	0.00	0.00	0.00	0.00	0.00	0.00	0.00	0.00	0.00	0.00	0.00
多发性骨髓瘤	104	0.54	0.00	0.00	0.00	0.00	0.00	0.00	0.00	0.00	0.00	0.00	0.47	0.75	1.53
淋巴样白血病	100	0.52	0.00	0.00	0.30	0.66	0.57	0.40	0.74	0.38	0.19	0.66	0.93	1.50	1.34
髓样白血病	112	0.58	0.00	0.35	0.00	0.00	0.29	0.60	0.19	0.38	0.75	0.49	0.93	1.87	1.53
白血病,未特指	200	1.04	2.93	0.69	0.30	0.66	0.86	1.00	0.19	0.57	0.38	0.98	2.17	2.81	3.25
其他的或未指明部位	280	1.46	0.00	0.00	0.30	0.00	0.00	0.00	0.74	0.00	0.19	1.15	2.02	1.68	4.96
所有部位合计	19215	100.00	4.40	3.12	2.97	3.98	4.29	4.19	7.24	11.98	23.75	52.83	102.62	165.23	346.57
所有部位除外C44	19164	99.73	4.40	3.12	2.97	3.98	4.29	3.99	7.24	11.79	23.75	52.83	102.62	165.04	346.38

年龄组(1/10^5)						粗率 (1/10^5)	中标率 (1/10^5)	世标率 (1/10^5)	累积率(%)		截缩率(1/10^5)	ICD-10
60—64	65—69	70—74	75—79	80—84	85+				0—64岁	0—74岁	35—64岁	
0.00	0.00	0.00	0.00	0.00	0.00	0.00	0.00	0.00	0.00	0.00	0.00	C00
0.81	0.56	1.63	2.20	2.66	1.46	0.36	0.21	0.20	0.01	0.02	0.30	C01-C02
1.22	2.24	1.63	3.85	4.44	7.31	0.65	0.35	0.35	0.02	0.04	0.46	C03-C06
0.41	0.00	1.22	1.65	0.00	2.92	0.21	0.12	0.12	0.01	0.01	0.19	C07-C08
0.00	0.28	0.41	0.55	0.00	0.00	0.06	0.03	0.03	0.00	0.00	0.03	C09
0.00	0.56	0.41	1.10	2.66	1.46	0.14	0.07	0.07	0.00	0.01	0.03	C10
5.29	7.55	5.71	14.86	12.42	7.31	2.47	1.47	1.40	0.08	0.15	2.32	C11
0.20	0.56	0.82	1.10	2.66	0.00	0.21	0.11	0.11	0.01	0.01	0.17	C12-C13
0.41	0.28	0.41	1.65	0.89	1.46	0.17	0.09	0.09	0.00	0.01	0.14	C14
78.00	114.09	154.91	233.94	266.18	211.99	33.35	17.35	17.37	0.73	2.07	19.75	C15
97.34	161.91	275.98	390.26	444.52	356.72	51.45	27.09	26.65	0.97	3.16	26.33	C16
2.04	4.47	5.30	3.85	7.10	7.31	0.98	0.52	0.53	0.02	0.07	0.58	C17
10.59	26.01	36.28	48.44	81.63	90.64	8.12	4.31	4.25	0.15	0.46	4.30	C18
12.42	24.61	33.43	56.15	83.40	89.18	8.68	4.68	4.56	0.19	0.48	5.35	C19-C20
0.61	0.56	1.63	1.10	1.77	7.31	0.35	0.18	0.19	0.01	0.02	0.27	C21
81.25	95.64	94.98	132.11	165.03	153.51	36.08	21.26	20.84	1.39	2.34	41.14	C22
4.89	8.11	14.27	24.77	29.28	33.63	3.19	1.67	1.65	0.06	0.17	1.79	C23-C24
20.57	43.34	55.85	72.11	91.39	73.10	11.51	6.17	6.10	0.24	0.74	6.87	C25
0.61	1.68	0.41	1.65	0.89	2.92	0.28	0.15	0.15	0.01	0.02	0.19	C30-C31
2.44	3.36	6.11	5.50	10.65	5.85	1.15	0.61	0.61	0.03	0.08	0.80	C32
141.33	220.64	350.17	496.50	543.89	497.07	69.64	36.65	36.45	1.46	4.32	40.25	C33-C34
0.81	1.40	1.63	3.30	2.66	2.92	0.57	0.34	0.34	0.02	0.04	0.52	C37-C38
5.09	6.71	6.93	13.21	18.63	16.08	2.21	1.26	1.23	0.06	0.13	1.61	C40-C41
0.20	0.56	0.82	1.65	3.55	2.92	0.26	0.14	0.13	0.01	0.01	0.17	C43
0.81	1.68	2.04	3.85	11.53	17.54	0.71	0.35	0.35	0.01	0.03	0.16	C44
0.41	0.56	1.22	0.55	0.00	1.46	0.18	0.11	0.11	0.01	0.01	0.14	C45
0.00	0.28	0.41	0.00	0.00	0.00	0.04	0.02	0.02	0.00	0.00	0.02	C46
0.61	0.28	1.63	1.10	1.77	0.00	0.25	0.15	0.14	0.01	0.02	0.26	C47;C49
0.00	0.00	0.00	0.00	1.77	0.00	0.04	0.02	0.02	0.00	0.00	0.02	C50
—	—	—	—	—	—	—	—	—	—	—	—	C51
—	—	—	—	—	—	—	—	—	—	—	—	C52
—	—	—	—	—	—	—	—	—	—	—	—	C53
—	—	—	—	—	—	—	—	—	—	—	—	C54
—	—	—	—	—	—	—	—	—	—	—	—	C55
—	—	—	—	—	—	—	—	—	—	—	—	C56
—	—	—	—	—	—	—	—	—	—	—	—	C57
—	—	—	—	—	—	—	—	—	—	—	—	C58
0.20	0.00	0.00	0.55	4.44	2.92	0.21	0.11	0.10	0.01	0.01	0.20	C60
3.67	10.35	21.61	45.14	94.05	149.12	5.62	2.57	2.61	0.02	0.18	0.65	C61
0.00	0.84	0.82	0.00	0.89	1.46	0.14	0.10	0.10	0.00	0.01	0.07	C62
0.00	0.00	0.00	1.10	0.00	0.00	0.03	0.01	0.01	0.00	0.00	0.00	C63
2.65	5.31	5.30	7.16	7.10	19.01	1.32	0.69	0.73	0.03	0.08	0.75	C64
0.81	0.56	0.41	1.65	4.44	2.92	0.28	0.13	0.14	0.01	0.01	0.18	C65
1.02	0.56	0.82	0.55	0.00	1.46	0.17	0.09	0.10	0.01	0.01	0.17	C66
3.87	6.99	14.27	26.97	50.57	87.72	3.72	1.76	1.80	0.04	0.15	1.12	C67
0.00	0.00	0.00	0.55	0.89	2.92	0.07	0.03	0.03	0.00	0.00	0.02	C68
0.00	0.00	0.00	0.55	0.00	0.00	0.01	0.01	0.01	0.00	0.00	0.00	C69
12.01	17.90	18.75	25.32	24.84	24.85	5.62	3.58	3.57	0.20	0.38	4.90	C70-C72;D32-D33;D42-D43
0.81	0.84	1.22	1.10	2.66	2.92	0.29	0.16	0.16	0.01	0.02	0.18	C73
0.81	0.56	0.82	2.20	0.89	4.39	0.31	0.17	0.17	0.01	0.02	0.25	C74
0.41	0.00	0.41	0.55	0.00	0.00	0.07	0.05	0.04	0.00	0.01	0.09	C75
0.41	0.84	1.22	2.20	0.00	1.46	0.26	0.18	0.17	0.01	0.02	0.20	C81
7.74	13.14	15.49	29.17	23.96	29.24	4.06	2.31	2.30	0.10	0.25	2.79	C82-C85;C96
0.00	0.00	0.41	0.55	0.89	0.00	0.04	0.02	0.02	0.00	0.00	0.00	C88
3.26	5.03	7.75	9.36	12.42	7.31	1.44	0.76	0.75	0.03	0.09	0.83	C90
1.63	4.19	2.85	7.71	9.76	8.77	1.39	0.95	0.91	0.05	0.08	0.97	C91
2.65	3.92	4.08	8.26	11.53	11.70	1.55	0.96	0.93	0.05	0.09	1.26	C92-C94;D45-D46;D47.1;D47.3
3.46	10.63	6.93	12.11	20.41	14.62	2.77	1.78	1.81	0.09	0.18	2.00	C95
7.74	12.30	10.60	19.27	38.15	48.24	3.88	2.06	2.09	0.09	0.21	2.56	O&U
521.53	821.87	1169.95	1719.03	2099.27	2013.13	266.55	143.95	142.63	6.25	16.21	173.35	ALL
520.72	820.19	1167.91	1715.18	2087.73	1995.58	265.84	143.60	142.27	6.24	16.19	173.19	ALLbC44

2014年江苏省城市肿瘤登记地区女性恶性肿瘤死亡主要指标

部位	病例数	构成(%)	年龄组(1/10⁵)												
			0	1—4	5—9	10—14	15—19	20—24	25—29	30—34	35—39	40—44	45—49	50—54	55—59
唇	3	0.03	0.00	0.00	0.00	0.00	0.00	0.00	0.00	0.00	0.00	0.00	0.00	0.00	0.00
舌	21	0.18	0.00	0.00	0.00	0.00	0.00	0.00	0.00	0.00	0.19	0.16	0.00	0.38	0.59
口	27	0.24	0.00	0.00	0.00	0.00	0.00	0.00	0.00	0.00	0.00	0.00	0.00	0.00	0.20
唾液腺	9	0.08	0.00	0.00	0.00	0.00	0.00	0.00	0.00	0.00	0.00	0.00	0.00	0.00	0.00
扁桃体	1	0.01	0.00	0.00	0.00	0.00	0.00	0.00	0.00	0.00	0.00	0.00	0.00	0.00	0.00
其他的口咽	0	0.00	0.00	0.00	0.00	0.00	0.00	0.00	0.00	0.00	0.00	0.00	0.00	0.00	0.00
鼻咽	59	0.52	0.00	0.00	0.00	0.00	0.00	0.00	0.36	0.00	0.19	0.32	0.46	0.76	1.78
喉咽	1	0.01	0.00	0.00	0.00	0.00	0.00	0.00	0.00	0.00	0.00	0.00	0.00	0.00	0.00
咽，部位不明	8	0.07	0.00	0.00	0.00	0.00	0.00	0.00	0.00	0.00	0.00	0.00	0.00	0.00	0.00
食管	1144	10.02	0.00	0.00	0.00	0.00	0.00	0.00	0.00	0.00	0.00	0.32	0.61	2.46	9.30
胃	1620	14.19	0.00	0.00	0.00	0.00	0.00	0.42	0.90	1.27	3.16	4.64	7.59	13.98	16.62
小肠	65	0.57	0.00	0.00	0.00	0.00	0.00	0.00	0.00	0.00	0.00	0.16	0.30	0.57	0.99
结肠	547	4.79	0.00	0.00	0.00	0.00	0.00	0.21	0.18	0.36	0.93	1.60	2.28	4.72	6.53
直肠	469	4.11	0.00	0.00	0.00	0.00	0.00	0.00	0.18	0.18	0.37	2.24	2.43	3.78	5.74
肛门	12	0.11	0.00	0.00	0.00	0.00	0.00	0.00	0.00	0.00	0.00	0.00	0.00	0.00	0.20
肝脏	1145	10.03	0.00	1.17	0.00	0.00	0.00	0.21	0.72	0.36	2.42	4.00	10.48	10.58	20.77
胆囊及胆道其他	349	3.06	0.00	0.00	0.00	0.00	0.00	0.00	0.00	0.18	0.19	0.16	1.37	1.89	4.75
胰腺	668	5.85	0.00	0.00	0.00	0.00	0.00	0.00	0.36	0.00	0.56	0.96	2.43	5.29	10.88
鼻，鼻窦及其他	8	0.07	0.00	0.00	0.00	0.00	0.00	0.00	0.00	0.00	0.19	0.32	0.00	0.00	0.20
喉	12	0.11	0.00	0.00	0.00	0.00	0.00	0.00	0.00	0.00	0.00	0.00	0.15	0.00	0.00
气管，支气管，肺	2168	18.98	0.00	0.00	0.00	0.00	0.00	0.21	0.18	1.46	2.42	5.12	12.00	14.73	34.22
其他的胸腔器官	29	0.25	0.00	0.00	0.00	0.00	0.00	0.00	0.00	0.36	0.00	0.32	0.30	0.19	0.79
骨	113	0.99	0.00	0.00	0.00	0.74	0.00	0.00	0.18	0.18	0.00	0.48	0.46	0.94	1.78
皮肤的黑色素瘤	33	0.29	0.00	0.00	0.00	0.00	0.00	0.00	0.00	0.00	0.00	0.32	0.15	0.00	0.79
其他的皮肤	35	0.31	0.00	0.00	0.00	0.00	0.00	0.00	0.00	0.00	0.00	0.16	0.15	0.00	0.00
间皮瘤	6	0.05	0.00	0.00	0.00	0.00	0.00	0.00	0.00	0.00	0.00	0.00	0.00	0.19	0.20
卡波西肉瘤	1	0.01	0.00	0.00	0.00	0.00	0.00	0.00	0.00	0.00	0.00	0.00	0.00	0.19	0.00
周围神经，其他结缔组织	23	0.20	0.00	0.00	0.33	0.00	0.31	0.21	0.00	0.55	0.00	0.00	0.91	0.19	0.00
乳房	687	6.02	0.00	0.00	0.00	0.00	0.00	0.21	0.54	1.64	2.04	7.36	10.33	15.49	18.59
外阴	9	0.08	0.00	0.00	0.00	0.00	0.00	0.00	0.00	0.00	0.00	0.00	0.00	0.19	0.00
阴道	5	0.04	0.00	0.00	0.00	0.00	0.00	0.00	0.00	0.00	0.19	0.00	0.15	0.00	0.00
子宫颈	306	2.68	0.00	0.00	0.00	0.00	0.00	0.21	0.18	1.27	1.30	4.32	6.99	7.37	6.33
子宫体	77	0.67	0.00	0.00	0.00	0.00	0.00	0.00	0.00	0.18	0.19	0.32	1.37	0.94	1.58
子宫，部位不明	104	0.91	0.00	0.00	0.00	0.00	0.00	0.21	0.18	0.00	0.37	0.64	0.76	1.51	2.37
卵巢	262	2.29	0.00	0.39	0.00	0.37	0.00	0.21	0.36	0.55	0.56	2.08	4.86	5.86	7.12
其他的女性生殖器	13	0.11	0.00	0.00	0.00	0.00	0.00	0.00	0.00	0.00	0.00	0.16	0.15	0.00	0.79
胎盘	1	0.01	0.00	0.00	0.00	0.00	0.00	0.00	0.00	0.00	0.00	0.00	0.00	0.00	0.00
阴茎	—	—	—	—	—	—	—	—	—	—	—	—	—	—	—
前列腺	—	—	—	—	—	—	—	—	—	—	—	—	—	—	—
睾丸	—	—	—	—	—	—	—	—	—	—	—	—	—	—	—
其他的男性生殖器	—	—	—	—	—	—	—	—	—	—	—	—	—	—	—
肾	58	0.51	0.00	0.39	0.00	0.00	0.00	0.00	0.18	0.00	0.19	0.16	0.30	0.94	0.59
肾盂	9	0.08	0.00	0.00	0.00	0.00	0.00	0.00	0.00	0.00	0.00	0.00	0.00	0.00	0.40
输尿管	20	0.18	0.00	0.00	0.00	0.00	0.00	0.00	0.00	0.00	0.00	0.00	0.00	0.19	0.00
膀胱	91	0.80	0.00	0.00	0.00	0.00	0.00	0.00	0.00	0.18	0.19	0.16	0.91	0.38	0.00
其他的泌尿器官	2	0.02	0.00	0.00	0.00	0.00	0.00	0.00	0.00	0.00	0.00	0.00	0.00	0.00	0.00
眼	3	0.03	0.00	0.00	0.00	0.00	0.00	0.00	0.00	0.00	0.00	0.00	0.00	0.00	0.00
脑及中枢神经系统	334	2.92	0.00	1.95	0.98	0.00	0.63	0.21	0.18	0.73	1.67	2.24	3.65	4.34	5.54
甲状腺	40	0.35	0.00	0.00	0.00	0.00	0.31	0.00	0.00	0.00	0.19	0.32	0.15	0.00	0.40
肾上腺	7	0.06	0.00	0.00	0.00	0.00	0.00	0.00	0.00	0.00	0.00	0.16	0.00	0.19	0.00
其他的内分泌腺	10	0.09	0.00	0.00	0.00	0.00	0.63	0.00	0.18	0.00	0.56	0.00	0.00	0.00	0.00
霍奇金病	12	0.11	0.00	0.00	0.00	0.00	0.00	0.00	0.00	0.00	0.00	0.00	0.00	0.00	0.59
非霍奇金淋巴瘤	188	1.65	0.00	0.00	0.00	0.00	0.00	0.42	0.18	0.18	0.37	0.64	1.06	0.76	3.36
免疫增生性疾病	2	0.02	0.00	0.00	0.00	0.00	0.00	0.00	0.00	0.00	0.00	0.00	0.00	0.00	0.00
多发性骨髓瘤	60	0.53	0.00	0.00	0.00	0.00	0.00	0.00	0.00	0.18	0.00	0.00	0.15	0.38	0.79
淋巴样白血病	97	0.85	1.60	0.39	0.65	1.11	0.00	0.84	0.36	0.36	0.93	0.16	0.76	1.13	2.37
髓样白血病	82	0.72	0.00	0.78	0.33	0.00	0.00	0.42	0.36	0.18	0.37	0.32	1.22	1.32	1.19
白血病，未特指	167	1.46	0.00	0.00	0.33	0.74	0.31	0.42	0.36	0.55	0.93	1.28	1.52	1.51	2.57
其他的或未指明部位	198	1.73	0.00	0.00	0.00	0.00	0.00	0.21	0.18	0.18	0.93	0.64	0.76	1.70	2.18
所有部位合计	11420	100.00	1.60	5.06	2.61	2.97	2.20	4.61	6.27	11.10	21.56	42.23	77.16	105.03	173.07
所有部位除外 C44	11385	99.69	1.60	5.06	2.61	2.97	2.20	4.61	6.27	11.10	21.56	42.07	77.01	105.03	173.07

年龄组(1/10^5)						粗率(1/10^5)	中标率(1/10^5)	世标率(1/10^5)	累积率(%)		截缩率(1/10^5)	ICD-10
60—64	65—69	70—74	75—79	80—84	85+				0—64岁	0—74岁	35—64岁	
0.00	0.28	0.00	0.49	0.00	0.88	0.04	0.02	0.02	0.00	0.00	0.00	C00
0.41	0.56	1.20	0.49	2.74	1.77	0.29	0.15	0.15	0.01	0.02	0.26	C01-C02
0.20	1.12	2.39	2.47	3.42	4.42	0.37	0.16	0.16	0.00	0.02	0.05	C03-C06
0.20	0.28	0.80	0.99	0.68	1.77	0.12	0.05	0.05	0.00	0.01	0.03	C07-C08
0.00	0.00	0.00	0.00	0.68	0.00	0.01	0.00	0.00	0.00	0.00	0.00	C09
0.00	0.00	0.00	0.00	0.00	0.00	0.00	0.00	0.00	0.00	0.00	0.00	C10
1.64	1.68	4.39	1.48	4.79	2.65	0.82	0.46	0.45	0.03	0.06	0.75	C11
0.00	0.28	0.00	0.00	0.00	0.00	0.01	0.01	0.01	0.00	0.00	0.00	C12-C13
0.41	0.00	0.80	0.99	0.68	0.88	0.11	0.05	0.05	0.00	0.01	0.05	C14
22.52	45.47	76.63	126.23	143.06	131.62	15.86	7.10	6.98	0.18	0.79	4.68	C15
31.53	54.45	103.38	141.02	179.34	174.03	22.46	10.91	10.61	0.40	1.19	11.45	C16
1.02	1.96	6.39	3.94	6.85	7.07	0.90	0.44	0.43	0.02	0.06	0.44	C17
9.01	18.52	30.33	43.39	65.03	75.97	7.58	3.56	3.50	0.13	0.37	3.70	C18
8.19	16.56	22.35	37.97	53.39	67.14	6.50	3.03	3.00	0.12	0.31	3.38	C19-C20
0.61	0.28	0.80	0.00	0.68	3.53	0.17	0.07	0.08	0.00	0.01	0.10	C21
25.59	42.66	58.27	82.84	115.68	94.52	15.88	8.04	7.93	0.38	0.88	10.96	C22
5.12	11.79	21.15	28.60	49.28	46.82	4.84	2.18	2.15	0.07	0.23	1.91	C23-C24
14.33	22.74	39.51	63.61	67.08	71.55	9.26	4.40	4.34	0.17	0.49	4.87	C25
0.00	0.28	0.00	0.99	0.68	0.00	0.11	0.07	0.06	0.00	0.00	0.12	C30-C31
0.00	0.56	1.20	1.48	0.68	1.77	0.17	0.08	0.08	0.00	0.01	0.03	C32
49.13	89.54	109.36	189.84	221.10	213.78	30.06	14.53	14.31	0.60	1.59	16.91	C33-C34
0.41	1.68	0.80	1.97	0.00	3.53	0.40	0.23	0.22	0.01	0.02	0.31	C37-C38
2.46	5.05	5.99	9.37	8.90	10.60	1.57	0.85	0.83	0.04	0.09	0.88	C40-C41
1.02	1.12	2.79	1.48	0.68	5.30	0.46	0.22	0.24	0.01	0.03	0.33	C43
0.20	1.12	1.60	2.47	2.05	14.13	0.49	0.18	0.20	0.00	0.02	0.09	C44
0.20	0.84	0.00	0.00	0.00	0.00	0.08	0.05	0.05	0.00	0.01	0.08	C45
0.00	0.00	0.00	0.00	0.00	0.00	0.01	0.01	0.01	0.00	0.00	0.03	C46
0.41	0.28	0.40	0.99	0.68	2.65	0.32	0.25	0.23	0.01	0.02	0.26	C47;C49
17.40	21.05	20.36	35.01	33.54	37.10	9.53	5.47	5.30	0.37	0.58	10.96	C50
0.20	0.56	0.40	0.00	2.05	0.88	0.12	0.06	0.06	0.00	0.01	0.06	C51
0.00	0.00	0.00	0.49	0.68	0.88	0.07	0.04	0.03	0.00	0.00	0.07	C52
4.09	7.58	10.78	14.30	19.85	12.37	4.24	2.57	2.40	0.16	0.25	4.97	C53
2.05	2.53	3.99	3.94	2.74	8.83	1.07	0.58	0.57	0.03	0.07	0.98	C54
2.05	3.37	3.59	7.89	8.90	9.72	1.44	0.75	0.73	0.04	0.08	1.16	C55
7.37	9.54	11.18	7.89	6.16	14.13	3.63	2.17	2.16	0.15	0.25	4.27	C56
0.20	0.56	0.40	0.00	1.37	0.88	0.18	0.09	0.09	0.01	0.01	0.19	C57
0.00	0.00	0.40	0.00	0.00	0.00	0.01	0.01	0.01	0.00	0.00	0.00	C58
—	—	—	—	—	—	—	—	—	—	—	—	C60
—	—	—	—	—	—	—	—	—	—	—	—	C61
—	—	—	—	—	—	—	—	—	—	—	—	C62
—	—	—	—	—	—	—	—	—	—	—	—	C63
0.41	2.53	2.39	5.92	4.79	7.07	0.80	0.42	0.42	0.02	0.04	0.41	C64
0.00	0.56	0.00	0.49	2.74	0.00	0.12	0.05	0.05	0.00	0.00	0.05	C65
0.20	1.12	1.20	0.49	3.42	4.42	0.28	0.12	0.12	0.00	0.01	0.06	C66
1.23	1.68	4.39	8.88	8.90	22.97	1.26	0.55	0.54	0.02	0.05	0.46	C67
0.00	0.00	0.40	0.00	0.68	0.00	0.03	0.01	0.01	0.00	0.00	0.00	C68
0.00	0.28	0.00	0.00	0.68	0.88	0.04	0.02	0.02	0.00	0.00	0.00	C69
6.35	11.51	16.76	22.68	19.85	27.38	4.63	2.68	2.71	0.14	0.28	3.70	C70-C72;D32-D33;D42-D43
0.20	3.65	0.80	3.94	4.11	2.65	0.55	0.30	0.29	0.01	0.03	0.20	C73
0.00	0.28	0.40	0.00	1.37	0.88	0.10	0.05	0.05	0.00	0.01	0.06	C74
0.00	0.00	0.80	0.99	0.00	0.00	0.14	0.15	0.13	0.01	0.01	0.11	C75
0.41	0.00	0.40	1.48	0.00	2.65	0.17	0.07	0.08	0.01	0.01	0.13	C81
5.53	5.05	10.78	11.34	20.54	22.08	2.61	1.28	1.27	0.06	0.14	1.67	C82-C85;C96
0.00	0.00	0.00	0.99	0.00	0.00	0.03	0.01	0.01	0.00	0.00	0.00	C88
1.43	3.65	3.99	6.41	4.79	1.77	0.83	0.43	0.41	0.01	0.05	0.38	C90
1.64	3.09	2.00	6.90	2.74	9.72	1.34	0.94	0.95	0.05	0.08	1.06	C91
1.23	2.53	2.79	3.45	9.58	5.30	1.14	0.68	0.70	0.04	0.06	0.89	C92-C94;D45-D46;D47.1;D47.3
4.30	3.93	8.38	13.31	12.32	9.72	2.32	1.40	1.33	0.07	0.14	1.85	C95
2.87	5.33	11.57	13.31	19.85	37.99	2.75	1.30	1.28	0.05	0.13	1.38	O&U
233.78	409.51	608.68	913.21	1119.86	1176.66	158.34	79.30	77.84	3.43	8.53	96.72	ALL
233.58	408.39	607.09	910.74	1117.80	1162.52	157.86	79.12	77.64	3.43	8.51	96.63	ALLbC44

附录六　2014年江苏省农村肿瘤登记地区恶性肿瘤死亡情况

2014年江苏省农村肿瘤登记地区男女合计恶性肿瘤死亡主要指标

部位	病例数	构成(%)	年龄组($1/10^5$)												
			0	1—4	5—9	10—14	15—19	20—24	25—29	30—34	35—39	40—44	45—49	50—54	55—59
唇	12	0.03	0.00	0.00	0.00	0.00	0.00	0.00	0.00	0.00	0.00	0.00	0.00	0.00	0.00
舌	52	0.12	0.00	0.00	0.00	0.00	0.00	0.00	0.00	0.00	0.13	0.00	0.10	0.18	0.34
口	134	0.30	0.00	0.00	0.00	0.00	0.00	0.00	0.00	0.00	0.00	0.11	0.15	0.30	0.75
唾液腺	39	0.09	0.00	0.00	0.00	0.00	0.00	0.00	0.06	0.07	0.00	0.00	0.00	0.06	0.07
扁桃体	10	0.02	0.00	0.00	0.00	0.00	0.00	0.00	0.00	0.00	0.00	0.00	0.00	0.00	0.27
其他的口咽	9	0.02	0.00	0.00	0.00	0.00	0.00	0.00	0.00	0.00	0.00	0.00	0.00	0.06	0.07
鼻咽	302	0.69	0.00	0.00	0.09	0.00	0.00	0.15	0.19	0.36	0.47	0.40	1.42	1.42	2.71
喉咽	22	0.05	0.00	0.00	0.00	0.00	0.00	0.00	0.00	0.00	0.00	0.00	0.00	0.06	0.20
咽,部位不明	26	0.06	0.00	0.00	0.00	0.00	0.00	0.00	0.00	0.00	0.00	0.00	0.10	0.06	0.27
食管	7851	17.85	0.00	0.00	0.00	0.00	0.00	0.07	0.06	0.22	0.20	1.09	4.55	10.68	39.23
胃	6616	15.04	0.00	0.00	0.00	0.00	0.19	0.36	0.68	1.52	1.87	3.37	8.51	12.10	33.33
小肠	117	0.27	0.00	0.00	0.00	0.00	0.00	0.00	0.06	0.00	0.07	0.23	0.24	0.35	0.75
结肠	845	1.92	0.00	0.00	0.00	0.00	0.19	0.07	0.25	0.29	0.60	0.63	1.52	2.83	3.93
直肠	1468	3.34	0.00	0.00	0.00	0.00	0.00	0.00	0.31	0.43	0.73	1.77	3.62	4.49	8.13
肛门	19	0.04	0.00	0.00	0.00	0.00	0.00	0.00	0.00	0.00	0.07	0.00	0.00	0.00	0.27
肝脏	6383	14.51	0.00	0.13	0.00	0.10	0.19	0.58	1.12	3.48	7.54	18.81	35.02	39.60	61.45
胆囊及胆道其他	594	1.35	0.00	0.00	0.00	0.00	0.00	0.07	0.06	0.00	0.07	0.51	0.78	1.42	4.07
胰腺	1768	4.02	0.00	0.00	0.00	0.00	0.00	0.07	0.00	0.36	0.87	1.54	3.62	5.02	10.37
鼻,鼻窦及其他	36	0.08	0.00	0.00	0.00	0.00	0.00	0.00	0.00	0.00	0.00	0.06	0.10	0.06	0.47
喉	148	0.34	0.00	0.00	0.00	0.00	0.00	0.00	0.00	0.00	0.07	0.06	0.05	0.41	0.81
气管,支气管,肺	9964	22.66	0.00	0.00	0.00	0.00	0.00	0.58	0.50	0.80	2.53	7.20	14.53	25.43	59.76
其他的胸腔器官	66	0.15	0.00	0.13	0.09	0.00	0.00	0.29	0.00	0.07	0.00	0.06	0.20	0.24	0.68
骨	441	1.00	0.44	0.13	0.19	0.39	0.94	0.29	0.12	0.14	0.27	0.57	0.83	1.42	2.44
皮肤的黑色素瘤	66	0.15	0.00	0.00	0.00	0.00	0.00	0.07	0.06	0.07	0.00	0.17	0.20	0.18	0.27
其他的皮肤	167	0.38	0.00	0.00	0.00	0.00	0.00	0.00	0.00	0.07	0.07	0.11	0.20	0.12	0.27
间皮瘤	9	0.02	0.00	0.00	0.00	0.00	0.00	0.00	0.00	0.00	0.07	0.00	0.00	0.00	0.00
卡波西肉瘤	3	0.01	0.00	0.00	0.00	0.00	0.00	0.00	0.00	0.00	0.00	0.00	0.05	0.00	0.00
周围神经,其他结缔组织	62	0.14	0.00	0.25	0.09	0.10	0.00	0.00	0.06	0.07	0.13	0.06	0.44	0.18	0.20
乳房	875	1.99	0.00	0.00	0.00	0.00	0.00	0.07	0.37	0.80	1.80	2.74	4.60	6.37	10.37
外阴	12	0.03	0.00	0.00	0.00	0.00	0.00	0.00	0.00	0.00	0.00	0.00	0.00	0.00	0.00
阴道	10	0.02	0.00	0.00	0.00	0.00	0.00	0.00	0.06	0.00	0.00	0.06	0.10	0.00	0.14
子宫颈	576	1.31	0.00	0.00	0.00	0.00	0.00	0.00	0.00	0.65	1.40	2.23	2.45	3.48	3.79
子宫体	144	0.33	0.00	0.00	0.00	0.00	0.09	0.07	0.00	0.00	0.07	0.17	0.64	0.53	1.15
子宫,部位不明	133	0.30	0.00	0.00	0.00	0.00	0.00	0.07	0.06	0.07	0.07	0.51	0.39	0.41	1.15
卵巢	302	0.69	0.00	0.00	0.00	0.00	0.00	0.00	0.12	0.14	0.27	1.37	1.61	1.95	3.05
其他的女性生殖器	18	0.04	0.00	0.00	0.00	0.00	0.00	0.00	0.00	0.00	0.00	0.00	0.10	0.12	0.14
胎盘	1	0.00	0.00	0.00	0.00	0.00	0.00	0.00	0.00	0.00	0.00	0.00	0.00	0.00	0.00
阴茎	27	0.06	0.00	0.00	0.00	0.00	0.00	0.00	0.00	0.00	0.00	0.00	0.10	0.00	0.07
前列腺	432	0.98	0.00	0.00	0.00	0.00	0.00	0.00	0.00	0.07	0.00	0.00	0.00	0.06	0.75
睾丸	17	0.04	0.00	0.00	0.00	0.00	0.00	0.00	0.06	0.00	0.00	0.00	0.00	0.06	0.07
其他的男性生殖器	8	0.02	0.00	0.00	0.00	0.00	0.00	0.00	0.00	0.00	0.00	0.00	0.00	0.00	0.07
肾	196	0.45	0.44	0.38	0.00	0.00	0.00	0.15	0.12	0.07	0.20	0.29	0.15	0.53	1.15
肾盂	18	0.04	0.00	0.00	0.00	0.00	0.00	0.00	0.00	0.00	0.00	0.00	0.05	0.00	0.07
输尿管	19	0.04	0.00	0.00	0.00	0.00	0.00	0.00	0.00	0.00	0.00	0.00	0.00	0.00	0.14
膀胱	487	1.11	0.00	0.00	0.09	0.00	0.00	0.00	0.00	0.00	0.00	0.17	0.39	0.18	1.29
其他的泌尿器官	3	0.01	0.00	0.00	0.00	0.00	0.00	0.00	0.00	0.00	0.00	0.00	0.00	0.00	0.00
眼	15	0.03	0.00	0.13	0.00	0.00	0.00	0.00	0.00	0.00	0.07	0.00	0.05	0.00	0.00
脑及中枢神经系统	1116	2.54	0.44	0.63	0.85	0.59	0.56	1.02	0.68	1.16	1.40	2.69	3.81	4.72	8.54
甲状腺	92	0.21	0.00	0.00	0.00	0.00	0.00	0.00	0.00	0.07	0.00	0.17	0.29	0.18	0.95
肾上腺	12	0.03	0.00	0.00	0.00	0.00	0.00	0.07	0.00	0.07	0.00	0.06	0.10	0.06	0.14
其他的内分泌腺	26	0.06	0.00	0.13	0.00	0.20	0.09	0.00	0.06	0.07	0.07	0.06	0.05	0.00	0.34
霍奇金病	31	0.07	0.00	0.00	0.09	0.10	0.00	0.00	0.06	0.00	0.07	0.00	0.10	0.00	0.27
非霍奇金淋巴瘤	649	1.48	0.00	0.13	0.19	0.00	0.19	0.36	0.25	0.65	0.80	0.80	1.27	2.30	3.93
免疫增生性疾病	8	0.02	0.00	0.00	0.00	0.00	0.00	0.00	0.00	0.00	0.00	0.00	0.00	0.00	0.00
多发性骨髓瘤	175	0.40	0.00	0.00	0.00	0.00	0.00	0.00	0.06	0.00	0.07	0.23	0.44	0.41	1.76
淋巴样白血病	185	0.42	0.44	0.25	0.38	0.39	0.38	0.51	0.44	0.29	0.33	0.80	0.49	0.71	1.08
髓样白血病	229	0.52	0.00	0.00	0.00	0.00	0.38	0.15	0.37	0.36	0.47	0.40	0.78	0.65	1.63
白血病,未特指	498	1.13	1.33	0.50	0.47	0.69	0.94	1.31	1.18	0.87	1.33	1.09	1.12	1.89	3.32
其他的或未指明部位	438	1.00	0.00	0.13	0.00	0.10	0.00	0.22	0.06	0.14	0.47	0.74	0.93	1.59	2.44
所有部位合计	43981	100.00	3.10	2.90	2.55	2.65	4.13	6.62	7.52	13.48	24.62	51.35	96.20	132.84	278.86
所有部位除外 C44	43814	99.62	3.10	2.90	2.55	2.65	4.13	6.62	7.52	13.41	24.55	51.23	96.01	132.72	278.59

年龄组(1/10^5)						粗率	中标率	世标率	累积率(%)		截缩率(1/10^5)	ICD-10
60—64	65—69	70—74	75—79	80—84	85+	(1/10^5)	(1/10^5)	(1/10^5)	0—64岁	0—74岁	35—64岁	
0.08	0.20	0.00	0.35	0.54	1.88	0.06	0.02	0.02	0.00	0.00	0.01	C00
0.38	1.09	1.17	1.04	1.08	1.88	0.24	0.13	0.13	0.01	0.02	0.17	C01-C02
0.98	1.58	2.07	4.50	4.04	10.14	0.63	0.30	0.30	0.01	0.03	0.32	C03-C06
0.53	0.59	0.65	0.87	1.35	2.63	0.18	0.09	0.10	0.00	0.01	0.09	C07 C08
0.08	0.10	0.26	0.17	0.00	0.38	0.05	0.02	0.03	0.00	0.00	0.04	C09
0.15	0.20	0.13	0.17	0.27	0.00	0.04	0.02	0.02	0.00	0.00	0.04	C10
4.08	3.07	4.01	5.36	5.93	5.63	1.42	0.84	0.82	0.06	0.09	1.55	C11
0.38	0.30	0.91	0.17	0.27	0.38	0.10	0.06	0.06	0.00	0.01	0.08	C12-C13
0.23	0.10	0.52	0.52	1.62	0.75	0.12	0.06	0.06	0.00	0.01	0.09	C14
69.98	118.42	186.95	268.04	315.40	257.28	36.84	18.25	18.11	0.63	2.16	16.94	C15
54.88	93.17	144.23	234.99	266.61	184.04	31.05	15.83	15.43	0.58	1.77	16.00	C16
0.91	2.18	1.42	3.46	3.77	3.76	0.55	0.29	0.29	0.01	0.03	0.37	C17
7.32	9.90	16.05	21.63	36.12	36.43	3.97	2.04	2.01	0.09	0.22	2.44	C18
10.72	16.83	24.08	42.05	62.81	64.23	6.89	3.51	3.44	0.15	0.36	4.34	C19-C20
0.23	0.10	0.13	0.52	0.27	1.88	0.09	0.04	0.05	0.00	0.00	0.08	C21
64.77	71.09	83.89	104.34	122.66	107.80	29.96	17.51	17.10	1.16	1.94	34.55	C22
4.53	9.21	9.45	20.25	23.45	19.53	2.79	1.41	1.39	0.06	0.15	1.60	C23-C24
15.93	23.57	34.57	53.64	64.16	54.84	8.30	4.29	4.22	0.19	0.48	5.37	C25
0.15	0.69	0.39	1.38	0.81	0.75	0.17	0.09	0.09	0.00	0.01	0.12	C30-C31
1.51	2.28	5.05	3.29	4.58	3.00	0.69	0.36	0.36	0.01	0.05	0.40	C32
96.25	152.68	225.53	303.34	320.53	248.65	46.76	24.29	24.07	1.04	2.93	28.93	C33-C34
0.30	0.89	1.42	1.38	1.89	0.38	0.31	0.19	0.20	0.01	0.02	0.21	C37-C38
2.72	6.14	8.80	14.54	12.67	10.14	2.07	1.22	1.20	0.05	0.13	1.22	C40-C41
0.68	0.79	0.65	2.42	1.08	3.38	0.31	0.17	0.17	0.01	0.02	0.22	C43
0.53	1.78	1.68	3.81	9.70	21.41	0.78	0.33	0.35	0.01	0.02	0.20	C44
0.00	0.10	0.00	0.87	0.00	0.75	0.04	0.02	0.02	0.00	0.00	0.01	C45
0.00	0.10	0.00	0.17	0.00	0.00	0.01	0.01	0.01	0.00	0.00	0.01	C46
0.60	0.30	0.65	2.25	1.62	1.13	0.29	0.19	0.19	0.01	0.02	0.25	C47;C49
8.61	7.92	9.97	9.69	14.29	17.65	4.11	2.48	2.40	0.18	0.27	5.25	C50
0.15	0.00	0.39	0.69	0.27	0.75	0.06	0.03	0.03	0.00	0.00	0.02	C51
0.08	0.10	0.13	0.00	0.00	0.38	0.05	0.03	0.03	0.00	0.00	0.06	C52
4.98	5.84	7.64	11.25	12.67	17.28	2.70	1.59	1.52	0.09	0.16	2.87	C53
1.28	2.28	1.94	3.11	3.23	5.26	0.68	0.37	0.37	0.02	0.04	0.57	C54
0.98	1.09	1.81	3.29	4.31	5.63	0.62	0.34	0.33	0.02	0.03	0.53	C55
3.02	4.06	4.14	3.46	5.39	2.25	1.42	0.85	0.83	0.06	0.10	1.73	C56
0.08	0.30	0.26	0.35	0.27	1.13	0.08	0.04	0.04	0.00	0.00	0.07	C57
0.08	0.00	0.00	0.00	0.00	0.00	0.00	0.00	0.00	0.00	0.00	0.01	C58
0.15	0.50	0.65	0.35	1.62	1.50	0.13	0.06	0.06	0.00	0.01	0.05	C60
1.96	3.07	7.51	15.40	30.73	37.94	2.03	0.86	0.86	0.01	0.07	0.36	C61
0.23	0.10	0.26	0.52	0.81	0.75	0.08	0.04	0.04	0.00	0.00	0.05	C62
0.08	0.00	0.26	0.17	0.27	0.75	0.04	0.02	0.02	0.00	0.00	0.02	C63
2.34	1.88	3.37	5.36	7.01	6.39	0.92	0.50	0.52	0.03	0.05	0.66	C64
0.15	0.20	0.65	0.69	0.00	1.13	0.08	0.04	0.04	0.00	0.01	0.04	C65
0.15	0.10	0.39	0.17	1.62	1.50	0.09	0.04	0.04	0.00	0.00	0.04	C66
2.34	4.85	9.97	17.82	27.23	34.55	2.29	1.04	1.03	0.02	0.10	0.61	C67
0.00	0.00	0.13	0.17	0.27	0.00	0.01	0.01	0.01	0.00	0.00	0.00	C68
0.08	0.00	0.13	0.69	0.27	1.88	0.07	0.04	0.04	0.00	0.00	0.03	C69
10.95	13.86	17.87	22.15	24.80	19.91	5.24	3.21	3.17	0.19	0.35	4.80	C70-C72;D32-D33;D42-D43
0.91	1.39	1.29	1.73	2.70	3.38	0.43	0.23	0.23	0.01	0.03	0.36	C73
0.08	0.10	0.13	0.00	0.27	0.00	0.06	0.04	0.04	0.00	0.00	0.07	C74
0.60	0.30	0.00	0.00	0.27	0.00	0.12	0.10	0.11	0.01	0.01	0.16	C75
0.23	0.40	0.78	0.69	0.81	0.38	0.15	0.10	0.09	0.00	0.01	0.10	C81
6.27	9.60	13.08	14.36	21.03	13.15	3.05	1.74	1.70	0.09	0.20	2.24	C82-C85;C96
0.15	0.20	0.00	0.52	0.27	0.00	0.04	0.02	0.02	0.00	0.00	0.02	C88
1.96	2.57	4.27	4.15	2.97	2.63	0.82	0.45	0.45	0.02	0.06	0.69	C90
1.28	2.18	2.20	4.15	3.50	0.75	0.87	0.64	0.63	0.04	0.06	0.73	C91
1.21	3.76	5.31	3.81	5.93	3.00	1.07	0.68	0.64	0.03	0.08	0.79	C92-C94;D45-D46;D47.1;D47.3
4.00	5.35	8.03	8.82	11.32	5.63	2.34	1.66	1.62	0.09	0.16	1.94	C95
4.45	6.14	8.03	10.73	11.86	14.65	2.06	1.13	1.12	0.06	0.13	1.56	O&U
397.68	595.59	865.22	1239.82	1459.21	1243.23	206.40	109.97	108.27	5.11	12.41	142.04	ALL
397.15	593.80	863.54	1236.02	1449.51	1221.82	205.62	109.64	107.93	5.10	12.39	141.85	ALLbC44

2014 年江苏省农村肿瘤登记地区男性恶性肿瘤死亡主要指标

部位	病例数	构成(%)	年龄组(1/10^5)												
			0	1—4	5—9	10—14	15—19	20—24	25—29	30—34	35—39	40—44	45—49	50—54	55—59
唇	7	0.03	0.00	0.00	0.00	0.00	0.00	0.00	0.00	0.00	0.00	0.00	0.00	0.00	0.00
舌	27	0.10	0.00	0.00	0.00	0.00	0.00	0.00	0.00	0.00	0.13	0.00	0.00	0.12	0.53
口	74	0.27	0.00	0.00	0.00	0.00	0.00	0.00	0.00	0.00	0.00	0.00	0.10	0.35	0.93
唾液腺	25	0.09	0.00	0.00	0.00	0.00	0.00	0.00	0.12	0.14	0.00	0.00	0.00	0.00	0.13
扁桃体	8	0.03	0.00	0.00	0.00	0.00	0.00	0.00	0.00	0.00	0.00	0.00	0.00	0.00	0.53
其他的口咽	7	0.03	0.00	0.00	0.00	0.00	0.00	0.00	0.00	0.00	0.00	0.00	0.00	0.00	0.13
鼻咽	246	0.89	0.00	0.00	0.18	0.00	0.00	0.28	0.36	0.57	0.92	0.68	2.32	1.97	4.50
喉咽	15	0.05	0.00	0.00	0.00	0.00	0.00	0.00	0.00	0.00	0.00	0.00	0.00	0.12	0.26
咽,部位不明	23	0.08	0.00	0.00	0.00	0.00	0.00	0.00	0.00	0.00	0.00	0.00	0.19	0.12	0.40
食管	5241	18.86	0.00	0.00	0.00	0.00	0.00	0.00	0.00	0.28	0.26	1.36	7.16	16.71	61.51
胃	4523	16.28	0.00	0.00	0.00	0.00	0.00	0.28	0.61	1.13	1.84	3.41	10.35	18.10	50.39
小肠	53	0.19	0.00	0.00	0.00	0.00	0.00	0.00	0.12	0.00	0.13	0.11	0.29	0.58	0.66
结肠	473	1.70	0.00	0.00	0.00	0.00	0.18	0.00	0.24	0.43	0.79	0.68	1.84	3.94	4.23
直肠	818	2.94	0.00	0.00	0.00	0.00	0.00	0.00	0.36	0.71	1.05	1.93	3.38	4.52	9.39
肛门	10	0.04	0.00	0.00	0.00	0.00	0.00	0.00	0.00	0.00	0.13	0.00	0.00	0.00	0.13
肝脏	4630	16.66	0.00	0.00	0.00	0.18	0.35	0.42	1.69	5.67	13.03	32.98	58.02	63.35	93.65
胆囊及胆道其他	267	0.96	0.00	0.00	0.00	0.00	0.00	0.14	0.12	0.00	0.00	0.68	0.77	1.74	4.50
胰腺	977	3.52	0.00	0.00	0.00	0.00	0.00	0.00	0.00	0.57	1.05	1.93	3.96	6.26	13.23
鼻,鼻窦及其他	22	0.08	0.00	0.00	0.00	0.00	0.00	0.00	0.00	0.00	0.00	0.00	0.10	0.12	0.53
喉	129	0.46	0.00	0.00	0.00	0.00	0.00	0.00	0.00	0.00	0.00	0.11	0.10	0.70	1.59
气管,支气管,肺	6782	24.41	0.00	0.00	0.00	0.00	0.00	0.42	0.48	1.42	2.90	8.30	16.92	32.95	80.29
其他的胸腔器官	39	0.14	0.00	0.00	0.18	0.00	0.00	0.56	0.00	0.00	0.00	0.11	0.39	0.12	0.53
骨	247	0.89	0.00	0.24	0.00	0.55	1.23	0.42	0.00	0.14	0.13	0.80	0.87	1.28	2.51
皮肤的黑色素瘤	35	0.13	0.00	0.00	0.00	0.00	0.00	0.00	0.00	0.14	0.00	0.23	0.29	0.12	0.40
其他的皮肤	90	0.32	0.00	0.00	0.00	0.00	0.00	0.00	0.00	0.14	0.13	0.23	0.19	0.00	0.40
间皮瘤	7	0.03	0.00	0.00	0.00	0.00	0.00	0.00	0.00	0.00	0.13	0.00	0.00	0.00	0.00
卡波西肉瘤	0	0.00	0.00	0.00	0.00	0.00	0.00	0.00	0.00	0.00	0.00	0.00	0.00	0.00	0.00
周围神经,其他结缔组织	39	0.14	0.00	0.47	0.00	0.00	0.00	0.00	0.00	0.14	0.13	0.00	0.48	0.23	0.26
乳房	15	0.05	0.00	0.00	0.00	0.00	0.00	0.00	0.00	0.00	0.00	0.00	0.00	0.35	0.13
外阴	—	—	—	—	—	—	—	—	—	—	—	—	—	—	—
阴道	—	—	—	—	—	—	—	—	—	—	—	—	—	—	—
子宫颈	—	—	—	—	—	—	—	—	—	—	—	—	—	—	—
子宫体	—	—	—	—	—	—	—	—	—	—	—	—	—	—	—
子宫,部位不明	—	—	—	—	—	—	—	—	—	—	—	—	—	—	—
卵巢	—	—	—	—	—	—	—	—	—	—	—	—	—	—	—
其他的女性生殖器	—	—	—	—	—	—	—	—	—	—	—	—	—	—	—
胎盘	—	—	—	—	—	—	—	—	—	—	—	—	—	—	—
阴茎	27	0.10	0.00	0.00	0.00	0.00	0.00	0.00	0.00	0.00	0.00	0.00	0.19	0.00	0.13
前列腺	432	1.55	0.00	0.00	0.00	0.00	0.00	0.00	0.00	0.14	0.00	0.00	0.00	0.12	1.45
睾丸	17	0.06	0.00	0.00	0.00	0.00	0.00	0.00	0.12	0.00	0.00	0.00	0.00	0.12	0.13
其他的男性生殖器	8	0.03	0.00	0.00	0.00	0.00	0.00	0.00	0.00	0.00	0.00	0.00	0.00	0.00	0.13
肾	114	0.41	0.83	0.71	0.00	0.00	0.00	0.14	0.00	0.00	0.26	0.23	0.19	0.58	1.45
肾盂	11	0.04	0.00	0.00	0.00	0.00	0.00	0.00	0.00	0.00	0.00	0.00	0.00	0.00	0.13
输尿管	9	0.03	0.00	0.00	0.00	0.00	0.00	0.00	0.00	0.00	0.00	0.00	0.00	0.00	0.13
膀胱	379	1.36	0.00	0.00	0.18	0.00	0.00	0.00	0.00	0.00	0.00	0.23	0.68	0.35	2.25
其他的泌尿器官	1	0.00	0.00	0.00	0.00	0.00	0.00	0.00	0.00	0.00	0.00	0.00	0.00	0.00	0.00
眼	8	0.03	0.00	0.24	0.00	0.00	0.00	0.00	0.00	0.00	0.13	0.00	0.10	0.00	0.00
脑及中枢神经系统	608	2.19	0.00	0.71	0.88	0.73	0.88	0.70	0.48	1.28	1.45	2.96	4.54	5.10	9.13
甲状腺	42	0.15	0.00	0.00	0.00	0.00	0.00	0.00	0.00	0.14	0.00	0.11	0.29	0.23	1.45
肾上腺	8	0.03	0.00	0.00	0.00	0.00	0.00	0.14	0.00	0.14	0.00	0.11	0.00	0.00	0.26
其他的内分泌腺	12	0.04	0.00	0.00	0.00	0.00	0.18	0.00	0.00	0.14	0.13	0.00	0.00	0.00	0.40
霍奇金病	17	0.06	0.00	0.00	0.18	0.18	0.00	0.00	0.12	0.00	0.00	0.00	0.19	0.00	0.40
非霍奇金淋巴瘤	404	1.45	0.00	0.24	0.35	0.00	0.35	0.28	0.36	0.43	0.79	1.02	1.74	2.78	5.29
免疫增生性疾病	7	0.03	0.00	0.00	0.00	0.00	0.00	0.00	0.00	0.00	0.00	0.00	0.00	0.00	0.00
多发性骨髓瘤	100	0.36	0.00	0.00	0.00	0.00	0.00	0.00	0.12	0.00	0.13	0.34	0.58	0.46	2.38
淋巴样白血病	99	0.36	0.83	0.00	0.35	0.36	0.35	0.70	0.24	0.43	0.39	1.14	0.68	0.81	1.19
髓样白血病	132	0.48	0.00	0.00	0.00	0.00	0.70	0.14	0.48	0.43	0.39	0.45	0.87	0.93	1.72
白血病,未特指	266	0.96	0.00	0.71	0.53	0.55	1.05	1.26	1.45	0.99	1.32	1.25	1.64	1.97	2.38
其他的或未指明部位	255	0.92	0.00	0.24	0.00	0.18	0.00	0.28	0.12	0.28	0.39	0.57	1.26	1.74	2.78
所有部位合计	27785	100.00	1.66	3.53	2.81	2.73	5.27	6.14	7.62	15.87	28.18	61.98	120.68	168.92	364.93
所有部位除外 C44	27695	99.68	1.66	3.53	2.81	2.73	5.27	6.14	7.62	15.73	28.04	61.75	120.48	168.92	364.54

年龄组(1/10^5)						粗率(1/10^5)	中标率(1/10^5)	世标率(1/10^5)	累积率(%)		截缩率(1/10^5)	ICD-10
60—64	65—69	70—74	75—79	80—84	85+				0—64岁	0—74岁	35—64岁	
0.00	0.39	0.00	0.72	0.61	2.00	0.06	0.03	0.03	0.00	0.00	0.00	C00
0.45	0.98	1.82	1.08	1.82	0.00	0.25	0.14	0.14	0.01	0.02	0.17	C01-C02
1.04	1.57	2.86	5.76	3.03	16.00	0.68	0.34	0.36	0.01	0.03	0.33	C03-C06
0.74	1.18	1.04	1.08	1.21	2.00	0.23	0.14	0.14	0.01	0.02	0.11	C07-C08
0.15	0.20	0.52	0.00	0.00	0.00	0.07	0.04	0.04	0.00	0.01	0.09	C09
0.15	0.39	0.26	0.36	0.61	0.00	0.06	0.03	0.03	0.00	0.00	0.04	C10
7.58	5.11	5.97	8.65	9.08	9.00	2.26	1.40	1.37	0.10	0.15	2.64	C11
0.45	0.59	1.04	0.00	0.61	1.00	0.14	0.08	0.08	0.00	0.01	0.11	C12-C13
0.45	0.20	1.04	0.36	3.63	2.00	0.21	0.11	0.11	0.01	0.01	0.16	C14
105.77	163.07	253.74	359.22	411.21	347.92	48.17	25.49	25.42	0.97	3.05	25.98	C15
80.22	134.15	206.73	330.03	384.56	250.94	41.57	22.31	21.84	0.83	2.54	22.79	C16
0.74	1.57	1.04	3.96	3.03	4.00	0.49	0.28	0.27	0.01	0.03	0.38	C17
8.91	12.98	17.14	24.50	40.58	42.99	4.35	2.41	2.38	0.11	0.26	2.97	C18
11.59	20.65	29.35	54.04	72.07	74.98	7.52	4.11	4.00	0.16	0.41	4.67	C19-C20
0.30	0.20	0.00	0.72	0.61	2.00	0.09	0.05	0.05	0.00	0.00	0.08	C21
92.55	100.32	113.24	131.15	156.25	135.97	42.55	26.20	25.46	1.81	2.88	54.38	C22
3.57	8.06	9.09	17.29	19.38	22.00	2.45	1.33	1.32	0.06	0.14	1.60	C23-C24
19.16	29.90	36.62	59.45	70.25	49.99	8.98	4.97	4.88	0.23	0.56	6.54	C25
0.00	0.98	0.78	2.16	0.61	1.00	0.20	0.11	0.11	0.00	0.01	0.11	C30-C31
2.97	3.74	9.35	6.13	7.87	4.00	1.19	0.65	0.65	0.03	0.09	0.74	C32
135.03	223.06	325.16	434.16	459.66	344.92	62.33	33.96	33.66	1.39	4.13	38.54	C33-C34
0.30	1.57	2.34	1.08	1.21	0.00	0.36	0.24	0.24	0.01	0.03	0.22	C37-C38
2.82	6.69	9.87	19.46	15.75	14.00	2.27	1.38	1.35	0.05	0.14	1.24	C40-C41
0.89	1.18	0.78	2.52	0.61	2.00	0.32	0.19	0.19	0.01	0.02	0.29	C43
0.00	3.34	2.86	4.68	11.51	21.00	0.83	0.42	0.42	0.01	0.04	0.16	C44
0.00	0.20	0.00	1.08	0.00	2.00	0.06	0.04	0.03	0.00	0.00	0.03	C45
0.00	0.00	0.00	0.00	0.00	0.00	0.00	0.00	0.00	0.00	0.00	0.00	C46
1.04	0.20	1.30	3.24	1.82	1.00	0.36	0.23	0.23	0.01	0.02	0.32	C47;C49
0.59	0.20	0.78	0.72	0.00	1.00	0.14	0.08	0.08	0.01	0.01	0.15	C50
—	—	—	—	—	—	—	—	—	—	—	—	C51
—	—	—	—	—	—	—	—	—	—	—	—	C52
—	—	—	—	—	—	—	—	—	—	—	—	C53
—	—	—	—	—	—	—	—	—	—	—	—	C54
—	—	—	—	—	—	—	—	—	—	—	—	C55
—	—	—	—	—	—	—	—	—	—	—	—	C56
—	—	—	—	—	—	—	—	—	—	—	—	C57
—	—	—	—	—	—	—	—	—	—	—	—	C58
0.30	0.98	1.30	0.72	3.63	4.00	0.25	0.13	0.13	0.00	0.01	0.09	C60
3.86	6.10	15.06	32.07	69.04	100.98	3.97	1.87	1.88	0.03	0.13	0.70	C61
0.45	0.20	0.52	1.08	1.82	2.00	0.16	0.09	0.08	0.00	0.01	0.09	C62
0.15	0.00	0.52	0.36	0.61	2.00	0.07	0.04	0.04	0.00	0.00	0.04	C63
2.97	2.16	4.16	6.13	7.27	11.00	1.05	0.59	0.65	0.03	0.06	0.80	C64
0.30	0.20	1.04	1.08	0.00	0.00	0.10	0.06	0.05	0.00	0.01	0.06	C65
0.15	0.20	0.26	0.00	1.21	3.00	0.08	0.04	0.04	0.00	0.00	0.04	C66
4.01	8.26	15.32	28.46	44.82	67.99	3.48	1.73	1.74	0.04	0.16	1.04	C67
0.00	0.00	0.26	0.00	0.00	0.00	0.01	0.01	0.01	0.00	0.00	0.00	C68
0.00	0.00	0.26	0.72	0.00	2.00	0.07	0.05	0.06	0.00	0.00	0.04	C69
13.37	15.54	19.48	20.18	31.49	23.99	5.59	3.53	3.50	0.21	0.39	5.46	C70-C72;D32-D33;D42-D43
0.45	1.77	1.30	1.44	0.61	2.00	0.39	0.23	0.23	0.01	0.03	0.36	C73
0.15	0.20	0.00	0.00	0.61	0.00	0.07	0.06	0.05	0.00	0.01	0.08	C74
0.59	0.20	0.00	0.00	0.61	0.00	0.11	0.08	0.08	0.01	0.01	0.15	C75
0.30	0.20	0.26	1.08	1.21	0.00	0.16	0.11	0.11	0.01	0.01	0.13	C81
8.17	13.18	16.62	15.13	29.07	18.00	3.71	2.18	2.17	0.11	0.26	2.87	C82-C85;C96
0.15	0.39	0.00	1.08	0.61	0.00	0.06	0.03	0.03	0.00	0.00	0.02	C88
2.08	2.75	4.16	4.32	4.24	4.00	0.92	0.53	0.52	0.03	0.07	0.85	C90
1.63	2.16	2.34	3.60	3.03	0.00	0.91	0.69	0.67	0.04	0.06	0.92	C91
1.34	4.52	6.23	4.68	6.06	4.00	1.21	0.81	0.77	0.04	0.09	0.88	C92-C94;D45-D46;D47.1;D47.3
3.86	5.11	9.61	11.17	13.32	8.00	2.44	1.77	1.71	0.09	0.17	1.94	C95
5.64	7.67	9.87	11.53	16.35	17.00	2.34	1.36	1.35	0.07	0.15	1.80	O&U
527.36	794.49	1143.27	1618.46	1913.12	1623.64	255.35	142.70	140.79	6.58	16.27	183.19	ALL
527.36	791.14	1140.41	1613.77	1901.61	1602.65	254.52	142.28	140.37	6.57	16.23	183.03	ALLbC44

2014 年江苏省农村肿瘤登记地区女性恶性肿瘤死亡主要指标

部位	病例数	构成(%)	年龄组(1/10^5)												
			0	1—4	5—9	10—14	15—19	20—24	25—29	30—34	35—39	40—44	45—49	50—54	55—59
唇	5	0.03	0.00	0.00	0.00	0.00	0.00	0.00	0.00	0.00	0.00	0.00	0.00	0.00	0.00
舌	25	0.15	0.00	0.00	0.00	0.00	0.00	0.00	0.00	0.00	0.14	0.00	0.20	0.24	0.14
口	60	0.37	0.00	0.00	0.00	0.00	0.00	0.00	0.00	0.00	0.00	0.23	0.20	0.24	0.56
唾液腺	14	0.09	0.00	0.00	0.00	0.00	0.00	0.00	0.00	0.00	0.00	0.00	0.00	0.12	0.00
扁桃体	2	0.01	0.00	0.00	0.00	0.00	0.00	0.00	0.00	0.00	0.00	0.00	0.00	0.00	0.00
其他的口咽	2	0.01	0.00	0.00	0.00	0.00	0.00	0.00	0.00	0.00	0.00	0.00	0.00	0.12	0.00
鼻咽	56	0.35	0.00	0.00	0.00	0.00	0.00	0.00	0.00	0.15	0.00	0.11	0.49	0.84	0.83
喉咽	7	0.04	0.00	0.00	0.00	0.00	0.00	0.00	0.00	0.00	0.00	0.00	0.00	0.00	0.14
咽,部位不明	3	0.02	0.00	0.00	0.00	0.00	0.00	0.00	0.00	0.00	0.00	0.00	0.00	0.00	0.14
食管	2610	16.12	0.00	0.00	0.00	0.00	0.00	0.15	0.13	0.15	0.14	0.80	1.88	4.44	15.83
胃	2093	12.92	0.00	0.00	0.00	0.00	0.40	0.46	0.77	1.93	1.89	3.33	6.63	5.89	15.42
小肠	64	0.40	0.00	0.00	0.00	0.00	0.00	0.00	0.00	0.00	0.00	0.34	0.20	0.12	0.83
结肠	372	2.30	0.00	0.00	0.00	0.00	0.20	0.15	0.26	0.15	0.41	0.57	1.19	1.68	3.61
直肠	650	4.01	0.00	0.00	0.00	0.00	0.00	0.00	0.26	0.15	0.41	1.61	3.86	4.44	6.81
肛门	9	0.06	0.00	0.00	0.00	0.00	0.00	0.00	0.00	0.00	0.00	0.00	0.00	0.00	0.42
肝脏	1753	10.82	0.00	0.27	0.00	0.00	0.00	0.76	0.51	1.19	1.89	4.48	11.48	15.01	27.64
胆囊及胆道其他	327	2.02	0.00	0.00	0.00	0.00	0.00	0.00	0.00	0.00	0.14	0.34	0.79	1.08	3.61
胰腺	791	4.88	0.00	0.00	0.00	0.00	0.00	0.15	0.00	0.15	0.68	1.15	3.27	3.72	7.36
鼻,鼻窦及其他	14	0.09	0.00	0.00	0.00	0.00	0.00	0.00	0.00	0.00	0.00	0.11	0.10	0.00	0.42
喉	19	0.12	0.00	0.00	0.00	0.00	0.00	0.00	0.00	0.00	0.14	0.00	0.00	0.12	0.00
气管,支气管,肺	3182	19.65	0.00	0.00	0.00	0.00	0.00	0.76	0.51	0.15	2.16	6.09	12.07	17.66	38.20
其他的胸腔器官	27	0.17	0.00	0.27	0.00	0.00	0.00	0.00	0.00	0.15	0.00	0.00	0.00	0.36	0.83
骨	194	1.20	0.95	0.00	0.41	0.21	0.60	0.15	0.26	0.15	0.41	0.34	0.79	1.56	2.36
皮肤的黑色素瘤	31	0.19	0.00	0.00	0.00	0.00	0.00	0.15	0.13	0.00	0.00	0.11	0.10	0.24	0.14
其他的皮肤	77	0.48	0.00	0.00	0.00	0.00	0.00	0.00	0.00	0.00	0.00	0.00	0.20	0.24	0.14
间皮瘤	2	0.01	0.00	0.00	0.00	0.00	0.00	0.00	0.00	0.00	0.00	0.00	0.00	0.00	0.00
卡波西肉瘤	3	0.02	0.00	0.00	0.00	0.00	0.00	0.00	0.00	0.00	0.00	0.00	0.10	0.00	0.00
周围神经,其他结缔组织	23	0.14	0.00	0.00	0.20	0.21	0.00	0.00	0.13	0.00	0.14	0.11	0.40	0.12	0.14
乳房	860	5.31	0.00	0.00	0.00	0.00	0.00	0.15	0.77	1.63	3.65	5.52	9.30	12.61	21.11
外阴	12	0.07	0.00	0.00	0.00	0.00	0.00	0.00	0.00	0.00	0.00	0.00	0.00	0.00	0.00
阴道	10	0.06	0.00	0.00	0.00	0.00	0.00	0.00	0.13	0.00	0.00	0.11	0.20	0.00	0.28
子宫颈	576	3.56	0.00	0.00	0.00	0.00	0.00	0.00	0.00	1.33	2.84	4.48	4.95	7.09	7.78
子宫体	144	0.89	0.00	0.00	0.00	0.00	0.20	0.15	0.00	0.00	0.14	0.34	1.29	1.08	2.36
子宫,部位不明	133	0.82	0.00	0.00	0.00	0.00	0.00	0.15	0.13	0.15	0.14	1.03	0.79	0.84	2.36
卵巢	302	1.86	0.00	0.00	0.00	0.00	0.00	0.00	0.26	0.30	0.54	2.76	3.27	3.96	6.25
其他的女性生殖器	18	0.11	0.00	0.00	0.00	0.00	0.00	0.00	0.00	0.00	0.00	0.00	0.20	0.24	0.28
胎盘	1	0.01	0.00	0.00	0.00	0.00	0.00	0.00	0.00	0.00	0.00	0.00	0.00	0.00	0.00
阴茎	—	—	—	—	—	—	—	—	—	—	—	—	—	—	—
前列腺	—	—	—	—	—	—	—	—	—	—	—	—	—	—	—
睾丸	—	—	—	—	—	—	—	—	—	—	—	—	—	—	—
其他的男性生殖器	—	—	—	—	—	—	—	—	—	—	—	—	—	—	—
肾	82	0.51	0.00	0.00	0.00	0.00	0.00	0.15	0.26	0.15	0.14	0.34	0.10	0.48	0.83
肾盂	7	0.04	0.00	0.00	0.00	0.00	0.00	0.00	0.00	0.00	0.00	0.00	0.10	0.00	0.00
输尿管	10	0.06	0.00	0.00	0.00	0.00	0.00	0.00	0.00	0.00	0.00	0.00	0.00	0.00	0.14
膀胱	108	0.67	0.00	0.00	0.00	0.00	0.00	0.00	0.00	0.00	0.00	0.11	0.10	0.00	0.28
其他的泌尿器官	2	0.01	0.00	0.00	0.00	0.00	0.00	0.00	0.00	0.00	0.00	0.00	0.00	0.00	0.00
眼	7	0.04	0.00	0.00	0.00	0.00	0.00	0.00	0.00	0.00	0.00	0.00	0.00	0.00	0.00
脑及中枢神经系统	508	3.14	0.95	0.54	0.82	0.43	0.20	1.37	0.89	1.04	1.35	2.41	3.07	4.32	7.92
甲状腺	50	0.31	0.00	0.00	0.00	0.00	0.00	0.00	0.00	0.00	0.00	0.23	0.30	0.12	0.42
肾上腺	4	0.02	0.00	0.00	0.00	0.00	0.00	0.00	0.00	0.00	0.00	0.00	0.20	0.12	0.00
其他的内分泌腺	14	0.09	0.00	0.27	0.00	0.43	0.00	0.00	0.13	0.00	0.00	0.11	0.10	0.00	0.28
霍奇金病	14	0.09	0.00	0.00	0.00	0.00	0.00	0.00	0.00	0.00	0.14	0.00	0.00	0.00	0.14
非霍奇金淋巴瘤	245	1.51	0.00	0.00	0.00	0.00	0.00	0.46	0.13	0.89	0.81	0.57	0.79	1.80	2.50
免疫增生性疾病	1	0.01	0.00	0.00	0.00	0.00	0.00	0.00	0.00	0.00	0.00	0.00	0.00	0.00	0.00
多发性骨髓瘤	75	0.46	0.00	0.00	0.00	0.00	0.00	0.00	0.00	0.00	0.00	0.11	0.30	0.36	1.11
淋巴样白血病	86	0.53	0.00	0.54	0.41	0.43	0.40	0.30	0.64	0.15	0.27	0.46	0.30	0.60	0.97
髓样白血病	97	0.60	0.00	0.00	0.00	0.00	0.00	0.15	0.26	0.30	0.54	0.34	0.69	0.36	1.53
白血病,未特指	232	1.43	2.85	0.27	0.41	0.85	0.81	1.37	0.89	0.74	1.35	0.92	0.59	1.80	4.31
其他的或未指明部位	183	1.13	0.00	0.00	0.00	0.00	0.00	0.15	0.00	0.00	0.54	0.92	0.59	1.44	2.08
所有部位合计	16196	100.00	4.74	2.17	2.25	2.56	2.82	7.16	7.41	10.97	20.96	40.59	71.15	95.49	188.48
所有部位除外 C44	16119	99.52	4.74	2.17	2.25	2.56	2.82	7.16	7.41	10.97	20.96	40.59	70.96	95.25	188.34

年龄组(1/10^5)						粗率(1/10^5)	中标率(1/10^5)	世标率(1/10^5)	累积率(%)		截缩率(1/10^5)	ICD-10
60—64	65—69	70—74	75—79	80—84	85+				0—64岁	0—74岁	35—64岁	
0.15	0.00	0.00	0.00	0.49	1.80	0.05	0.01	0.02	0.00	0.00	0.02	C00
0.31	1.20	0.52	1.00	0.49	3.01	0.24	0.12	0.12	0.01	0.01	0.16	C01-C02
0.92	1.60	1.29	3.33	4.86	6.62	0.58	0.26	0.26	0.01	0.03	0.31	C03-C06
0.31	0.00	0.26	0.67	1.46	3.01	0.13	0.05	0.05	0.00	0.00	0.06	C07-C08
0.00	0.00	0.00	0.33	0.00	0.60	0.02	0.01	0.01	0.00	0.00	0.00	C09
0.15	0.00	0.00	0.00	0.00	0.00	0.02	0.01	0.01	0.00	0.00	0.04	C10
0.46	1.00	2.07	2.33	3.40	3.61	0.54	0.28	0.27	0.01	0.03	0.42	C11
0.31	0.00	0.77	0.33	0.00	0.00	0.07	0.04	0.04	0.00	0.01	0.06	C12-C13
0.00	0.00	0.00	0.67	0.00	0.00	0.03	0.01	0.01	0.00	0.00	0.02	C14
33.00	73.17	120.56	183.78	238.55	202.74	25.03	11.23	11.03	0.28	1.25	7.56	C15
28.70	51.64	82.09	147.16	171.99	143.78	20.07	9.61	9.26	0.33	1.00	8.94	C16
1.07	2.79	1.81	3.00	4.37	3.61	0.61	0.30	0.30	0.01	0.04	0.37	C17
5.68	6.78	14.97	18.98	32.55	32.49	3.57	1.69	1.66	0.07	0.18	1.89	C18
9.82	12.96	18.85	30.96	55.39	57.75	6.23	2.95	2.91	0.14	0.30	4.00	C19-C20
0.15	0.00	0.26	0.33	0.00	1.80	0.09	0.04	0.04	0.00	0.00	0.07	C21
36.07	41.47	54.73	79.57	95.71	90.84	16.81	8.71	8.64	0.50	0.98	14.10	C22
5.53	10.37	9.81	22.97	26.72	18.05	3.14	1.48	1.46	0.06	0.16	1.60	C23-C24
12.59	17.15	32.53	48.28	59.27	57.75	7.59	3.61	3.54	0.15	0.39	4.16	C25
0.31	0.40	0.00	0.67	0.97	0.60	0.13	0.07	0.07	0.00	0.01	0.13	C30-C31
0.00	0.80	0.77	0.67	1.94	2.41	0.18	0.09	0.08	0.00	0.01	0.05	C32
56.18	81.35	126.50	182.45	208.91	190.71	30.52	14.93	14.78	0.67	1.71	18.96	C33-C34
0.31	0.20	0.52	1.66	2.43	0.60	0.26	0.14	0.15	0.01	0.01	0.21	C37-C38
2.61	5.58	7.74	9.99	10.20	7.82	1.86	1.07	1.06	0.05	0.12	1.19	C40-C41
0.46	0.40	0.52	2.33	1.46	4.21	0.30	0.15	0.15	0.01	0.01	0.16	C43
1.07	0.20	0.52	3.00	8.26	21.66	0.74	0.24	0.27	0.01	0.01	0.23	C44
0.00	0.00	0.00	0.67	0.00	0.00	0.02	0.01	0.01	0.00	0.00	0.00	C45
0.00	0.20	0.00	0.33	0.00	0.00	0.03	0.02	0.02	0.00	0.00	0.02	C46
0.15	0.40	0.00	1.33	1.46	1.20	0.22	0.15	0.14	0.01	0.01	0.18	C47;C49
16.88	15.75	19.10	17.98	25.75	27.67	8.25	4.89	4.73	0.36	0.53	10.51	C50
0.31	0.00	0.77	1.33	0.49	1.20	0.12	0.05	0.05	0.00	0.01	0.04	C51
0.15	0.20	0.26	0.00	0.00	0.60	0.10	0.06	0.06	0.00	0.01	0.12	C52
10.13	11.76	15.23	21.64	22.83	27.67	5.52	3.17	3.01	0.19	0.33	5.83	C53
2.61	4.59	3.87	5.99	5.83	8.42	1.38	0.73	0.74	0.04	0.08	1.16	C54
2.00	2.19	3.61	6.33	7.77	9.02	1.28	0.67	0.65	0.04	0.07	1.08	C55
6.14	8.17	8.26	6.66	9.72	3.61	2.90	1.71	1.67	0.12	0.20	3.51	C56
0.15	0.60	0.52	0.67	0.49	1.80	0.17	0.09	0.09	0.00	0.01	0.13	C57
0.15	0.00	0.00	0.00	0.00	0.00	0.01	0.01	0.01	0.00	0.00	0.02	C58
—	—	—	—	—	—	—	—	—	—	—	—	C60
—	—	—	—	—	—	—	—	—	—	—	—	C61
—	—	—	—	—	—	—	—	—	—	—	—	C62
—	—	—	—	—	—	—	—	—	—	—	—	C63
1.69	1.60	2.58	4.66	6.80	3.61	0.79	0.42	0.40	0.02	0.04	0.51	C64
0.00	0.20	0.26	0.33	0.00	1.80	0.07	0.03	0.03	0.00	0.00	0.02	C65
0.15	0.00	0.52	0.33	1.94	0.60	0.10	0.04	0.04	0.00	0.00	0.04	C66
0.61	1.40	4.65	7.99	13.12	14.44	1.04	0.41	0.40	0.01	0.04	0.16	C67
0.00	0.00	0.00	0.33	0.49	0.00	0.02	0.01	0.01	0.00	0.00	0.00	C68
0.15	0.00	0.00	0.67	0.49	1.80	0.07	0.02	0.02	0.00	0.00	0.02	C69
8.44	12.16	16.26	23.97	19.43	17.45	4.87	2.90	2.85	0.16	0.31	4.13	C70-C72;D32-D33;D42-D43
1.38	1.00	1.29	2.00	4.37	4.21	0.48	0.23	0.23	0.01	0.02	0.35	C73
0.00	0.00	0.26	0.00	0.00	0.00	0.04	0.03	0.02	0.00	0.00	0.06	C74
0.61	0.40	0.00	0.00	0.00	0.00	0.13	0.12	0.14	0.01	0.01	0.16	C75
0.15	0.60	1.29	0.33	0.49	0.60	0.13	0.07	0.07	0.00	0.01	0.06	C81
4.30	5.98	9.55	13.65	14.58	10.23	2.35	1.30	1.22	0.06	0.14	1.59	C82-C85;C96
0.15	0.00	0.00	0.00	0.00	0.00	0.01	0.01	0.01	0.00	0.00	0.02	C88
1.84	2.39	4.39	4.00	1.94	1.80	0.72	0.38	0.38	0.02	0.05	0.52	C90
0.92	2.19	2.07	4.66	3.89	1.20	0.82	0.59	0.60	0.03	0.05	0.54	C91
1.07	2.99	4.39	3.00	5.83	2.41	0.93	0.55	0.52	0.03	0.06	0.70	C92-C94;D45-D46;D47.1;D47.3
4.14	5.58	6.45	6.66	9.72	4.21	2.22	1.55	1.54	0.09	0.16	1.94	C95
3.22	4.59	6.20	9.99	8.26	13.24	1.76	0.90	0.89	0.04	0.10	1.31	O&U
263.69	393.98	588.85	889.94	1095.08	1014.31	155.32	78.18	76.72	3.58	8.50	99.43	ALL
262.61	393.78	588.33	886.94	1086.82	992.65	154.58	77.93	76.45	3.57	8.48	99.20	ALLbC44

附录七　2014年江苏省32个登记地区恶性肿瘤发病和死亡情况

2014年无锡市区恶性肿瘤发病和死亡主要指标

部位	男性							
	病例数	构成(%)	粗率(1/10⁵)	中标率(1/10⁵)	世标率(1/10⁵)	累积率(%)		截缩率(1/10⁵)
						0—64岁	0—74岁	35—64岁
发病								
口腔和咽喉(除外鼻咽)	62	1.40	5.15	2.93	2.87	0.19	0.34	4.93
鼻咽	42	0.95	3.49	2.07	2.03	0.17	0.23	4.74
食管	316	7.12	26.24	12.48	12.73	0.67	1.67	18.07
胃	971	21.87	80.64	39.78	39.41	1.97	4.82	54.13
结直肠肛门	583	13.13	48.42	24.72	24.31	1.30	3.03	36.82
肝脏	386	8.70	32.06	17.35	17.01	1.14	1.90	34.45
胆囊及胆道其他	51	1.15	4.24	1.95	1.99	0.09	0.19	2.57
胰腺	161	3.63	13.37	6.47	6.33	0.29	0.74	8.27
喉	28	0.63	2.33	1.16	1.18	0.08	0.16	2.22
气管,支气管,肺	791	17.82	65.69	31.74	31.71	1.51	3.98	42.62
其他的胸腔器官	16	0.36	1.33	0.93	0.87	0.05	0.09	0.93
骨	18	0.41	1.49	0.83	0.78	0.04	0.06	1.14
皮肤的黑色素瘤	7	0.16	0.58	0.32	0.32	0.02	0.03	0.66
乳房	17	0.38	1.41	0.80	0.77	0.07	0.08	1.83
子宫颈	—	—	—	—	—	—	—	—
子宫体及子宫部位不明	—	—	—	—	—	—	—	—
卵巢	—	—	—	—	—	—	—	—
前列腺	239	5.38	19.85	9.00	8.76	0.17	1.01	4.64
睾丸	5	0.11	0.42	0.51	0.39	0.03	0.03	0.41
肾及泌尿系统不明	113	2.55	9.38	5.31	5.05	0.33	0.60	9.66
膀胱	151	3.40	12.54	6.30	6.24	0.29	0.68	7.80
脑及中枢神经系统	79	1.78	6.56	4.13	4.04	0.24	0.42	6.15
甲状腺	63	1.42	5.23	3.91	3.61	0.30	0.34	7.89
淋巴瘤	94	2.12	7.81	4.47	4.26	0.24	0.58	6.31
白血病	74	1.67	6.15	4.29	4.18	0.26	0.40	5.50
不明及其他恶性肿瘤	172	3.87	14.28	7.28	7.05	0.33	0.78	9.37
所有部位合计	4439	100.00	368.65	188.71	185.91	9.77	22.17	271.13
所有部位除外C44	4402	99.17	365.58	187.22	184.46	9.71	22.02	269.12
死亡								
口腔和咽喉(除外鼻咽)	24	0.75	1.99	0.96	0.96	0.04	0.13	1.20
鼻咽	22	0.68	1.83	0.90	0.87	0.03	0.11	0.92
食管	253	7.85	21.01	9.64	9.84	0.46	1.17	12.30
胃	721	22.38	59.88	28.37	27.84	1.06	3.16	29.21
结直肠肛门	269	8.35	22.34	10.43	10.42	0.38	1.06	10.96
肝脏	377	11.70	31.31	16.65	16.43	1.04	1.89	31.03
胆囊及胆道其他	49	1.52	4.07	1.85	1.84	0.06	0.16	1.87
胰腺	154	4.78	12.79	6.07	6.06	0.26	0.72	7.33
喉	13	0.40	1.08	0.53	0.49	0.01	0.07	0.33
气管,支气管,肺	777	24.12	64.53	29.69	29.69	1.11	3.38	30.51
其他的胸腔器官	14	0.43	1.16	0.73	0.80	0.06	0.07	1.42
骨	20	0.62	1.66	0.72	0.71	0.02	0.06	0.54
皮肤的黑色素瘤	3	0.09	0.25	0.11	0.10	0.00	0.01	0.00
乳房	0	0.00	0.00	0.00	0.00	0.00	0.00	0.00
子宫颈	—	—	—	—	—	—	—	—
子宫体及子宫部位不明	—	—	—	—	—	—	—	—
卵巢	—	—	—	—	—	—	—	—
前列腺	97	3.01	8.06	3.35	3.33	0.02	0.24	0.54
睾丸	0	0.00	0.00	0.00	0.00	0.00	0.00	0.00
肾及泌尿系统不明	28	0.87	2.33	1.06	1.08	0.03	0.14	0.72
膀胱	52	1.61	4.32	1.82	1.95	0.04	0.17	0.99
脑及中枢神经系统	72	2.24	5.98	3.88	3.82	0.25	0.42	6.44
甲状腺	3	0.09	0.25	0.11	0.10	0.00	0.01	0.00
淋巴瘤	104	3.23	8.64	4.37	4.28	0.19	0.50	5.12
白血病	74	2.30	6.15	3.28	3.24	0.17	0.31	3.96
不明及其他恶性肿瘤	95	2.95	7.89	3.63	3.67	0.12	0.36	3.27
所有部位合计	3221	100.00	267.50	128.16	127.53	5.35	14.14	148.66
所有部位除外C44	3214	99.78	266.92	127.93	127.30	5.35	14.13	148.53

女性								
病例数	构成(%)	粗率($1/10^5$)	中标率($1/10^5$)	世标率($1/10^5$)	累积率(%) 0—64岁	0—74岁	截缩率($1/10^5$) 35—64岁	ICD-10
35	0.99	2.84	1.60	1.47	0.08	0.16	1.93	C00-C10;C12-C14
19	0.54	1.54	1.33	1.15	0.08	0.12	1.76	C11
103	2.91	8.34	3.57	3.58	0.14	0.42	3.73	C15
394	11.13	31.92	15.96	15.36	0.79	1.86	22.09	C16
497	14.04	40.26	19.75	19.48	1.01	2.44	28.94	C18-C21
170	4.80	13.77	6.22	6.17	0.26	0.68	7.65	C22
79	2.23	6.40	2.64	2.66	0.10	0.26	2.86	C23-C24
126	3.56	10.21	4.95	4.75	0.22	0.54	6.00	C25
4	0.11	0.32	0.16	0.16	0.01	0.02	0.14	C32
398	11.25	32.24	15.67	15.65	0.84	1.93	23.94	C33-C34
4	0.11	0.32	0.27	0.34	0.02	0.02	0.28	C37-C38
10	0.28	0.81	0.41	0.38	0.02	0.03	0.30	C40-C41
6	0.17	0.49	0.30	0.29	0.01	0.02	0.18	C43
512	14.47	41.48	25.90	24.35	1.95	2.69	59.67	C50
239	6.75	19.36	13.28	12.10	1.04	1.28	32.90	C53
156	4.41	12.64	7.46	7.22	0.54	0.90	16.36	C54-C55
100	2.83	8.10	5.32	4.92	0.39	0.51	10.39	C56
—	—	—	—	—	—	—	—	C61
—	—	—	—	—	—	—	—	C62
71	2.01	5.75	2.96	2.88	0.19	0.33	5.14	C64-C66;C68
60	1.70	4.86	2.52	2.35	0.11	0.30	2.64	C67
112	3.16	9.07	5.29	5.33	0.36	0.55	10.10	C70-C72;D32-D33;D42-D43
113	3.19	9.15	7.11	6.43	0.51	0.58	12.80	C73
88	2.49	7.13	4.04	3.83	0.22	0.48	6.00	C81-C85;C88;C90;C96
64	1.81	5.18	4.06	3.90	0.25	0.35	5.41	C91-C95;D45-D46;D47.1;D47.3
179	5.06	14.50	7.79	7.79	0.40	0.87	10.42	O&U
3539	100.00	286.71	158.55	152.55	9.53	17.33	271.64	ALL
3496	98.78	283.22	157.08	151.03	9.46	17.13	269.92	ALLbC44
17	0.84	1.38	0.55	0.55	0.02	0.05	0.65	C00-C10;C12-C14
14	0.69	1.13	0.51	0.51	0.03	0.06	0.90	C11
93	4.59	7.53	2.84	2.80	0.06	0.24	1.65	C15
297	14.67	24.06	10.51	10.49	0.44	1.20	12.07	C16
252	12.44	20.42	8.80	8.67	0.28	0.94	8.09	C18-C21
151	7.46	12.23	5.30	5.28	0.23	0.54	6.60	C22
77	3.80	6.24	2.63	2.59	0.08	0.28	2.28	C23-C24
119	5.88	9.64	4.44	4.29	0.16	0.50	4.59	C25
2	0.10	0.16	0.07	0.06	0.00	0.00	0.00	C32
355	17.53	28.76	12.49	12.42	0.54	1.33	15.31	C33-C34
3	0.15	0.24	0.21	0.16	0.01	0.02	0.18	C37-C38
17	0.84	1.38	0.65	0.60	0.01	0.07	0.32	C40-C41
7	0.35	0.57	0.31	0.30	0.01	0.05	0.32	C43
129	6.37	10.45	5.51	5.44	0.40	0.59	11.99	C50
58	2.86	4.70	2.91	2.67	0.20	0.28	6.02	C53
33	1.63	2.67	1.17	1.22	0.06	0.15	1.66	C54-C55
64	3.16	5.18	2.84	2.78	0.21	0.29	6.58	C56
—	—	—	—	—	—	—	—	C61
—	—	—	—	—	—	—	—	C62
20	0.99	1.62	0.62	0.61	0.02	0.06	0.47	C64-C66;C68
18	0.89	1.46	0.56	0.58	0.02	0.05	0.62	C67
60	2.96	4.86	3.04	3.15	0.16	0.32	3.49	C70-C72;D32-D33;D42-D43
11	0.54	0.89	0.38	0.40	0.01	0.06	0.28	C73
71	3.51	5.75	2.64	2.54	0.10	0.29	2.78	C81-C85;C88;C90;C96
67	3.31	5.43	2.98	2.87	0.18	0.28	4.48	C91-C95;D45-D46;D47.1;D47.3
90	4.44	7.29	3.30	3.20	0.11	0.33	3.18	O&U
2025	100.00	164.05	75.26	74.17	3.33	7.96	94.51	ALL
2018	99.65	163.49	75.09	73.97	3.33	7.94	94.51	ALLbC44

2014 年常州市区恶性肿瘤发病和死亡主要指标

部位	男性							
	病例数	构成(%)	粗率(1/10⁵)	中标率(1/10⁵)	世标率(1/10⁵)	累积率(%)		截缩率(1/10⁵)
						0—64 岁	0—74 岁	35—64 岁
发病								
口腔和咽喉(除外鼻咽)	53	1.13	4.76	2.93	2.76	0.14	0.29	3.52
鼻咽	31	0.66	2.79	1.69	1.67	0.12	0.20	3.55
食管	397	8.46	35.68	20.03	20.56	1.04	2.79	27.97
胃	989	21.09	88.89	50.48	50.80	2.24	6.62	62.14
结直肠肛门	482	10.28	43.32	25.35	25.01	1.23	3.09	35.15
肝脏	467	9.96	41.97	25.11	24.60	1.49	2.99	43.68
胆囊及胆道其他	41	0.87	3.68	2.05	2.05	0.10	0.24	2.59
胰腺	139	2.96	12.49	7.04	6.98	0.23	0.82	6.65
喉	53	1.13	4.76	2.71	2.81	0.16	0.41	4.52
气管,支气管,肺	918	19.57	82.51	46.76	46.80	1.96	5.61	55.46
其他的胸腔器官	13	0.28	1.17	0.70	0.70	0.05	0.09	1.56
骨	23	0.49	2.07	1.57	1.49	0.08	0.17	1.88
皮肤的黑色素瘤	5	0.11	0.45	0.26	0.25	0.01	0.02	0.19
乳房	9	0.19	0.81	0.55	0.52	0.02	0.03	0.56
子宫颈	—	—	—	—	—	—	—	—
子宫体及子宫部位不明	—	—	—	—	—	—	—	—
卵巢	—	—	—	—	—	—	—	—
前列腺	213	4.54	19.14	10.80	10.64	0.13	1.37	3.30
睾丸	7	0.15	0.63	0.61	0.51	0.04	0.04	0.76
肾及泌尿系统不明	88	1.88	7.91	4.59	4.67	0.29	0.59	7.98
膀胱	126	2.69	11.32	6.53	6.24	0.28	0.67	8.16
脑及中枢神经系统	107	2.28	9.62	6.21	6.34	0.39	0.60	9.42
甲状腺	129	2.75	11.59	9.26	8.20	0.66	0.78	18.26
淋巴瘤	119	2.54	10.70	6.84	6.83	0.31	0.80	7.77
白血病	90	1.92	8.09	6.64	6.83	0.34	0.60	5.68
不明及其他恶性肿瘤	191	4.07	17.17	10.27	10.23	0.50	1.18	13.85
所有部位合计	4690	100.00	421.51	248.99	247.49	11.80	30.01	324.61
所有部位除外 C44	4652	99.19	418.10	246.98	245.55	11.70	29.79	321.63
死亡								
口腔和咽喉(除外鼻咽)	27	0.81	2.43	1.48	1.33	0.06	0.13	1.68
鼻咽	43	1.29	3.86	2.18	2.19	0.13	0.25	3.74
食管	374	11.23	33.61	18.42	18.88	0.81	2.23	21.88
胃	747	22.43	67.14	37.55	37.45	1.28	4.51	34.39
结直肠肛门	219	6.58	19.68	11.24	11.07	0.36	1.28	10.35
肝脏	397	11.92	35.68	20.79	20.84	1.30	2.48	37.04
胆囊及胆道其他	23	0.69	2.07	1.17	1.17	0.04	0.11	1.06
胰腺	152	4.56	13.66	7.65	7.56	0.23	0.87	6.44
喉	24	0.72	2.16	1.17	1.15	0.06	0.14	1.59
气管,支气管,肺	860	25.83	77.29	43.46	42.84	1.59	4.92	43.72
其他的胸腔器官	7	0.21	0.63	0.35	0.34	0.02	0.04	0.68
骨	22	0.66	1.98	1.18	1.15	0.07	0.16	2.08
皮肤的黑色素瘤	5	0.15	0.45	0.22	0.22	0.01	0.01	0.30
乳房	0	0.00	0.00	0.00	0.00	0.00	0.00	0.00
子宫颈	—	—	—	—	—	—	—	—
子宫体及子宫部位不明	—	—	—	—	—	—	—	—
卵巢	—	—	—	—	—	—	—	—
前列腺	70	2.10	6.29	3.25	3.35	0.03	0.21	0.82
睾丸	0	0.00	0.00	0.00	0.00	0.00	0.00	0.00
肾及泌尿系统不明	24	0.72	2.16	1.12	1.22	0.09	0.14	2.29
膀胱	31	0.93	2.79	1.40	1.47	0.02	0.09	0.48
脑及中枢神经系统	69	2.07	6.20	3.98	4.08	0.22	0.44	5.43
甲状腺	3	0.09	0.27	0.16	0.17	0.01	0.03	0.17
淋巴瘤	93	2.79	8.36	4.90	4.87	0.22	0.55	6.42
白血病	72	2.16	6.47	4.55	4.84	0.19	0.44	3.35
不明及其他恶性肿瘤	68	2.04	6.11	3.45	3.36	0.12	0.34	3.66
所有部位合计	3330	100.00	299.28	169.68	169.54	6.84	19.37	187.57
所有部位除外 C44	3323	99.79	298.66	169.35	169.21	6.84	19.34	187.57

女性								
病例数	构成（%）	粗率（1/10^5）	中标率（1/10^5）	世标率（1/10^5）	累积率（%）		截缩率（1/10^5）	ICD-10
					0—64岁	0—74岁	35—64岁	
31	0.82	2.70	1.61	1.53	0.11	0.17	2.50	C00-C10；C12-C14
13	0.34	1.13	0.70	0.63	0.03	0.08	0.91	C11
157	4.14	13.68	6.49	6.47	0.15	0.78	3.97	C15
417	11.00	36.34	20.21	19.79	0.94	2.48	26.34	C16
424	11.18	36.95	19.99	19.44	0.98	2.24	27.95	C18-C21
175	4.62	15.25	7.93	7.94	0.37	0.92	10.27	C22
53	1.40	4.62	2.17	2.22	0.09	0.25	2.35	C23-C24
116	3.06	10.11	4.75	4.84	0.15	0.57	4.22	C25
5	0.13	0.44	0.22	0.21	0.01	0.02	0.32	C32
384	10.13	33.47	17.21	17.27	0.90	1.95	25.83	C33-C34
4	0.11	0.35	0.20	0.21	0.02	0.03	0.51	C37-C38
14	0.37	1.22	0.60	0.62	0.03	0.07	0.65	C40-C41
8	0.21	0.70	0.35	0.39	0.03	0.05	0.66	C43
629	16.59	54.82	36.77	34.08	2.69	3.72	84.02	C50
184	4.85	16.04	11.17	10.15	0.86	1.00	27.67	C53
111	2.93	9.67	5.82	5.77	0.49	0.62	14.70	C54-C55
72	1.90	6.28	4.23	3.93	0.30	0.45	8.72	C56
—	—	—	—	—	—	—	—	C61
—	—	—	—	—	—	—	—	C62
72	1.90	6.28	4.04	3.95	0.24	0.48	6.45	C64-C66；C68
22	0.58	1.92	0.99	0.94	0.05	0.09	1.37	C67
115	3.03	10.02	6.24	6.11	0.40	0.72	10.70	C70-C72；D32-D33；D42-D43
432	11.40	37.65	30.41	26.19	2.18	2.48	57.66	C73
95	2.51	8.28	4.71	4.68	0.28	0.56	7.38	C81-C85；C88；C90；C96
75	1.98	6.54	4.35	4.26	0.24	0.50	6.07	C91-C95；D45-D46；D47.1；D47.3
183	4.83	15.95	8.62	8.83	0.44	0.91	11.28	O&U
3791	100.00	330.41	199.77	190.46	11.97	21.13	342.50	ALL
3751	98.94	326.93	198.25	188.90	11.92	21.00	341.15	ALLbC44
12	0.65	1.05	0.53	0.51	0.02	0.07	0.51	C00-C10；C12-C14
5	0.27	0.44	0.26	0.27	0.00	0.06	0.00	C11
143	7.70	12.46	5.83	5.81	0.15	0.67	4.04	C15
301	16.21	26.23	13.52	12.92	0.50	1.35	13.35	C16
180	9.69	15.69	7.54	7.49	0.29	0.80	8.40	C18-C21
203	10.93	17.69	8.73	8.61	0.28	0.97	7.98	C22
39	2.10	3.40	1.56	1.51	0.04	0.15	1.01	C23-C24
128	6.89	11.16	5.18	5.28	0.20	0.58	5.31	C25
2	0.11	0.17	0.05	0.05	0.00	0.00	0.00	C32
341	18.36	29.72	14.73	14.58	0.65	1.53	18.32	C33-C34
4	0.22	0.35	0.18	0.17	0.01	0.01	0.32	C37-C38
15	0.81	1.31	0.62	0.64	0.04	0.07	1.02	C40-C41
4	0.22	0.35	0.17	0.17	0.00	0.02	0.00	C43
112	6.03	9.76	5.53	5.35	0.38	0.53	10.79	C50
41	2.21	3.57	2.13	1.93	0.11	0.22	3.24	C53
23	1.24	2.00	1.01	1.06	0.08	0.11	2.39	C54-C55
44	2.37	3.83	2.29	2.30	0.11	0.32	3.29	C56
—	—	—	—	—	—	—	—	C61
—	—	—	—	—	—	—	—	C62
15	0.81	1.31	0.71	0.70	0.01	0.10	0.16	C64-C66；C68
10	0.54	0.87	0.42	0.40	0.01	0.04	0.19	C67
61	3.28	5.32	3.09	3.03	0.16	0.36	4.71	C70-C72；D32-D33；D42-D43
5	0.27	0.44	0.23	0.23	0.00	0.03	0.18	C73
53	2.85	4.62	2.31	2.29	0.08	0.25	2.05	C81-C85；C88；C90；C96
52	2.80	4.53	2.79	2.75	0.12	0.24	3.28	C91-C95；D45-D46；D47.1；D47.3
64	3.45	5.58	2.84	2.80	0.11	0.28	2.98	O&U
1857	100.00	161.85	82.22	80.86	3.33	8.75	93.51	ALL
1850	99.62	161.24	81.93	80.59	3.33	8.73	93.33	ALLbC44

2014年溧阳市恶性肿瘤发病和死亡主要指标

部位	男性							
	病例数	构成(%)	粗率(1/10^5)	中标率(1/10^5)	世标率(1/10^5)	累积率(%)		截缩率(1/10^5)
						0—64岁	0—74岁	35—64岁
发病								
口腔和咽喉(除外鼻咽)	8	0.60	1.99	1.34	1.17	0.09	0.12	2.88
鼻咽	14	1.05	3.49	2.16	2.08	0.14	0.24	4.80
食管	138	10.34	34.40	15.86	16.03	0.75	2.16	20.22
胃	299	22.41	74.53	35.42	35.23	1.84	4.35	51.36
结直肠肛门	152	11.39	37.89	19.12	18.64	1.02	2.21	30.18
肝脏	118	8.85	29.41	15.50	14.75	0.75	1.80	21.12
胆囊及胆道其他	21	1.57	5.23	2.61	2.60	0.08	0.39	2.57
胰腺	61	4.57	15.20	7.50	7.41	0.38	0.95	11.23
喉	4	0.30	1.00	0.49	0.55	0.07	0.07	1.79
气管,支气管,肺	276	20.69	68.79	32.91	32.97	1.87	3.99	51.30
其他的胸腔器官	7	0.52	1.74	2.02	1.90	0.12	0.12	1.20
骨	8	0.60	1.99	2.09	1.98	0.08	0.17	0.00
皮肤的黑色素瘤	7	0.52	1.74	0.97	0.96	0.07	0.11	2.31
乳房	3	0.22	0.75	1.11	0.76	0.06	0.06	1.51
子宫颈	—	—	—	—	—	—	—	—
子宫体及子宫部位不明	—	—	—	—	—	—	—	—
卵巢	—	—	—	—	—	—	—	—
前列腺	47	3.52	11.71	5.13	5.00	0.09	0.65	2.49
睾丸	1	0.07	0.25	0.30	0.25	0.02	0.02	0.00
肾及泌尿系统不明	17	1.27	4.24	2.28	2.26	0.17	0.30	4.72
膀胱	27	2.02	6.73	3.29	3.32	0.20	0.39	5.64
脑及中枢神经系统	32	2.40	7.98	5.67	5.60	0.37	0.54	9.72
甲状腺	9	0.67	2.24	1.23	1.09	0.08	0.08	2.99
淋巴瘤	29	2.17	7.23	3.96	4.00	0.30	0.57	8.88
白血病	20	1.50	4.99	2.93	2.65	0.14	0.34	2.85
不明及其他恶性肿瘤	36	2.70	8.97	4.63	4.42	0.23	0.55	7.14
所有部位合计	1334	100.00	332.51	168.53	165.62	8.91	20.19	246.90
所有部位除外C44	1326	99.40	330.51	167.58	164.66	8.89	20.02	246.40
死亡								
口腔和咽喉(除外鼻咽)	3	0.33	0.75	0.33	0.30	0.02	0.02	0.50
鼻咽	16	1.75	3.99	2.06	2.09	0.16	0.30	4.73
食管	131	14.36	32.65	14.59	14.56	0.66	1.68	17.69
胃	188	20.61	46.86	21.17	20.82	0.97	2.36	25.39
结直肠肛门	59	6.47	14.71	6.80	6.81	0.40	0.63	12.09
肝脏	104	11.40	25.92	13.63	13.32	0.68	1.53	18.85
胆囊及胆道其他	6	0.66	1.50	0.76	0.75	0.02	0.10	0.70
胰腺	51	5.59	12.71	6.28	6.14	0.37	0.73	10.63
喉	5	0.55	1.25	0.57	0.61	0.02	0.11	0.39
气管,支气管,肺	200	21.93	49.85	23.67	22.99	1.08	2.58	30.62
其他的胸腔器官	3	0.33	0.75	0.39	0.39	0.01	0.05	0.48
骨	8	0.88	1.99	1.97	1.90	0.08	0.21	0.36
皮肤的黑色素瘤	2	0.22	0.50	0.22	0.23	0.01	0.01	0.48
乳房	1	0.11	0.25	0.12	0.09	0.00	0.00	0.00
子宫颈	—	—	—	—	—	—	—	—
子宫体及子宫部位不明	—	—	—	—	—	—	—	—
卵巢	—	—	—	—	—	—	—	—
前列腺	19	2.08	4.74	1.63	1.71	0.02	0.11	0.39
睾丸	0	0.00	0.00	0.00	0.00	0.00	0.00	0.00
肾及泌尿系统不明	4	0.44	1.00	0.76	0.63	0.04	0.07	1.31
膀胱	14	1.54	3.49	1.33	1.41	0.08	0.10	1.97
脑及中枢神经系统	34	3.73	8.47	4.86	5.15	0.38	0.51	9.22
甲状腺	0	0.00	0.00	0.00	0.00	0.00	0.00	0.00
淋巴瘤	27	2.96	6.73	3.67	3.52	0.18	0.47	5.85
白血病	15	1.64	3.74	1.87	1.90	0.12	0.27	3.36
不明及其他恶性肿瘤	22	2.41	5.48	2.99	2.71	0.13	0.28	3.07
所有部位合计	912	100.00	227.32	109.67	108.01	5.41	12.12	148.08
所有部位除外C44	910	99.78	226.82	109.52	107.86	5.41	12.12	148.08

女性								
病例数	构成(%)	粗率($1/10^5$)	中标率($1/10^5$)	世标率($1/10^5$)	累积率(%) 0—64岁	0—74岁	截缩率($1/10^5$) 35—64岁	ICD-10
8	0.86	2.04	0.84	0.84	0.04	0.08	1.09	C00-C10;C12-C14
6	0.64	1.53	0.72	0.63	0.05	0.05	1.62	C11
37	3.97	9.42	3.73	3.62	0.06	0.49	1.90	C15
128	13.73	32.60	15.94	15.34	0.84	1.82	23.84	C16
104	11.16	26.49	12.78	12.70	0.78	1.33	21.91	C18-C21
55	5.90	14.01	6.73	6.52	0.39	0.74	10.25	C22
29	3.11	7.39	3.40	3.41	0.22	0.35	6.41	C23-C24
39	4.18	9.93	4.22	4.19	0.18	0.52	5.15	C25
0	0.00	0.00	0.00	0.00	0.00	0.00	0.00	C32
132	14.16	33.62	16.17	15.84	0.86	1.87	25.25	C33-C34
5	0.54	1.27	0.54	0.50	0.01	0.06	0.36	C37-C38
6	0.64	1.53	0.73	0.68	0.03	0.09	0.88	C40-C41
4	0.43	1.02	0.50	0.47	0.02	0.02	0.00	C43
115	12.34	29.29	18.70	17.14	1.38	1.83	44.17	C50
46	4.94	11.72	7.67	6.93	0.58	0.69	19.89	C53
19	2.04	4.84	3.64	2.98	0.24	0.31	6.46	C54-C55
24	2.58	6.11	3.93	3.71	0.32	0.42	9.24	C56
—	—	—	—	—	—	—	—	C61
—	—	—	—	—	—	—	—	C62
14	1.50	3.57	2.21	1.97	0.16	0.19	4.08	C64-C66;C68
6	0.64	1.53	0.74	0.75	0.04	0.12	0.98	C67
25	2.68	6.37	4.00	3.63	0.26	0.38	8.63	C70-C72;D32-D33;D42-D43
50	5.36	12.73	9.88	8.92	0.77	0.82	19.33	C73
21	2.25	5.35	3.22	3.26	0.20	0.40	3.89	C81-C85;C88;C90;C96
20	2.15	5.09	3.46	3.26	0.23	0.33	4.08	C91-C95;D45-D46;D47.1;D47.3
39	4.18	9.93	4.88	4.45	0.21	0.38	6.55	O&U
932	100.00	237.36	128.59	121.75	7.85	13.27	225.95	ALL
926	99.36	235.83	128.08	121.20	7.85	13.20	225.95	ALLbC44
3	0.64	0.76	0.34	0.34	0.02	0.05	0.43	C00-C10;C12-C14
2	0.43	0.51	0.20	0.20	0.02	0.02	0.43	C11
26	5.58	6.62	2.68	2.59	0.05	0.36	1.57	C15
63	13.52	16.04	7.55	7.19	0.38	0.74	10.63	C16
37	7.94	9.42	3.92	3.53	0.12	0.27	2.99	C18-C21
48	10.30	12.22	5.90	5.56	0.33	0.59	8.83	C22
10	2.15	2.55	1.35	1.23	0.06	0.12	2.05	C23-C24
38	8.15	9.68	4.10	3.92	0.13	0.42	4.11	C25
0	0.00	0.00	0.00	0.00	0.00	0.00	0.00	C32
98	21.03	24.96	10.78	10.65	0.56	1.11	15.85	C33-C34
2	0.43	0.51	0.22	0.20	0.01	0.01	0.36	C37-C38
8	1.72	2.04	0.94	0.88	0.02	0.13	0.54	C40-C41
0	0.00	0.00	0.00	0.00	0.00	0.00	0.00	C43
28	6.01	7.13	3.76	3.74	0.28	0.37	7.86	C50
15	3.22	3.82	1.80	1.75	0.11	0.18	3.59	C53
6	1.29	1.53	0.65	0.69	0.04	0.08	0.98	C54-C55
13	2.79	3.31	1.62	1.59	0.07	0.21	2.02	C56
—	—	—	—	—	—	—	—	C61
—	—	—	—	—	—	—	—	C62
4	0.86	1.02	0.46	0.45	0.03	0.03	1.00	C64-C66;C68
4	0.86	1.02	0.35	0.33	0.00	0.03	0.00	C67
17	3.65	4.33	3.01	2.62	0.20	0.26	6.27	C70-C72;D32-D33;D42-D43
0	0.00	0.00	0.00	0.00	0.00	0.00	0.00	C73
14	3.00	3.57	2.05	1.90	0.08	0.31	1.52	C81-C85;C88;C90;C96
15	3.22	3.82	2.61	2.47	0.19	0.27	3.62	C91-C95;D45-D46;D47.1;D47.3
15	3.22	3.82	2.02	1.90	0.12	0.17	3.39	O&U
466	100.00	118.68	56.33	53.73	2.81	5.71	78.04	ALL
466	100.00	118.68	56.33	53.73	2.81	5.71	78.04	ALLbC44

2014 年常州市金坛区恶性肿瘤发病和死亡主要指标

部位	男性							
	病例数	构成(%)	粗率($1/10^5$)	中标率($1/10^5$)	世标率($1/10^5$)	累积率(%) 0—64 岁	累积率(%) 0—74 岁	截缩率($1/10^5$) 35—64 岁
发病								
口腔和咽喉(除外鼻咽)	21	1.63	7.63	4.40	4.39	0.21	0.65	6.05
鼻咽	11	0.86	3.99	2.30	2.26	0.14	0.29	4.56
食管	221	17.19	80.25	44.41	45.82	2.05	6.32	56.18
胃	360	27.99	130.72	71.87	72.43	3.30	9.53	92.08
结直肠肛门	103	8.01	37.40	20.55	20.35	1.06	2.58	29.06
肝脏	106	8.24	38.49	21.83	21.88	1.19	2.79	33.85
胆囊及胆道其他	11	0.86	3.99	2.15	2.17	0.06	0.21	2.11
胰腺	32	2.49	11.62	6.22	6.70	0.35	0.74	9.83
喉	9	0.70	3.27	1.99	2.05	0.07	0.38	2.09
气管，支气管，肺	203	15.79	73.71	40.83	40.31	1.51	5.21	41.89
其他的胸腔器官	7	0.54	2.54	1.74	2.28	0.11	0.15	1.97
骨	8	0.62	2.90	2.22	2.13	0.09	0.23	1.24
皮肤的黑色素瘤	4	0.31	1.45	0.68	0.69	0.02	0.02	0.53
乳房	1	0.08	0.36	0.24	0.21	0.02	0.02	0.67
子宫颈	—	—	—	—	—	—	—	—
子宫体及子宫部位不明	—	—	—	—	—	—	—	—
卵巢	—	—	—	—	—	—	—	—
前列腺	39	3.03	14.16	7.17	6.98	0.14	0.49	3.53
睾丸	0	0.00	0.00	0.00	0.00	0.00	0.00	0.00
肾及泌尿系统不明	7	0.54	2.54	1.46	1.38	0.10	0.16	3.27
膀胱	22	1.71	7.99	3.89	3.75	0.18	0.38	4.76
脑及中枢神经系统	21	1.63	7.63	4.15	4.12	0.21	0.44	6.24
甲状腺	5	0.39	1.82	1.19	1.05	0.09	0.09	3.01
淋巴瘤	18	1.40	6.54	3.77	3.75	0.26	0.30	8.35
白血病	25	1.94	9.08	7.29	5.94	0.32	0.62	6.81
不明及其他恶性肿瘤	52	4.04	18.88	10.78	10.49	0.53	1.19	14.60
所有部位合计	1286	100.00	466.95	261.13	261.13	12.02	32.78	332.69
所有部位除外 C44	1275	99.14	462.96	258.67	258.84	11.89	32.54	330.21
死亡								
口腔和咽喉(除外鼻咽)	16	1.75	5.81	3.01	3.17	0.15	0.34	3.95
鼻咽	8	0.88	2.90	1.75	1.71	0.17	0.17	5.13
食管	160	17.51	58.10	31.25	32.46	1.29	4.22	35.00
胃	220	24.07	79.88	42.57	42.05	1.16	4.93	32.40
结直肠肛门	65	7.11	23.60	12.85	12.96	0.59	1.44	15.69
肝脏	99	10.83	35.95	20.71	20.84	1.22	2.36	33.76
胆囊及胆道其他	13	1.42	4.72	2.75	2.73	0.09	0.33	2.81
胰腺	27	2.95	9.80	5.76	5.81	0.19	0.77	6.07
喉	9	0.98	3.27	1.81	1.78	0.08	0.30	1.95
气管，支气管，肺	193	21.12	70.08	37.83	38.17	1.51	4.45	41.05
其他的胸腔器官	3	0.33	1.09	0.57	0.52	0.04	0.04	1.21
骨	5	0.55	1.82	1.06	0.94	0.02	0.13	0.68
皮肤的黑色素瘤	1	0.11	0.36	0.18	0.22	0.03	0.03	0.71
乳房	1	0.11	0.36	0.23	0.22	0.00	0.06	0.00
子宫颈	—	—	—	—	—	—	—	—
子宫体及子宫部位不明	—	—	—	—	—	—	—	—
卵巢	—	—	—	—	—	—	—	—
前列腺	14	1.53	5.08	2.60	2.91	0.08	0.21	2.17
睾丸	0	0.00	0.00	0.00	0.00	0.00	0.00	0.00
肾及泌尿系统不明	6	0.66	2.18	1.35	1.16	0.06	0.10	2.09
膀胱	9	0.98	3.27	1.77	1.86	0.04	0.29	1.07
脑及中枢神经系统	21	2.30	7.63	4.25	4.18	0.20	0.45	6.00
甲状腺	2	0.22	0.73	0.38	0.39	0.02	0.08	0.53
淋巴瘤	15	1.64	5.45	3.12	3.10	0.12	0.40	3.46
白血病	11	1.20	3.99	2.62	2.22	0.08	0.22	1.24
不明及其他恶性肿瘤	16	1.75	5.81	3.21	3.30	0.18	0.41	5.12
所有部位合计	914	100.00	331.88	181.62	182.69	7.31	21.73	202.07
所有部位除外 C44	912	99.78	331.15	181.24	182.23	7.31	21.67	202.07

女性								ICD-10
病例数	构成(%)	粗率(1/10⁵)	中标率(1/10⁵)	世标率(1/10⁵)	累积率(%)		截缩率(1/10⁵)	
					0—64岁	0—74岁	35—64岁	
17	1.95	6.12	3.39	3.39	0.25	0.34	7.55	C00-C10;C12-C14
5	0.57	1.80	1.14	1.18	0.05	0.19	1.42	C11
78	8.96	28.06	15.50	15.51	0.40	2.08	11.58	C15
125	14.35	44.97	25.66	25.68	1.01	3.53	28.04	C16
69	7.92	24.82	14.50	13.98	0.82	1.58	22.07	C18-C21
43	4.94	15.47	7.95	7.91	0.34	0.87	9.37	C22
10	1.15	3.60	1.91	1.98	0.08	0.23	2.20	C23-C24
23	2.64	8.27	4.17	4.05	0.05	0.43	1.20	C25
0	0.00	0.00	0.00	0.00	0.00	0.00	0.00	C32
75	8.61	26.98	14.69	14.45	0.70	1.65	20.28	C33-C34
1	0.11	0.36	0.17	0.19	0.02	0.02	0.60	C37-C38
5	0.57	1.80	1.48	1.20	0.09	0.13	1.89	C40-C41
6	0.69	2.16	1.11	1.01	0.00	0.09	0.00	C43
124	14.24	44.61	29.23	27.79	2.18	3.05	66.33	C50
101	11.60	36.33	23.21	21.31	1.70	2.09	53.67	C53
15	1.72	5.40	3.14	3.26	0.27	0.40	8.04	C54-C55
24	2.76	8.63	6.01	5.97	0.48	0.67	12.68	C56
—	—	—	—	—	—	—	—	C61
—	—	—	—	—	—	—	—	C62
4	0.46	1.44	0.80	0.79	0.03	0.14	0.78	C64-C66;C68
10	1.15	3.60	1.85	1.82	0.08	0.24	2.16	C67
18	2.07	6.48	3.72	3.70	0.26	0.41	8.08	C70-C72;D32-D33;D42-D43
49	5.63	17.63	13.76	12.34	0.96	1.13	24.87	C73
15	1.72	5.40	3.73	3.41	0.22	0.42	5.77	C81-C85;C88;C90;C96
14	1.61	5.04	3.23	3.18	0.18	0.32	4.47	C91-C95;D45-D46;D47.1;D47.3
40	4.59	14.39	7.98	8.20	0.49	1.00	13.85	O&U
871	100.00	313.34	188.34	182.32	10.66	21.00	306.91	ALL
864	99.20	310.82	187.15	180.96	10.60	20.84	305.36	ALLbC44
6	1.22	2.16	1.22	1.24	0.05	0.15	1.67	C00-C10;C12-C14
2	0.41	0.72	0.40	0.39	0.04	0.04	1.25	C11
58	11.81	20.87	10.73	10.63	0.22	1.32	5.93	C15
95	19.35	34.18	17.54	17.27	0.50	1.88	14.48	C16
30	6.11	10.79	5.64	5.58	0.24	0.62	6.63	C18-C21
47	9.57	16.91	8.93	9.08	0.41	1.09	11.00	C22
16	3.26	5.76	3.08	3.14	0.15	0.33	4.24	C23-C24
30	6.11	10.79	5.47	5.53	0.11	0.64	3.46	C25
0	0.00	0.00	0.00	0.00	0.00	0.00	0.00	C32
68	13.85	24.46	12.74	12.64	0.65	1.43	18.90	C33-C34
1	0.20	0.36	0.17	0.19	0.02	0.02	0.60	C37-C38
6	1.22	2.16	1.15	1.04	0.04	0.08	1.25	C40-C41
2	0.41	0.72	0.38	0.30	0.00	0.00	0.00	C43
29	5.91	10.43	5.92	5.96	0.32	0.71	10.23	C50
16	3.26	5.76	3.54	3.47	0.19	0.46	6.02	C53
6	1.22	2.16	1.23	1.18	0.07	0.11	2.02	C54-C55
8	1.63	2.88	1.51	1.54	0.12	0.16	3.35	C56
—	—	—	—	—	—	—	—	C61
—	—	—	—	—	—	—	—	C62
3	0.61	1.08	0.55	0.47	0.00	0.06	0.00	C64-C66;C68
1	0.20	0.36	0.13	0.10	0.00	0.00	0.00	C67
15	3.05	5.40	2.98	3.04	0.17	0.38	5.06	C70-C72;D32-D33;D42-D43
2	0.41	0.72	0.33	0.40	0.00	0.04	0.00	C73
10	2.04	3.60	2.16	2.17	0.13	0.29	3.76	C81-C85;C88;C90;C96
15	3.05	5.40	4.54	4.28	0.19	0.50	3.86	C91-C95;D45-D46;D47.1;D47.3
25	5.09	8.99	4.26	4.18	0.12	0.32	3.41	O&U
491	100.00	176.63	94.60	93.82	3.75	10.64	107.10	ALL
486	98.98	174.83	93.70	93.07	3.73	10.61	106.27	ALLbC44

2014年苏州市区恶性肿瘤发病和死亡主要指标

部位	男性							
	病例数	构成（%）	粗率（1/10⁵）	中标率（1/10⁵）	世标率（1/10⁵）	累积率(%)		截缩率(1/10⁵)
						0—64岁	0—74岁	35—64岁
发病								
口腔和咽喉(除外鼻咽)	62	0.93	3.75	2.25	2.18	0.16	0.25	4.64
鼻咽	69	1.03	4.17	2.48	2.45	0.17	0.29	4.88
食管	379	5.66	22.92	11.01	11.14	0.51	1.39	13.76
胃	1211	18.07	73.25	36.72	36.37	1.66	4.40	46.47
结直肠肛门	771	11.50	46.63	24.20	23.94	1.29	2.88	35.73
肝脏	558	8.33	33.75	18.20	17.66	1.04	1.85	30.74
胆囊及胆道其他	108	1.61	6.53	3.25	3.15	0.12	0.36	3.39
胰腺	280	4.18	16.94	8.49	8.34	0.36	1.00	10.16
喉	55	0.82	3.33	1.71	1.71	0.09	0.23	2.51
气管,支气管,肺	1610	24.02	97.38	48.29	48.06	2.04	5.98	56.44
其他的胸腔器官	28	0.42	1.69	1.24	1.19	0.08	0.12	1.50
骨	43	0.64	2.60	1.49	1.42	0.09	0.14	2.57
皮肤的黑色素瘤	12	0.18	0.73	0.32	0.33	0.03	0.03	0.82
乳房	13	0.19	0.79	0.40	0.41	0.02	0.05	0.66
子宫颈	—	—	—	—	—	—	—	—
子宫体及子宫部位不明	—	—	—	—	—	—	—	—
卵巢	—	—	—	—	—	—	—	—
前列腺	337	5.03	20.38	9.42	9.27	0.20	1.02	5.40
睾丸	9	0.13	0.54	0.59	0.54	0.04	0.04	0.71
肾及泌尿系统不明	128	1.91	7.74	4.35	4.17	0.24	0.44	6.73
膀胱	200	2.98	12.10	6.05	5.85	0.27	0.64	7.29
脑及中枢神经系统	135	2.01	8.17	4.90	4.64	0.31	0.54	8.82
甲状腺	90	1.34	5.44	4.98	4.04	0.33	0.37	7.41
淋巴瘤	178	2.66	10.77	6.08	5.94	0.33	0.67	8.75
白血病	179	2.67	10.83	10.91	13.64	0.68	0.84	5.25
不明及其他恶性肿瘤	247	3.69	14.94	7.86	7.70	0.39	0.88	10.48
所有部位合计	6702	100.00	405.36	215.20	214.17	10.46	24.41	275.10
所有部位除外C44	6646	99.16	401.97	213.43	212.45	10.37	24.24	272.45
死亡								
口腔和咽喉(除外鼻咽)	24	0.53	1.45	0.70	0.74	0.05	0.07	1.46
鼻咽	60	1.32	3.63	2.10	1.97	0.13	0.21	3.41
食管	365	8.05	22.08	10.33	10.67	0.43	1.24	11.30
胃	877	19.33	53.04	25.56	25.21	0.89	2.83	24.56
结直肠肛门	333	7.34	20.14	10.05	9.86	0.35	1.07	10.30
肝脏	495	10.91	29.94	15.87	15.46	0.87	1.62	25.24
胆囊及胆道其他	64	1.41	3.87	1.82	1.76	0.07	0.17	1.84
胰腺	257	5.67	15.54	7.64	7.53	0.29	0.92	7.92
喉	13	0.29	0.79	0.39	0.41	0.02	0.05	0.44
气管,支气管,肺	1347	29.70	81.47	39.23	38.91	1.54	4.33	41.96
其他的胸腔器官	11	0.24	0.67	0.40	0.37	0.02	0.03	0.37
骨	28	0.62	1.69	0.83	0.82	0.04	0.07	1.19
皮肤的黑色素瘤	3	0.07	0.18	0.08	0.09	0.00	0.01	0.00
乳房	1	0.02	0.06	0.03	0.03	0.00	0.00	0.10
子宫颈	—	—	—	—	—	—	—	—
子宫体及子宫部位不明	—	—	—	—	—	—	—	—
卵巢	—	—	—	—	—	—	—	—
前列腺	115	2.54	6.96	2.90	3.08	0.04	0.18	1.09
睾丸	2	0.04	0.12	0.07	0.07	0.00	0.02	0.00
肾及泌尿系统不明	32	0.71	1.94	0.92	1.00	0.03	0.10	0.90
膀胱	70	1.54	4.23	1.86	1.92	0.06	0.13	1.74
脑及中枢神经系统	94	2.07	5.69	2.93	2.92	0.15	0.33	4.55
甲状腺	4	0.09	0.24	0.15	0.14	0.01	0.01	0.20
淋巴瘤	101	2.23	6.11	2.99	2.93	0.11	0.30	2.93
白血病	100	2.20	6.05	3.58	3.39	0.15	0.31	4.06
不明及其他恶性肿瘤	140	3.09	8.47	4.14	4.21	0.17	0.42	4.69
所有部位合计	4536	100.00	274.35	134.57	133.47	5.41	14.44	150.25
所有部位除外C44	4526	99.78	273.75	134.31	133.18	5.40	14.42	149.94

女性								
病例数	构成(%)	粗率(1/10⁵)	中标率(1/10⁵)	世标率(1/10⁵)	累积率(%)		截缩率(1/10⁵)	ICD-10
					0—64岁	0—74岁	35—64岁	
41	0.84	2.41	1.40	1.32	0.08	0.15	2.58	C00-C10;C12-C14
35	0.71	2.06	1.35	1.30	0.10	0.13	2.46	C11
135	2.75	7.95	3.21	3.16	0.08	0.34	2.04	C15
486	9.92	28.61	15.00	14.27	0.72	1.61	20.44	C16
582	11.88	34.26	16.72	16.20	0.87	1.80	24.91	C18-C21
246	5.02	14.48	6.74	6.62	0.25	0.74	7.10	C22
154	3.14	9.07	4.18	4.07	0.14	0.51	4.17	C23-C24
213	4.35	12.54	5.53	5.45	0.23	0.58	6.41	C25
3	0.06	0.18	0.09	0.09	0.00	0.01	0.13	C32
708	14.45	41.68	20.84	20.53	1.01	2.54	28.97	C33-C34
25	0.51	1.47	0.85	0.80	0.06	0.09	1.18	C37-C38
30	0.61	1.77	0.95	0.94	0.05	0.11	1.24	C40-C41
11	0.22	0.65	0.35	0.37	0.03	0.03	0.65	C43
708	14.45	41.68	26.72	25.29	2.06	2.77	62.74	C50
215	4.39	12.66	9.17	8.19	0.70	0.80	21.99	C53
151	3.08	8.89	5.54	5.23	0.40	0.61	12.10	C54-C55
127	2.59	7.48	5.12	4.96	0.38	0.50	10.27	C56
—	—	—	—	—	—	—	—	C61
—	—	—	—	—	—	—	—	C62
78	1.59	4.59	2.43	2.32	0.12	0.26	3.61	C64-C66;C68
48	0.98	2.83	1.32	1.32	0.08	0.15	2.27	C67
162	3.31	9.54	6.08	5.89	0.41	0.60	11.11	C70-C72;D32-D33;D42-D43
292	5.96	17.19	14.16	12.34	0.99	1.15	25.04	C73
104	2.12	6.12	3.93	3.82	0.21	0.41	4.74	C81-C85;C88;C90;C96
103	2.10	6.06	5.55	6.63	0.35	0.48	3.52	C91-C95;D45-D46;D47.1;D47.3
244	4.98	14.36	8.00	7.86	0.47	0.81	12.27	O&U
4901	100.00	288.53	165.24	158.97	9.80	17.19	271.96	ALL
4839	98.73	284.88	163.45	157.27	9.72	17.02	269.41	ALLbC44
12	0.47	0.71	0.27	0.28	0.01	0.03	0.21	C00-C10;C12-C14
17	0.67	1.00	0.50	0.49	0.03	0.06	0.67	C11
127	5.00	7.48	2.74	2.71	0.04	0.26	1.15	C15
363	14.28	21.37	9.99	9.67	0.39	1.09	11.20	C16
271	10.66	15.95	7.04	6.94	0.29	0.70	8.53	C18-C21
234	9.21	13.78	6.15	6.01	0.23	0.64	6.60	C22
122	4.80	7.18	3.02	2.99	0.11	0.35	3.11	C23-C24
178	7.00	10.48	4.59	4.51	0.19	0.48	5.38	C25
0	0.00	0.00	0.00	0.00	0.00	0.00	0.00	C32
490	19.28	28.85	13.19	12.94	0.56	1.46	15.64	C33-C34
16	0.63	0.94	0.47	0.46	0.03	0.04	0.81	C37-C38
23	0.90	1.35	0.64	0.61	0.02	0.07	0.52	C40-C41
9	0.35	0.53	0.24	0.27	0.02	0.03	0.65	C43
160	6.29	9.42	5.01	4.89	0.35	0.53	10.20	C50
64	2.52	3.77	2.32	2.18	0.16	0.22	5.21	C53
39	1.53	2.30	1.19	1.16	0.06	0.15	1.80	C54-C55
58	2.28	3.41	2.11	2.03	0.14	0.22	3.85	C56
—	—	—	—	—	—	—	—	C61
—	—	—	—	—	—	—	—	C62
22	0.87	1.30	0.58	0.54	0.02	0.03	0.42	C64-C66;C68
18	0.71	1.06	0.37	0.40	0.01	0.03	0.34	C67
80	3.15	4.71	2.70	2.82	0.13	0.26	2.89	C70-C72;D32-D33;D42-D43
7	0.28	0.41	0.22	0.22	0.00	0.03	0.14	C73
48	1.89	2.83	1.27	1.25	0.05	0.14	1.47	C81-C85;C88;C90;C96
77	3.03	4.53	2.61	2.55	0.15	0.25	3.32	C91-C95;D45-D46;D47.1;D47.3
107	4.21	6.30	2.87	2.83	0.12	0.31	3.23	O&U
2542	100.00	149.65	70.10	68.74	3.09	7.37	87.34	ALL
2536	99.76	149.30	69.99	68.62	3.09	7.36	87.34	ALLbC44

2014年南通市区恶性肿瘤发病和死亡主要指标

部位	男性							
	病例数	构成(%)	粗率($1/10^5$)	中标率($1/10^5$)	世标率($1/10^5$)	累积率(%)		截缩率($1/10^5$)
						0—64岁	0—74岁	35—64岁
发病								
口腔和咽喉(除外鼻咽)	43	1.20	4.86	2.24	2.23	0.10	0.29	2.95
鼻咽	23	0.64	2.60	1.33	1.39	0.13	0.16	3.70
食管	338	9.44	38.21	18.48	18.82	1.11	2.45	30.76
胃	459	12.82	51.89	24.16	24.37	1.29	3.04	36.37
结直肠肛门	425	11.87	48.04	23.79	23.57	1.37	2.95	37.23
肝脏	481	13.44	54.37	31.32	30.84	2.39	3.65	71.76
胆囊及胆道其他	37	1.03	4.18	2.04	2.02	0.12	0.25	3.33
胰腺	120	3.35	13.56	6.47	6.24	0.29	0.77	8.64
喉	18	0.50	2.03	0.99	1.04	0.09	0.13	2.50
气管,支气管,肺	763	21.31	86.25	40.25	40.50	2.00	5.15	55.41
其他的胸腔器官	13	0.36	1.47	0.99	0.94	0.07	0.08	1.58
骨	27	0.75	3.05	2.17	2.54	0.12	0.19	1.62
皮肤的黑色素瘤	6	0.17	0.68	0.44	0.47	0.03	0.04	0.67
乳房	5	0.14	0.57	0.34	0.29	0.02	0.02	0.71
子宫颈	—	—	—	—	—	—	—	—
子宫体及子宫部位不明	—	—	—	—	—	—	—	—
卵巢	—	—	—	—	—	—	—	—
前列腺	196	5.47	22.16	9.04	8.77	0.17	0.94	4.08
睾丸	6	0.17	0.68	0.67	0.49	0.04	0.04	1.12
肾及泌尿系统不明	56	1.56	6.33	3.29	3.36	0.18	0.35	4.71
膀胱	143	3.99	16.16	7.66	7.31	0.31	0.84	7.98
脑及中枢神经系统	79	2.21	8.93	5.76	5.87	0.41	0.57	10.73
甲状腺	42	1.17	4.75	4.18	3.53	0.28	0.31	6.18
淋巴瘤	71	1.98	8.03	4.80	4.51	0.24	0.51	5.82
白血病	77	2.15	8.70	5.80	5.73	0.34	0.52	6.93
不明及其他恶性肿瘤	152	4.25	17.18	8.24	8.22	0.36	0.95	10.24
所有部位合计	3580	100.00	404.69	204.44	203.03	11.49	24.21	314.98
所有部位除外C44	3547	99.08	400.96	202.88	201.52	11.45	24.05	313.58
死亡								
口腔和咽喉(除外鼻咽)	19	0.75	2.15	0.97	1.00	0.06	0.11	1.70
鼻咽	13	0.51	1.47	0.80	0.70	0.05	0.06	1.09
食管	265	10.47	29.96	13.78	13.99	0.67	1.76	18.73
胃	385	15.22	43.52	19.01	18.76	0.68	2.30	18.27
结直肠肛门	158	6.25	17.86	7.61	7.38	0.33	0.72	9.08
肝脏	487	19.25	55.05	31.13	30.43	2.28	3.45	67.89
胆囊及胆道其他	28	1.11	3.17	1.59	1.58	0.07	0.20	2.17
胰腺	118	4.66	13.34	6.11	6.05	0.26	0.74	7.35
喉	9	0.36	1.02	0.44	0.43	0.02	0.04	0.59
气管,支气管,肺	656	25.93	74.15	32.16	32.28	1.27	3.99	34.48
其他的胸腔器官	4	0.16	0.45	0.22	0.22	0.01	0.03	0.20
骨	31	1.23	3.50	1.73	1.67	0.08	0.15	2.24
皮肤的黑色素瘤	4	0.16	0.45	0.26	0.25	0.01	0.03	0.51
乳房	0	0.00	0.00	0.00	0.00	0.00	0.00	0.00
子宫颈	—	—	—	—	—	—	—	—
子宫体及子宫部位不明	—	—	—	—	—	—	—	—
卵巢	—	—	—	—	—	—	—	—
前列腺	56	2.21	6.33	2.07	2.02	0.02	0.12	0.40
睾丸	3	0.12	0.34	0.12	0.13	0.00	0.01	0.00
肾及泌尿系统不明	13	0.51	1.47	0.69	0.69	0.04	0.07	1.35
膀胱	49	1.94	5.54	1.93	1.88	0.05	0.10	1.19
脑及中枢神经系统	50	1.98	5.65	3.30	3.42	0.18	0.34	4.25
甲状腺	4	0.16	0.45	0.23	0.21	0.01	0.03	0.25
淋巴瘤	53	2.09	5.99	3.17	3.39	0.13	0.38	2.86
白血病	58	2.29	6.56	3.49	3.54	0.20	0.36	4.64
不明及其他恶性肿瘤	67	2.65	7.57	3.55	3.69	0.16	0.35	3.90
所有部位合计	2530	100.00	285.99	134.34	133.71	6.57	15.33	183.11
所有部位除外C44	2520	99.60	284.86	133.99	133.31	6.57	15.31	183.11

女性								
病例数	构成(%)	粗率(1/10^5)	中标率(1/10^5)	世标率(1/10^5)	累积率(%) 0—64岁	累积率(%) 0—74岁	截缩率(1/10^5) 35—64岁	ICD-10
25	0.82	2.71	1.72	1.57	0.12	0.16	3.11	C00-C10;C12-C14
7	0.23	0.76	0.48	0.49	0.05	0.06	1.42	C11
143	4.67	15.49	6.41	6.44	0.19	0.79	5.23	C15
229	7.48	24.81	11.66	11.31	0.50	1.32	14.68	C16
293	9.57	31.74	15.85	15.67	0.91	1.87	25.71	C18-C21
289	9.44	31.31	15.86	15.72	1.04	1.76	29.68	C22
39	1.27	4.22	1.83	1.90	0.09	0.23	2.50	C23-C24
135	4.41	14.62	6.14	6.25	0.27	0.72	7.20	C25
2	0.07	0.22	0.11	0.11	0.01	0.01	0.24	C32
428	13.98	46.36	21.03	21.20	1.09	2.48	30.67	C33-C34
10	0.33	1.08	0.72	0.67	0.06	0.07	1.16	C37-C38
12	0.39	1.30	0.82	0.76	0.04	0.06	0.71	C40-C41
8	0.26	0.87	0.46	0.45	0.03	0.05	0.86	C43
513	16.76	55.57	35.45	32.89	2.52	3.57	77.54	C50
188	6.14	20.37	13.98	12.76	1.10	1.29	34.77	C53
86	2.81	9.32	5.81	5.41	0.45	0.59	13.28	C54-C55
100	3.27	10.83	6.79	6.60	0.51	0.74	14.49	C56
—	—	—	—	—	—	—	—	C61
—	—	—	—	—	—	—	—	C62
35	1.14	3.79	2.10	1.94	0.09	0.23	2.67	C64-C66;C68
39	1.27	4.22	1.90	1.95	0.09	0.24	2.69	C67
101	3.30	10.94	6.75	6.62	0.43	0.71	11.59	C70-C72;D32-D33;D42-D43
118	3.85	12.78	10.60	9.36	0.75	0.87	19.70	C73
65	2.12	7.04	3.47	3.50	0.18	0.44	4.67	C81-C85;C88;C90;C96
52	1.70	5.63	3.37	3.40	0.22	0.33	5.61	C91-C95;D45-D46;D47.1;D47.3
144	4.70	15.60	8.34	8.23	0.48	0.89	12.60	O&U
3061	100.00	331.58	181.65	175.21	11.22	19.47	322.77	ALL
3024	98.79	327.58	180.02	173.52	11.16	19.30	321.30	ALLbC44
8	0.42	0.87	0.36	0.32	0.02	0.03	0.45	C00-C10;C12-C14
6	0.32	0.65	0.33	0.33	0.02	0.05	0.64	C11
134	7.10	14.52	5.44	5.46	0.12	0.64	3.11	C15
216	11.45	23.40	9.78	9.61	0.34	1.09	10.39	C16
168	8.91	18.20	7.23	7.08	0.23	0.75	6.87	C18-C21
278	14.74	30.11	14.99	14.65	0.95	1.58	27.80	C22
37	1.96	4.01	1.69	1.62	0.06	0.16	1.78	C23-C24
127	6.73	13.76	5.68	5.79	0.24	0.65	6.42	C25
3	0.16	0.32	0.15	0.14	0.01	0.01	0.24	C32
406	21.53	43.98	18.07	17.87	0.62	1.91	17.13	C33-C34
3	0.16	0.32	0.17	0.18	0.00	0.03	0.00	C37-C38
26	1.38	2.82	1.62	1.57	0.07	0.14	1.20	C40-C41
8	0.42	0.87	0.31	0.34	0.01	0.04	0.37	C43
85	4.51	9.21	5.16	4.93	0.32	0.53	9.65	C50
45	2.39	4.87	2.48	2.27	0.11	0.24	3.49	C53
32	1.70	3.47	1.37	1.37	0.05	0.13	1.43	C54-C55
36	1.91	3.90	2.21	2.19	0.18	0.25	5.65	C56
—	—	—	—	—	—	—	—	C61
—	—	—	—	—	—	—	—	C62
14	0.74	1.52	0.63	0.61	0.03	0.07	0.86	C64-C66;C68
26	1.38	2.82	1.24	1.14	0.04	0.11	0.92	C67
56	2.97	6.07	2.83	2.79	0.17	0.26	5.39	C70-C72;D32-D33;D42-D43
8	0.42	0.87	0.44	0.42	0.02	0.03	0.19	C73
48	2.55	5.20	2.38	2.36	0.15	0.26	4.00	C81-C85;C88;C90;C96
61	3.23	6.61	3.59	3.82	0.20	0.33	3.93	C91-C95;D45-D46;D47.1;D47.3
55	2.92	5.96	3.08	3.09	0.13	0.29	2.81	O&U
1886	100.00	204.30	91.25	89.98	4.09	9.56	114.73	ALL
1879	99.63	203.54	91.05	89.73	4.09	9.55	114.73	ALLbC44

2014 年海安县恶性肿瘤发病和死亡主要指标

部位	男性							
	病例数	构成(%)	粗率($1/10^5$)	中标率($1/10^5$)	世标率($1/10^5$)	累积率(%) 0—64 岁	累积率(%) 0—74 岁	截缩率($1/10^5$) 35—64 岁
发病								
口腔和咽喉(除外鼻咽)	22	1.04	4.71	2.60	2.30	0.16	0.27	4.08
鼻咽	17	0.80	3.64	1.63	1.70	0.16	0.21	4.34
食管	513	24.14	109.90	43.11	43.84	1.85	5.64	49.28
胃	320	15.06	68.56	27.07	26.88	1.15	3.24	30.41
结直肠肛门	159	7.48	34.06	14.47	14.42	0.80	1.76	22.13
肝脏	210	9.88	44.99	23.41	22.49	1.51	2.41	45.92
胆囊及胆道其他	43	2.02	9.21	4.01	4.01	0.24	0.49	7.01
胰腺	72	3.39	15.42	5.83	5.80	0.25	0.58	6.79
喉	9	0.42	1.93	0.84	0.79	0.02	0.12	0.74
气管,支气管,肺	380	17.88	81.41	33.34	33.33	1.63	4.07	45.08
其他的胸腔器官	5	0.24	1.07	0.44	0.43	0.01	0.07	0.32
骨	9	0.42	1.93	0.69	0.75	0.03	0.09	0.66
皮肤的黑色素瘤	2	0.09	0.43	0.18	0.19	0.01	0.03	0.34
乳房	4	0.19	0.86	0.35	0.36	0.03	0.04	0.66
子宫颈	—	—	—	—	—	—	—	—
子宫体及子宫部位不明	—	—	—	—	—	—	—	—
卵巢	—	—	—	—	—	—	—	—
前列腺	72	3.39	15.42	6.00	5.54	0.09	0.61	1.71
睾丸	2	0.09	0.43	0.18	0.17	0.00	0.04	0.00
肾及泌尿系统不明	23	1.08	4.93	2.23	2.25	0.11	0.32	3.47
膀胱	68	3.20	14.57	5.58	5.64	0.23	0.61	6.24
脑及中枢神经系统	28	1.32	6.00	3.57	3.77	0.19	0.35	4.03
甲状腺	5	0.24	1.07	0.91	0.80	0.06	0.06	1.38
淋巴瘤	41	1.93	8.78	4.04	3.72	0.16	0.46	4.82
白血病	33	1.55	7.07	4.90	4.74	0.23	0.44	3.80
不明及其他恶性肿瘤	88	4.14	18.85	8.80	8.57	0.46	1.00	10.63
所有部位合计	2125	100.00	455.25	194.20	192.50	9.37	22.92	253.82
所有部位除外 C44	2105	99.06	450.96	192.34	190.50	9.26	22.68	251.52
死亡								
口腔和咽喉(除外鼻咽)	9	0.62	1.93	0.73	0.71	0.04	0.10	0.95
鼻咽	8	0.55	1.71	0.72	0.71	0.03	0.09	1.00
食管	374	25.56	80.12	30.26	30.30	0.94	3.45	25.63
胃	229	15.65	49.06	18.60	18.02	0.64	1.79	18.08
结直肠肛门	77	5.26	16.50	6.94	6.79	0.28	0.89	8.40
肝脏	202	13.81	43.28	23.04	21.40	1.53	2.42	46.79
胆囊及胆道其他	21	1.44	4.50	1.85	1.81	0.06	0.24	1.92
胰腺	45	3.08	9.64	3.72	3.63	0.17	0.37	4.72
喉	8	0.55	1.71	0.69	0.65	0.01	0.12	0.32
气管,支气管,肺	327	22.35	70.05	27.96	27.85	1.09	3.48	30.88
其他的胸腔器官	2	0.14	0.43	0.18	0.19	0.00	0.04	0.00
骨	7	0.48	1.50	0.74	0.73	0.04	0.09	1.26
皮肤的黑色素瘤	2	0.14	0.43	0.27	0.25	0.01	0.04	0.53
乳房	1	0.07	0.21	0.09	0.11	0.01	0.01	0.34
子宫颈	—	—	—	—	—	—	—	—
子宫体及子宫部位不明	—	—	—	—	—	—	—	—
卵巢	—	—	—	—	—	—	—	—
前列腺	30	2.05	6.43	1.94	2.11	0.03	0.09	0.66
睾丸	2	0.14	0.43	0.14	0.19	0.01	0.01	0.34
肾及泌尿系统不明	5	0.34	1.07	0.32	0.37	0.01	0.01	0.34
膀胱	23	1.57	4.93	1.88	1.95	0.10	0.17	2.80
脑及中枢神经系统	22	1.50	4.71	3.04	3.43	0.15	0.28	1.65
甲状腺	0	0.00	0.00	0.00	0.00	0.00	0.00	0.00
淋巴瘤	26	1.78	5.57	2.26	2.42	0.12	0.33	3.20
白血病	16	1.09	3.43	2.00	1.72	0.05	0.22	0.40
不明及其他恶性肿瘤	27	1.85	5.78	2.37	2.34	0.10	0.19	3.34
所有部位合计	1463	100.00	313.43	129.73	127.66	5.43	14.46	153.53
所有部位除外 C44	1457	99.59	312.14	129.20	127.15	5.42	14.43	153.00

女性								ICD-10
病例数	构成(%)	粗率($1/10^5$)	中标率($1/10^5$)	世标率($1/10^5$)	累积率(%) 0—64 岁	0—74 岁	截缩率($1/10^5$) 35—64 岁	
16	1.02	3.36	1.31	1.31	0.06	0.17	1.88	C00-C10;C12-C14
2	0.13	0.42	0.22	0.21	0.01	0.03	0.39	C11
274	17.44	57.61	20.75	20.67	0.59	2.63	15.93	C15
137	8.72	28.80	11.43	11.07	0.46	1.28	13.70	C16
136	8.66	28.59	12.87	12.50	0.69	1.56	19.09	C18-C21
94	5.98	19.76	8.58	8.62	0.52	0.94	14.22	C22
28	1.78	5.89	2.24	2.19	0.09	0.25	2.55	C23-C24
52	3.31	10.93	5.10	4.91	0.25	0.46	6.13	C25
1	0.06	0.21	0.09	0.09	0.00	0.02	0.00	C32
212	13.49	44.57	18.52	18.16	0.96	2.19	27.09	C33-C34
0	0.00	0.00	0.00	0.00	0.00	0.00	0.00	C37-C38
8	0.51	1.68	1.61	1.85	0.08	0.13	0.67	C40-C41
3	0.19	0.63	0.21	0.26	0.03	0.03	0.70	C43
209	13.30	43.94	26.84	24.32	2.03	2.51	59.06	C50
131	8.34	27.54	15.67	14.48	1.06	1.62	32.65	C53
35	2.23	7.36	3.94	3.77	0.31	0.41	9.79	C54-C55
31	1.97	6.52	3.55	3.60	0.27	0.43	7.86	C56
—	—	—	—	—	—	—	—	C61
—	—	—	—	—	—	—	—	C62
13	0.83	2.73	1.11	1.13	0.05	0.18	1.40	C64-C66;C68
18	1.15	3.78	1.55	1.58	0.13	0.17	3.63	C67
34	2.16	7.15	3.63	4.13	0.24	0.43	4.74	C70-C72;D32-D33;D42-D43
14	0.89	2.94	2.19	2.03	0.16	0.22	3.18	C73
40	2.55	8.41	4.16	4.03	0.22	0.47	5.60	C81-C85;C88;C90;C96
27	1.72	5.68	2.66	2.44	0.12	0.25	2.73	C91-C95;D45-D46;D47.1;D47.3
56	3.56	11.77	5.23	5.10	0.30	0.58	9.73	O&U
1571	100.00	330.30	153.48	148.46	8.63	16.96	242.73	ALL
1554	98.92	326.72	152.04	146.99	8.55	16.79	240.26	ALLbC44
12	1.38	2.52	0.81	0.81	0.01	0.09	0.33	C00-C10;C12-C14
2	0.23	0.42	0.22	0.22	0.02	0.02	0.72	C11
171	19.70	35.95	11.64	11.48	0.23	1.27	5.81	C15
78	8.99	16.40	5.39	5.19	0.17	0.43	5.02	C16
50	5.76	10.51	4.22	4.17	0.16	0.49	4.48	C18-C21
76	8.76	15.98	6.27	6.46	0.31	0.75	8.11	C22
24	2.76	5.05	1.82	1.77	0.05	0.19	1.44	C23-C24
41	4.72	8.62	3.64	3.51	0.19	0.38	5.65	C25
1	0.12	0.21	0.09	0.09	0.00	0.02	0.00	C32
175	20.16	36.79	14.14	14.05	0.67	1.64	19.34	C33-C34
0	0.00	0.00	0.00	0.00	0.00	0.00	0.00	C37-C38
8	0.92	1.68	1.06	1.57	0.07	0.13	0.66	C40-C41
2	0.23	0.42	0.16	0.16	0.01	0.01	0.35	C43
52	5.99	10.93	5.42	5.11	0.37	0.59	11.37	C50
35	4.03	7.36	3.26	3.16	0.17	0.38	5.23	C53
17	1.96	3.57	1.21	1.15	0.03	0.13	0.68	C54-C55
12	1.38	2.52	1.22	1.21	0.08	0.17	2.56	C56
—	—	—	—	—	—	—	—	C61
—	—	—	—	—	—	—	—	C62
4	0.46	0.84	0.32	0.31	0.01	0.04	0.35	C64-C66;C68
6	0.69	1.26	0.32	0.29	0.00	0.00	0.00	C67
26	3.00	5.47	2.74	2.66	0.15	0.29	3.37	C70-C72;D32-D33;D42-D43
3	0.35	0.63	0.34	0.37	0.04	0.04	1.18	C73
28	3.23	5.89	2.28	2.18	0.11	0.23	3.12	C81-C85;C88;C90;C96
21	2.42	4.42	2.25	2.04	0.10	0.19	2.03	C91-C95;D45-D46;D47.1;D47.3
24	2.76	5.05	2.51	2.38	0.15	0.27	5.04	O&U
868	100.00	182.49	71.33	70.34	3.10	7.75	86.83	ALL
864	99.54	181.65	71.13	70.10	3.08	7.74	86.48	ALLbC44

2014年如东市恶性肿瘤发病和死亡主要指标

部位	男性							
	病例数	构成(%)	粗率(1/10^5)	中标率(1/10^5)	世标率(1/10^5)	累积率(%)		截缩率(1/10^5)
						0—64岁	0—74岁	35—64岁
发病								
口腔和咽喉(除外鼻咽)	26	1.15	5.05	1.96	2.00	0.12	0.21	3.56
鼻咽	20	0.89	3.89	2.37	2.11	0.16	0.21	5.51
食管	265	11.73	51.51	18.87	19.11	0.84	2.60	22.31
胃	344	15.23	66.87	25.80	25.37	1.19	3.16	30.69
结直肠肛门	155	6.86	30.13	12.65	12.43	0.68	1.49	19.86
肝脏	307	13.59	59.67	27.75	26.97	1.99	3.05	61.08
胆囊及胆道其他	22	0.97	4.28	1.62	1.58	0.07	0.19	2.09
胰腺	89	3.94	17.30	6.73	6.70	0.34	0.89	9.48
喉	12	0.53	2.33	1.03	1.01	0.08	0.11	2.30
气管,支气管,肺	541	23.95	105.16	39.64	39.31	1.60	5.13	45.41
其他的胸腔器官	5	0.22	0.97	0.36	0.37	0.03	0.03	0.86
骨	33	1.46	6.41	3.90	3.81	0.22	0.39	5.45
皮肤的黑色素瘤	5	0.22	0.97	0.49	0.50	0.04	0.07	1.10
乳房	2	0.09	0.39	0.15	0.17	0.01	0.02	0.29
子宫颈	—	—	—	—	—	—	—	—
子宫体及子宫部位不明	—	—	—	—	—	—	—	—
卵巢	—	—	—	—	—	—	—	—
前列腺	79	3.50	15.36	4.99	4.92	0.10	0.51	2.60
睾丸	3	0.13	0.58	0.53	0.49	0.04	0.04	0.82
肾及泌尿系统不明	21	0.93	4.08	1.60	1.64	0.10	0.24	2.63
膀胱	76	3.36	14.77	5.87	5.84	0.29	0.61	8.70
脑及中枢神经系统	61	2.70	11.86	6.97	6.85	0.38	0.72	8.78
甲状腺	12	0.53	2.33	2.16	1.71	0.15	0.17	3.56
淋巴瘤	68	3.01	13.22	4.99	4.91	0.24	0.57	7.07
白血病	50	2.21	9.72	5.79	6.36	0.34	0.52	6.22
不明及其他恶性肿瘤	63	2.79	12.25	5.49	5.16	0.31	0.56	8.48
所有部位合计	2259	100.00	439.10	181.71	179.31	9.31	21.50	258.85
所有部位除外C44	2241	99.20	435.60	180.09	177.81	9.22	21.36	255.80
死亡								
口腔和咽喉(除外鼻咽)	7	0.43	1.36	0.40	0.44	0.00	0.03	0.00
鼻咽	9	0.55	1.75	0.71	0.66	0.03	0.07	0.89
食管	176	10.75	34.21	11.63	11.69	0.25	1.46	6.69
胃	260	15.88	50.54	18.06	17.65	0.49	2.20	13.14
结直肠肛门	63	3.85	12.25	4.91	4.75	0.21	0.58	5.32
肝脏	283	17.29	55.01	25.06	24.41	1.71	2.80	51.33
胆囊及胆道其他	11	0.67	2.14	0.84	0.81	0.06	0.08	1.77
胰腺	74	4.52	14.38	5.44	5.46	0.26	0.76	7.21
喉	8	0.49	1.56	0.54	0.50	0.02	0.06	0.57
气管,支气管,肺	450	27.49	87.47	31.53	31.45	1.07	3.98	29.58
其他的胸腔器官	1	0.06	0.19	0.10	0.10	0.01	0.01	0.31
骨	31	1.89	6.03	2.62	2.52	0.10	0.21	2.34
皮肤的黑色素瘤	3	0.18	0.58	0.22	0.21	0.00	0.03	0.00
乳房	1	0.06	0.19	0.08	0.07	0.00	0.02	0.00
子宫颈	—	—	—	—	—	—	—	—
子宫体及子宫部位不明	—	—	—	—	—	—	—	—
卵巢	—	—	—	—	—	—	—	—
前列腺	43	2.63	8.36	2.57	2.71	0.07	0.26	1.73
睾丸	2	0.12	0.39	0.32	0.30	0.01	0.01	0.00
肾及泌尿系统不明	8	0.49	1.56	0.53	0.50	0.02	0.06	0.58
膀胱	24	1.47	4.67	1.48	1.43	0.03	0.08	0.89
脑及中枢神经系统	41	2.50	7.97	3.66	3.51	0.19	0.40	6.15
甲状腺	2	0.12	0.39	0.16	0.18	0.02	0.02	0.57
淋巴瘤	34	2.08	6.61	2.92	3.01	0.15	0.28	3.25
白血病	48	2.93	9.33	4.80	4.90	0.21	0.42	3.51
不明及其他恶性肿瘤	58	3.54	11.27	4.10	4.25	0.25	0.46	6.74
所有部位合计	1637	100.00	318.19	122.66	121.53	5.17	14.28	142.56
所有部位除外C44	1631	99.63	317.03	122.28	121.14	5.16	14.24	142.28

女性								ICD-10
病例数	构成(%)	粗率(1/10⁵)	中标率(1/10⁵)	世标率(1/10⁵)	累积率(%)		截缩率(1/10⁵)	
					0—64岁	0—74岁	35—64岁	
22	1.23	4.16	1.97	1.85	0.11	0.20	3.62	C00-C10;C12-C14
13	0.73	2.46	1.01	0.99	0.06	0.12	1.80	C11
115	6.45	21.73	7.27	7.08	0.22	0.87	6.10	C15
154	8.64	29.10	11.64	11.15	0.64	1.29	16.86	C16
151	8.47	28.53	11.87	11.35	0.64	1.25	16.81	C18-C21
133	7.46	25.13	10.68	10.71	0.64	1.03	18.62	C22
26	1.46	4.91	1.92	1.89	0.12	0.21	3.60	C23-C24
77	4.32	14.55	5.07	5.07	0.24	0.60	6.98	C25
0	0.00	0.00	0.00	0.00	0.00	0.00	0.00	C32
288	16.16	54.42	22.57	21.56	1.10	2.50	29.84	C33-C34
11	0.62	2.08	1.05	0.93	0.07	0.10	2.18	C37-C38
19	1.07	3.59	1.24	1.20	0.05	0.10	1.84	C40-C41
7	0.39	1.32	0.45	0.45	0.02	0.06	0.60	C43
211	11.84	39.87	23.14	21.47	1.75	2.41	49.80	C50
131	7.35	24.75	13.87	12.85	0.99	1.38	30.38	C53
80	4.49	15.12	7.57	7.17	0.54	0.83	16.80	C54-C55
45	2.53	8.50	5.17	4.70	0.37	0.51	10.10	C56
—	—	—	—	—	—	—	—	C61
—	—	—	—	—	—	—	—	C62
20	1.12	3.78	1.80	1.73	0.12	0.18	3.25	C64-C66;C68
21	1.18	3.97	1.37	1.39	0.05	0.18	1.42	C67
50	2.81	9.45	5.21	5.03	0.29	0.60	7.60	C70-C72;D32-D33;D42-D43
51	2.86	9.64	6.76	6.11	0.46	0.59	10.64	C73
58	3.25	10.96	4.98	4.66	0.23	0.58	6.37	C81-C85;C88;C90;C96
36	2.02	6.80	5.59	5.92	0.28	0.49	2.60	C91-C95;D45-D46;D47.1;D47.3
63	3.54	11.90	5.90	5.32	0.31	0.53	9.37	O&U
1782	100.00	336.73	158.10	150.55	9.33	16.60	257.16	ALL
1768	99.21	334.09	157.31	149.75	9.29	16.53	256.09	ALLbC44
9	0.91	1.70	0.62	0.57	0.02	0.04	0.79	C00-C10;C12-C14
5	0.50	0.94	0.29	0.28	0.01	0.02	0.31	C11
84	8.48	15.87	4.54	4.51	0.05	0.45	0.85	C15
128	12.92	24.19	8.66	8.29	0.34	0.86	9.25	C16
64	6.46	12.09	3.93	3.95	0.20	0.36	4.88	C18-C21
114	11.50	21.54	7.96	7.72	0.47	0.77	13.80	C22
19	1.92	3.59	1.30	1.21	0.05	0.10	1.66	C23-C24
76	7.67	14.36	4.66	4.69	0.20	0.54	5.51	C25
0	0.00	0.00	0.00	0.00	0.00	0.00	0.00	C32
232	23.41	43.84	15.14	15.11	0.55	1.75	15.59	C33-C34
3	0.30	0.57	0.17	0.15	0.01	0.01	0.28	C37-C38
14	1.41	2.65	0.74	0.71	0.02	0.05	0.63	C40-C41
0	0.00	0.00	0.00	0.00	0.00	0.00	0.00	C43
40	4.04	7.56	3.11	3.06	0.20	0.29	5.61	C50
32	3.23	6.05	3.37	2.80	0.16	0.31	4.71	C53
26	2.62	4.91	1.40	1.44	0.04	0.15	1.19	C54-C55
12	1.21	2.27	0.88	0.91	0.05	0.11	1.49	C56
—	—	—	—	—	—	—	—	C61
—	—	—	—	—	—	—	—	C62
5	0.50	0.94	0.56	0.50	0.04	0.04	0.57	C64-C66;C68
10	1.01	1.89	0.45	0.48	0.01	0.03	0.28	C67
23	2.32	4.35	1.60	1.57	0.06	0.20	1.76	C70-C72;D32-D33;D42-D43
3	0.30	0.57	0.19	0.20	0.01	0.02	0.28	C73
18	1.82	3.40	1.25	1.22	0.06	0.13	1.78	C81-C85;C88;C90;C96
26	2.62	4.91	3.30	3.05	0.14	0.30	2.57	C91-C95;D45-D46;D47.1;D47.3
48	4.84	9.07	3.35	3.37	0.20	0.37	6.05	O&U
991	100.00	187.26	67.45	65.82	2.91	6.89	79.85	ALL
987	99.60	186.51	67.27	65.61	2.90	6.88	79.57	ALLbC44

2014 年启东市恶性肿瘤发病和死亡主要指标

部位	男性							
	病例数	构成(%)	粗率(1/10^5)	中标率(1/10^5)	世标率(1/10^5)	累积率(%)		截缩率(1/10^5)
						0—64 岁	0—74 岁	35—64 岁
发病								
口腔和咽喉(除外鼻咽)	15	0.57	2.72	1.34	1.42	0.08	0.19	2.27
鼻咽	26	0.99	4.72	2.39	2.51	0.21	0.32	5.91
食管	83	3.15	15.07	7.11	7.03	0.21	0.74	5.85
胃	339	12.87	61.57	31.58	31.30	1.56	3.82	43.66
结直肠肛门	286	10.85	51.94	26.23	25.93	1.31	2.93	36.26
肝脏	523	19.85	94.98	50.53	49.82	3.45	5.46	104.42
胆囊及胆道其他	30	1.14	5.45	2.74	2.76	0.09	0.35	2.44
胰腺	132	5.01	23.97	11.44	11.38	0.51	1.19	14.40
喉	21	0.80	3.81	1.93	2.04	0.15	0.21	4.36
气管,支气管,肺	698	26.49	126.76	63.31	62.60	2.49	7.53	67.30
其他的胸腔器官	5	0.19	0.91	0.83	0.80	0.05	0.07	0.62
骨	11	0.42	2.00	1.28	1.29	0.05	0.16	0.97
皮肤的黑色素瘤	3	0.11	0.54	0.21	0.30	0.01	0.01	0.36
乳房	1	0.04	0.18	0.12	0.13	0.00	0.02	0.00
子宫颈	—	—	—	—	—	—	—	—
子宫体及子宫部位不明	—	—	—	—	—	—	—	—
卵巢	—	—	—	—	—	—	—	—
前列腺	89	3.38	16.16	7.31	7.27	0.11	0.64	2.89
睾丸	4	0.15	0.73	0.62	0.57	0.05	0.05	1.03
肾及泌尿系统不明	13	0.49	2.36	1.15	1.18	0.07	0.14	1.92
膀胱	104	3.95	18.89	9.38	9.40	0.30	1.18	8.02
脑及中枢神经系统	51	1.94	9.26	5.46	5.91	0.33	0.56	7.83
甲状腺	15	0.57	2.72	1.54	1.47	0.12	0.17	2.84
淋巴瘤	88	3.34	15.98	8.36	8.30	0.55	0.97	15.37
白血病	49	1.86	8.90	6.50	7.11	0.34	0.65	5.56
不明及其他恶性肿瘤	49	1.86	8.90	4.33	4.28	0.18	0.40	5.44
所有部位合计	2635	100.00	478.54	245.70	244.78	12.21	27.75	339.73
所有部位除外 C44	2609	99.01	473.82	243.60	242.66	12.13	27.56	337.53
死亡								
口腔和咽喉(除外鼻咽)	8	0.42	1.45	0.66	0.76	0.01	0.08	0.36
鼻咽	17	0.88	3.09	1.53	1.61	0.12	0.19	3.40
食管	72	3.74	13.08	6.09	5.93	0.21	0.64	5.85
胃	235	12.20	42.68	20.55	19.90	0.76	2.16	21.09
结直肠肛门	135	7.01	24.52	11.62	12.04	0.40	1.20	10.93
肝脏	451	23.42	81.91	43.16	42.18	2.81	4.41	85.28
胆囊及胆道其他	31	1.61	5.63	2.73	2.76	0.11	0.30	2.79
胰腺	95	4.93	17.25	8.04	7.90	0.34	0.69	9.72
喉	12	0.62	2.18	1.08	1.13	0.05	0.16	1.37
气管,支气管,肺	557	28.92	101.16	48.66	48.15	1.79	5.31	47.68
其他的胸腔器官	4	0.21	0.73	0.59	0.63	0.02	0.08	0.00
骨	7	0.36	1.27	0.80	0.81	0.04	0.06	0.62
皮肤的黑色素瘤	1	0.05	0.18	0.08	0.08	0.01	0.01	0.26
乳房	1	0.05	0.18	0.06	0.09	0.00	0.00	0.00
子宫颈	—	—	—	—	—	—	—	—
子宫体及子宫部位不明	—	—	—	—	—	—	—	—
卵巢	—	—	—	—	—	—	—	—
前列腺	57	2.96	10.35	4.31	4.26	0.01	0.21	0.26
睾丸	1	0.05	0.18	0.08	0.08	0.01	0.01	0.26
肾及泌尿系统不明	9	0.47	1.63	0.63	0.66	0.01	0.01	0.26
膀胱	57	2.96	10.35	4.58	4.86	0.09	0.42	2.37
脑及中枢神经系统	41	2.13	7.45	4.39	4.50	0.23	0.49	6.04
甲状腺	3	0.16	0.54	0.23	0.25	0.00	0.02	0.00
淋巴瘤	69	3.58	12.53	6.54	6.44	0.34	0.77	9.15
白血病	38	1.97	6.90	4.52	4.56	0.27	0.40	5.84
不明及其他恶性肿瘤	25	1.30	4.54	2.14	2.29	0.06	0.15	2.03
所有部位合计	1926	100.00	349.78	173.08	171.86	7.70	17.78	215.57
所有部位除外 C44	1918	99.58	348.33	172.51	171.15	7.70	17.76	215.57

女性								
病例数	构成(%)	粗率($1/10^5$)	中标率($1/10^5$)	世标率($1/10^5$)	累积率(%)		截缩率($1/10^5$)	ICD-10
					0—64岁	0—74岁	35—64岁	
15	0.74	2.62	1.29	1.33	0.09	0.17	2.69	C00-C10;C12-C14
10	0.50	1.75	0.76	0.80	0.06	0.08	1.78	C11
38	1.88	6.64	2.20	2.26	0.06	0.16	1.65	C15
188	9.31	32.83	14.71	14.64	0.83	1.57	23.85	C16
236	11.68	41.21	18.52	18.71	0.86	2.41	23.51	C18-C21
228	11.29	39.81	18.27	17.93	1.04	1.99	30.07	C22
47	2.33	8.21	3.42	3.46	0.21	0.37	5.64	C23-C24
87	4.31	15.19	5.88	5.77	0.24	0.60	6.65	C25
0	0.00	0.00	0.00	0.00	0.00	0.00	0.00	C32
339	16.78	59.19	25.79	25.99	1.39	3.04	38.53	C33-C34
3	0.15	0.52	0.23	0.22	0.02	0.02	0.54	C37-C38
5	0.25	0.87	0.81	0.75	0.03	0.10	0.25	C40-C41
3	0.15	0.52	0.28	0.26	0.01	0.03	0.32	C43
234	11.58	40.86	22.36	21.62	1.76	2.48	53.46	C50
123	6.09	21.48	12.65	11.89	1.03	1.27	30.73	C53
70	3.47	12.22	6.56	6.56	0.54	0.78	14.70	C54-C55
56	2.77	9.78	5.57	5.35	0.45	0.59	13.46	C56
—	—	—	—	—	—	—	—	C61
—	—	—	—	—	—	—	—	C62
18	0.89	3.14	1.47	1.50	0.07	0.18	1.86	C64-C66;C68
29	1.44	5.06	2.13	2.17	0.06	0.28	1.59	C67
48	2.38	8.38	4.82	4.42	0.27	0.51	7.17	C70-C72;D32-D33;D42-D43
62	3.07	10.83	7.37	6.95	0.58	0.66	14.22	C73
77	3.81	13.44	6.84	6.85	0.34	0.93	8.36	C81-C85;C88;C90;C96
54	2.67	9.43	6.68	6.42	0.40	0.64	6.76	C91-C95;D45-D46;D47.1;D47.3
50	2.48	8.73	3.52	3.59	0.14	0.34	2.85	O&U
2020	100.00	352.70	172.13	169.43	10.46	19.18	290.64	ALL
1993	98.66	347.99	170.62	167.84	10.43	19.04	290.06	ALLbC44
5	0.42	0.87	0.36	0.37	0.00	0.04	0.00	C00-C10;C12-C14
3	0.25	0.52	0.15	0.14	0.00	0.00	0.00	C11
31	2.62	5.41	1.82	1.90	0.07	0.13	1.92	C15
145	12.28	25.32	9.88	9.87	0.36	0.94	9.77	C16
119	10.08	20.78	7.59	7.81	0.24	0.79	6.83	C18-C21
198	16.77	34.57	15.79	15.70	0.92	1.70	25.42	C22
31	2.62	5.41	2.18	2.12	0.07	0.23	2.07	C23-C24
74	6.27	12.92	4.90	4.87	0.22	0.49	6.39	C25
0	0.00	0.00	0.00	0.00	0.00	0.00	0.00	C32
256	21.68	44.70	19.13	19.14	0.84	2.19	22.95	C33-C34
1	0.08	0.17	0.07	0.08	0.01	0.01	0.25	C37-C38
9	0.76	1.57	1.04	1.21	0.06	0.12	0.84	C40-C41
2	0.17	0.35	0.39	0.35	0.03	0.03	0.25	C43
80	6.77	13.97	6.88	6.83	0.46	0.84	12.75	C50
34	2.88	5.94	2.98	3.00	0.22	0.32	6.00	C53
22	1.86	3.84	1.61	1.72	0.12	0.18	3.38	C54-C55
17	1.44	2.97	1.57	1.58	0.13	0.21	3.93	C56
—	—	—	—	—	—	—	—	C61
—	—	—	—	—	—	—	—	C62
13	1.10	2.27	0.89	0.91	0.03	0.08	0.67	C64-C66;C68
16	1.35	2.79	0.89	0.93	0.00	0.10	0.00	C67
32	2.71	5.59	2.89	2.83	0.16	0.29	3.62	C70-C72;D32-D33;D42-D43
5	0.42	0.87	0.29	0.28	0.01	0.01	0.35	C73
38	3.22	6.64	2.76	2.80	0.13	0.35	3.62	C81-C85;C88;C90;C96
30	2.54	5.24	2.79	3.03	0.15	0.29	2.80	C91-C95;D45-D46;D47.1;D47.3
20	1.69	3.49	1.62	1.58	0.03	0.13	0.35	O&U
1181	100.00	206.21	88.48	89.06	4.25	9.48	114.15	ALL
1174	99.41	204.99	88.24	88.74	4.25	9.48	114.15	ALLbC44

2014年如皋市恶性肿瘤发病和死亡主要指标

部位	男性							
	病例数	构成(%)	粗率($1/10^5$)	中标率($1/10^5$)	世标率($1/10^5$)	累积率(%)		截缩率($1/10^5$)
						0—64岁	0—74岁	35—64岁
发病								
口腔和咽喉(除外鼻咽)	31	1.00	4.33	2.16	2.18	0.14	0.31	3.95
鼻咽	28	0.90	3.91	2.91	2.55	0.18	0.25	4.67
食管	807	26.07	112.84	51.21	52.10	2.36	6.81	63.65
胃	331	10.69	46.28	21.63	21.49	0.93	2.71	24.78
结直肠肛门	199	6.43	27.82	14.21	13.97	0.82	1.71	22.07
肝脏	508	16.41	71.03	39.73	38.14	2.97	4.14	89.84
胆囊及胆道其他	40	1.29	5.59	2.58	2.56	0.11	0.30	3.02
胰腺	97	3.13	13.56	6.35	6.24	0.29	0.65	8.59
喉	15	0.48	2.10	1.11	1.09	0.08	0.12	2.38
气管,支气管,肺	553	17.86	77.32	37.31	37.06	1.68	4.76	46.61
其他的胸腔器官	7	0.23	0.98	0.71	0.67	0.06	0.08	1.39
骨	16	0.52	2.24	1.27	1.24	0.08	0.13	1.89
皮肤的黑色素瘤	3	0.10	0.42	0.17	0.21	0.01	0.03	0.26
乳房	2	0.06	0.28	0.30	0.23	0.02	0.02	0.74
子宫颈	—	—	—	—	—	—	—	—
子宫体及子宫部位不明	—	—	—	—	—	—	—	—
卵巢	—	—	—	—	—	—	—	—
前列腺	82	2.65	11.47	4.78	4.47	0.03	0.48	0.77
睾丸	4	0.13	0.56	0.43	0.38	0.02	0.04	0.51
肾及泌尿系统不明	40	1.29	5.59	3.14	3.21	0.19	0.35	5.22
膀胱	66	2.13	9.23	4.17	4.22	0.16	0.55	4.44
脑及中枢神经系统	49	1.58	6.85	4.02	4.08	0.28	0.43	6.90
甲状腺	11	0.36	1.54	1.48	1.41	0.12	0.12	2.48
淋巴瘤	65	2.10	9.09	5.31	5.07	0.30	0.49	6.62
白血病	47	1.52	6.57	4.58	5.12	0.26	0.51	4.71
不明及其他恶性肿瘤	95	3.07	13.28	6.67	6.67	0.37	0.68	9.41
所有部位合计	3096	100.00	432.89	216.23	214.35	11.45	25.67	314.91
所有部位除外C44	3071	99.19	429.39	214.56	212.81	11.38	25.52	313.28
死亡								
口腔和咽喉(除外鼻咽)	17	0.75	2.38	0.99	1.07	0.04	0.09	1.18
鼻咽	14	0.62	1.96	1.00	0.97	0.05	0.11	1.16
食管	589	25.90	82.35	36.40	36.53	1.43	4.49	38.09
胃	264	11.61	36.91	16.67	16.43	0.62	1.96	16.30
结直肠肛门	94	4.13	13.14	6.20	6.00	0.21	0.67	5.83
肝脏	414	18.21	57.89	31.94	30.49	2.30	3.30	71.21
胆囊及胆道其他	32	1.41	4.47	2.06	2.05	0.08	0.18	2.01
胰腺	82	3.61	11.47	5.37	5.11	0.21	0.50	5.99
喉	5	0.22	0.70	0.28	0.26	0.01	0.03	0.26
气管,支气管,肺	467	20.54	65.30	30.35	29.99	1.20	3.83	34.03
其他的胸腔器官	1	0.04	0.14	0.06	0.07	0.01	0.01	0.22
骨	9	0.40	1.26	0.82	0.81	0.04	0.07	0.82
皮肤的黑色素瘤	3	0.13	0.42	0.20	0.19	0.02	0.02	0.48
乳房	0	0.00	0.00	0.00	0.00	0.00	0.00	0.00
子宫颈	—	—	—	—	—	—	—	—
子宫体及子宫部位不明	—	—	—	—	—	—	—	—
卵巢	—	—	—	—	—	—	—	—
前列腺	49	2.15	6.85	2.71	2.67	0.04	0.19	0.99
睾丸	1	0.04	0.14	0.07	0.08	0.01	0.01	0.26
肾及泌尿系统不明	14	0.62	1.96	0.93	0.93	0.04	0.13	1.11
膀胱	29	1.28	4.05	1.68	1.63	0.02	0.14	0.73
脑及中枢神经系统	42	1.85	5.87	3.25	3.51	0.23	0.39	5.50
甲状腺	5	0.22	0.70	0.34	0.34	0.02	0.04	0.50
淋巴瘤	48	2.11	6.71	3.87	3.88	0.16	0.42	3.17
白血病	40	1.76	5.59	3.77	3.55	0.19	0.42	4.00
不明及其他恶性肿瘤	55	2.42	7.69	4.10	3.96	0.18	0.39	5.08
所有部位合计	2274	100.00	317.95	153.09	150.51	7.12	17.39	198.92
所有部位除外C44	2266	99.65	316.83	152.68	150.10	7.12	17.36	198.92

女性								
病例数	构成(%)	粗率($1/10^5$)	中标率($1/10^5$)	世标率($1/10^5$)	累积率(%) 0—64岁	累积率(%) 0—74岁	截缩率($1/10^5$) 35—64岁	ICD-10
19	0.79	2.65	1.19	1.17	0.07	0.11	1.84	C00-C10;C12-C14
7	0.29	0.98	0.54	0.55	0.05	0.06	1.56	C11
495	20.51	68.95	27.84	28.14	1.12	3.75	29.95	C15
180	7.46	25.07	11.05	10.41	0.48	1.16	13.98	C16
156	6.46	21.73	10.11	9.78	0.56	1.07	15.22	C18-C21
168	6.96	23.40	11.33	11.07	0.73	1.28	21.88	C22
44	1.82	6.13	2.49	2.51	0.10	0.31	3.04	C23-C24
89	3.69	12.40	5.13	5.02	0.23	0.59	5.99	C25
2	0.08	0.28	0.14	0.15	0.01	0.03	0.28	C32
295	12.22	41.09	17.70	17.62	0.93	2.08	26.08	C33-C34
3	0.12	0.42	0.33	0.58	0.02	0.04	0.00	C37-C38
17	0.70	2.37	1.07	1.09	0.05	0.16	1.41	C40-C41
9	0.37	1.25	0.55	0.54	0.04	0.07	1.08	C43
273	11.31	38.03	23.28	21.31	1.71	2.23	55.24	C50
201	8.33	28.00	15.03	14.30	1.07	1.52	33.50	C53
64	2.65	8.91	4.85	4.80	0.42	0.53	12.34	C54-C55
70	2.90	9.75	5.78	5.39	0.43	0.53	12.23	C56
—	—	—	—	—	—	—	—	C61
—	—	—	—	—	—	—	—	C62
20	0.83	2.79	1.67	1.49	0.12	0.17	3.32	C64-C66;C68
28	1.16	3.90	1.40	1.37	0.03	0.16	0.86	C67
72	2.98	10.03	6.05	5.99	0.43	0.70	11.03	C70-C72;D32-D33;D42-D43
41	1.70	5.71	4.06	3.71	0.32	0.36	8.77	C73
45	1.86	6.27	3.56	3.61	0.24	0.34	5.76	C81-C85;C88;C90;C96
47	1.95	6.55	4.05	4.06	0.23	0.43	5.91	C91-C95;D45-D46;D47.1;D47.3
69	2.86	9.61	3.78	3.74	0.15	0.40	4.24	O&U
2414	100.00	336.24	162.97	158.39	9.55	18.09	275.50	ALL
2391	99.05	333.03	161.70	157.23	9.50	18.00	274.00	ALLbC44
11	0.79	1.53	0.50	0.56	0.02	0.06	0.55	C00-C10;C12-C14
8	0.57	1.11	0.46	0.46	0.02	0.06	0.54	C11
346	24.75	48.19	17.49	17.22	0.45	1.94	11.77	C15
115	8.23	16.02	6.23	5.91	0.19	0.63	4.42	C16
90	6.44	12.54	4.82	4.91	0.24	0.56	6.88	C18-C21
142	10.16	19.78	9.27	9.18	0.63	1.04	18.40	C22
39	2.79	5.43	1.99	1.97	0.06	0.23	1.65	C23-C24
71	5.08	9.89	3.81	3.72	0.14	0.40	4.16	C25
0	0.00	0.00	0.00	0.00	0.00	0.00	0.00	C32
217	15.52	30.23	12.95	12.72	0.66	1.37	19.50	C33-C34
3	0.21	0.42	0.34	0.59	0.04	0.04	0.50	C37-C38
17	1.22	2.37	0.94	0.92	0.03	0.11	0.88	C40-C41
3	0.21	0.42	0.14	0.14	0.01	0.01	0.28	C43
65	4.65	9.05	5.12	4.85	0.38	0.51	11.76	C50
65	4.65	9.05	3.62	3.57	0.17	0.37	5.34	C53
17	1.22	2.37	0.96	0.97	0.05	0.11	1.35	C54-C55
34	2.43	4.74	2.22	2.18	0.12	0.25	3.75	C56
—	—	—	—	—	—	—	—	C61
—	—	—	—	—	—	—	—	C62
8	0.57	1.11	0.66	0.53	0.03	0.05	0.57	C64-C66;C68
8	0.57	1.11	0.34	0.34	0.00	0.04	0.00	C67
34	2.43	4.74	2.59	2.78	0.13	0.29	2.35	C70-C72;D32-D33;D42-D43
2	0.14	0.28	0.09	0.12	0.01	0.01	0.28	C73
28	2.00	3.90	1.69	1.69	0.09	0.17	2.17	C81-C85;C88;C90;C96
37	2.65	5.15	2.98	2.97	0.15	0.36	2.95	C91-C95;D45-D46;D47.1;D47.3
38	2.72	5.29	2.16	2.18	0.12	0.22	3.84	O&U
1398	100.00	194.72	81.36	80.48	3.75	8.83	103.89	ALL
1393	99.64	194.03	81.24	80.33	3.75	8.83	103.89	ALLbC44

2014 年海门市恶性肿瘤发病和死亡主要指标

部位	男性							
	病例数	构成(%)	粗率(1/10^5)	中标率(1/10^5)	世标率(1/10^5)	累积率(%)		截缩率(1/10^5)
						0—64 岁	0—74 岁	35—64 岁
发病								
口腔和咽喉(除外鼻咽)	28	1.21	5.68	2.89	2.79	0.19	0.27	4.85
鼻咽	17	0.73	3.45	1.85	1.86	0.13	0.19	3.12
食管	140	6.05	28.38	12.24	12.22	0.42	1.47	11.91
胃	249	10.76	50.48	22.59	22.88	1.18	2.77	31.75
结直肠肛门	198	8.56	40.14	18.87	18.83	1.06	2.29	31.09
肝脏	346	14.95	70.15	39.22	38.11	2.91	4.37	88.64
胆囊及胆道其他	33	1.43	6.69	2.99	3.03	0.17	0.35	4.82
胰腺	66	2.85	13.38	6.33	6.15	0.39	0.69	10.60
喉	19	0.82	3.85	1.93	1.92	0.12	0.25	3.48
气管,支气管,肺	684	29.56	138.67	60.45	59.78	2.56	6.95	70.74
其他的胸腔器官	15	0.65	3.04	1.79	1.74	0.14	0.22	4.33
骨	14	0.61	2.84	1.53	1.62	0.12	0.18	2.82
皮肤的黑色素瘤	9	0.39	1.82	1.03	1.03	0.09	0.11	2.80
乳房	3	0.13	0.61	0.22	0.23	0.00	0.02	0.00
子宫颈	—	—	—	—	—	—	—	—
子宫体及子宫部位不明	—	—	—	—	—	—	—	—
卵巢	—	—	—	—	—	—	—	—
前列腺	117	5.06	23.72	9.43	9.31	0.19	0.94	4.66
睾丸	2	0.09	0.41	0.14	0.18	0.01	0.01	0.30
肾及泌尿系统不明	29	1.25	5.88	2.93	2.96	0.20	0.36	6.10
膀胱	76	3.28	15.41	6.83	6.63	0.26	0.76	7.58
脑及中枢神经系统	55	2.38	11.15	6.19	6.04	0.42	0.66	12.70
甲状腺	20	0.86	4.05	4.46	3.60	0.28	0.30	6.36
淋巴瘤	68	2.94	13.79	7.53	7.31	0.38	0.81	10.38
白血病	62	2.68	12.57	7.24	6.83	0.34	0.66	7.66
不明及其他恶性肿瘤	64	2.77	12.98	6.15	5.84	0.27	0.53	8.05
所有部位合计	2314	100.00	469.14	224.83	220.89	11.85	25.18	334.74
所有部位除外 C44	2282	98.62	462.65	221.89	218.19	11.74	24.99	331.24
死亡								
口腔和咽喉(除外鼻咽)	10	0.59	2.03	0.87	0.90	0.05	0.13	1.30
鼻咽	14	0.82	2.84	1.76	1.64	0.14	0.18	3.40
食管	118	6.94	23.92	10.13	10.05	0.42	1.06	11.61
胃	212	12.46	42.98	18.40	18.30	0.73	2.09	18.75
结直肠肛门	113	6.64	22.91	10.25	10.19	0.45	1.12	12.52
肝脏	306	17.99	62.04	33.49	32.93	2.50	3.82	75.47
胆囊及胆道其他	20	1.18	4.05	1.72	1.75	0.09	0.18	2.44
胰腺	73	4.29	14.80	6.78	6.60	0.37	0.74	10.93
喉	11	0.65	2.23	0.93	0.86	0.00	0.15	0.00
气管,支气管,肺	532	31.28	107.86	45.23	44.84	1.37	5.37	38.52
其他的胸腔器官	5	0.29	1.01	0.65	0.65	0.02	0.08	0.00
骨	4	0.24	0.81	0.33	0.33	0.01	0.01	0.42
皮肤的黑色素瘤	7	0.41	1.42	0.63	0.69	0.05	0.09	1.35
乳房	0	0.00	0.00	0.00	0.00	0.00	0.00	0.00
子宫颈	—	—	—	—	—	—	—	—
子宫体及子宫部位不明	—	—	—	—	—	—	—	—
卵巢	—	—	—	—	—	—	—	—
前列腺	55	3.23	11.15	4.18	4.33	0.06	0.31	1.00
睾丸	0	0.00	0.00	0.00	0.00	0.00	0.00	0.00
肾及泌尿系统不明	11	0.65	2.23	0.86	0.99	0.01	0.11	0.30
膀胱	31	1.82	6.28	2.36	2.38	0.04	0.18	1.06
脑及中枢神经系统	34	2.00	6.89	3.94	3.97	0.25	0.40	7.43
甲状腺	2	0.12	0.41	0.21	0.19	0.01	0.01	0.42
淋巴瘤	45	2.65	9.12	4.33	4.27	0.14	0.50	3.57
白血病	47	2.76	9.53	5.10	4.86	0.22	0.50	5.27
不明及其他恶性肿瘤	51	3.00	10.34	4.29	4.19	0.14	0.41	3.92
所有部位合计	1701	100.00	344.86	156.42	154.92	7.06	17.46	199.68
所有部位除外 C44	1684	99.00	341.41	155.19	153.69	7.05	17.39	199.38

女性								
病例数	构成(%)	粗率(1/10⁵)	中标率(1/10⁵)	世标率(1/10⁵)	累积率(%)		截缩率(1/10⁵)	ICD-10
					0—64岁	0—74岁	35—64岁	
26	1.45	5.11	2.56	2.52	0.17	0.33	4.82	C00-C10;C12-C14
7	0.39	1.38	0.82	0.82	0.06	0.11	1.93	C11
54	3.01	10.61	4.14	4.18	0.07	0.55	2.14	C15
171	9.54	33.60	14.89	14.60	0.73	1.67	20.66	C16
159	8.87	31.24	14.33	14.09	0.73	1.64	20.31	C18-C21
127	7.09	24.96	12.62	12.61	0.84	1.44	23.97	C22
35	1.95	6.88	2.97	2.82	0.14	0.30	4.25	C23-C24
62	3.46	12.18	5.01	4.91	0.14	0.55	3.21	C25
1	0.06	0.20	0.07	0.06	0.00	0.00	0.00	C32
306	17.08	60.13	26.37	26.62	1.35	3.22	37.56	C33-C34
8	0.45	1.57	1.06	0.98	0.07	0.09	1.51	C37-C38
8	0.45	1.57	0.70	0.67	0.04	0.08	0.98	C40-C41
3	0.17	0.59	0.29	0.28	0.00	0.04	0.00	C43
224	12.50	44.02	26.75	25.01	1.92	2.89	58.41	C50
117	6.53	22.99	15.31	13.93	1.20	1.39	37.69	C53
62	3.46	12.18	7.05	6.90	0.56	0.75	17.82	C54-C55
44	2.46	8.65	5.08	4.79	0.35	0.53	9.71	C56
—	—	—	—	—	—	—	—	C61
—	—	—	—	—	—	—	—	C62
23	1.28	4.52	2.89	2.66	0.18	0.26	4.66	C64-C66;C68
23	1.28	4.52	2.23	2.17	0.09	0.25	2.15	C67
73	4.07	14.35	8.40	8.29	0.59	0.88	14.78	C70-C72;D32-D33;D42-D43
81	4.52	15.92	11.92	10.56	0.77	1.03	19.88	C73
51	2.85	10.02	5.58	5.30	0.35	0.62	9.39	C81-C85;C88;C90;C96
43	2.40	8.45	5.37	6.12	0.36	0.52	7.28	C91-C95;D45-D46;D47.1;D47.3
84	4.69	16.51	7.21	7.14	0.38	0.77	10.70	O&U
1792	100.00	352.14	183.60	178.04	11.08	19.91	313.80	ALL
1747	97.49	343.30	180.15	174.67	10.96	19.57	310.12	ALLbC44
7	0.70	1.38	0.45	0.46	0.03	0.03	0.77	C00-C10;C12-C14
4	0.40	0.79	0.36	0.37	0.04	0.04	1.07	C11
40	4.00	7.86	2.76	2.89	0.04	0.32	1.07	C15
119	11.90	23.38	9.41	9.02	0.40	0.80	10.56	C16
94	9.40	18.47	6.80	6.76	0.22	0.69	7.04	C18-C21
110	11.00	21.62	9.77	9.94	0.57	1.13	16.01	C22
27	2.70	5.31	2.18	2.10	0.07	0.26	2.07	C23-C24
54	5.40	10.61	4.10	4.15	0.17	0.41	4.68	C25
2	0.20	0.39	0.18	0.18	0.00	0.02	0.00	C32
223	22.30	43.82	17.89	18.13	0.86	2.18	24.39	C33-C34
6	0.60	1.18	0.41	0.41	0.03	0.03	0.69	C37-C38
6	0.60	1.18	0.52	0.51	0.01	0.08	0.30	C40-C41
4	0.40	0.79	0.38	0.35	0.01	0.03	0.38	C43
56	5.60	11.00	5.06	5.09	0.34	0.62	10.12	C50
39	3.90	7.66	4.30	4.21	0.33	0.49	10.32	C53
17	1.70	3.34	1.30	1.36	0.06	0.12	1.75	C54-C55
27	2.70	5.31	2.79	2.61	0.17	0.31	4.78	C56
—	—	—	—	—	—	—	—	C61
—	—	—	—	—	—	—	—	C62
11	1.10	2.16	0.72	0.67	0.03	0.05	0.77	C64-C66;C68
10	1.00	1.97	0.53	0.53	0.00	0.02	0.00	C67
42	4.20	8.25	3.95	4.29	0.21	0.43	4.84	C70-C72;D32-D33;D42-D43
7	0.70	1.38	0.34	0.37	0.01	0.01	0.39	C73
27	2.70	5.31	2.40	2.40	0.06	0.33	1.77	C81-C85;C88;C90;C96
34	3.40	6.68	3.12	3.02	0.11	0.31	2.15	C91-C95;D45-D46;D47.1;D47.3
34	3.40	6.68	1.92	2.16	0.06	0.14	1.59	O&U
1000	100.00	196.51	81.65	81.96	3.83	8.87	107.47	ALL
984	98.40	193.36	81.04	81.13	3.83	8.85	107.47	ALLbC44

2014 年连云港市区恶性肿瘤发病和死亡主要指标

部位	男性							
	病例数	构成(%)	粗率(1/10^5)	中标率(1/10^5)	世标率(1/10^5)	累积率(%)		截缩率(1/10^5)
						0—64 岁	0—74 岁	35—64 岁
发病								
口腔和咽喉(除外鼻咽)	22	1.77	4.31	2.81	2.95	0.21	0.36	6.20
鼻咽	6	0.48	1.17	0.77	0.80	0.07	0.10	2.10
食管	98	7.87	19.19	13.08	12.74	0.51	1.51	13.52
胃	130	10.43	25.45	17.62	17.25	0.99	2.12	28.22
结直肠肛门	135	10.83	26.43	18.02	17.80	1.00	2.12	28.42
肝脏	179	14.37	35.05	24.95	24.33	1.95	2.79	57.28
胆囊及胆道其他	17	1.36	3.33	2.21	2.16	0.03	0.23	0.98
胰腺	38	3.05	7.44	4.90	4.75	0.19	0.59	5.36
喉	12	0.96	2.35	1.54	1.64	0.15	0.20	3.95
气管,支气管,肺	271	21.75	53.06	35.73	35.38	1.70	4.50	47.23
其他的胸腔器官	5	0.40	0.98	0.94	1.00	0.05	0.08	0.44
骨	10	0.80	1.96	1.62	1.56	0.10	0.16	1.81
皮肤的黑色素瘤	0	0.00	0.00	0.00	0.00	0.00	0.00	0.00
乳房	2	0.16	0.39	0.30	0.26	0.00	0.04	0.00
子宫颈	—	—	—	—	—	—	—	—
子宫体及子宫部位不明	—	—	—	—	—	—	—	—
卵巢	—	—	—	—	—	—	—	—
前列腺	53	4.25	10.38	6.72	6.36	0.12	0.65	3.12
睾丸	4	0.32	0.78	0.87	0.98	0.06	0.06	0.54
肾及泌尿系统不明	28	2.25	5.48	3.93	3.87	0.21	0.55	5.57
膀胱	54	4.33	10.57	6.96	6.91	0.28	0.93	7.29
脑及中枢神经系统	30	2.41	5.87	4.01	4.31	0.24	0.45	6.21
甲状腺	39	3.13	7.64	6.25	5.81	0.48	0.59	13.28
淋巴瘤	44	3.53	8.62	6.11	6.05	0.39	0.74	10.44
白血病	29	2.33	5.68	4.48	4.11	0.29	0.38	7.15
不明及其他恶性肿瘤	40	3.21	7.83	5.94	5.53	0.28	0.65	7.38
所有部位合计	1246	100.00	243.97	169.77	166.57	9.31	19.79	256.48
所有部位除外 C44	1230	98.72	240.84	167.30	164.33	9.20	19.51	253.17
死亡								
口腔和咽喉(除外鼻咽)	10	1.05	1.96	1.40	1.39	0.04	0.18	0.94
鼻咽	3	0.32	0.59	0.46	0.46	0.03	0.05	0.44
食管	95	9.98	18.60	11.79	11.51	0.46	1.34	12.61
胃	118	12.39	23.10	15.17	14.56	0.68	1.54	19.33
结直肠肛门	78	8.19	15.27	9.93	9.64	0.33	0.92	9.65
肝脏	159	16.70	31.13	21.84	21.50	1.57	2.53	44.53
胆囊及胆道其他	19	2.00	3.72	2.31	2.22	0.05	0.19	1.34
胰腺	32	3.36	6.27	4.13	4.11	0.22	0.46	6.28
喉	5	0.53	0.98	0.59	0.62	0.05	0.07	1.27
气管,支气管,肺	258	27.10	50.52	33.73	33.48	1.40	3.97	38.86
其他的胸腔器官	2	0.21	0.39	0.25	0.21	0.01	0.01	0.43
骨	10	1.05	1.96	1.63	1.59	0.09	0.18	1.77
皮肤的黑色素瘤	1	0.11	0.20	0.09	0.07	0.00	0.00	0.00
乳房	0	0.00	0.00	0.00	0.00	0.00	0.00	0.00
子宫颈	—	—	—	—	—	—	—	—
子宫体及子宫部位不明	—	—	—	—	—	—	—	—
卵巢	—	—	—	—	—	—	—	—
前列腺	27	2.84	5.29	3.01	2.90	0.03	0.22	0.87
睾丸	1	0.11	0.20	0.30	0.32	0.02	0.02	0.00
肾及泌尿系统不明	13	1.37	2.55	1.66	1.56	0.03	0.13	1.01
膀胱	18	1.89	3.52	2.28	2.28	0.06	0.31	1.71
脑及中枢神经系统	21	2.21	4.11	3.11	3.34	0.13	0.38	2.28
甲状腺	4	0.42	0.78	0.39	0.45	0.02	0.02	0.44
淋巴瘤	23	2.42	4.50	3.35	3.19	0.14	0.32	3.53
白血病	26	2.73	5.09	3.79	3.73	0.25	0.34	5.66
不明及其他恶性肿瘤	29	3.05	5.68	3.68	3.42	0.13	0.27	3.37
所有部位合计	952	100.00	186.40	124.90	122.53	5.75	13.45	156.34
所有部位除外 C44	946	99.37	185.23	124.22	121.98	5.75	13.41	156.34

女性								
病例数	构成（%）	粗率（1/10⁵）	中标率（1/10⁵）	世标率（1/10⁵）	累积率（%）		截缩率（1/10⁵）	ICD-10
					0—64岁	0—74岁	35—64岁	
11	1.02	2.23	1.93	1.83	0.12	0.14	1.85	C00-C10;C12-C14
4	0.37	0.81	0.59	0.54	0.03	0.05	0.97	C11
42	3.90	8.51	4.89	4.73	0.11	0.58	3.05	C15
71	6.59	14.38	9.35	8.85	0.41	1.05	11.90	C16
81	7.52	16.40	10.07	9.86	0.70	1.08	19.71	C18-C21
62	5.76	12.56	8.06	7.63	0.39	0.91	11.72	C22
17	1.58	3.44	2.19	2.13	0.15	0.25	4.08	C23-C24
18	1.67	3.65	2.05	2.07	0.14	0.20	3.96	C25
0	0.00	0.00	0.00	0.00	0.00	0.00	0.00	C32
138	12.81	27.95	17.43	17.05	0.93	1.98	27.75	C33-C34
0	0.00	0.00	0.00	0.00	0.00	0.00	0.00	C37-C38
3	0.28	0.61	0.41	0.42	0.03	0.07	0.90	C40-C41
0	0.00	0.00	0.00	0.00	0.00	0.00	0.00	C43
236	21.91	47.80	35.51	33.17	2.72	3.59	84.34	C50
76	7.06	15.39	12.32	11.13	1.02	1.07	30.08	C53
41	3.81	8.30	6.09	5.72	0.51	0.63	15.69	C54-C55
35	3.25	7.09	5.26	5.12	0.41	0.53	11.30	C56
—	—	—	—	—	—	—	—	C61
—	—	—	—	—	—	—	—	C62
16	1.49	3.24	2.40	2.45	0.09	0.36	1.78	C64-C66;C68
12	1.11	2.43	1.57	1.48	0.09	0.14	1.79	C67
38	3.53	7.70	5.27	5.15	0.39	0.62	10.36	C70-C72;D32-D33;D42-D43
85	7.89	17.21	13.51	12.68	1.11	1.22	29.99	C73
16	1.49	3.24	2.08	2.12	0.17	0.26	4.98	C81-C85;C88;C90;C96
40	3.71	8.10	6.31	6.65	0.41	0.66	7.65	C91-C95;D45-D46;D47.1;D47.3
35	3.25	7.09	4.76	4.50	0.24	0.52	6.68	O&U
1077	100.00	218.12	152.05	145.28	10.16	15.91	290.52	ALL
1069	99.26	216.50	151.08	144.41	10.10	15.85	289.14	ALLbC44
3	0.51	0.61	0.34	0.35	0.00	0.05	0.00	C00-C10;C12-C14
3	0.51	0.61	0.46	0.42	0.03	0.03	0.48	C11
35	5.93	7.09	4.08	4.06	0.09	0.56	2.27	C15
69	11.69	13.97	8.41	8.16	0.41	0.89	12.22	C16
49	8.31	9.92	5.65	5.64	0.34	0.60	9.58	C18-C21
58	9.83	11.75	7.71	7.39	0.39	0.99	11.14	C22
20	3.39	4.05	1.98	2.03	0.08	0.20	2.14	C23-C24
19	3.22	3.85	2.22	2.15	0.10	0.22	3.01	C25
0	0.00	0.00	0.00	0.00	0.00	0.00	0.00	C32
123	20.85	24.91	14.26	14.08	0.65	1.58	18.80	C33-C34
1	0.17	0.20	0.14	0.14	0.00	0.03	0.00	C37-C38
6	1.02	1.22	0.71	0.71	0.05	0.07	1.31	C40-C41
2	0.34	0.41	0.32	0.31	0.01	0.05	0.54	C43
60	10.17	12.15	8.21	8.07	0.58	0.99	17.30	C50
23	3.90	4.66	3.16	3.15	0.23	0.37	7.03	C53
13	2.20	2.63	1.69	1.67	0.10	0.21	3.08	C54-C55
22	3.73	4.46	3.17	3.33	0.20	0.41	4.12	C56
—	—	—	—	—	—	—	—	C61
—	—	—	—	—	—	—	—	C62
7	1.19	1.42	0.95	1.16	0.04	0.13	0.84	C64-C66;C68
7	1.19	1.42	0.90	0.76	0.02	0.06	0.95	C67
12	2.03	2.43	1.42	1.48	0.05	0.15	0.83	C70-C72;D32-D33;D42-D43
5	0.85	1.01	0.66	0.57	0.01	0.04	0.52	C73
12	2.03	2.43	1.55	1.57	0.13	0.15	3.18	C81-C85;C88;C90;C96
24	4.07	4.86	3.27	3.41	0.22	0.40	4.73	C91-C95;D45-D46;D47.1;D47.3
17	2.88	3.44	2.52	2.31	0.12	0.23	3.41	O&U
590	100.00	119.49	73.81	72.90	3.85	8.40	107.47	ALL
589	99.83	119.29	73.76	72.82	3.85	8.40	107.47	ALLbC44

2014 年连云港市赣榆区恶性肿瘤发病和死亡主要指标

部位	男性							
	病例数	构成(%)	粗率(1/10^5)	中标率(1/10^5)	世标率(1/10^5)	累积率(%)		截缩率(1/10^5)
						0—64 岁	0—74 岁	35—64 岁
发病								
口腔和咽喉(除外鼻咽)	12	0.83	1.90	1.48	1.49	0.06	0.23	1.84
鼻咽	16	1.10	2.53	2.18	2.11	0.17	0.23	4.66
食管	314	21.66	49.71	34.48	34.35	1.55	4.37	42.10
胃	164	11.31	25.96	18.52	18.64	1.01	2.42	27.60
结直肠肛门	91	6.28	14.41	10.58	10.39	0.58	1.17	15.87
肝脏	196	13.52	31.03	23.96	23.58	1.52	2.90	45.08
胆囊及胆道其他	15	1.03	2.37	1.74	1.83	0.16	0.21	4.66
胰腺	33	2.28	5.22	3.97	3.96	0.20	0.57	5.76
喉	14	0.97	2.22	1.56	1.68	0.12	0.20	3.30
气管,支气管,肺	367	25.31	58.10	42.63	42.33	2.53	5.10	71.91
其他的胸腔器官	2	0.14	0.32	0.33	0.24	0.01	0.04	0.00
骨	11	0.76	1.74	1.58	1.59	0.11	0.16	2.01
皮肤的黑色素瘤	1	0.07	0.16	0.12	0.12	0.01	0.01	0.37
乳房	3	0.21	0.47	0.53	0.47	0.05	0.05	1.51
子宫颈	—	—	—	—	—	—	—	—
子宫体及子宫部位不明	—	—	—	—	—	—	—	—
卵巢	—	—	—	—	—	—	—	—
前列腺	10	0.69	1.58	1.08	1.07	0.06	0.10	1.63
睾丸	1	0.07	0.16	0.14	0.12	0.01	0.01	0.39
肾及泌尿系统不明	17	1.17	2.69	2.12	2.21	0.15	0.27	3.79
膀胱	44	3.03	6.97	4.80	4.83	0.30	0.57	8.09
脑及中枢神经系统	40	2.76	6.33	5.12	5.21	0.30	0.58	6.06
甲状腺	5	0.34	0.79	0.66	0.67	0.05	0.05	1.29
淋巴瘤	41	2.83	6.49	5.02	4.75	0.28	0.47	6.64
白血病	27	1.86	4.27	4.27	4.16	0.25	0.34	5.17
不明及其他恶性肿瘤	26	1.79	4.12	3.51	3.33	0.25	0.35	7.18
所有部位合计	1450	100.00	229.55	170.39	169.14	9.73	20.41	266.93
所有部位除外 C44	1446	99.72	228.92	169.86	168.64	9.71	20.35	266.01
死亡								
口腔和咽喉(除外鼻咽)	9	0.73	1.42	0.98	1.03	0.03	0.17	0.87
鼻咽	17	1.38	2.69	2.01	2.00	0.15	0.21	4.03
食管	278	22.62	44.01	30.37	30.04	1.37	3.63	36.51
胃	133	10.82	21.06	14.56	14.34	0.66	1.75	17.83
结直肠肛门	54	4.39	8.55	5.96	5.82	0.30	0.67	8.40
肝脏	194	15.79	30.71	24.02	23.34	1.59	2.74	47.39
胆囊及胆道其他	13	1.06	2.06	1.53	1.57	0.11	0.20	3.13
胰腺	31	2.52	4.91	3.97	3.82	0.20	0.52	5.43
喉	8	0.65	1.27	0.93	1.02	0.07	0.14	1.84
气管,支气管,肺	326	26.53	51.61	37.26	36.75	1.93	4.48	54.78
其他的胸腔器官	2	0.16	0.32	0.27	0.28	0.02	0.05	0.49
骨	10	0.81	1.58	1.32	1.41	0.10	0.17	2.02
皮肤的黑色素瘤	1	0.08	0.16	0.12	0.12	0.01	0.01	0.37
乳房	2	0.16	0.32	0.20	0.24	0.03	0.03	0.76
子宫颈	—	—	—	—	—	—	—	—
子宫体及子宫部位不明	—	—	—	—	—	—	—	—
卵巢	—	—	—	—	—	—	—	—
前列腺	12	0.98	1.90	1.21	1.09	0.03	0.07	0.87
睾丸	0	0.00	0.00	0.00	0.00	0.00	0.00	0.00
肾及泌尿系统不明	8	0.65	1.27	1.00	1.19	0.10	0.16	2.22
膀胱	27	2.20	4.27	2.97	2.84	0.11	0.38	2.81
脑及中枢神经系统	33	2.69	5.22	4.05	4.08	0.24	0.53	5.74
甲状腺	1	0.08	0.16	0.05	0.08	0.00	0.00	0.00
淋巴瘤	29	2.36	4.59	3.22	3.04	0.17	0.31	4.42
白血病	23	1.87	3.64	3.10	3.19	0.21	0.28	5.35
不明及其他恶性肿瘤	18	1.46	2.85	2.46	2.19	0.09	0.27	2.41
所有部位合计	1229	100.00	194.57	141.57	139.49	7.52	16.78	207.63
所有部位除外 C44	1225	99.67	193.93	141.07	139.02	7.52	16.68	207.63

女性								
病例数	构成(%)	粗率(1/10^5)	中标率(1/10^5)	世标率(1/10^5)	累积率(%)		截缩率(1/10^5)	ICD-10
					0—64岁	0—74岁	35—64岁	
6	0.65	1.06	0.73	0.65	0.03	0.06	1.16	C00-C10;C12-C14
2	0.22	0.35	0.26	0.26	0.03	0.03	0.85	C11
62	6.76	10.90	6.29	6.24	0.30	0.81	8.00	C15
82	8.94	14.42	8.94	8.68	0.42	1.11	12.05	C16
60	6.54	10.55	6.63	6.36	0.39	0.61	11.10	C18-C21
67	7.31	11.78	6.95	6.93	0.32	0.79	8.53	C22
14	1.53	2.46	1.37	1.36	0.08	0.13	2.19	C23-C24
19	2.07	3.34	2.23	2.04	0.12	0.19	3.62	C25
0	0.00	0.00	0.00	0.00	0.00	0.00	0.00	C32
196	21.37	34.47	22.17	21.42	1.08	2.67	31.42	C33-C34
0	0.00	0.00	0.00	0.00	0.00	0.00	0.00	C37-C38
11	1.20	1.93	1.42	1.45	0.09	0.14	1.93	C40-C41
1	0.11	0.18	0.14	0.15	0.02	0.02	0.48	C43
149	16.25	26.20	21.83	20.60	1.83	2.17	56.97	C50
61	6.65	10.73	9.36	8.55	0.70	0.92	23.08	C53
46	5.02	8.09	6.53	6.03	0.52	0.59	16.33	C54-C55
24	2.62	4.22	3.06	3.02	0.22	0.33	6.29	C56
—	—	—	—	—	—	—	—	C61
—	—	—	—	—	—	—	—	C62
8	0.87	1.41	1.16	1.05	0.09	0.12	2.72	C64-C66;C68
2	0.22	0.35	0.14	0.17	0.00	0.02	0.00	C67
36	3.93	6.33	5.11	4.57	0.25	0.49	5.54	C70-C72;D32-D33;D42-D43
14	1.53	2.46	2.05	1.84	0.15	0.19	4.56	C73
13	1.42	2.29	1.70	1.57	0.10	0.19	3.08	C81-C85;C88;C90;C96
24	2.62	4.22	3.49	4.00	0.26	0.28	4.29	C91-C95;D45-D46;D47.1;D47.3
20	2.18	3.52	2.47	2.33	0.14	0.26	3.70	O&U
917	100.00	161.27	114.03	109.26	7.13	12.12	207.90	ALL
911	99.35	160.22	113.44	108.69	7.11	12.05	207.16	ALLbC44
2	0.32	0.35	0.26	0.24	0.02	0.02	0.76	C00-C10;C12-C14
4	0.64	0.70	0.48	0.48	0.01	0.09	0.37	C11
53	8.51	9.32	5.24	5.26	0.26	0.66	6.87	C15
75	12.04	13.19	7.59	7.20	0.26	0.84	7.22	C16
40	6.42	7.03	4.58	4.46	0.27	0.54	7.78	C18-C21
65	10.43	11.43	6.44	6.33	0.25	0.76	7.31	C22
10	1.61	1.76	0.93	0.82	0.03	0.05	0.75	C23-C24
17	2.73	2.99	1.93	1.68	0.06	0.16	1.92	C25
0	0.00	0.00	0.00	0.00	0.00	0.00	0.00	C32
178	28.57	31.30	18.76	18.31	0.82	2.37	23.68	C33-C34
0	0.00	0.00	0.00	0.00	0.00	0.00	0.00	C37-C38
12	1.93	2.11	1.56	1.40	0.09	0.14	2.62	C40-C41
0	0.00	0.00	0.00	0.00	0.00	0.00	0.00	C43
50	8.03	8.79	7.04	6.78	0.63	0.78	18.37	C50
21	3.37	3.69	3.25	2.99	0.24	0.36	7.52	C53
16	2.57	2.81	2.05	1.90	0.14	0.19	4.25	C54-C55
14	2.25	2.46	1.79	1.81	0.14	0.23	4.01	C56
—	—	—	—	—	—	—	—	C61
—	—	—	—	—	—	—	—	C62
3	0.48	0.53	0.36	0.39	0.03	0.06	0.86	C64-C66;C68
3	0.48	0.53	0.20	0.18	0.00	0.00	0.00	C67
25	4.01	4.40	3.22	2.91	0.15	0.33	3.93	C70-C72;D32-D33;D42-D43
5	0.80	0.88	0.56	0.53	0.01	0.09	0.39	C73
9	1.44	1.58	1.03	1.03	0.08	0.14	2.11	C81-C85;C88;C90;C96
15	2.41	2.64	1.89	2.01	0.13	0.15	2.98	C91-C95;D45-D46;D47.1;D47.3
6	0.96	1.06	0.55	0.56	0.03	0.05	0.86	O&U
623	100.00	109.57	69.73	67.27	3.65	8.01	104.58	ALL
622	99.84	109.39	69.67	67.22	3.65	8.01	104.58	ALLbC44

2014 年东海县恶性肿瘤发病和死亡主要指标

部位	男性							
	病例数	构成（%）	粗率（1/10⁵）	中标率（1/10⁵）	世标率（1/10⁵）	累积率（%）		截缩率（1/10⁵）
						0—64 岁	0—74 岁	35—64 岁
发病								
口腔和咽喉（除外鼻咽）	10	0.78	1.55	1.30	1.32	0.08	0.19	2.21
鼻咽	13	1.02	2.02	1.62	1.73	0.11	0.24	2.63
食管	138	10.80	21.44	16.10	16.58	0.67	2.00	18.21
胃	135	10.56	20.97	16.56	16.67	0.88	1.93	24.39
结直肠肛门	89	6.96	13.82	11.32	11.14	0.65	1.40	17.77
肝脏	207	16.20	32.15	26.92	26.45	1.76	3.12	51.95
胆囊及胆道其他	24	1.88	3.73	2.96	2.96	0.13	0.39	3.29
胰腺	36	2.82	5.59	4.60	4.50	0.19	0.64	5.38
喉	11	0.86	1.71	1.35	1.42	0.09	0.21	2.52
气管，支气管，肺	398	31.14	61.82	48.44	47.63	2.28	5.43	61.64
其他的胸腔器官	1	0.08	0.16	0.13	0.11	0.01	0.01	0.37
骨	9	0.70	1.40	1.18	1.03	0.03	0.10	0.41
皮肤的黑色素瘤	4	0.31	0.62	0.51	0.52	0.04	0.06	0.92
乳房	3	0.23	0.47	0.45	0.37	0.02	0.04	0.37
子宫颈	—	—	—	—	—	—	—	—
子宫体及子宫部位不明	—	—	—	—	—	—	—	—
卵巢	—	—	—	—	—	—	—	—
前列腺	13	1.02	2.02	1.63	1.63	0.07	0.20	1.85
睾丸	1	0.08	0.16	0.24	0.17	0.01	0.01	0.53
肾及泌尿系统不明	12	0.94	1.86	1.53	1.68	0.11	0.18	2.64
膀胱	34	2.66	5.28	4.38	4.35	0.19	0.56	4.11
脑及中枢神经系统	36	2.82	5.59	5.21	5.10	0.36	0.59	9.17
甲状腺	5	0.39	0.78	0.71	0.66	0.03	0.09	0.87
淋巴瘤	31	2.43	4.82	4.18	4.20	0.30	0.47	8.07
白血病	44	3.44	6.83	6.22	6.04	0.41	0.72	9.54
不明及其他恶性肿瘤	24	1.88	3.73	3.16	3.03	0.13	0.32	3.82
所有部位合计	1278	100.00	198.52	160.70	159.28	8.54	18.89	232.66
所有部位除外 C44	1267	99.14	196.81	159.19	157.90	8.50	18.75	231.66
死亡								
口腔和咽喉（除外鼻咽）	12	1.08	1.86	1.54	1.55	0.05	0.25	1.33
鼻咽	12	1.08	1.86	1.59	1.56	0.11	0.20	3.20
食管	130	11.71	20.19	15.42	15.18	0.45	1.80	11.83
胃	128	11.53	19.88	15.48	15.09	0.72	1.54	20.37
结直肠肛门	65	5.86	10.10	7.86	7.81	0.35	0.90	10.38
肝脏	205	18.47	31.84	25.81	25.59	1.64	2.80	47.06
胆囊及胆道其他	14	1.26	2.17	1.61	1.58	0.03	0.14	0.91
胰腺	33	2.97	5.13	4.15	4.01	0.17	0.54	5.13
喉	10	0.90	1.55	1.16	1.21	0.04	0.16	1.19
气管，支气管，肺	349	31.44	54.21	42.32	42.08	1.99	4.89	53.25
其他的胸腔器官	1	0.09	0.16	0.13	0.14	0.00	0.02	0.00
骨	15	1.35	2.33	1.82	1.74	0.08	0.14	2.08
皮肤的黑色素瘤	0	0.00	0.00	0.00	0.00	0.00	0.00	0.00
乳房	2	0.18	0.31	0.27	0.27	0.00	0.06	0.00
子宫颈	—	—	—	—	—	—	—	—
子宫体及子宫部位不明	—	—	—	—	—	—	—	—
卵巢	—	—	—	—	—	—	—	—
前列腺	4	0.36	0.62	0.44	0.39	0.02	0.02	0.41
睾丸	1	0.09	0.16	0.09	0.07	0.00	0.00	0.00
肾及泌尿系统不明	6	0.54	0.93	0.73	0.89	0.04	0.08	0.89
膀胱	19	1.71	2.95	2.30	2.21	0.05	0.28	1.29
脑及中枢神经系统	22	1.98	3.42	2.95	2.93	0.18	0.39	4.96
甲状腺	3	0.27	0.47	0.39	0.41	0.00	0.08	0.00
淋巴瘤	26	2.34	4.04	3.31	3.49	0.22	0.43	5.97
白血病	42	3.78	6.52	5.96	5.58	0.29	0.72	6.56
不明及其他恶性肿瘤	11	0.99	1.71	1.36	1.20	0.04	0.13	0.82
所有部位合计	1110	100.00	172.42	136.70	134.98	6.47	15.58	177.63
所有部位除外 C44	1105	99.55	171.65	136.02	134.43	6.47	15.51	177.63

女性								
病例数	构成(%)	粗率(1/10⁵)	中标率(1/10⁵)	世标率(1/10⁵)	累积率(%) 0—64岁	累积率(%) 0—74岁	截缩率(1/10⁵) 35—64岁	ICD-10
4	0.43	0.68	0.48	0.47	0.04	0.04	0.91	C00-C10;C12-C14
7	0.75	1.18	0.93	0.98	0.05	0.12	1.16	C11
48	5.15	8.11	4.99	4.78	0.09	0.47	2.55	C15
69	7.40	11.66	8.19	7.98	0.40	0.88	11.36	C16
54	5.79	9.12	6.30	6.37	0.33	0.83	9.48	C18-C21
82	8.80	13.85	10.26	10.19	0.60	1.23	16.97	C22
15	1.61	2.53	1.70	1.53	0.02	0.11	0.51	C23-C24
19	2.04	3.21	1.96	1.82	0.08	0.12	2.20	C25
0	0.00	0.00	0.00	0.00	0.00	0.00	0.00	C32
214	22.96	36.16	25.34	24.63	1.30	2.71	37.22	C33-C34
2	0.21	0.34	0.20	0.21	0.01	0.01	0.00	C37-C38
9	0.97	1.52	1.29	1.29	0.08	0.22	2.33	C40-C41
2	0.21	0.34	0.20	0.22	0.00	0.04	0.00	C43
134	14.38	22.64	19.92	18.20	1.60	1.82	48.12	C50
59	6.33	9.97	8.86	7.98	0.60	0.85	18.29	C53
36	3.86	6.08	4.77	4.65	0.39	0.54	12.07	C54-C55
17	1.82	2.87	2.23	2.20	0.13	0.30	3.78	C56
—	—	—	—	—	—	—	—	C61
—	—	—	—	—	—	—	—	C62
4	0.43	0.68	0.40	0.35	0.02	0.02	0.76	C64-C66;C68
6	0.64	1.01	0.76	0.67	0.03	0.05	1.06	C67
41	4.40	6.93	5.36	5.45	0.34	0.66	8.73	C70-C72;D32-D33;D42-D43
20	2.15	3.38	2.86	2.84	0.22	0.30	6.01	C73
28	3.00	4.73	3.60	3.75	0.20	0.37	4.63	C81-C85;C88;C90;C96
30	3.22	5.07	4.71	4.89	0.31	0.41	4.97	C91-C95;D45-D46;D47.1;D47.3
32	3.43	5.41	3.74	3.59	0.15	0.40	4.12	O&U
932	100.00	157.46	119.03	115.05	6.98	12.50	197.22	ALL
919	98.61	155.26	117.57	113.66	6.96	12.34	196.71	ALLbC44
2	0.31	0.34	0.18	0.21	0.00	0.02	0.00	C00-C10;C12-C14
1	0.16	0.17	0.13	0.13	0.00	0.02	0.00	C11
49	7.62	8.28	4.76	4.55	0.10	0.33	2.60	C15
59	9.18	9.97	6.22	6.09	0.26	0.57	6.93	C16
35	5.44	5.91	3.77	3.66	0.08	0.37	2.33	C18-C21
80	12.44	13.52	10.00	10.03	0.60	1.28	16.95	C22
16	2.49	2.70	1.74	1.70	0.05	0.15	1.42	C23-C24
14	2.18	2.37	1.37	1.28	0.05	0.05	1.42	C25
2	0.31	0.34	0.12	0.14	0.00	0.00	0.00	C32
188	29.24	31.76	21.50	20.90	0.96	2.24	28.89	C33-C34
0	0.00	0.00	0.00	0.00	0.00	0.00	0.00	C37-C38
2	0.31	0.34	0.28	0.26	0.01	0.05	0.38	C40-C41
0	0.00	0.00	0.00	0.00	0.00	0.00	0.00	C43
52	8.09	8.79	6.82	6.40	0.51	0.58	14.86	C50
23	3.58	3.89	3.29	3.06	0.21	0.38	6.48	C53
12	1.87	2.03	1.59	1.58	0.13	0.19	4.02	C54-C55
5	0.78	0.84	0.76	0.66	0.04	0.08	1.50	C56
—	—	—	—	—	—	—	—	C61
—	—	—	—	—	—	—	—	C62
3	0.47	0.51	0.32	0.32	0.02	0.05	0.40	C64-C66;C68
4	0.62	0.68	0.29	0.23	0.00	0.00	0.00	C67
33	5.13	5.58	4.39	4.42	0.28	0.50	5.86	C70-C72;D32-D33;D42-D43
3	0.47	0.51	0.42	0.40	0.02	0.05	0.51	C73
25	3.89	4.22	2.95	2.86	0.09	0.35	2.07	C81-C85;C88;C90;C96
20	3.11	3.38	2.93	3.27	0.17	0.28	1.80	C91-C95;D45-D46;D47.1;D47.3
15	2.33	2.53	1.38	1.36	0.07	0.09	1.72	O&U
643	100.00	108.63	75.21	73.52	3.66	7.64	100.13	ALL
635	98.76	107.28	74.59	73.00	3.66	7.64	100.13	ALLbC44

2014 年灌云县恶性肿瘤发病和死亡主要指标

部位	男性							
	病例数	构成(%)	粗率(1/10⁵)	中标率(1/10⁵)	世标率(1/10⁵)	累积率(%)		截缩率(1/10⁵)
						0—64 岁	0—74 岁	35—64 岁
发病								
口腔和咽喉(除外鼻咽)	17	1.47	3.11	2.37	2.41	0.15	0.22	4.14
鼻咽	11	0.95	2.01	1.53	1.62	0.15	0.18	4.20
食管	180	15.58	32.96	24.54	24.83	1.08	3.15	29.43
胃	158	13.68	28.94	21.82	22.37	1.30	2.83	36.16
结直肠肛门	71	6.15	13.00	10.14	10.19	0.56	1.16	15.46
肝脏	230	19.91	42.12	34.26	33.20	2.65	3.67	81.18
胆囊及胆道其他	15	1.30	2.75	2.07	2.14	0.14	0.24	4.14
胰腺	21	1.82	3.85	3.08	2.72	0.18	0.23	4.56
喉	6	0.52	1.10	0.79	0.85	0.07	0.15	1.76
气管,支气管,肺	240	20.78	43.95	33.76	33.66	1.67	4.05	48.06
其他的胸腔器官	1	0.09	0.18	0.12	0.14	0.02	0.02	0.45
骨	5	0.43	0.92	0.80	0.79	0.03	0.09	0.47
皮肤的黑色素瘤	1	0.09	0.18	0.14	0.11	0.00	0.00	0.00
乳房	6	0.52	1.10	0.91	0.91	0.06	0.13	1.90
子宫颈	—	—	—	—	—	—	—	—
子宫体及子宫部位不明	—	—	—	—	—	—	—	—
卵巢	—	—	—	—	—	—	—	—
前列腺	9	0.78	1.65	1.25	1.15	0.02	0.11	0.45
睾丸	0	0.00	0.00	0.00	0.00	0.00	0.00	0.00
肾及泌尿系统不明	17	1.47	3.11	2.62	2.64	0.06	0.34	0.87
膀胱	37	3.20	6.78	5.28	5.34	0.31	0.76	8.55
脑及中枢神经系统	30	2.60	5.49	4.85	4.61	0.29	0.43	5.88
甲状腺	11	0.95	2.01	1.61	1.60	0.10	0.20	2.71
淋巴瘤	22	1.90	4.03	3.36	3.19	0.16	0.45	4.64
白血病	31	2.68	5.68	5.10	4.77	0.31	0.48	6.44
不明及其他恶性肿瘤	36	3.12	6.59	5.12	5.07	0.30	0.58	6.65
所有部位合计	1155	100.00	211.52	165.51	164.31	9.60	19.48	268.10
所有部位除外 C44	1149	99.48	210.42	164.62	163.54	9.59	19.39	267.57
死亡								
口腔和咽喉(除外鼻咽)	12	1.29	2.20	1.66	1.72	0.08	0.15	1.89
鼻咽	10	1.08	1.83	1.48	1.48	0.10	0.17	3.21
食管	152	16.34	27.84	20.44	20.59	0.81	2.25	22.30
胃	127	13.66	23.26	17.73	17.61	0.73	2.06	20.84
结直肠肛门	37	3.98	6.78	5.08	4.93	0.18	0.44	4.90
肝脏	204	21.94	37.36	29.35	29.13	2.31	3.21	68.84
胆囊及胆道其他	14	1.51	2.56	1.95	2.10	0.03	0.26	0.87
胰腺	23	2.47	4.21	3.19	3.13	0.19	0.31	5.03
喉	2	0.22	0.37	0.28	0.28	0.02	0.05	0.40
气管,支气管,肺	230	24.73	42.12	31.94	31.86	1.33	3.66	37.56
其他的胸腔器官	2	0.22	0.37	0.28	0.30	0.02	0.06	0.45
骨	6	0.65	1.10	0.87	0.84	0.03	0.09	0.40
皮肤的黑色素瘤	0	0.00	0.00	0.00	0.00	0.00	0.00	0.00
乳房	1	0.11	0.18	0.15	0.15	0.01	0.01	0.47
子宫颈	—	—	—	—	—	—	—	—
子宫体及子宫部位不明	—	—	—	—	—	—	—	—
卵巢	—	—	—	—	—	—	—	—
前列腺	11	1.18	2.01	1.47	1.38	0.02	0.12	0.45
睾丸	1	0.11	0.18	0.12	0.14	0.02	0.02	0.45
肾及泌尿系统不明	10	1.08	1.83	1.34	1.60	0.05	0.16	0.85
膀胱	12	1.29	2.20	1.60	1.63	0.03	0.18	0.85
脑及中枢神经系统	25	2.69	4.58	3.98	3.97	0.24	0.37	5.11
甲状腺	4	0.43	0.73	0.57	0.58	0.02	0.07	0.45
淋巴瘤	14	1.51	2.56	2.12	2.00	0.15	0.21	4.21
白血病	17	1.83	3.11	2.66	2.52	0.17	0.22	3.48
不明及其他恶性肿瘤	16	1.72	2.93	2.29	2.25	0.04	0.20	1.55
所有部位合计	930	100.00	170.32	130.54	130.17	6.56	14.29	184.58
所有部位除外 C44	927	99.68	169.77	130.03	129.70	6.55	14.20	184.04

女性								
病例数	构成(%)	粗率($1/10^5$)	中标率($1/10^5$)	世标率($1/10^5$)	累积率(%) 0—64岁	累积率(%) 0—74岁	截缩率($1/10^5$) 35—64岁	ICD-10
5	0.54	1.01	0.90	0.81	0.05	0.13	1.60	C00-C10;C12-C14
4	0.43	0.81	0.85	0.64	0.06	0.06	1.62	C11
75	8.12	15.17	10.37	10.24	0.34	0.98	9.23	C15
72	7.79	14.56	10.95	10.57	0.43	1.26	11.42	C16
53	5.74	10.72	8.45	8.06	0.46	0.92	14.42	C18-C21
81	8.77	16.38	12.44	12.44	0.67	1.39	20.27	C22
14	1.52	2.83	1.91	2.20	0.16	0.25	4.30	C23-C24
30	3.25	6.07	4.71	4.58	0.27	0.60	7.67	C25
2	0.22	0.40	0.33	0.32	0.00	0.08	0.00	C32
146	15.80	29.52	21.99	21.58	1.28	2.34	37.85	C33-C34
1	0.11	0.20	0.12	0.13	0.02	0.02	0.43	C37-C38
4	0.43	0.81	0.62	0.55	0.03	0.03	0.49	C40-C41
1	0.11	0.20	0.16	0.16	0.02	0.02	0.51	C43
147	15.91	29.72	25.80	23.53	2.04	2.41	63.92	C50
64	6.93	12.94	11.33	10.24	0.93	1.03	28.84	C53
35	3.79	7.08	5.66	5.48	0.46	0.59	14.75	C54-C55
24	2.60	4.85	4.04	3.71	0.30	0.38	8.84	C56
—	—	—	—	—	—	—	—	C61
—	—	—	—	—	—	—	—	C62
14	1.52	2.83	2.28	2.71	0.15	0.27	2.88	C64-C66;C68
5	0.54	1.01	0.75	0.83	0.03	0.07	1.09	C67
37	4.00	7.48	5.74	6.02	0.42	0.51	10.40	C70-C72;D32-D33;D42-D43
37	4.00	7.48	6.75	5.85	0.53	0.53	16.47	C73
16	1.73	3.24	2.35	2.47	0.17	0.28	4.33	C81-C85;C88;C90;C96
26	2.81	5.26	5.23	4.42	0.31	0.34	6.04	C91-C95;D45-D46;D47.1;D47.3
31	3.35	6.27	5.14	5.62	0.28	0.39	5.80	O&U
924	100.00	186.84	148.86	143.18	9.39	14.85	273.17	ALL
917	99.24	185.42	148.00	142.21	9.37	14.83	272.68	ALLbC44
2	0.35	0.40	0.29	0.31	0.02	0.06	0.49	C00-C10;C12-C14
0	0.00	0.00	0.00	0.00	0.00	0.00	0.00	C11
53	9.38	10.72	7.50	7.48	0.20	0.68	5.93	C15
70	12.39	14.15	10.34	9.87	0.33	1.07	8.96	C16
24	4.25	4.85	3.60	3.41	0.13	0.31	4.17	C18-C21
80	14.16	16.18	12.06	12.22	0.71	1.50	19.94	C22
11	1.95	2.22	1.49	1.68	0.11	0.20	2.82	C23-C24
27	4.78	5.46	4.14	4.06	0.22	0.57	6.08	C25
2	0.35	0.40	0.33	0.32	0.00	0.08	0.00	C32
120	21.24	24.26	17.42	17.55	0.85	1.82	24.34	C33-C34
0	0.00	0.00	0.00	0.00	0.00	0.00	0.00	C37-C38
3	0.53	0.61	0.40	0.36	0.02	0.02	0.49	C40-C41
1	0.18	0.20	0.16	0.16	0.02	0.02	0.51	C43
36	6.37	7.28	5.65	5.57	0.45	0.66	13.40	C50
17	3.01	3.44	2.71	2.65	0.21	0.24	6.74	C53
8	1.42	1.62	1.30	1.20	0.08	0.11	2.61	C54-C55
24	4.25	4.85	3.88	3.68	0.27	0.35	8.96	C56
—	—	—	—	—	—	—	—	C61
—	—	—	—	—	—	—	—	C62
9	1.59	1.82	1.36	1.37	0.03	0.18	0.43	C64-C66;C68
4	0.71	0.81	0.54	0.67	0.00	0.07	0.00	C67
25	4.42	5.06	3.74	4.07	0.23	0.37	5.48	C70-C72;D32-D33;D42-D43
2	0.35	0.40	0.33	0.34	0.00	0.07	0.00	C73
11	1.95	2.22	1.56	1.55	0.05	0.16	1.49	C81-C85;C88;C90;C96
16	2.83	3.24	3.14	2.71	0.16	0.26	3.10	C91-C95;D45-D46;D47.1;D47.3
20	3.54	4.04	3.09	3.15	0.15	0.30	4.15	O&U
565	100.00	114.25	85.04	84.40	4.25	9.07	120.09	ALL
562	99.47	113.64	84.67	84.02	4.25	9.07	120.09	ALLbC44

2014 年灌南县恶性肿瘤发病和死亡主要指标

部位	男性							
	病例数	构成(%)	粗率($1/10^5$)	中标率($1/10^5$)	世标率($1/10^5$)	累积率(%)		截缩率($1/10^5$)
						0—64 岁	0—74 岁	35—64 岁
发病								
口腔和咽喉(除外鼻咽)	5	0.54	1.16	1.18	1.33	0.06	0.10	1.80
鼻咽	3	0.32	0.70	0.57	0.55	0.05	0.05	1.77
食管	228	24.68	52.87	50.38	52.24	3.01	6.48	81.16
胃	132	14.29	30.61	28.79	29.33	1.55	3.84	41.60
结直肠肛门	54	5.84	12.52	12.16	11.99	0.85	1.46	23.01
肝脏	142	15.37	32.93	30.88	30.12	2.31	3.29	69.66
胆囊及胆道其他	12	1.30	2.78	2.42	2.39	0.13	0.30	3.44
胰腺	20	2.16	4.64	4.35	4.39	0.33	0.57	9.24
喉	0	0.00	0.00	0.00	0.00	0.00	0.00	0.00
气管,支气管,肺	207	22.40	48.00	46.18	47.89	2.62	5.59	73.90
其他的胸腔器官	1	0.11	0.23	0.21	0.21	0.00	0.05	0.00
骨	7	0.76	1.62	1.39	1.54	0.08	0.12	1.67
皮肤的黑色素瘤	0	0.00	0.00	0.00	0.00	0.00	0.00	0.00
乳房	2	0.22	0.46	0.53	0.55	0.06	0.06	1.77
子宫颈	—	—	—	—	—	—	—	—
子宫体及子宫部位不明	—	—	—	—	—	—	—	—
卵巢	—	—	—	—	—	—	—	—
前列腺	11	1.19	2.55	2.46	2.50	0.00	0.35	0.00
睾丸	0	0.00	0.00	0.00	0.00	0.00	0.00	0.00
肾及泌尿系统不明	4	0.43	0.93	1.12	1.05	0.11	0.11	2.66
膀胱	19	2.06	4.41	4.21	4.35	0.23	0.46	6.27
脑及中枢神经系统	20	2.16	4.64	4.74	5.01	0.41	0.50	10.88
甲状腺	5	0.54	1.16	1.03	0.99	0.08	0.13	2.53
淋巴瘤	15	1.62	3.48	3.24	3.23	0.24	0.38	6.84
白血病	12	1.30	2.78	2.96	3.04	0.12	0.28	3.03
不明及其他恶性肿瘤	25	2.71	5.80	5.01	5.13	0.28	0.56	6.83
所有部位合计	924	100.00	214.26	203.83	207.83	12.52	24.67	348.04
所有部位除外 C44	917	99.24	212.64	202.36	206.35	12.45	24.48	345.83
死亡								
口腔和咽喉(除外鼻咽)	1	0.16	0.23	0.21	0.16	0.00	0.00	0.00
鼻咽	1	0.16	0.23	0.19	0.19	0.02	0.02	0.61
食管	134	20.78	31.07	29.82	30.70	1.37	3.44	37.18
胃	73	11.32	16.93	15.72	15.97	0.76	2.02	21.16
结直肠肛门	26	4.03	6.03	5.70	5.54	0.29	0.50	8.30
肝脏	152	23.57	35.25	33.90	32.67	2.60	3.58	76.46
胆囊及胆道其他	9	1.40	2.09	1.83	1.75	0.06	0.24	1.89
胰腺	23	3.57	5.33	5.03	5.16	0.24	0.59	6.84
喉	2	0.31	0.46	0.49	0.54	0.04	0.09	1.06
气管,支气管,肺	144	22.33	33.39	32.41	33.12	1.91	3.68	53.67
其他的胸腔器官	2	0.31	0.46	0.43	0.42	0.00	0.10	0.00
骨	6	0.93	1.39	1.22	1.27	0.03	0.12	0.71
皮肤的黑色素瘤	0	0.00	0.00	0.00	0.00	0.00	0.00	0.00
乳房	1	0.16	0.23	0.27	0.33	0.04	0.04	1.06
子宫颈	—	—	—	—	—	—	—	—
子宫体及子宫部位不明	—	—	—	—	—	—	—	—
卵巢	—	—	—	—	—	—	—	—
前列腺	6	0.93	1.39	1.40	1.51	0.00	0.14	0.00
睾丸	0	0.00	0.00	0.00	0.00	0.00	0.00	0.00
肾及泌尿系统不明	3	0.47	0.70	0.82	0.98	0.12	0.12	3.17
膀胱	5	0.78	1.16	1.25	1.37	0.04	0.04	1.06
脑及中枢神经系统	15	2.33	3.48	3.44	3.05	0.27	0.27	8.06
甲状腺	1	0.16	0.23	0.17	0.18	0.02	0.02	0.59
淋巴瘤	13	2.02	3.01	2.62	2.63	0.20	0.32	5.92
白血病	15	2.33	3.48	3.36	3.51	0.18	0.42	3.42
不明及其他恶性肿瘤	13	2.02	3.01	2.66	2.61	0.07	0.24	1.30
所有部位合计	645	100.00	149.56	142.96	143.66	8.28	16.02	232.44
所有部位除外 C44	642	99.53	148.87	142.35	143.13	8.28	15.98	232.44

女性								
病例数	构成(%)	粗率(1/10^5)	中标率(1/10^5)	世标率(1/10^5)	累积率(%) 0—64岁	累积率(%) 0—74岁	截缩率(1/10^5) 35—64岁	ICD-10
2	0.37	0.52	0.47	0.45	0.05	0.05	1.44	C00-C10;C12-C14
5	0.92	1.30	1.37	1.10	0.08	0.12	2.12	C11
95	17.46	24.79	18.21	18.68	0.91	2.25	24.00	C15
44	8.09	11.48	9.04	9.34	0.45	1.16	11.95	C16
36	6.62	9.40	7.08	6.76	0.30	0.80	8.59	C18-C21
31	5.70	8.09	6.34	6.47	0.39	0.68	11.34	C22
8	1.47	2.09	1.37	1.50	0.04	0.09	1.09	C23-C24
16	2.94	4.18	3.18	3.14	0.19	0.27	5.66	C25
1	0.18	0.26	0.19	0.20	0.02	0.02	0.64	C32
74	13.60	19.31	15.45	15.43	0.91	1.99	25.06	C33-C34
0	0.00	0.00	0.00	0.00	0.00	0.00	0.00	C37-C38
6	1.10	1.57	1.40	1.45	0.07	0.14	1.21	C40-C41
0	0.00	0.00	0.00	0.00	0.00	0.00	0.00	C43
83	15.26	21.66	20.87	19.44	1.81	1.95	56.00	C50
34	6.25	8.87	8.44	7.81	0.72	0.76	23.90	C53
12	2.21	3.13	2.68	2.61	0.24	0.29	7.02	C54-C55
10	1.84	2.61	2.38	2.18	0.18	0.21	4.90	C56
—	—	—	—	—	—	—	—	C61
—	—	—	—	—	—	—	—	C62
3	0.55	0.78	0.76	0.87	0.08	0.13	2.18	C64-C66;C68
2	0.37	0.52	0.48	0.53	0.04	0.09	1.09	C67
16	2.94	4.18	3.48	3.60	0.28	0.41	6.72	C70-C72;D32-D33;D42-D43
17	3.13	4.44	3.84	3.54	0.27	0.40	8.90	C73
14	2.57	3.65	2.92	2.67	0.16	0.23	4.44	C81-C85;C88;C90;C96
15	2.76	3.91	3.82	3.12	0.18	0.36	3.99	C91-C95;D45-D46;D47.1;D47.3
20	3.68	5.22	3.97	4.30	0.28	0.43	7.95	O&U
544	100.00	141.98	117.73	115.17	7.67	12.81	220.21	ALL
538	98.90	140.42	116.50	113.72	7.61	12.65	218.51	ALLbC44
3	0.92	0.78	0.75	0.79	0.09	0.09	2.54	C00-C10;C12-C14
1	0.31	0.26	0.19	0.20	0.02	0.02	0.64	C11
74	22.77	19.31	13.97	14.22	0.60	1.64	16.13	C15
40	12.31	10.44	8.16	8.37	0.40	0.83	10.11	C16
20	6.15	5.22	4.08	4.09	0.23	0.40	7.22	C18-C21
36	11.08	9.40	7.41	7.50	0.43	0.75	12.46	C22
3	0.92	0.78	0.48	0.43	0.00	0.03	0.00	C23-C24
14	4.31	3.65	2.72	2.60	0.11	0.23	3.67	C25
0	0.00	0.00	0.00	0.00	0.00	0.00	0.00	C32
55	16.92	14.35	11.05	10.96	0.62	1.31	16.39	C33-C34
0	0.00	0.00	0.00	0.00	0.00	0.00	0.00	C37-C38
7	2.15	1.83	1.66	1.80	0.08	0.23	1.09	C40-C41
0	0.00	0.00	0.00	0.00	0.00	0.00	0.00	C43
15	4.62	3.91	3.58	3.39	0.29	0.36	8.52	C50
11	3.38	2.87	2.54	2.68	0.27	0.31	7.97	C53
8	2.46	2.09	1.43	1.35	0.06	0.16	1.29	C54-C55
6	1.85	1.57	1.29	1.27	0.09	0.17	2.00	C56
—	—	—	—	—	—	—	—	C61
—	—	—	—	—	—	—	—	C62
0	0.00	0.00	0.00	0.00	0.00	0.00	0.00	C64-C66;C68
0	0.00	0.00	0.00	0.00	0.00	0.00	0.00	C67
11	3.38	2.87	2.43	2.30	0.21	0.25	5.39	C70-C72;D32-D33;D42-D43
1	0.31	0.26	0.28	0.34	0.04	0.04	1.09	C73
5	1.54	1.30	1.05	0.87	0.04	0.09	1.39	C81-C85;C88;C90;C96
10	3.08	2.61	2.50	2.13	0.13	0.23	2.83	C91-C95;D45-D46;D47.1;D47.3
5	1.54	1.30	1.08	1.35	0.08	0.08	2.18	O&U
325	100.00	84.82	66.64	66.62	3.80	7.22	102.91	ALL
322	99.08	84.04	65.90	65.67	3.72	7.13	100.73	ALLbC44

2014 年淮安市淮安区恶性肿瘤发病和死亡主要指标

部位	男性							
	病例数	构成（%）	粗率（1/10⁵）	中标率（1/10⁵）	世标率（1/10⁵）	累积率（%）		截缩率（1/10⁵）
						0—64 岁	0—74 岁	35—64 岁
发病								
口腔和咽喉(除外鼻咽)	16	0.81	2.56	1.64	1.55	0.08	0.18	2.38
鼻咽	21	1.06	3.36	2.50	2.40	0.22	0.22	6.40
食管	594	30.11	95.08	60.32	61.39	3.23	8.44	86.02
胃	369	18.70	59.06	38.30	37.80	1.82	5.12	49.90
结直肠肛门	106	5.37	16.97	11.36	10.76	0.60	1.30	16.27
肝脏	229	11.61	36.66	25.18	24.73	1.81	2.81	54.05
胆囊及胆道其他	13	0.66	2.08	1.44	1.40	0.06	0.19	1.85
胰腺	33	1.67	5.28	3.44	3.45	0.20	0.47	5.59
喉	6	0.30	0.96	0.62	0.64	0.03	0.09	0.77
气管,支气管,肺	364	18.45	58.26	37.27	37.03	2.00	4.79	54.84
其他的胸腔器官	2	0.10	0.32	0.23	0.20	0.01	0.01	0.41
骨	11	0.56	1.76	1.29	1.37	0.10	0.16	2.10
皮肤的黑色素瘤	3	0.15	0.48	0.30	0.28	0.01	0.04	0.33
乳房	2	0.10	0.32	0.22	0.22	0.02	0.02	0.69
子宫颈	—	—	—	—	—	—	—	—
子宫体及子宫部位不明	—	—	—	—	—	—	—	—
卵巢	—	—	—	—	—	—	—	—
前列腺	17	0.86	2.72	1.55	1.56	0.09	0.15	2.33
睾丸	0	0.00	0.00	0.00	0.00	0.00	0.00	0.00
肾及泌尿系统不明	11	0.56	1.76	1.35	1.30	0.07	0.18	2.30
膀胱	36	1.82	5.76	3.84	3.93	0.22	0.56	6.11
脑及中枢神经系统	31	1.57	4.96	3.89	3.78	0.21	0.45	4.77
甲状腺	7	0.35	1.12	0.88	0.85	0.07	0.09	1.85
淋巴瘤	17	0.86	2.72	2.03	1.97	0.11	0.22	2.91
白血病	33	1.67	5.28	4.53	4.32	0.26	0.44	5.02
不明及其他恶性肿瘤	52	2.64	8.32	5.68	5.66	0.39	0.68	10.16
所有部位合计	1973	100.00	315.81	207.85	206.58	11.62	26.61	317.06
所有部位除外 C44	1962	99.44	314.05	206.66	205.44	11.57	26.44	316.00
死亡								
口腔和咽喉(除外鼻咽)	10	0.72	1.60	0.89	0.80	0.02	0.05	0.65
鼻咽	12	0.87	1.92	1.36	1.26	0.08	0.15	2.52
食管	419	30.21	67.07	41.53	41.05	1.73	5.28	46.63
胃	248	17.88	39.70	25.20	24.58	0.98	3.29	25.65
结直肠肛门	46	3.32	7.36	4.99	4.83	0.26	0.56	7.59
肝脏	166	11.97	26.57	18.00	17.67	1.25	1.93	37.59
胆囊及胆道其他	10	0.72	1.60	1.06	1.08	0.06	0.15	1.74
胰腺	29	2.09	4.64	2.94	2.83	0.13	0.35	3.97
喉	10	0.72	1.60	0.99	0.99	0.05	0.13	1.36
气管,支气管,肺	301	21.70	48.18	30.52	30.13	1.29	4.02	35.55
其他的胸腔器官	0	0.00	0.00	0.00	0.00	0.00	0.00	0.00
骨	14	1.01	2.24	1.64	1.61	0.09	0.20	2.14
皮肤的黑色素瘤	1	0.07	0.16	0.12	0.12	0.00	0.03	0.00
乳房	0	0.00	0.00	0.00	0.00	0.00	0.00	0.00
子宫颈	—	—	—	—	—	—	—	—
子宫体及子宫部位不明	—	—	—	—	—	—	—	—
卵巢	—	—	—	—	—	—	—	—
前列腺	7	0.50	1.12	0.70	0.77	0.01	0.12	0.34
睾丸	2	0.14	0.32	0.25	0.24	0.01	0.03	0.41
肾及泌尿系统不明	1	0.07	0.16	0.12	0.12	0.00	0.03	0.00
膀胱	12	0.87	1.92	1.10	1.08	0.03	0.14	0.98
脑及中枢神经系统	24	1.73	3.84	3.14	2.91	0.14	0.32	2.76
甲状腺	0	0.00	0.00	0.00	0.00	0.00	0.00	0.00
淋巴瘤	9	0.65	1.44	1.28	1.16	0.05	0.13	1.21
白血病	22	1.59	3.52	3.10	2.89	0.20	0.28	3.85
不明及其他恶性肿瘤	44	3.17	7.04	4.47	4.53	0.34	0.54	9.06
所有部位合计	1387	100.00	222.01	143.41	140.67	6.72	17.72	183.99
所有部位除外 C44	1383	99.71	221.37	142.88	140.25	6.68	17.69	183.32

女性								
病例数	构成(%)	粗率(1/10⁵)	中标率(1/10⁵)	世标率(1/10⁵)	累积率(%)		截缩率(1/10⁵)	ICD-10
					0—64岁	0—74岁	35—64岁	
12	0.89	2.08	1.15	1.10	0.06	0.10	1.87	C00-C10;C12-C14
5	0.37	0.87	0.59	0.54	0.04	0.04	1.53	C11
364	27.08	63.18	34.64	34.69	1.40	4.63	37.41	C15
176	13.10	30.55	17.47	17.03	0.66	2.30	19.06	C16
75	5.58	13.02	7.43	7.37	0.39	0.94	11.39	C18-C21
80	5.95	13.89	8.43	8.28	0.48	1.10	13.28	C22
16	1.19	2.78	1.47	1.41	0.07	0.14	2.22	C23-C24
28	2.08	4.86	3.09	3.10	0.17	0.44	4.98	C25
2	0.15	0.35	0.23	0.25	0.02	0.04	0.42	C32
167	12.43	28.99	16.73	16.52	0.81	2.19	22.72	C33-C34
0	0.00	0.00	0.00	0.00	0.00	0.00	0.00	C37-C38
12	0.89	2.08	1.08	1.04	0.08	0.11	2.25	C40-C41
1	0.07	0.17	0.05	0.04	0.00	0.00	0.00	C43
143	10.64	24.82	18.19	16.93	1.48	1.83	44.76	C50
66	4.91	11.46	8.43	7.74	0.61	0.83	18.80	C53
29	2.16	5.03	3.50	3.33	0.30	0.36	9.39	C54-C55
24	1.79	4.17	2.91	2.89	0.23	0.31	6.60	C56
—	—	—	—	—	—	—	—	C61
—	—	—	—	—	—	—	—	C62
9	0.67	1.56	1.10	1.02	0.07	0.09	2.69	C64-C66;C68
8	0.60	1.39	0.84	0.80	0.07	0.07	1.97	C67
27	2.01	4.69	3.56	3.35	0.20	0.31	4.78	C70-C72;D32-D33;D42-D43
19	1.41	3.30	2.82	2.39	0.20	0.22	4.64	C73
10	0.74	1.74	1.00	1.08	0.08	0.15	2.20	C81-C85;C88;C90;C96
35	2.60	6.08	5.06	4.72	0.33	0.45	7.16	C91-C95;D45-D46;D47.1;D47.3
36	2.68	6.25	3.59	3.54	0.18	0.50	5.15	O&U
1344	100.00	233.29	143.37	139.19	7.93	17.14	225.27	ALL
1333	99.18	231.38	142.21	137.99	7.86	16.95	223.35	ALLbC44
7	0.84	1.22	0.64	0.66	0.03	0.08	0.78	C00-C10;C12-C14
4	0.48	0.69	0.46	0.47	0.04	0.06	1.13	C11
288	34.70	49.99	25.79	25.13	0.67	3.04	18.00	C15
118	14.22	20.48	11.33	10.87	0.40	1.37	11.65	C16
34	4.10	5.90	3.38	3.24	0.13	0.35	3.83	C18-C21
52	6.27	9.03	5.22	5.32	0.27	0.72	7.54	C22
16	1.93	2.78	1.35	1.33	0.04	0.15	1.12	C23-C24
25	3.01	4.34	2.44	2.37	0.14	0.31	4.03	C25
1	0.12	0.17	0.11	0.12	0.00	0.02	0.00	C32
116	13.98	20.14	11.44	11.04	0.50	1.35	14.15	C33-C34
1	0.12	0.17	0.12	0.10	0.01	0.01	0.33	C37-C38
5	0.60	0.87	0.52	0.51	0.02	0.07	0.75	C40-C41
2	0.24	0.35	0.20	0.18	0.00	0.03	0.00	C43
48	5.78	8.33	5.05	4.73	0.25	0.55	7.59	C50
16	1.93	2.78	1.65	1.55	0.10	0.15	3.31	C53
18	2.17	3.12	2.51	2.18	0.18	0.21	4.65	C54-C55
7	0.84	1.22	0.73	0.71	0.06	0.09	1.78	C56
—	—	—	—	—	—	—	—	C61
—	—	—	—	—	—	—	—	C62
2	0.24	0.35	0.16	0.13	0.00	0.00	0.00	C64-C66;C68
2	0.24	0.35	0.26	0.25	0.01	0.04	0.43	C67
18	2.17	3.12	2.14	1.89	0.12	0.20	3.56	C70-C72;D32-D33;D42-D43
1	0.12	0.17	0.11	0.12	0.00	0.02	0.00	C73
6	0.72	1.04	0.68	0.68	0.03	0.11	0.84	C81-C85;C88;C90;C96
23	2.77	3.99	3.07	2.78	0.14	0.30	3.64	C91-C95;D45-D46;D47.1;D47.3
20	2.41	3.47	2.20	2.18	0.11	0.24	2.75	O&U
830	100.00	144.07	81.57	78.53	3.26	9.47	91.85	ALL
829	99.88	143.90	81.48	78.42	3.25	9.45	91.49	ALLbC44

2014 年淮安市淮阴区恶性肿瘤发病和死亡主要指标

部位	男性							
	病例数	构成(%)	粗率(1/10⁵)	中标率(1/10⁵)	世标率(1/10⁵)	累积率(%)		截缩率(1/10⁵)
						0—64 岁	0—74 岁	35—64 岁
发病								
口腔和咽喉(除外鼻咽)	15	0.97	3.10	2.08	2.02	0.09	0.29	2.71
鼻咽	12	0.78	2.48	1.59	1.69	0.12	0.18	3.34
食管	392	25.34	81.05	53.90	54.44	2.78	7.12	77.16
胃	234	15.13	48.38	32.67	32.35	1.59	4.47	42.97
结直肠肛门	85	5.49	17.57	12.13	11.61	0.72	1.33	21.08
肝脏	228	14.74	47.14	35.04	33.77	2.54	3.87	79.35
胆囊及胆道其他	11	0.71	2.27	1.59	1.55	0.07	0.24	2.29
胰腺	27	1.75	5.58	3.84	3.68	0.24	0.40	5.96
喉	9	0.58	1.86	1.29	1.40	0.11	0.21	3.03
气管,支气管,肺	334	21.59	69.05	45.63	46.38	2.36	5.98	64.17
其他的胸腔器官	2	0.13	0.41	0.29	0.31	0.02	0.05	0.42
骨	10	0.65	2.07	1.62	1.57	0.10	0.23	3.02
皮肤的黑色素瘤	2	0.13	0.41	0.23	0.24	0.02	0.02	0.53
乳房	1	0.06	0.21	0.15	0.14	0.00	0.04	0.00
子宫颈	—	—	—	—	—	—	—	—
子宫体及子宫部位不明	—	—	—	—	—	—	—	—
卵巢	—	—	—	—	—	—	—	—
前列腺	23	1.49	4.76	2.99	2.94	0.05	0.35	1.46
睾丸	1	0.06	0.21	0.12	0.09	0.00	0.00	0.00
肾及泌尿系统不明	19	1.23	3.93	2.87	2.77	0.15	0.30	4.87
膀胱	31	2.00	6.41	4.56	4.30	0.15	0.46	4.46
脑及中枢神经系统	14	0.90	2.89	2.36	2.15	0.13	0.17	3.32
甲状腺	13	0.84	2.69	2.34	2.13	0.18	0.21	4.36
淋巴瘤	29	1.87	6.00	4.14	4.27	0.29	0.63	8.24
白血病	34	2.20	7.03	6.25	6.52	0.40	0.54	7.25
不明及其他恶性肿瘤	21	1.36	4.34	2.63	2.60	0.14	0.27	3.96
所有部位合计	1547	100.00	319.84	220.32	218.93	12.24	27.36	343.95
所有部位除外 C44	1544	99.81	319.22	219.98	218.63	12.22	27.34	343.53
死亡								
口腔和咽喉(除外鼻咽)	12	0.99	2.48	1.65	1.57	0.05	0.21	1.45
鼻咽	9	0.74	1.86	1.17	1.08	0.06	0.09	1.77
食管	293	24.19	60.58	38.48	38.24	1.64	4.62	44.69
胃	153	12.63	31.63	20.57	20.11	0.75	2.72	19.94
结直肠肛门	38	3.14	7.86	5.06	4.88	0.25	0.50	8.28
肝脏	217	17.92	44.86	33.11	31.93	2.37	3.55	73.04
胆囊及胆道其他	14	1.16	2.89	1.95	1.86	0.06	0.26	1.87
胰腺	21	1.73	4.34	2.90	2.86	0.15	0.38	4.17
喉	3	0.25	0.62	0.42	0.41	0.02	0.05	0.51
气管,支气管,肺	330	27.25	68.23	44.91	45.31	2.15	6.12	58.33
其他的胸腔器官	1	0.08	0.21	0.16	0.18	0.00	0.03	0.00
骨	3	0.25	0.62	0.41	0.39	0.00	0.07	0.00
皮肤的黑色素瘤	1	0.08	0.21	0.14	0.16	0.02	0.02	0.53
乳房	0	0.00	0.00	0.00	0.00	0.00	0.00	0.00
子宫颈	—	—	—	—	—	—	—	—
子宫体及子宫部位不明	—	—	—	—	—	—	—	—
卵巢	—	—	—	—	—	—	—	—
前列腺	7	0.58	1.45	0.88	0.95	0.00	0.14	0.00
睾丸	1	0.08	0.21	0.16	0.18	0.00	0.03	0.00
肾及泌尿系统不明	8	0.66	1.65	1.03	0.91	0.01	0.07	0.41
膀胱	13	1.07	2.69	1.78	1.78	0.03	0.22	1.03
脑及中枢神经系统	20	1.65	4.13	3.56	3.13	0.19	0.22	3.33
甲状腺	1	0.08	0.21	0.16	0.18	0.00	0.03	0.00
淋巴瘤	15	1.24	3.10	2.04	2.10	0.13	0.29	3.24
白血病	22	1.82	4.55	3.17	3.28	0.19	0.37	5.29
不明及其他恶性肿瘤	29	2.39	6.00	3.96	4.14	0.21	0.51	6.15
所有部位合计	1211	100.00	250.37	167.67	165.62	8.28	20.49	234.04
所有部位除外 C44	1208	99.75	249.75	167.24	165.12	8.28	20.43	234.04

女性								
病例数	构成（%）	粗率（1/10⁵）	中标率（1/10⁵）	世标率（1/10⁵）	累积率(%) 0—64岁	0—74岁	截缩率(1/10⁵) 35—64岁	ICD-10
5	0.46	1.12	1.02	0.85	0.07	0.11	1.52	C00-C10;C12-C14
5	0.46	1.12	0.94	0.84	0.08	0.08	2.42	C11
213	19.40	47.56	29.71	30.46	1.41	4.24	37.64	C15
112	10.20	25.01	15.25	14.89	0.57	1.88	16.57	C16
77	7.01	17.19	12.43	12.14	0.82	1.47	21.10	C18-C21
77	7.01	17.19	11.49	11.41	0.79	1.36	22.92	C22
13	1.18	2.90	1.59	1.64	0.08	0.23	2.19	C23-C24
20	1.82	4.47	3.03	3.00	0.15	0.29	3.63	C25
1	0.09	0.22	0.15	0.15	0.00	0.04	0.00	C32
148	13.48	33.05	20.47	20.46	1.12	2.49	32.48	C33-C34
0	0.00	0.00	0.00	0.00	0.00	0.00	0.00	C37-C38
3	0.27	0.67	0.58	0.61	0.02	0.09	0.57	C40-C41
3	0.27	0.67	0.47	0.51	0.06	0.06	1.65	C43
147	13.39	32.82	25.71	24.25	2.13	2.56	66.74	C50
62	5.65	13.84	11.84	10.00	0.80	0.99	24.94	C53
47	4.28	10.49	7.95	7.59	0.65	0.83	20.16	C54-C55
31	2.82	6.92	5.26	5.25	0.44	0.51	12.42	C56
—	—	—	—	—	—	—	—	C61
—	—	—	—	—	—	—	—	C62
6	0.55	1.34	1.09	1.01	0.09	0.13	2.78	C64-C66;C68
7	0.64	1.56	0.93	0.97	0.01	0.12	0.44	C67
31	2.82	6.92	5.95	5.69	0.39	0.61	9.13	C70-C72;D32-D33;D42-D43
31	2.82	6.92	5.70	4.90	0.37	0.48	10.40	C73
16	1.46	3.57	3.06	2.88	0.18	0.32	4.54	C81-C85;C88;C90;C96
26	2.37	5.81	5.66	5.25	0.35	0.46	7.38	C91-C95;D45-D46;D47.1;D47.3
17	1.55	3.80	3.25	2.93	0.20	0.27	4.52	O&U
1098	100.00	245.16	173.53	167.66	10.76	19.60	306.12	ALL
1093	99.54	244.04	172.70	166.92	10.75	19.51	305.44	ALLbC44

4	0.69	0.89	0.66	0.66	0.00	0.11	0.00	C00-C10;C12-C14
1	0.17	0.22	0.31	0.21	0.02	0.02	0.68	C11
139	24.05	31.04	17.60	17.89	0.69	2.22	18.13	C15
77	13.32	17.19	9.48	9.23	0.23	1.03	6.79	C16
17	2.94	3.80	2.52	2.40	0.12	0.30	2.62	C18-C21
57	9.86	12.73	8.48	8.26	0.54	0.97	15.80	C22
11	1.90	2.46	1.10	1.13	0.00	0.15	0.00	C23-C24
13	2.25	2.90	2.06	1.86	0.10	0.17	3.23	C25
1	0.17	0.22	0.15	0.15	0.00	0.04	0.00	C32
110	19.03	24.56	14.95	14.70	0.72	1.70	20.20	C33-C34
1	0.17	0.22	0.20	0.22	0.00	0.04	0.00	C37-C38
6	1.04	1.34	0.99	0.98	0.01	0.16	0.54	C40-C41
1	0.17	0.22	0.16	0.19	0.02	0.02	0.60	C43
43	7.44	9.60	7.54	7.02	0.53	0.75	15.88	C50
12	2.08	2.68	2.03	1.77	0.14	0.14	3.52	C53
7	1.21	1.56	1.04	1.04	0.07	0.11	2.20	C54-C55
15	2.60	3.35	2.21	2.23	0.13	0.27	3.75	C56
—	—	—	—	—	—	—	—	C61
—	—	—	—	—	—	—	—	C62
4	0.69	0.89	0.53	0.49	0.03	0.03	1.04	C64-C66;C68
2	0.35	0.45	0.11	0.17	0.00	0.00	0.00	C67
17	2.94	3.80	2.59	2.61	0.20	0.31	5.83	C70-C72;D32-D33;D42-D43
1	0.17	0.22	0.11	0.09	0.00	0.00	0.00	C73
5	0.87	1.12	0.85	0.88	0.05	0.09	1.17	C81-C85;C88;C90;C96
19	3.29	4.24	4.53	4.18	0.24	0.35	4.02	C91-C95;D45-D46;D47.1;D47.3
15	2.60	3.35	2.00	1.98	0.10	0.21	2.93	O&U
578	100.00	129.06	82.21	80.33	3.97	9.18	108.94	ALL
576	99.65	128.61	82.04	80.16	3.97	9.18	108.94	ALLbC44

2014 年涟水县恶性肿瘤发病和死亡主要指标

部位	男性							
	病例数	构成(%)	粗率(1/10⁵)	中标率(1/10⁵)	世标率(1/10⁵)	累积率(%)		截缩率(1/10⁵)
						0—64 岁	0—74 岁	35—64 岁
发病								
口腔和咽喉(除外鼻咽)	28	1.62	4.67	3.24	3.17	0.17	0.39	4.40
鼻咽	11	0.64	1.83	1.41	1.42	0.14	0.17	4.23
食管	557	32.16	92.81	62.87	63.65	3.43	8.46	92.57
胃	256	14.78	42.66	29.48	29.28	1.30	3.92	36.41
结直肠肛门	82	4.73	13.66	9.65	9.67	0.70	1.10	20.28
肝脏	178	10.28	29.66	22.17	21.65	1.70	2.45	53.02
胆囊及胆道其他	13	0.75	2.17	1.48	1.55	0.07	0.19	1.95
胰腺	24	1.39	4.00	2.82	2.69	0.08	0.39	2.33
喉	16	0.92	2.67	1.79	1.89	0.17	0.25	4.62
气管,支气管,肺	330	19.05	54.99	38.02	38.00	2.03	5.08	55.94
其他的胸腔器官	8	0.46	1.33	1.04	1.13	0.08	0.13	1.66
骨	14	0.81	2.33	1.81	1.93	0.12	0.17	2.40
皮肤的黑色素瘤	2	0.12	0.33	0.21	0.22	0.01	0.04	0.35
乳房	3	0.17	0.50	0.38	0.40	0.03	0.05	0.82
子宫颈	—	—	—	—	—	—	—	—
子宫体及子宫部位不明	—	—	—	—	—	—	—	—
卵巢	—	—	—	—	—	—	—	—
前列腺	15	0.87	2.50	1.65	1.57	0.03	0.27	0.77
睾丸	2	0.12	0.33	0.32	0.31	0.02	0.02	0.00
肾及泌尿系统不明	22	1.27	3.67	2.96	2.67	0.18	0.28	5.10
膀胱	36	2.08	6.00	3.81	3.81	0.20	0.37	5.46
脑及中枢神经系统	45	2.60	7.50	6.02	5.70	0.43	0.55	10.48
甲状腺	2	0.12	0.33	0.24	0.23	0.02	0.02	0.75
淋巴瘤	34	1.96	5.67	4.21	4.05	0.21	0.49	5.38
白血病	28	1.62	4.67	4.76	4.32	0.26	0.39	4.84
不明及其他恶性肿瘤	26	1.50	4.33	3.41	3.25	0.17	0.37	5.06
所有部位合计	1732	100.00	288.61	203.76	202.56	11.54	25.56	318.81
所有部位除外 C44	1723	99.48	287.11	202.69	201.49	11.53	25.42	318.31
死亡								
口腔和咽喉(除外鼻咽)	8	0.73	1.33	0.85	0.82	0.03	0.11	0.77
鼻咽	8	0.73	1.33	0.91	0.95	0.08	0.14	2.36
食管	341	30.94	56.82	37.43	37.23	1.74	4.78	47.14
胃	158	14.34	26.33	17.68	17.23	0.83	2.04	22.63
结直肠肛门	32	2.90	5.33	3.87	3.60	0.23	0.39	6.52
肝脏	146	13.25	24.33	18.09	17.59	1.31	2.01	40.46
胆囊及胆道其他	9	0.82	1.50	1.09	1.14	0.04	0.14	0.82
胰腺	19	1.72	3.17	2.19	1.98	0.07	0.25	2.04
喉	3	0.27	0.50	0.37	0.36	0.01	0.06	0.35
气管,支气管,肺	277	25.14	46.16	31.77	31.22	1.41	4.04	39.56
其他的胸腔器官	1	0.09	0.17	0.16	0.22	0.01	0.01	0.00
骨	7	0.64	1.17	0.91	0.79	0.03	0.05	0.35
皮肤的黑色素瘤	1	0.09	0.17	0.26	0.15	0.01	0.01	0.00
乳房	0	0.00	0.00	0.00	0.00	0.00	0.00	0.00
子宫颈	—	—	—	—	—	—	—	—
子宫体及子宫部位不明	—	—	—	—	—	—	—	—
卵巢	—	—	—	—	—	—	—	—
前列腺	7	0.64	1.17	0.70	0.61	0.02	0.04	0.42
睾丸	0	0.00	0.00	0.00	0.00	0.00	0.00	0.00
肾及泌尿系统不明	4	0.36	0.67	0.45	0.45	0.03	0.08	0.77
膀胱	13	1.18	2.17	1.25	1.41	0.05	0.15	1.19
脑及中枢神经系统	18	1.63	3.00	2.29	2.17	0.15	0.25	4.13
甲状腺	1	0.09	0.17	0.10	0.11	0.01	0.01	0.35
淋巴瘤	22	2.00	3.67	2.49	2.45	0.12	0.30	2.60
白血病	21	1.91	3.50	3.60	3.34	0.20	0.35	3.54
不明及其他恶性肿瘤	6	0.54	1.00	0.70	0.72	0.01	0.09	0.47
所有部位合计	1102	100.00	183.63	127.15	124.56	6.37	15.31	176.50
所有部位除外 C44	1100	99.82	183.29	126.95	124.32	6.37	15.28	176.50

女性								
病例数	构成（%）	粗率（1/10⁵）	中标率（1/10⁵）	世标率（1/10⁵）	累积率（%）		截缩率（1/10⁵）	ICD-10
					0—64 岁	0—74 岁	35—64 岁	
16	1.44	2.92	2.21	2.05	0.16	0.22	5.05	C00-C10;C12-C14
5	0.45	0.91	0.73	0.72	0.07	0.07	1.75	C11
329	29.53	60.12	37.05	36.92	1.60	4.91	43.55	C15
93	8.35	16.99	11.23	10.97	0.57	1.46	14.59	C16
53	4.76	9.69	6.26	6.07	0.38	0.62	11.48	C18-C21
72	6.46	13.16	8.74	8.25	0.60	0.88	17.44	C22
14	1.26	2.56	1.64	1.65	0.07	0.24	2.07	C23-C24
17	1.53	3.11	2.09	2.01	0.14	0.24	3.40	C25
0	0.00	0.00	0.00	0.00	0.00	0.00	0.00	C32
127	11.40	23.21	14.75	14.87	0.85	1.90	23.61	C33-C34
5	0.45	0.91	0.48	0.47	0.04	0.04	1.20	C37-C38
11	0.99	2.01	1.47	1.48	0.07	0.15	1.81	C40-C41
0	0.00	0.00	0.00	0.00	0.00	0.00	0.00	C43
117	10.50	21.38	16.26	15.37	1.34	1.63	40.45	C50
72	6.46	13.16	10.08	9.24	0.75	0.96	23.83	C53
28	2.51	5.12	3.79	3.66	0.34	0.39	10.35	C54-C55
24	2.15	4.39	2.94	3.02	0.28	0.34	6.91	C56
—	—	—	—	—	—	—	—	C61
—	—	—	—	—	—	—	—	C62
8	0.72	1.46	1.08	1.09	0.06	0.18	1.76	C64-C66;C68
8	0.72	1.46	1.02	1.03	0.04	0.17	1.30	C67
31	2.78	5.66	4.24	4.36	0.31	0.52	8.26	C70-C72;D32-D33;D42-D43
24	2.15	4.39	3.77	3.50	0.32	0.32	8.57	C73
18	1.62	3.29	2.18	2.44	0.18	0.20	4.09	C81-C85;C88;C90;C96
13	1.17	2.38	1.77	1.66	0.09	0.14	1.69	C91-C95;D45-D46;D47.1;D47.3
29	2.60	5.30	3.85	3.87	0.25	0.43	6.23	O&U
1114	100.00	203.57	137.62	134.71	8.48	16.03	239.41	ALL
1106	99.28	202.11	136.83	133.95	8.42	15.97	237.82	ALLbC44
4	0.64	0.73	0.40	0.36	0.02	0.02	0.44	C00-C10;C12-C14
1	0.16	0.18	0.10	0.07	0.00	0.00	0.00	C11
240	38.46	43.86	25.82	25.18	0.73	3.31	19.77	C15
57	9.13	10.42	6.42	6.17	0.21	0.85	5.51	C16
33	5.29	6.03	3.90	3.95	0.29	0.49	7.58	C18-C21
56	8.97	10.23	6.64	6.28	0.43	0.65	12.34	C22
9	1.44	1.64	1.06	1.09	0.05	0.16	1.22	C23-C24
15	2.40	2.74	1.70	1.66	0.11	0.20	3.07	C25
0	0.00	0.00	0.00	0.00	0.00	0.00	0.00	C32
94	15.06	17.18	10.35	10.31	0.56	1.25	14.78	C33-C34
1	0.16	0.18	0.06	0.05	0.00	0.00	0.00	C37-C38
7	1.12	1.28	0.95	1.01	0.04	0.12	0.76	C40-C41
1	0.16	0.18	0.06	0.05	0.00	0.00	0.00	C43
36	5.77	6.58	4.65	4.52	0.36	0.53	9.85	C50
18	2.88	3.29	2.27	2.12	0.11	0.29	2.87	C53
3	0.48	0.55	0.39	0.42	0.02	0.08	0.44	C54-C55
8	1.28	1.46	1.15	1.10	0.10	0.13	3.06	C56
—	—	—	—	—	—	—	—	C61
—	—	—	—	—	—	—	—	C62
2	0.32	0.37	0.38	0.31	0.03	0.03	1.01	C64-C66;C68
2	0.32	0.37	0.18	0.18	0.02	0.02	0.44	C67
9	1.44	1.64	1.06	1.07	0.05	0.12	1.37	C70-C72;D32-D33;D42-D43
0	0.00	0.00	0.00	0.00	0.00	0.00	0.00	C73
10	1.60	1.83	1.03	1.02	0.07	0.09	2.01	C81-C85;C88;C90;C96
9	1.44	1.64	1.17	1.17	0.05	0.11	1.36	C91-C95;D45-D46;D47.1;D47.3
9	1.44	1.64	1.12	1.40	0.06	0.17	1.18	O&U
624	100.00	114.03	70.84	69.50	3.31	8.61	89.05	ALL
623	99.84	113.84	70.81	69.45	3.31	8.61	89.05	ALLbC44

2014年淮安市洪泽区恶性肿瘤发病和死亡主要指标

部位	男性							
	病例数	构成(%)	粗率(1/10^5)	中标率(1/10^5)	世标率(1/10^5)	累积率(%)		截缩率(1/10^5)
						0—64岁	0—74岁	35—64岁
发病								
口腔和咽喉(除外鼻咽)	8	1.20	4.09	2.84	3.00	0.20	0.42	5.26
鼻咽	6	0.90	3.06	2.60	2.59	0.23	0.29	7.17
食管	176	26.51	89.87	62.81	63.01	2.67	8.26	71.99
胃	128	19.28	65.36	47.15	47.11	2.46	5.88	67.69
结直肠肛门	44	6.63	22.47	15.61	15.42	0.80	1.95	23.07
肝脏	71	10.69	36.26	26.66	27.33	1.93	3.15	58.25
胆囊及胆道其他	1	0.15	0.51	0.33	0.26	0.00	0.00	0.00
胰腺	15	2.26	7.66	5.32	5.27	0.18	0.80	4.84
喉	2	0.30	1.02	0.74	0.74	0.06	0.06	1.56
气管,支气管,肺	138	20.78	70.47	50.81	52.92	2.72	6.14	73.64
其他的胸腔器官	2	0.30	1.02	0.67	0.52	0.00	0.00	0.00
骨	4	0.60	2.04	2.04	2.11	0.08	0.14	0.00
皮肤的黑色素瘤	3	0.45	1.53	1.24	1.25	0.13	0.13	4.04
乳房	0	0.00	0.00	0.00	0.00	0.00	0.00	0.00
子宫颈	—	—	—	—	—	—	—	—
子宫体及子宫部位不明	—	—	—	—	—	—	—	—
卵巢	—	—	—	—	—	—	—	—
前列腺	4	0.60	2.04	1.34	1.14	0.00	0.06	0.00
睾丸	0	0.00	0.00	0.00	0.00	0.00	0.00	0.00
肾及泌尿系统不明	4	0.60	2.04	1.35	1.25	0.00	0.12	0.00
膀胱	14	2.11	7.15	5.03	4.91	0.19	0.82	4.78
脑及中枢神经系统	13	1.96	6.64	4.95	4.65	0.32	0.44	8.23
甲状腺	1	0.15	0.51	0.65	0.69	0.04	0.04	0.00
淋巴瘤	10	1.51	5.11	3.74	3.90	0.26	0.64	6.82
白血病	6	0.90	3.06	2.91	3.57	0.33	0.33	7.17
不明及其他恶性肿瘤	14	2.11	7.15	5.19	4.74	0.22	0.50	5.37
所有部位合计	664	100.00	339.07	243.97	246.38	12.83	30.18	349.89
所有部位除外C44	662	99.70	338.05	243.26	245.86	12.81	30.16	349.06
死亡								
口腔和咽喉(除外鼻咽)	4	0.83	2.04	1.37	1.34	0.04	0.20	1.08
鼻咽	6	1.24	3.06	2.38	2.48	0.20	0.39	5.54
食管	139	28.78	70.98	50.20	49.73	1.53	5.34	41.11
胃	68	14.08	34.72	24.91	24.15	0.94	3.14	26.37
结直肠肛门	18	3.73	9.19	6.48	6.23	0.17	0.82	5.17
肝脏	74	15.32	37.79	28.59	28.19	1.95	3.23	58.95
胆囊及胆道其他	1	0.21	0.51	0.33	0.26	0.00	0.00	0.00
胰腺	17	3.52	8.68	6.06	6.22	0.18	1.08	4.84
喉	0	0.00	0.00	0.00	0.00	0.00	0.00	0.00
气管,支气管,肺	112	23.19	57.19	41.03	41.89	1.63	4.34	44.08
其他的胸腔器官	2	0.41	1.02	0.67	0.52	0.00	0.00	0.00
骨	4	0.83	2.04	2.04	2.11	0.08	0.14	0.00
皮肤的黑色素瘤	1	0.21	0.51	0.31	0.33	0.04	0.04	1.08
乳房	0	0.00	0.00	0.00	0.00	0.00	0.00	0.00
子宫颈	—	—	—	—	—	—	—	—
子宫体及子宫部位不明	—	—	—	—	—	—	—	—
卵巢	—	—	—	—	—	—	—	—
前列腺	3	0.62	1.53	1.00	0.78	0.00	0.00	0.00
睾丸	0	0.00	0.00	0.00	0.00	0.00	0.00	0.00
肾及泌尿系统不明	1	0.21	0.51	0.33	0.26	0.00	0.00	0.00
膀胱	4	0.83	2.04	1.39	1.16	0.00	0.10	0.00
脑及中枢神经系统	10	2.07	5.11	3.82	3.54	0.24	0.30	5.80
甲状腺	0	0.00	0.00	0.00	0.00	0.00	0.00	0.00
淋巴瘤	8	1.66	4.09	3.34	3.47	0.16	0.51	3.11
白血病	5	1.04	2.55	2.07	2.01	0.17	0.17	4.27
不明及其他恶性肿瘤	6	1.24	3.06	2.20	2.36	0.04	0.20	1.08
所有部位合计	483	100.00	246.64	178.53	177.02	7.38	20.01	202.47
所有部位除外C44	480	99.38	245.11	177.37	175.64	7.38	19.94	202.47

女性								
病例数	构成(%)	粗率($1/10^5$)	中标率($1/10^5$)	世标率($1/10^5$)	累积率(%)		截缩率($1/10^5$)	ICD-10
					0—64岁	0—74岁	35—64岁	
6	1.29	3.10	1.78	1.87	0.04	0.16	1.03	C00-C10;C12-C14
3	0.64	1.55	1.10	1.09	0.11	0.11	3.53	C11
119	25.54	61.45	35.95	37.99	1.35	4.12	35.57	C15
64	13.73	33.05	19.37	19.47	0.85	2.13	23.19	C16
27	5.79	13.94	8.30	8.29	0.44	0.76	12.91	C18-C21
27	5.79	13.94	9.13	9.27	0.56	1.34	14.10	C22
6	1.29	3.10	1.77	1.80	0.08	0.08	2.05	C23-C24
17	3.65	8.78	5.06	4.83	0.21	0.69	5.76	C25
0	0.00	0.00	0.00	0.00	0.00	0.00	0.00	C32
61	13.09	31.50	18.20	17.79	0.79	2.12	22.39	C33-C34
0	0.00	0.00	0.00	0.00	0.00	0.00	0.00	C37-C38
6	1.29	3.10	1.93	2.14	0.25	0.25	6.36	C40-C41
2	0.43	1.03	0.61	0.78	0.00	0.07	0.00	C43
41	8.80	21.17	15.49	14.19	1.16	1.52	34.35	C50
25	5.36	12.91	9.01	8.45	0.67	0.83	20.67	C53
7	1.50	3.61	2.56	2.42	0.13	0.31	4.81	C54-C55
8	1.72	4.13	3.31	3.20	0.28	0.28	7.47	C56
—	—	—	—	—	—	—	—	C61
—	—	—	—	—	—	—	—	C62
2	0.43	1.03	0.64	0.66	0.03	0.09	1.09	C64-C66;C68
1	0.21	0.52	0.30	0.32	0.00	0.05	0.00	C67
8	1.72	4.13	3.10	2.92	0.20	0.34	4.32	C70-C72;D32-D33;D42-D43
2	0.43	1.03	0.58	0.55	0.02	0.09	0.86	C73
11	2.36	5.68	3.66	3.60	0.25	0.45	7.47	C81-C85;C88;C90;C96
7	1.50	3.61	4.05	5.35	0.33	0.40	3.97	C91-C95;D45-D46;D47.1;D47.3
16	3.43	8.26	4.78	4.42	0.21	0.44	6.41	O&U
466	100.00	240.63	150.69	151.39	7.96	16.63	218.28	ALL
464	99.57	239.60	150.26	151.05	7.96	16.63	218.28	ALLbC44
3	0.95	1.55	0.87	0.73	0.00	0.07	0.00	C00-C10;C12-C14
1	0.32	0.52	0.37	0.44	0.06	0.06	1.44	C11
86	27.30	44.41	24.61	26.40	0.33	2.26	9.24	C15
55	17.46	28.40	16.34	16.20	0.33	1.28	8.49	C16
18	5.71	9.29	5.72	6.14	0.26	0.36	7.92	C18-C21
23	7.30	11.88	7.51	7.70	0.50	1.16	13.83	C22
5	1.59	2.58	1.51	1.76	0.04	0.04	1.03	C23-C24
14	4.44	7.23	4.45	4.50	0.18	0.45	3.49	C25
2	0.63	1.03	0.67	0.58	0.02	0.07	0.83	C32
53	16.83	27.37	15.91	15.96	0.72	1.86	19.85	C33-C34
0	0.00	0.00	0.00	0.00	0.00	0.00	0.00	C37-C38
3	0.95	1.55	1.05	1.21	0.11	0.16	2.87	C40-C41
3	0.95	1.55	0.90	1.05	0.02	0.09	0.86	C43
8	2.54	4.13	2.78	2.51	0.16	0.28	5.42	C50
4	1.27	2.07	1.87	1.54	0.15	0.15	3.53	C53
3	0.95	1.55	0.93	0.93	0.06	0.11	1.95	C54-C55
3	0.95	1.55	1.04	1.02	0.07	0.13	2.27	C56
—	—	—	—	—	—	—	—	C61
—	—	—	—	—	—	—	—	C62
1	0.32	0.52	0.30	0.32	0.04	0.04	1.03	C64-C66;C68
1	0.32	0.52	0.22	0.17	0.00	0.00	0.00	C67
8	2.54	4.13	3.07	2.80	0.16	0.29	3.80	C70-C72;D32-D33;D42-D43
1	0.32	0.52	0.30	0.32	0.00	0.05	0.00	C73
8	2.54	4.13	2.47	2.46	0.17	0.31	4.82	C81-C85;C88;C90;C96
6	1.90	3.10	2.41	2.09	0.16	0.16	3.80	C91-C95;D45-D46;D47.1;D47.3
6	1.90	3.10	1.93	2.11	0.07	0.07	2.33	O&U
315	100.00	162.66	97.22	98.93	3.60	9.45	98.78	ALL
312	99.05	161.11	96.34	97.92	3.57	9.42	97.68	ALLbC44

2014 年盱眙县恶性肿瘤发病和死亡主要指标

部位	男性							
	病例数	构成(%)	粗率(1/10⁵)	中标率(1/10⁵)	世标率(1/10⁵)	累积率(%)		截缩率(1/10⁵)
						0—64 岁	0—74 岁	35—64 岁
发病								
口腔和咽喉(除外鼻咽)	14	1.15	3.49	2.08	2.15	0.15	0.19	4.50
鼻咽	14	1.15	3.49	2.36	2.32	0.18	0.32	5.36
食管	252	20.62	62.90	41.08	41.12	1.49	5.30	40.27
胃	216	17.68	53.92	34.64	34.25	1.51	4.28	41.05
结直肠肛门	93	7.61	23.21	15.81	15.39	0.95	1.67	26.99
肝脏	158	12.93	39.44	27.33	26.51	1.92	3.06	59.49
胆囊及胆道其他	6	0.49	1.50	0.99	0.96	0.02	0.15	0.50
胰腺	31	2.54	7.74	4.93	4.95	0.30	0.50	8.15
喉	7	0.57	1.75	1.02	0.94	0.04	0.08	0.99
气管,支气管,肺	284	23.24	70.89	46.81	46.17	1.93	6.16	53.05
其他的胸腔器官	2	0.16	0.50	0.31	0.33	0.02	0.06	0.50
骨	9	0.74	2.25	1.42	1.34	0.07	0.16	1.93
皮肤的黑色素瘤	1	0.08	0.25	0.17	0.13	0.00	0.00	0.00
乳房	0	0.00	0.00	0.00	0.00	0.00	0.00	0.00
子宫颈	—	—	—	—	—	—	—	—
子宫体及子宫部位不明	—	—	—	—	—	—	—	—
卵巢	—	—	—	—	—	—	—	—
前列腺	18	1.47	4.49	2.91	2.73	0.05	0.34	1.46
睾丸	0	0.00	0.00	0.00	0.00	0.00	0.00	0.00
肾及泌尿系统不明	8	0.65	2.00	1.46	1.64	0.06	0.19	1.03
膀胱	26	2.13	6.49	4.24	4.33	0.14	0.60	3.97
脑及中枢神经系统	19	1.55	4.74	3.16	2.96	0.21	0.38	5.81
甲状腺	6	0.49	1.50	1.24	1.06	0.09	0.09	2.71
淋巴瘤	22	1.80	5.49	3.50	3.56	0.21	0.47	5.71
白血病	13	1.06	3.25	2.82	2.82	0.18	0.18	3.76
不明及其他恶性肿瘤	23	1.88	5.74	4.29	4.55	0.24	0.61	6.84
所有部位合计	1222	100.00	305.04	202.56	200.22	9.76	24.78	274.07
所有部位除外 C44	1218	99.67	304.04	201.82	199.55	9.72	24.70	272.91
死亡								
口腔和咽喉(除外鼻咽)	6	0.74	1.50	0.95	1.03	0.03	0.16	0.96
鼻咽	13	1.61	3.25	2.08	1.96	0.12	0.12	3.53
食管	160	19.80	39.94	26.37	25.72	0.81	3.34	21.20
胃	125	15.47	31.20	19.74	18.90	0.59	2.01	16.49
结直肠肛门	32	3.96	7.99	5.35	5.14	0.25	0.51	6.79
肝脏	138	17.08	34.45	23.47	23.21	1.59	2.78	48.91
胆囊及胆道其他	3	0.37	0.75	0.41	0.42	0.04	0.04	1.04
胰腺	29	3.59	7.24	4.45	4.49	0.23	0.47	6.64
喉	4	0.50	1.00	0.70	0.67	0.00	0.07	0.00
气管,支气管,肺	220	27.23	54.92	36.45	35.32	1.04	4.61	29.02
其他的胸腔器官	1	0.12	0.25	0.16	0.17	0.02	0.02	0.55
骨	8	0.99	2.00	1.26	1.32	0.02	0.15	0.55
皮肤的黑色素瘤	3	0.37	0.75	0.49	0.56	0.00	0.08	0.00
乳房	0	0.00	0.00	0.00	0.00	0.00	0.00	0.00
子宫颈	—	—	—	—	—	—	—	—
子宫体及子宫部位不明	—	—	—	—	—	—	—	—
卵巢	—	—	—	—	—	—	—	—
前列腺	3	0.37	0.75	0.54	0.48	0.00	0.04	0.00
睾丸	0	0.00	0.00	0.00	0.00	0.00	0.00	0.00
肾及泌尿系统不明	2	0.25	0.50	0.34	0.28	0.01	0.01	0.48
膀胱	9	1.11	2.25	1.58	1.46	0.00	0.21	0.00
脑及中枢神经系统	19	2.35	4.74	2.93	2.77	0.21	0.30	6.43
甲状腺	1	0.12	0.25	0.17	0.15	0.01	0.01	0.48
淋巴瘤	14	1.73	3.49	2.30	2.33	0.17	0.34	4.77
白血病	9	1.11	2.25	1.60	1.29	0.08	0.08	1.92
不明及其他恶性肿瘤	9	1.11	2.25	1.67	1.95	0.08	0.29	1.57
所有部位合计	808	100.00	201.69	133.01	129.61	5.29	15.62	151.34
所有部位除外 C44	806	99.75	201.19	132.65	129.28	5.28	15.57	150.86

女性								
病例数	构成（%）	粗率（1/10^5）	中标率（1/10^5）	世标率（1/10^5）	累积率（%） 0—64岁	0—74岁	截缩率（1/10^5） 35—64岁	ICD-10
12	1.56	3.07	2.10	1.89	0.14	0.14	4.13	C00-C10;C12-C14
6	0.78	1.54	1.00	0.96	0.08	0.08	2.75	C11
107	13.90	27.41	15.44	15.57	0.41	2.10	11.35	C15
77	10.00	19.72	12.15	11.61	0.62	1.38	18.45	C16
54	7.01	13.83	8.98	8.67	0.48	1.01	14.07	C18-C21
44	5.71	11.27	6.88	6.56	0.33	0.85	10.48	C22
16	2.08	4.10	2.34	2.25	0.12	0.23	3.50	C23-C24
31	4.03	7.94	5.26	5.04	0.20	0.67	6.63	C25
3	0.39	0.77	0.47	0.46	0.00	0.08	0.00	C32
94	12.21	24.08	14.14	14.15	0.67	1.85	19.52	C33-C34
4	0.52	1.02	0.61	0.58	0.03	0.07	1.01	C37-C38
3	0.39	0.77	0.52	0.58	0.04	0.08	1.13	C40-C41
1	0.13	0.26	0.14	0.16	0.02	0.02	0.53	C43
92	11.95	23.56	18.32	16.95	1.47	1.83	47.64	C50
61	7.92	15.62	11.70	10.63	0.86	1.09	27.35	C53
16	2.08	4.10	2.72	2.67	0.26	0.26	8.04	C54-C55
26	3.38	6.66	5.23	5.17	0.42	0.57	12.17	C56
—	—	—	—	—	—	—	—	C61
—	—	—	—	—	—	—	—	C62
13	1.69	3.33	2.27	2.26	0.13	0.29	4.04	C64-C66;C68
9	1.17	2.31	1.53	1.47	0.09	0.17	2.92	C67
33	4.29	8.45	5.43	5.82	0.35	0.52	7.40	C70-C72;D32-D33;D42-D43
20	2.60	5.12	3.84	3.73	0.31	0.39	8.93	C73
11	1.43	2.82	1.85	1.78	0.07	0.23	2.25	C81-C85;C88;C90;C96
12	1.56	3.07	2.05	1.89	0.16	0.20	5.00	C91-C95;D45-D46;D47.1;D47.3
25	3.25	6.40	4.42	4.22	0.27	0.51	8.00	O&U
770	100.00	197.22	129.37	125.08	7.56	14.60	227.31	ALL
763	99.09	195.43	128.36	124.11	7.49	14.49	225.29	ALLbC44
6	1.28	1.54	0.71	0.76	0.04	0.08	1.02	C00-C10;C12-C14
1	0.21	0.26	0.17	0.15	0.01	0.01	0.48	C11
68	14.56	17.42	8.46	8.47	0.12	0.98	3.18	C15
46	9.85	11.78	6.40	6.01	0.15	0.68	4.21	C16
34	7.28	8.71	4.88	4.86	0.24	0.48	6.20	C18-C21
52	11.13	13.32	7.90	7.74	0.35	1.03	10.60	C22
9	1.93	2.31	1.10	1.02	0.04	0.08	1.02	C23-C24
26	5.57	6.66	4.15	3.99	0.12	0.51	4.16	C25
1	0.21	0.26	0.09	0.07	0.00	0.00	0.00	C32
91	19.49	23.31	12.92	12.83	0.47	1.53	13.66	C33-C34
4	0.86	1.02	0.59	0.55	0.02	0.05	0.49	C37-C38
5	1.07	1.28	0.76	0.78	0.04	0.11	1.02	C40-C41
3	0.64	0.77	0.32	0.29	0.00	0.00	0.00	C43
25	5.35	6.40	4.31	4.19	0.32	0.48	10.16	C50
15	3.21	3.84	2.57	2.54	0.13	0.28	4.32	C53
7	1.50	1.79	1.45	1.48	0.09	0.17	1.87	C54-C55
10	2.14	2.56	1.84	1.78	0.15	0.19	5.03	C56
—	—	—	—	—	—	—	—	C61
—	—	—	—	—	—	—	—	C62
3	0.64	0.77	0.45	0.46	0.04	0.04	1.13	C64-C66;C68
3	0.64	0.77	0.44	0.42	0.02	0.06	0.61	C67
25	5.35	6.40	4.09	4.18	0.29	0.34	6.89	C70-C72;D32-D33;D42-D43
0	0.00	0.00	0.00	0.00	0.00	0.00	0.00	C73
10	2.14	2.56	1.56	1.53	0.07	0.23	1.74	C81-C85;C88;C90;C96
14	3.00	3.59	2.86	2.69	0.22	0.30	5.40	C91-C95;D45-D46;D47.1;D47.3
9	1.93	2.31	1.39	1.36	0.05	0.16	1.57	O&U
467	100.00	119.61	69.41	68.16	2.98	7.80	84.78	ALL
466	99.79	119.36	69.32	68.09	2.98	7.80	84.78	ALLbC44

2014 年金湖县恶性肿瘤发病和死亡主要指标

部位	男性							
	病例数	构成(%)	粗率(1/10^5)	中标率(1/10^5)	世标率(1/10^5)	累积率(%)		截缩率(1/10^5)
						0—64 岁	0—74 岁	35—64 岁
发病								
口腔和咽喉(除外鼻咽)	5	0.70	2.79	1.68	1.72	0.08	0.08	1.10
鼻咽	16	2.23	8.92	5.05	4.56	0.32	0.52	10.50
食管	150	20.92	83.64	40.95	42.07	1.73	5.27	46.34
胃	127	17.71	70.82	35.52	36.19	1.82	4.66	50.26
结直肠肛门	52	7.25	29.00	15.86	15.00	0.69	1.76	22.28
肝脏	66	9.21	36.80	19.47	18.49	1.11	2.14	31.69
胆囊及胆道其他	7	0.98	3.90	1.98	1.99	0.10	0.30	3.03
胰腺	18	2.51	10.04	5.16	5.23	0.32	0.76	8.65
喉	3	0.42	1.67	0.82	0.88	0.08	0.14	1.96
气管,支气管,肺	154	21.48	85.87	42.78	42.33	1.79	5.45	50.77
其他的胸腔器官	2	0.28	1.12	0.96	0.95	0.06	0.06	0.80
骨	9	1.26	5.02	4.53	4.35	0.23	0.30	3.16
皮肤的黑色素瘤	4	0.56	2.23	1.11	1.05	0.06	0.13	2.02
乳房	0	0.00	0.00	0.00	0.00	0.00	0.00	0.00
子宫颈	—	—	—	—	—	—	—	—
子宫体及子宫部位不明	—	—	—	—	—	—	—	—
卵巢	—	—	—	—	—	—	—	—
前列腺	12	1.67	6.69	3.12	2.84	0.04	0.29	1.01
睾丸	1	0.14	0.56	0.84	0.58	0.05	0.05	1.86
肾及泌尿系统不明	13	1.81	7.25	3.57	3.49	0.24	0.37	6.76
膀胱	19	2.65	10.59	5.46	5.40	0.44	0.57	13.10
脑及中枢神经系统	22	3.07	12.27	6.94	6.79	0.35	0.91	8.67
甲状腺	9	1.26	5.02	2.46	2.33	0.11	0.31	3.49
淋巴瘤	9	1.26	5.02	2.52	2.69	0.10	0.42	2.75
白血病	8	1.12	4.46	2.72	2.71	0.14	0.33	2.91
不明及其他恶性肿瘤	11	1.53	6.13	3.48	3.29	0.11	0.22	1.74
所有部位合计	717	100.00	399.80	206.99	204.94	9.97	25.06	274.83
所有部位除外 C44	716	99.86	399.25	206.71	204.65	9.93	25.02	273.89
死亡								
口腔和咽喉(除外鼻咽)	3	0.63	1.67	0.74	0.63	0.00	0.07	0.00
鼻咽	10	2.09	5.58	4.60	3.71	0.30	0.30	6.64
食管	101	21.13	56.32	26.49	26.77	1.03	2.99	27.53
胃	91	19.04	50.74	24.37	23.89	0.94	2.64	25.90
结直肠肛门	26	5.44	14.50	6.89	6.69	0.37	0.70	10.82
肝脏	56	11.72	31.23	16.27	15.67	0.88	1.74	26.52
胆囊及胆道其他	4	0.84	2.23	1.02	1.01	0.07	0.14	1.89
胰腺	18	3.77	10.04	5.31	5.54	0.28	0.84	7.77
喉	2	0.42	1.12	0.56	0.54	0.00	0.14	0.00
气管,支气管,肺	123	25.73	68.59	33.65	33.37	1.79	4.14	48.26
其他的胸腔器官	2	0.42	1.12	0.87	0.86	0.04	0.04	0.00
骨	3	0.63	1.67	0.82	0.69	0.03	0.03	1.07
皮肤的黑色素瘤	0	0.00	0.00	0.00	0.00	0.00	0.00	0.00
乳房	0	0.00	0.00	0.00	0.00	0.00	0.00	0.00
子宫颈	—	—	—	—	—	—	—	—
子宫体及子宫部位不明	—	—	—	—	—	—	—	—
卵巢	—	—	—	—	—	—	—	—
前列腺	2	0.42	1.12	0.46	0.46	0.04	0.04	1.01
睾丸	0	0.00	0.00	0.00	0.00	0.00	0.00	0.00
肾及泌尿系统不明	0	0.00	0.00	0.00	0.00	0.00	0.00	0.00
膀胱	2	0.42	1.12	0.47	0.52	0.00	0.00	0.00
脑及中枢神经系统	13	2.72	7.25	3.53	3.58	0.14	0.46	3.98
甲状腺	0	0.00	0.00	0.00	0.00	0.00	0.00	0.00
淋巴瘤	6	1.26	3.35	2.60	2.74	0.10	0.36	0.95
白血病	4	0.84	2.23	1.18	1.04	0.08	0.08	2.69
不明及其他恶性肿瘤	12	2.51	6.69	3.86	3.41	0.15	0.21	3.62
所有部位合计	478	100.00	266.54	133.67	131.13	6.25	14.91	168.64
所有部位除外 C44	478	100.00	266.54	133.67	131.13	6.25	14.91	168.64

女性								
病例数	构成(%)	粗率($1/10^5$)	中标率($1/10^5$)	世标率($1/10^5$)	累积率(%) 0—64岁	0—74岁	截缩率($1/10^5$) 35—64岁	ICD-10
7	1.28	3.91	1.77	1.89	0.11	0.24	2.93	C00-C10;C12-C14
5	0.91	2.79	3.09	2.79	0.22	0.22	2.77	C11
83	15.17	46.32	20.30	20.14	0.80	2.20	23.17	C15
61	11.15	34.04	17.69	16.44	0.72	1.89	19.66	C16
29	5.30	16.18	7.76	7.39	0.31	0.86	10.03	C18-C21
22	4.02	12.28	5.60	5.67	0.25	0.74	6.65	C22
12	2.19	6.70	3.03	3.06	0.12	0.35	2.97	C23-C24
15	2.74	8.37	4.65	4.37	0.33	0.39	10.86	C25
1	0.18	0.56	0.26	0.31	0.04	0.04	0.99	C32
75	13.71	41.85	19.53	19.07	0.78	2.20	23.35	C33-C34
1	0.18	0.56	0.69	0.72	0.05	0.05	0.00	C37-C38
2	0.37	1.12	0.40	0.43	0.02	0.02	0.81	C40-C41
3	0.55	1.67	1.38	1.13	0.08	0.15	2.80	C43
61	11.15	34.04	21.07	19.49	1.67	1.97	51.96	C50
74	13.53	41.30	25.47	23.55	1.87	2.42	59.70	C53
14	2.56	7.81	4.99	4.68	0.34	0.46	8.10	C54-C55
12	2.19	6.70	3.95	4.05	0.38	0.44	9.89	C56
—	—	—	—	—	—	—	—	C61
—	—	—	—	—	—	—	—	C62
4	0.73	2.23	1.30	1.34	0.07	0.18	2.08	C64-C66;C68
2	0.37	1.12	0.98	0.97	0.07	0.07	0.81	C67
12	2.19	6.70	3.77	3.92	0.33	0.45	7.97	C70-C72;D32-D33;D42-D43
16	2.93	8.93	8.41	6.82	0.59	0.59	15.95	C73
7	1.28	3.91	1.78	1.68	0.12	0.18	3.57	C81-C85;C88;C90;C96
11	2.01	6.14	5.60	4.92	0.32	0.45	3.72	C91-C95;D45-D46;D47.1;D47.3
18	3.29	10.05	5.45	4.78	0.30	0.49	10.52	O&U
547	100.00	305.26	168.92	159.62	9.87	17.03	281.26	ALL
546	99.82	304.70	168.77	159.50	9.87	17.03	281.26	ALLbC44
3	0.96	1.67	0.65	0.68	0.04	0.04	0.97	C00-C10;C12-C14
2	0.64	1.12	0.40	0.48	0.04	0.04	0.97	C11
60	19.17	33.48	13.61	13.40	0.37	1.69	9.98	C15
50	15.97	27.90	12.50	12.33	0.34	1.58	9.65	C16
22	7.03	12.28	5.47	5.32	0.31	0.44	9.24	C18-C21
19	6.07	10.60	4.71	4.69	0.19	0.61	5.01	C22
11	3.51	6.14	2.78	2.75	0.14	0.32	3.78	C23-C24
9	2.88	5.02	1.82	1.98	0.08	0.20	1.96	C25
0	0.00	0.00	0.00	0.00	0.00	0.00	0.00	C32
57	18.21	31.81	13.39	13.39	0.66	1.28	18.63	C33-C34
0	0.00	0.00	0.00	0.00	0.00	0.00	0.00	C37-C38
1	0.32	0.56	0.12	0.18	0.00	0.00	0.00	C40-C41
0	0.00	0.00	0.00	0.00	0.00	0.00	0.00	C43
13	4.15	7.25	4.59	3.81	0.24	0.37	6.19	C50
15	4.79	8.37	4.61	4.38	0.29	0.48	9.11	C53
2	0.64	1.12	0.53	0.46	0.03	0.03	1.11	C54-C55
11	3.51	6.14	3.27	3.41	0.33	0.38	9.24	C56
—	—	—	—	—	—	—	—	C61
—	—	—	—	—	—	—	—	C62
0	0.00	0.00	0.00	0.00	0.00	0.00	0.00	C64-C66;C68
0	0.00	0.00	0.00	0.00	0.00	0.00	0.00	C67
11	3.51	6.14	3.57	3.54	0.21	0.39	5.00	C70-C72;D32-D33;D42-D43
0	0.00	0.00	0.00	0.00	0.00	0.00	0.00	C73
7	2.24	3.91	2.50	2.17	0.13	0.25	4.44	C81-C85;C88;C90;C96
12	3.83	6.70	4.38	3.76	0.25	0.44	5.74	C91-C95;D45-D46;D47.1;D47.3
8	2.56	4.46	2.92	2.67	0.19	0.32	6.05	O&U
313	100.00	174.67	81.81	79.41	3.82	8.85	107.07	ALL
312	99.68	174.12	81.52	79.11	3.79	8.81	106.10	ALLbC44

2014 年盐城市亭湖区恶性肿瘤发病和死亡主要指标

部位	男性							
	病例数	构成(%)	粗率($1/10^5$)	中标率($1/10^5$)	世标率($1/10^5$)	累积率(%)		截缩率($1/10^5$)
						0—64 岁	0—74 岁	35—64 岁
发病								
口腔和咽喉(除外鼻咽)	7	0.56	1.93	1.52	1.32	0.10	0.15	2.55
鼻咽	29	2.32	7.98	5.77	5.74	0.46	0.62	12.82
食管	176	14.07	48.43	30.92	30.77	1.20	3.98	32.62
胃	230	18.39	63.29	40.77	40.43	2.01	4.99	55.88
结直肠肛门	108	8.63	29.72	20.36	19.37	1.17	2.23	33.75
肝脏	152	12.15	41.83	29.21	28.06	1.83	3.28	54.99
胆囊及胆道其他	14	1.12	3.85	2.40	2.42	0.15	0.33	4.09
胰腺	47	3.76	12.93	8.57	8.35	0.46	0.93	14.27
喉	2	0.16	0.55	0.40	0.38	0.00	0.10	0.00
气管,支气管,肺	268	21.42	73.75	47.78	48.12	2.21	6.04	61.17
其他的胸腔器官	2	0.16	0.55	0.43	0.40	0.04	0.04	1.29
骨	17	1.36	4.68	3.89	3.74	0.15	0.39	2.96
皮肤的黑色素瘤	1	0.08	0.28	0.16	0.12	0.00	0.00	0.00
乳房	1	0.08	0.28	0.17	0.13	0.00	0.00	0.00
子宫颈	—	—	—	—	—	—	—	—
子宫体及子宫部位不明	—	—	—	—	—	—	—	—
卵巢	—	—	—	—	—	—	—	—
前列腺	36	2.88	9.91	6.11	6.01	0.07	0.49	1.90
睾丸	1	0.08	0.28	0.21	0.19	0.02	0.02	0.62
肾及泌尿系统不明	21	1.68	5.78	3.70	3.79	0.20	0.45	5.74
膀胱	24	1.92	6.60	4.14	4.38	0.23	0.51	6.02
脑及中枢神经系统	22	1.76	6.05	4.49	4.18	0.24	0.51	5.38
甲状腺	13	1.04	3.58	3.16	2.71	0.20	0.28	4.17
淋巴瘤	26	2.08	7.15	4.70	4.55	0.30	0.49	7.64
白血病	29	2.32	7.98	6.74	7.04	0.37	0.68	7.49
不明及其他恶性肿瘤	25	2.00	6.88	5.29	4.95	0.33	0.49	8.68
所有部位合计	1251	100.00	344.26	230.87	227.16	11.73	27.01	324.01
所有部位除外 C44	1248	99.76	343.44	230.31	226.52	11.69	26.96	322.70
死亡								
口腔和咽喉(除外鼻咽)	2	0.23	0.55	0.39	0.33	0.02	0.02	0.67
鼻咽	9	1.03	2.48	1.87	1.66	0.11	0.11	3.16
食管	119	13.68	32.75	20.91	19.80	0.48	2.33	13.51
胃	160	18.39	44.03	28.38	28.03	1.05	3.19	28.97
结直肠肛门	53	6.09	14.59	9.68	9.37	0.48	0.93	12.77
肝脏	129	14.83	35.50	25.07	24.10	1.62	2.68	50.74
胆囊及胆道其他	12	1.38	3.30	2.16	2.09	0.10	0.30	3.03
胰腺	32	3.68	8.81	5.59	5.74	0.30	0.70	8.31
喉	1	0.11	0.28	0.20	0.19	0.00	0.05	0.00
气管,支气管,肺	230	26.44	63.29	40.96	40.98	1.69	4.87	47.37
其他的胸腔器官	0	0.00	0.00	0.00	0.00	0.00	0.00	0.00
骨	15	1.72	4.13	2.73	2.77	0.11	0.35	3.22
皮肤的黑色素瘤	1	0.11	0.28	0.24	0.21	0.02	0.02	0.67
乳房	2	0.23	0.55	0.35	0.27	0.00	0.00	0.00
子宫颈	—	—	—	—	—	—	—	—
子宫体及子宫部位不明	—	—	—	—	—	—	—	—
卵巢	—	—	—	—	—	—	—	—
前列腺	11	1.26	3.03	1.94	1.85	0.02	0.22	0.64
睾丸	0	0.00	0.00	0.00	0.00	0.00	0.00	0.00
肾及泌尿系统不明	4	0.46	1.10	0.64	0.73	0.04	0.04	1.16
膀胱	14	1.61	3.85	2.41	2.65	0.02	0.23	0.64
脑及中枢神经系统	25	2.87	6.88	5.00	4.79	0.32	0.51	7.57
甲状腺	2	0.23	0.55	0.32	0.36	0.04	0.04	1.16
淋巴瘤	15	1.72	4.13	2.68	2.62	0.15	0.22	4.76
白血病	20	2.30	5.50	4.33	4.17	0.22	0.44	5.54
不明及其他恶性肿瘤	14	1.61	3.85	2.51	2.54	0.12	0.33	3.53
所有部位合计	870	100.00	239.41	158.36	155.25	6.92	17.59	197.41
所有部位除外 C44	869	99.89	239.14	158.21	155.13	6.92	17.59	197.41

女性									
病例数	构成(%)	粗率(1/10⁵)	中标率(1/10⁵)	世标率(1/10⁵)	累积率(%) 0—64岁	累积率(%) 0—74岁	截缩率(1/10⁵) 35—64岁	ICD-10
5	0.54	1.44	1.11	1.12	0.04	0.15	0.67	C00-C10;C12-C14
5	0.54	1.44	0.92	0.94	0.08	0.13	2.44	C11
92	9.92	26.52	15.16	14.82	0.51	1.72	13.79	C15
96	10.36	27.68	17.23	15.93	0.78	1.76	22.18	C16
47	5.07	13.55	8.00	7.90	0.33	0.82	9.80	C18-C21
44	4.75	12.69	8.26	8.79	0.49	0.79	13.15	C22
13	1.40	3.75	2.50	2.46	0.15	0.33	3.81	C23-C24
31	3.34	8.94	5.33	5.18	0.12	0.60	3.76	C25
1	0.11	0.29	0.19	0.18	0.00	0.05	0.00	C32
149	16.07	42.96	25.78	26.05	1.30	3.18	37.89	C33-C34
2	0.22	0.58	0.41	0.39	0.04	0.04	1.26	C37-C38
11	1.19	3.17	2.29	2.06	0.16	0.24	4.33	C40-C41
2	0.22	0.58	0.37	0.39	0.04	0.04	1.27	C43
160	17.26	46.13	34.23	31.11	2.64	3.21	80.47	C50
96	10.36	27.68	19.59	17.94	1.41	1.80	45.64	C53
29	3.13	8.36	5.39	5.14	0.43	0.54	13.34	C54-C55
35	3.78	10.09	7.35	6.75	0.56	0.61	16.53	C56
—	—	—	—	—	—	—	—	C61
—	—	—	—	—	—	—	—	C62
7	0.76	2.02	1.20	1.36	0.05	0.20	1.28	C64-C66;C68
10	1.08	2.88	1.55	1.49	0.05	0.10	1.28	C67
16	1.73	4.61	3.29	3.06	0.21	0.38	4.96	C70-C72;D32-D33;D42-D43
14	1.51	4.04	2.68	2.69	0.26	0.29	8.06	C73
18	1.94	5.19	3.05	2.96	0.09	0.39	2.54	C81-C85;C88;C90;C96
16	1.73	4.61	2.84	2.85	0.17	0.35	5.02	C91-C95;D45-D46;D47.1;D47.3
28	3.02	8.07	5.52	5.15	0.27	0.67	8.06	O&U
927	100.00	267.26	174.23	166.68	10.17	18.36	301.51	ALL
924	99.68	266.39	173.60	166.07	10.16	18.31	300.84	ALLbC44
3	0.66	0.86	0.49	0.48	0.00	0.06	0.00	C00-C10;C12-C14
4	0.88	1.15	0.79	0.75	0.05	0.10	1.84	C11
57	12.47	16.43	9.18	8.84	0.11	0.87	3.12	C15
53	11.60	15.28	8.89	8.50	0.33	0.80	10.11	C16
22	4.81	6.34	3.74	4.00	0.19	0.28	5.67	C18-C21
42	9.19	12.11	7.91	8.36	0.39	0.74	9.09	C22
11	2.41	3.17	2.06	1.97	0.08	0.24	1.81	C23-C24
28	6.13	8.07	4.75	4.47	0.05	0.56	1.80	C25
2	0.44	0.58	0.36	0.37	0.00	0.08	0.00	C32
107	23.41	30.85	18.34	18.24	0.67	2.13	19.40	C33-C34
0	0.00	0.00	0.00	0.00	0.00	0.00	0.00	C37-C38
9	1.97	2.59	1.54	1.56	0.09	0.20	2.45	C40-C41
0	0.00	0.00	0.00	0.00	0.00	0.00	0.00	C43
26	5.69	7.50	5.11	4.84	0.31	0.54	9.44	C50
25	5.47	7.21	5.06	4.76	0.34	0.49	10.16	C53
9	1.97	2.59	1.41	1.45	0.07	0.14	1.71	C54-C55
13	2.84	3.75	2.37	2.44	0.21	0.33	6.09	C56
—	—	—	—	—	—	—	—	C61
—	—	—	—	—	—	—	—	C62
3	0.66	0.86	0.46	0.58	0.05	0.05	1.18	C64-C66;C68
3	0.66	0.86	0.43	0.44	0.00	0.00	0.00	C67
12	2.63	3.46	2.27	2.72	0.13	0.28	2.55	C70-C72;D32-D33;D42-D43
2	0.44	0.58	0.35	0.30	0.02	0.02	0.63	C73
12	2.63	3.46	1.96	1.96	0.07	0.25	1.82	C81-C85;C88;C90;C96
7	1.53	2.02	1.27	1.24	0.07	0.07	2.52	C91-C95;D45-D46;D47.1;D47.3
7	1.53	2.02	1.27	1.23	0.06	0.18	1.80	O&U
457	100.00	131.75	79.99	79.53	3.27	8.42	93.18	ALL
455	99.56	131.18	79.59	79.15	3.25	8.35	92.55	ALLbC44

2014 年盐城市盐都区恶性肿瘤发病和死亡主要指标

部位	男性							
	病例数	构成(%)	粗率($1/10^5$)	中标率($1/10^5$)	世标率($1/10^5$)	累积率(%)		截缩率($1/10^5$)
						0—64 岁	0—74 岁	35—64 岁
发病								
口腔和咽喉(除外鼻咽)	10	0.61	2.69	2.11	2.01	0.15	0.22	4.10
鼻咽	17	1.03	4.58	3.35	3.17	0.26	0.38	6.85
食管	320	19.44	86.12	57.53	57.19	2.32	7.22	62.91
胃	400	24.30	107.65	71.96	71.13	3.10	8.39	85.82
结直肠肛门	97	5.89	26.11	18.53	17.64	1.01	2.01	29.46
肝脏	199	12.09	53.56	37.19	36.61	2.36	4.00	67.17
胆囊及胆道其他	16	0.97	4.31	2.92	2.94	0.10	0.28	2.75
胰腺	42	2.55	11.30	7.55	7.60	0.32	0.82	8.32
喉	12	0.73	3.23	2.15	2.30	0.11	0.26	2.93
气管,支气管,肺	346	21.02	93.12	62.53	62.55	2.80	8.15	78.60
其他的胸腔器官	1	0.06	0.27	0.19	0.21	0.00	0.03	0.00
骨	19	1.15	5.11	3.33	3.12	0.15	0.30	3.98
皮肤的黑色素瘤	0	0.00	0.00	0.00	0.00	0.00	0.00	0.00
乳房	4	0.24	1.08	0.90	0.83	0.08	0.08	2.69
子宫颈	—	—	—	—	—	—	—	—
子宫体及子宫部位不明	—	—	—	—	—	—	—	—
卵巢	—	—	—	—	—	—	—	—
前列腺	31	1.88	8.34	5.75	5.82	0.10	0.47	2.69
睾丸	1	0.06	0.27	0.29	0.20	0.02	0.02	0.64
肾及泌尿系统不明	18	1.09	4.84	3.45	3.49	0.25	0.32	7.49
膀胱	19	1.15	5.11	3.52	3.26	0.13	0.33	3.75
脑及中枢神经系统	26	1.58	7.00	5.54	5.83	0.38	0.61	9.20
甲状腺	4	0.24	1.08	0.75	0.69	0.06	0.06	1.81
淋巴瘤	10	0.61	2.69	1.86	1.85	0.09	0.24	2.86
白血病	22	1.34	5.92	6.15	6.48	0.28	0.47	1.11
不明及其他恶性肿瘤	32	1.94	8.61	5.96	6.11	0.39	0.62	10.19
所有部位合计	1646	100.00	442.99	303.52	301.06	14.43	35.29	395.35
所有部位除外 C44	1639	99.57	441.10	302.12	299.83	14.38	35.19	394.07
死亡								
口腔和咽喉(除外鼻咽)	1	0.08	0.27	0.14	0.15	0.02	0.02	0.47
鼻咽	7	0.59	1.88	1.29	1.29	0.09	0.17	2.53
食管	221	18.76	59.48	39.93	38.64	1.24	3.71	32.97
胃	300	25.47	80.74	53.95	52.62	1.42	5.62	38.82
结直肠肛门	42	3.57	11.30	8.35	7.94	0.32	0.84	8.37
肝脏	174	14.77	46.83	32.51	32.29	2.08	3.39	60.08
胆囊及胆道其他	11	0.93	2.96	1.82	1.74	0.07	0.19	2.05
胰腺	35	2.97	9.42	6.37	6.34	0.20	0.75	5.91
喉	5	0.42	1.35	0.83	0.89	0.07	0.16	1.76
气管,支气管,肺	261	22.16	70.24	47.27	47.07	1.98	5.59	55.96
其他的胸腔器官	2	0.17	0.54	0.31	0.32	0.02	0.06	0.47
骨	16	1.36	4.31	2.88	2.76	0.14	0.28	4.04
皮肤的黑色素瘤	0	0.00	0.00	0.00	0.00	0.00	0.00	0.00
乳房	0	0.00	0.00	0.00	0.00	0.00	0.00	0.00
子宫颈	—	—	—	—	—	—	—	—
子宫体及子宫部位不明	—	—	—	—	—	—	—	—
卵巢	—	—	—	—	—	—	—	—
前列腺	15	1.27	4.04	2.88	2.61	0.00	0.16	0.00
睾丸	1	0.08	0.27	0.29	0.20	0.02	0.02	0.64
肾及泌尿系统不明	9	0.76	2.42	1.64	2.06	0.11	0.15	2.23
膀胱	9	0.76	2.42	1.70	1.63	0.00	0.12	0.00
脑及中枢神经系统	30	2.55	8.07	6.22	6.66	0.37	0.66	8.15
甲状腺	0	0.00	0.00	0.00	0.00	0.00	0.00	0.00
淋巴瘤	6	0.51	1.61	1.10	1.04	0.06	0.09	1.75
白血病	18	1.53	4.84	4.32	4.29	0.25	0.36	4.57
不明及其他恶性肿瘤	15	1.27	4.04	2.63	2.71	0.19	0.36	4.69
所有部位合计	1178	100.00	317.03	216.45	213.25	8.63	22.68	235.46
所有部位除外 C44	1175	99.75	316.23	215.88	212.71	8.61	22.63	235.46

女性								
病例数	构成 (%)	粗率 (1/10^5)	中标率 (1/10^5)	世标率 (1/10^5)	累积率(%) 0—64 岁	0—74 岁	截缩率(1/10^5) 35—64 岁	ICD-10
4	0.37	1.16	0.69	0.70	0.03	0.10	0.67	C00-C10;C12-C14
7	0.65	2.03	1.34	1.37	0.08	0.20	2.51	C11
188	17.46	54.63	31.15	31.03	1.18	3.79	31.84	C15
162	15.04	47.08	28.27	28.12	1.26	3.21	36.25	C16
83	7.71	24.12	14.52	13.92	0.82	1.46	24.30	C18-C21
67	6.22	19.47	12.02	12.07	0.52	1.63	15.65	C22
24	2.23	6.97	4.11	3.97	0.14	0.45	4.29	C23-C24
38	3.53	11.04	6.60	6.38	0.27	0.73	8.03	C25
1	0.09	0.29	0.18	0.18	0.00	0.04	0.00	C32
133	12.35	38.65	23.54	22.84	1.13	2.67	32.88	C33-C34
3	0.28	0.87	0.57	0.64	0.07	0.07	2.05	C37-C38
11	1.02	3.20	2.05	2.07	0.06	0.19	1.36	C40-C41
2	0.19	0.58	0.37	0.31	0.02	0.02	0.65	C43
99	9.19	28.77	20.60	19.09	1.62	1.96	50.86	C50
88	8.17	25.57	17.04	16.21	1.24	1.49	40.31	C53
34	3.16	9.88	6.28	6.00	0.49	0.59	15.18	C54-C55
24	2.23	6.97	5.10	4.55	0.35	0.47	9.99	C56
—	—	—	—	—	—	—	—	C61
—	—	—	—	—	—	—	—	C62
6	0.56	1.74	1.11	1.07	0.06	0.14	1.84	C64-C66;C68
2	0.19	0.58	0.34	0.32	0.00	0.03	0.00	C67
31	2.88	9.01	5.86	5.54	0.35	0.61	10.32	C70-C72;D32-D33;D42-D43
18	1.67	5.23	3.62	3.50	0.32	0.32	10.09	C73
10	0.93	2.91	2.04	2.00	0.12	0.19	2.47	C81-C85;C88;C90;C96
23	2.14	6.68	7.06	6.93	0.36	0.65	3.93	C91-C95;D45-D46;D47.1;D47.3
19	1.76	5.52	3.76	3.69	0.26	0.45	6.98	O&U
1077	100.00	312.98	198.21	192.52	10.75	21.48	312.43	ALL
1075	99.81	312.40	197.89	192.24	10.75	21.43	312.43	ALLbC44
4	0.61	1.16	0.69	0.70	0.03	0.10	0.67	C00-C10;C12-C14
5	0.76	1.45	0.81	0.89	0.09	0.13	2.30	C11
128	19.54	37.20	20.61	19.97	0.54	2.05	14.33	C15
126	19.24	36.62	20.81	20.24	0.47	2.18	13.26	C16
35	5.34	10.17	6.01	6.02	0.12	0.58	3.20	C18-C21
70	10.69	20.34	12.43	12.29	0.55	1.52	16.93	C22
16	2.44	4.65	2.62	2.46	0.04	0.24	1.32	C23-C24
31	4.73	9.01	5.16	4.95	0.20	0.51	5.64	C25
1	0.15	0.29	0.18	0.18	0.00	0.04	0.00	C32
120	18.32	34.87	20.42	19.59	0.64	2.34	18.83	C33-C34
0	0.00	0.00	0.00	0.00	0.00	0.00	0.00	C37-C38
6	0.92	1.74	1.14	1.14	0.07	0.15	2.09	C40-C41
0	0.00	0.00	0.00	0.00	0.00	0.00	0.00	C43
24	3.66	6.97	4.38	4.34	0.28	0.48	9.09	C50
22	3.36	6.39	3.80	3.75	0.23	0.35	7.13	C53
7	1.07	2.03	1.29	1.10	0.05	0.09	1.79	C54-C55
3	0.46	0.87	0.44	0.40	0.03	0.03	0.95	C56
—	—	—	—	—	—	—	—	C61
—	—	—	—	—	—	—	—	C62
2	0.31	0.58	0.32	0.32	0.02	0.06	0.48	C64-C66;C68
5	0.76	1.45	0.74	0.76	0.03	0.03	0.67	C67
18	2.75	5.23	3.21	3.41	0.11	0.45	3.50	C70-C72;D32-D33;D42-D43
0	0.00	0.00	0.00	0.00	0.00	0.00	0.00	C73
7	1.07	2.03	1.10	1.08	0.07	0.11	1.82	C81-C85;C88;C90;C96
16	2.44	4.65	3.27	3.42	0.22	0.35	4.64	C91-C95;D45-D46;D47.1;D47.3
9	1.37	2.62	1.42	1.50	0.03	0.16	0.67	O&U
655	100.00	190.34	110.83	108.51	3.81	11.96	109.30	ALL
653	99.69	189.76	110.51	108.12	3.81	11.92	109.30	ALLbC44

2014年滨海县恶性肿瘤发病和死亡主要指标

部位	男性							
	病例数	构成(%)	粗率($1/10^5$)	中标率($1/10^5$)	世标率($1/10^5$)	累积率(%)		截缩率($1/10^5$)
						0—64岁	0—74岁	35—64岁
发病								
口腔和咽喉(除外鼻咽)	12	0.68	1.88	1.31	1.28	0.07	0.13	2.08
鼻咽	18	1.02	2.82	2.06	1.94	0.15	0.18	3.38
食管	383	21.70	59.92	40.61	40.67	1.82	5.20	49.67
胃	335	18.98	52.41	35.86	35.32	1.86	4.29	52.52
结直肠肛门	109	6.18	17.05	12.31	11.99	0.64	1.47	16.79
肝脏	232	13.14	36.30	27.03	25.61	1.94	2.94	59.05
胆囊及胆道其他	13	0.74	2.03	1.43	1.38	0.04	0.15	1.36
胰腺	35	1.98	5.48	3.85	3.73	0.18	0.48	4.73
喉	8	0.45	1.25	0.89	0.80	0.01	0.10	0.38
气管,支气管,肺	422	23.91	66.03	44.39	44.19	2.33	5.38	64.13
其他的胸腔器官	1	0.06	0.16	0.09	0.11	0.01	0.01	0.35
骨	15	0.85	2.35	1.95	1.80	0.07	0.21	1.43
皮肤的黑色素瘤	4	0.23	0.63	0.45	0.43	0.02	0.06	0.75
乳房	1	0.06	0.16	0.11	0.09	0.00	0.00	0.00
子宫颈	—	—	—	—	—	—	—	—
子宫体及子宫部位不明	—	—	—	—	—	—	—	—
卵巢	—	—	—	—	—	—	—	—
前列腺	24	1.36	3.76	2.54	2.45	0.05	0.26	1.26
睾丸	0	0.00	0.00	0.00	0.00	0.00	0.00	0.00
肾及泌尿系统不明	14	0.79	2.19	1.54	1.57	0.10	0.21	2.86
膀胱	22	1.25	3.44	2.25	2.17	0.14	0.22	3.86
脑及中枢神经系统	38	2.15	5.95	4.41	4.36	0.28	0.50	7.60
甲状腺	4	0.23	0.63	0.41	0.42	0.04	0.06	0.99
淋巴瘤	32	1.81	5.01	3.60	3.52	0.19	0.43	5.54
白血病	19	1.08	2.97	2.74	2.42	0.19	0.21	4.03
不明及其他恶性肿瘤	24	1.36	3.76	2.72	2.59	0.13	0.29	3.59
所有部位合计	1765	100.00	276.15	192.53	188.87	10.24	22.78	286.34
所有部位除外C44	1757	99.55	274.90	191.61	188.01	10.20	22.67	285.25
死亡								
口腔和咽喉(除外鼻咽)	7	0.55	1.10	0.76	0.84	0.04	0.08	1.13
鼻咽	14	1.10	2.19	1.61	1.57	0.07	0.21	1.34
食管	277	21.79	43.34	29.41	28.72	1.16	3.32	32.11
胃	227	17.86	35.52	24.05	23.84	0.90	2.79	25.23
结直肠肛门	50	3.93	7.82	5.51	5.20	0.16	0.58	4.50
肝脏	217	17.07	33.95	24.14	23.64	1.84	2.76	53.38
胆囊及胆道其他	17	1.34	2.66	1.74	1.68	0.12	0.16	3.34
胰腺	32	2.52	5.01	3.32	3.29	0.16	0.32	4.41
喉	4	0.31	0.63	0.45	0.41	0.01	0.03	0.38
气管,支气管,肺	315	24.78	49.28	33.64	33.48	1.34	4.14	37.38
其他的胸腔器官	2	0.16	0.31	0.22	0.22	0.02	0.02	0.70
骨	8	0.63	1.25	0.92	0.95	0.04	0.10	0.69
皮肤的黑色素瘤	1	0.08	0.16	0.14	0.13	0.01	0.01	0.40
乳房	3	0.24	0.47	0.32	0.30	0.02	0.02	0.68
子宫颈	—	—	—	—	—	—	—	—
子宫体及子宫部位不明	—	—	—	—	—	—	—	—
卵巢	—	—	—	—	—	—	—	—
前列腺	9	0.71	1.41	0.92	0.85	0.01	0.08	0.30
睾丸	1	0.08	0.16	0.11	0.09	0.00	0.00	0.00
肾及泌尿系统不明	7	0.55	1.10	0.75	0.83	0.06	0.10	1.34
膀胱	11	0.87	1.72	1.07	1.11	0.04	0.08	1.06
脑及中枢神经系统	26	2.05	4.07	2.86	2.75	0.18	0.27	4.61
甲状腺	3	0.24	0.47	0.33	0.31	0.02	0.02	0.71
淋巴瘤	20	1.57	3.13	1.97	1.97	0.11	0.21	3.03
白血病	11	0.87	1.72	1.70	1.69	0.12	0.12	1.69
不明及其他恶性肿瘤	9	0.71	1.41	1.11	1.03	0.03	0.13	0.79
所有部位合计	1271	100.00	198.86	137.04	134.90	6.48	15.53	179.22
所有部位除外C44	1267	99.69	198.23	136.56	134.45	6.46	15.50	178.79

女性								ICD-10
病例数	构成(%)	粗率(1/10⁵)	中标率(1/10⁵)	世标率(1/10⁵)	累积率(%) 0—64岁	累积率(%) 0—74岁	截缩率(1/10⁵) 35—64岁	
6	0.50	1.04	0.70	0.64	0.05	0.05	1.67	C00-C10;C12-C14
7	0.58	1.22	0.93	0.85	0.05	0.09	1.70	C11
178	14.82	30.92	17.97	17.91	0.76	2.30	20.72	C15
153	12.74	26.58	16.30	15.92	0.71	1.95	20.91	C16
83	6.91	14.42	9.49	8.90	0.50	0.94	15.08	C18-C21
77	6.41	13.38	8.81	8.84	0.53	1.02	15.18	C22
22	1.83	3.82	2.35	2.30	0.08	0.30	2.18	C23-C24
39	3.25	6.78	4.37	4.05	0.14	0.48	4.42	C25
1	0.08	0.17	0.11	0.12	0.00	0.02	0.00	C32
175	14.57	30.40	17.79	17.43	0.93	2.02	26.41	C33-C34
3	0.25	0.52	0.36	0.36	0.01	0.08	0.34	C37-C38
10	0.83	1.74	1.28	1.06	0.04	0.11	1.38	C40-C41
1	0.08	0.17	0.04	0.07	0.00	0.00	0.00	C43
136	11.32	23.63	18.26	16.96	1.39	1.86	42.91	C50
92	7.66	15.98	12.51	11.37	0.92	1.22	28.12	C53
56	4.66	9.73	7.16	6.75	0.59	0.72	18.20	C54-C55
26	2.16	4.52	3.26	3.09	0.26	0.36	8.22	C56
—	—	—	—	—	—	—	—	C61
—	—	—	—	—	—	—	—	C62
11	0.92	1.91	1.18	1.24	0.07	0.17	1.93	C64-C66;C68
5	0.42	0.87	0.57	0.55	0.02	0.06	0.34	C67
34	2.83	5.91	4.22	4.30	0.34	0.48	8.56	C70-C72;D32-D33;D42-D43
19	1.58	3.30	2.60	2.40	0.20	0.23	5.16	C73
22	1.83	3.82	2.60	2.60	0.20	0.32	5.16	C81-C85;C88;C90;C96
26	2.16	4.52	3.81	3.66	0.26	0.39	5.43	C91-C95;D45-D46;D47.1;D47.3
19	1.58	3.30	2.11	1.95	0.14	0.16	4.28	O&U
1201	100.00	208.64	138.79	133.31	8.20	15.34	238.30	ALL
1193	99.33	207.25	137.95	132.54	8.15	15.28	236.37	ALLbC44
4	0.52	0.69	0.32	0.34	0.00	0.03	0.00	C00-C10;C12-C14
2	0.26	0.35	0.25	0.22	0.01	0.01	0.45	C11
139	17.94	24.15	13.06	12.69	0.30	1.38	8.01	C15
107	13.81	18.59	10.47	10.35	0.32	1.24	9.16	C16
45	5.81	7.82	4.18	4.12	0.13	0.42	3.71	C18-C21
80	10.32	13.90	9.15	9.11	0.44	1.15	12.53	C22
18	2.32	3.13	1.86	1.83	0.05	0.24	1.39	C23-C24
40	5.16	6.95	4.36	4.20	0.20	0.56	5.55	C25
0	0.00	0.00	0.00	0.00	0.00	0.00	0.00	C32
141	18.19	24.49	13.62	13.57	0.50	1.59	13.94	C33-C34
3	0.39	0.52	0.47	0.37	0.01	0.07	0.00	C37-C38
6	0.77	1.04	0.64	0.63	0.04	0.06	1.21	C40-C41
0	0.00	0.00	0.00	0.00	0.00	0.00	0.00	C43
49	6.32	8.51	6.01	5.69	0.46	0.64	14.02	C50
32	4.13	5.56	4.22	3.94	0.29	0.49	9.74	C53
17	2.19	2.95	2.10	1.94	0.16	0.21	4.57	C54-C55
18	2.32	3.13	2.02	1.98	0.17	0.23	4.87	C56
—	—	—	—	—	—	—	—	C61
—	—	—	—	—	—	—	—	C62
6	0.77	1.04	0.56	0.61	0.06	0.06	1.51	C64-C66;C68
3	0.39	0.52	0.38	0.38	0.01	0.05	0.45	C67
23	2.97	4.00	2.45	2.54	0.12	0.32	2.88	C70-C72;D32-D33;D42-D43
2	0.26	0.35	0.16	0.16	0.01	0.01	0.36	C73
15	1.94	2.61	1.94	1.83	0.11	0.27	3.13	C81-C85;C88;C90;C96
14	1.81	2.43	2.06	1.98	0.13	0.22	2.70	C91-C95;D45-D46;D47.1;D47.3
11	1.42	1.91	1.13	1.05	0.06	0.08	2.01	O&U
775	100.00	134.63	81.41	79.53	3.57	9.34	102.18	ALL
771	99.48	133.94	81.01	79.16	3.55	9.32	101.38	ALLbC44

2014年阜宁县恶性肿瘤发病和死亡主要指标

部位	男性							
	病例数	构成(%)	粗率(1/10⁵)	中标率(1/10⁵)	世标率(1/10⁵)	累积率(%)		截缩率(1/10⁵)
						0—64岁	0—74岁	35—64岁
发病								
口腔和咽喉(除外鼻咽)	16	0.99	2.79	1.74	1.74	0.08	0.17	2.65
鼻咽	11	0.68	1.92	1.22	1.27	0.11	0.15	3.07
食管	416	25.71	72.58	43.96	44.75	2.29	5.87	61.17
胃	319	19.72	55.66	33.96	34.50	1.86	4.52	51.37
结直肠肛门	66	4.08	11.51	7.75	7.69	0.58	0.95	16.60
肝脏	203	12.55	35.42	23.82	23.46	1.42	2.83	40.24
胆囊及胆道其他	22	1.36	3.84	2.42	2.56	0.13	0.30	3.82
胰腺	58	3.58	10.12	6.29	6.18	0.31	0.74	9.04
喉	7	0.43	1.22	0.74	0.77	0.05	0.09	1.44
气管,支气管,肺	328	20.27	57.23	35.20	35.56	1.88	4.60	50.38
其他的胸腔器官	0	0.00	0.00	0.00	0.00	0.00	0.00	0.00
骨	13	0.80	2.27	1.77	1.59	0.07	0.19	1.46
皮肤的黑色素瘤	6	0.37	1.05	0.80	0.71	0.05	0.07	1.22
乳房	0	0.00	0.00	0.00	0.00	0.00	0.00	0.00
子宫颈	—	—	—	—	—	—	—	—
子宫体及子宫部位不明	—	—	—	—	—	—	—	—
卵巢	—	—	—	—	—	—	—	—
前列腺	17	1.05	2.97	1.74	1.75	0.02	0.23	0.40
睾丸	2	0.12	0.35	0.24	0.23	0.02	0.02	0.74
肾及泌尿系统不明	12	0.74	2.09	1.64	1.64	0.13	0.18	3.01
膀胱	23	1.42	4.01	2.63	2.54	0.16	0.32	4.16
脑及中枢神经系统	20	1.24	3.49	2.88	2.88	0.17	0.31	3.88
甲状腺	6	0.37	1.05	0.76	0.70	0.06	0.09	1.93
淋巴瘤	22	1.36	3.84	2.64	2.48	0.15	0.24	3.11
白血病	25	1.55	4.36	3.40	3.07	0.21	0.30	5.91
不明及其他恶性肿瘤	26	1.61	4.54	3.17	3.15	0.22	0.38	5.61
所有部位合计	1618	100.00	282.29	178.78	179.22	9.98	22.54	271.24
所有部位除外C44	1612	99.63	281.24	178.00	178.52	9.90	22.46	269.41
死亡								
口腔和咽喉(除外鼻咽)	7	0.53	1.22	0.74	0.73	0.02	0.11	0.40
鼻咽	13	0.99	2.27	1.59	1.50	0.11	0.18	2.79
食管	385	29.32	67.17	39.74	39.76	1.52	4.74	41.04
胃	216	16.45	37.68	22.57	21.58	0.86	2.55	22.79
结直肠肛门	36	2.74	6.28	4.12	3.90	0.22	0.36	5.70
肝脏	168	12.80	29.31	19.83	19.21	1.24	2.23	37.14
胆囊及胆道其他	15	1.14	2.62	1.55	1.60	0.11	0.15	3.00
胰腺	40	3.05	6.98	4.39	4.34	0.20	0.51	6.05
喉	2	0.15	0.35	0.21	0.19	0.00	0.02	0.00
气管,支气管,肺	296	22.54	51.64	31.28	30.90	1.19	3.99	32.51
其他的胸腔器官	0	0.00	0.00	0.00	0.00	0.00	0.00	0.00
骨	18	1.37	3.14	1.84	1.88	0.04	0.22	1.04
皮肤的黑色素瘤	2	0.15	0.35	0.24	0.20	0.01	0.01	0.41
乳房	1	0.08	0.17	0.12	0.12	0.01	0.01	0.38
子宫颈	—	—	—	—	—	—	—	—
子宫体及子宫部位不明	—	—	—	—	—	—	—	—
卵巢	—	—	—	—	—	—	—	—
前列腺	14	1.07	2.44	1.41	1.26	0.03	0.10	0.81
睾丸	0	0.00	0.00	0.00	0.00	0.00	0.00	0.00
肾及泌尿系统不明	4	0.30	0.70	0.41	0.42	0.03	0.05	0.73
膀胱	7	0.53	1.22	0.72	0.67	0.02	0.06	0.40
脑及中枢神经系统	36	2.74	6.28	4.56	4.34	0.25	0.47	5.37
甲状腺	0	0.00	0.00	0.00	0.00	0.00	0.00	0.00
淋巴瘤	21	1.60	3.66	2.37	2.30	0.11	0.30	2.66
白血病	24	1.83	4.19	3.05	2.74	0.18	0.30	4.99
不明及其他恶性肿瘤	8	0.61	1.40	0.83	0.78	0.05	0.08	1.48
所有部位合计	1313	100.00	229.08	141.57	138.42	6.19	16.44	169.69
所有部位除外C44	1312	99.92	228.90	141.48	138.34	6.19	16.44	169.69

女性								
病例数	构成(%)	粗率(1/10^5)	中标率(1/10^5)	世标率(1/10^5)	累积率(%)		截缩率(1/10^5)	ICD-10
					0—64 岁	0—74 岁	35—64 岁	
7	0.65	1.28	0.80	0.76	0.05	0.10	1.53	C00-C10;C12-C14
7	0.65	1.28	0.75	0.75	0.06	0.08	1.57	C11
209	19.39	38.16	22.01	22.57	0.92	3.17	24.55	C15
114	10.58	20.81	12.50	12.19	0.69	1.35	19.52	C16
50	4.64	9.13	5.73	5.69	0.36	0.70	10.16	C18-C21
92	8.53	16.80	10.34	10.19	0.68	1.22	19.51	C22
15	1.39	2.74	1.67	1.66	0.11	0.14	3.51	C23-C24
22	2.04	4.02	2.45	2.29	0.12	0.18	3.97	C25
2	0.19	0.37	0.19	0.18	0.01	0.01	0.34	C32
146	13.54	26.65	15.81	16.00	0.89	2.03	24.70	C33-C34
1	0.09	0.18	0.14	0.12	0.01	0.01	0.40	C37-C38
12	1.11	2.19	1.25	1.26	0.05	0.15	1.54	C40-C41
4	0.37	0.73	0.62	0.56	0.05	0.05	1.16	C43
109	10.11	19.90	14.47	13.56	1.23	1.43	36.82	C50
83	7.70	15.15	11.17	10.17	0.92	1.06	28.19	C53
37	3.43	6.75	4.69	4.42	0.40	0.44	12.40	C54-C55
30	2.78	5.48	4.04	3.83	0.33	0.41	9.95	C56
—	—	—	—	—	—	—	—	C61
—	—	—	—	—	—	—	—	C62
8	0.74	1.46	0.88	0.91	0.08	0.10	2.30	C64-C66;C68
6	0.56	1.10	0.64	0.64	0.05	0.08	1.49	C67
35	3.25	6.39	4.79	4.52	0.33	0.49	7.87	C70-C72;D32-D33;D42-D43
22	2.04	4.02	3.11	2.88	0.25	0.31	6.60	C73
21	1.95	3.83	3.01	2.96	0.21	0.26	4.21	C81-C85;C88;C90;C96
21	1.95	3.83	2.78	2.54	0.20	0.25	5.64	C91-C95;D45-D46;D47.1;D47.3
25	2.32	4.56	3.50	3.48	0.21	0.32	4.37	O&U
1078	100.00	196.80	127.34	124.13	8.21	14.32	232.30	ALL
1073	99.54	195.89	126.81	123.60	8.17	14.26	231.23	ALLbC44
2	0.29	0.37	0.14	0.22	0.00	0.00	0.00	C00-C10;C12-C14
1	0.15	0.18	0.07	0.11	0.00	0.00	0.00	C11
196	28.53	35.78	20.24	19.80	0.49	2.44	13.29	C15
89	12.95	16.25	9.29	8.89	0.35	0.96	9.70	C16
30	4.37	5.48	3.11	2.99	0.15	0.22	4.52	C18-C21
67	9.75	12.23	7.44	7.23	0.41	0.84	12.34	C22
11	1.60	2.01	1.13	1.13	0.05	0.13	1.52	C23-C24
23	3.35	4.20	2.41	2.43	0.10	0.24	3.17	C25
1	0.15	0.18	0.09	0.07	0.00	0.00	0.00	C32
132	19.21	24.10	13.74	13.99	0.50	1.63	13.83	C33-C34
0	0.00	0.00	0.00	0.00	0.00	0.00	0.00	C37-C38
16	2.33	2.92	1.90	1.95	0.07	0.20	1.25	C40-C41
2	0.29	0.37	0.36	0.35	0.02	0.02	0.43	C43
23	3.35	4.20	3.03	2.88	0.28	0.30	7.76	C50
16	2.33	2.92	2.19	1.89	0.14	0.16	4.30	C53
14	2.04	2.56	1.74	1.64	0.12	0.19	3.99	C54-C55
7	1.02	1.28	0.79	0.87	0.07	0.12	2.05	C56
—	—	—	—	—	—	—	—	C61
—	—	—	—	—	—	—	—	C62
3	0.44	0.55	0.33	0.32	0.01	0.03	0.39	C64-C66;C68
3	0.44	0.55	0.29	0.25	0.00	0.03	0.00	C67
26	3.78	4.75	3.42	3.09	0.18	0.32	5.19	C70-C72;D32-D33;D42-D43
1	0.15	0.18	0.09	0.07	0.00	0.00	0.00	C73
5	0.73	0.91	0.66	0.53	0.04	0.04	1.23	C81-C85;C88;C90;C96
11	1.60	2.01	1.52	1.86	0.11	0.13	2.09	C91-C95;D45-D46;D47.1;D47.3
8	1.16	1.46	1.16	1.10	0.09	0.11	1.91	O&U
687	100.00	125.42	75.15	73.65	3.20	8.11	88.97	ALL
687	100.00	125.42	75.15	73.65	3.20	8.11	88.97	ALLbC44

2014 年射阳县恶性肿瘤发病和死亡主要指标

部位	男性							
	病例数	构成(%)	粗率(1/10⁵)	中标率(1/10⁵)	世标率(1/10⁵)	累积率(%)		截缩率(1/10⁵)
						0—64 岁	0—74 岁	35—64 岁
发病								
口腔和咽喉(除外鼻咽)	20	1.07	4.03	2.53	2.51	0.21	0.33	6.26
鼻咽	20	1.07	4.03	2.50	2.48	0.17	0.32	5.23
食管	261	13.97	52.58	28.43	28.94	1.49	3.82	39.58
胃	368	19.70	74.14	41.61	41.52	2.16	5.44	59.82
结直肠肛门	127	6.80	25.59	14.59	14.20	0.91	1.69	27.56
肝脏	246	13.17	49.56	29.83	29.26	2.20	3.38	64.50
胆囊及胆道其他	7	0.37	1.41	0.88	0.84	0.08	0.10	2.29
胰腺	70	3.75	14.10	7.81	7.82	0.34	1.06	9.48
喉	10	0.54	2.01	1.29	1.13	0.06	0.14	1.13
气管,支气管,肺	435	23.29	87.64	48.52	49.09	2.56	6.36	72.06
其他的胸腔器官	4	0.21	0.81	0.63	0.63	0.05	0.05	1.26
骨	18	0.96	3.63	2.21	2.44	0.12	0.25	3.04
皮肤的黑色素瘤	2	0.11	0.40	0.22	0.21	0.02	0.02	0.44
乳房	2	0.11	0.40	0.24	0.22	0.02	0.02	0.72
子宫颈	—	—	—	—	—	—	—	—
子宫体及子宫部位不明	—	—	—	—	—	—	—	—
卵巢	—	—	—	—	—	—	—	—
前列腺	45	2.41	9.07	4.58	4.45	0.06	0.51	1.70
睾丸	4	0.21	0.81	0.56	0.42	0.01	0.01	0.00
肾及泌尿系统不明	23	1.23	4.63	2.75	2.68	0.18	0.30	4.76
膀胱	36	1.93	7.25	3.97	4.00	0.16	0.40	3.82
脑及中枢神经系统	62	3.32	12.49	7.73	7.45	0.46	0.96	12.08
甲状腺	10	0.54	2.01	1.55	1.35	0.12	0.12	3.59
淋巴瘤	46	2.46	9.27	6.05	6.07	0.46	0.65	11.94
白血病	27	1.45	5.44	5.44	5.30	0.30	0.48	4.04
不明及其他恶性肿瘤	25	1.34	5.04	3.14	2.90	0.18	0.37	5.02
所有部位合计	1868	100.00	376.35	217.05	215.92	12.31	26.79	340.33
所有部位除外 C44	1863	99.73	375.34	216.30	215.30	12.28	26.70	339.89
死亡								
口腔和咽喉(除外鼻咽)	7	0.46	1.41	0.70	0.76	0.06	0.09	1.50
鼻咽	15	0.99	3.02	1.88	1.83	0.13	0.19	3.59
食管	235	15.46	47.35	25.59	25.56	0.97	3.39	26.09
胃	290	19.08	58.43	31.30	30.30	0.99	3.70	27.57
结直肠肛门	59	3.88	11.89	6.56	6.08	0.26	0.47	7.97
肝脏	259	17.04	52.18	30.90	30.33	2.25	3.52	65.85
胆囊及胆道其他	1	0.07	0.20	0.09	0.10	0.01	0.01	0.31
胰腺	54	3.55	10.88	6.00	6.10	0.32	0.87	8.59
喉	7	0.46	1.41	0.73	0.73	0.05	0.08	1.44
气管,支气管,肺	395	25.99	79.58	44.67	44.20	2.04	5.73	56.53
其他的胸腔器官	0	0.00	0.00	0.00	0.00	0.00	0.00	0.00
骨	15	0.99	3.02	1.88	1.68	0.06	0.22	1.42
皮肤的黑色素瘤	1	0.07	0.20	0.10	0.08	0.00	0.00	0.00
乳房	0	0.00	0.00	0.00	0.00	0.00	0.00	0.00
子宫颈	—	—	—	—	—	—	—	—
子宫体及子宫部位不明	—	—	—	—	—	—	—	—
卵巢	—	—	—	—	—	—	—	—
前列腺	29	1.91	5.84	2.83	2.95	0.06	0.28	1.62
睾丸	2	0.13	0.40	0.19	0.15	0.00	0.00	0.00
肾及泌尿系统不明	9	0.59	1.81	1.18	1.52	0.09	0.17	1.96
膀胱	21	1.38	4.23	1.99	1.96	0.03	0.14	0.88
脑及中枢神经系统	38	2.50	7.66	4.48	4.35	0.24	0.53	6.65
甲状腺	1	0.07	0.20	0.30	0.18	0.01	0.01	0.00
淋巴瘤	37	2.43	7.45	4.34	4.13	0.27	0.46	7.37
白血病	27	1.78	5.44	4.30	3.98	0.23	0.45	4.95
不明及其他恶性肿瘤	18	1.18	3.63	2.18	2.82	0.15	0.20	2.98
所有部位合计	1520	100.00	306.24	172.19	169.78	8.24	20.50	227.26
所有部位除外 C44	1517	99.80	305.63	171.92	169.48	8.24	20.47	227.26

女性								
病例数	构成(%)	粗率(1/10⁵)	中标率(1/10⁵)	世标率(1/10⁵)	累积率(%) 0—64岁	0—74岁	截缩率(1/10⁵) 35—64岁	ICD-10
14	0.92	2.97	1.47	1.47	0.10	0.16	2.99	C00-C10;C12-C14
8	0.53	1.70	1.04	0.98	0.03	0.12	0.97	C11
157	10.33	33.30	16.83	16.51	0.55	2.18	15.21	C15
152	10.00	32.24	17.28	16.87	0.84	2.02	23.21	C16
103	6.78	21.85	12.39	11.92	0.65	1.48	20.11	C18-C21
94	6.18	19.94	10.72	10.78	0.74	1.14	20.97	C22
11	0.72	2.33	1.19	1.25	0.03	0.20	0.66	C23-C24
42	2.76	8.91	4.67	4.57	0.14	0.58	4.30	C25
5	0.33	1.06	0.48	0.48	0.00	0.05	0.00	C32
272	17.89	57.69	30.30	29.86	1.45	3.75	41.15	C33-C34
4	0.26	0.85	0.44	0.44	0.03	0.05	0.74	C37-C38
16	1.05	3.39	1.92	1.81	0.08	0.23	2.41	C40-C41
4	0.26	0.85	0.81	0.56	0.04	0.04	0.97	C43
165	10.86	35.00	24.06	21.94	1.94	2.28	57.80	C50
149	9.80	31.60	21.36	19.54	1.64	2.11	50.52	C53
49	3.22	10.39	6.30	6.05	0.46	0.71	14.40	C54-C55
54	3.55	11.45	7.65	7.23	0.60	0.75	17.77	C56
—	—	—	—	—	—	—	—	C61
—	—	—	—	—	—	—	—	C62
13	0.86	2.76	1.63	1.64	0.09	0.19	2.10	C64-C66;C68
10	0.66	2.12	1.01	0.98	0.04	0.13	1.12	C67
49	3.22	10.39	6.70	6.28	0.44	0.72	12.18	C70-C72;D32-D33;D42-D43
53	3.49	11.24	7.86	7.25	0.60	0.71	17.49	C73
38	2.50	8.06	5.45	5.16	0.28	0.64	6.83	C81-C85;C88;C90;C96
31	2.04	6.58	5.31	5.92	0.39	0.56	7.06	C91-C95;D45-D46;D47.1;D47.3
27	1.78	5.73	3.28	3.60	0.20	0.40	5.20	O&U
1520	100.00	322.41	190.18	183.08	11.35	21.18	326.17	ALL
1514	99.61	321.13	189.49	182.38	11.30	21.11	324.63	ALLbC44
6	0.71	1.27	0.75	0.66	0.03	0.05	0.98	C00-C10;C12-C14
6	0.71	1.27	0.91	0.79	0.03	0.11	0.44	C11
104	12.35	22.06	10.44	9.93	0.24	1.09	6.48	C15
120	14.25	25.45	13.92	12.88	0.44	1.47	12.07	C16
52	6.18	11.03	5.69	5.51	0.28	0.58	8.47	C18-C21
97	11.52	20.57	10.81	11.06	0.72	1.27	20.49	C22
9	1.07	1.91	1.00	0.99	0.04	0.13	1.10	C23-C24
29	3.44	6.15	3.20	3.12	0.13	0.40	3.82	C25
4	0.48	0.85	0.35	0.36	0.00	0.02	0.00	C32
198	23.52	42.00	21.20	20.83	0.96	2.42	26.20	C33-C34
1	0.12	0.21	0.09	0.07	0.00	0.00	0.00	C37-C38
9	1.07	1.91	1.41	1.33	0.08	0.11	1.53	C40-C41
1	0.12	0.21	0.13	0.13	0.00	0.02	0.00	C43
41	4.87	8.70	5.21	5.04	0.41	0.57	12.58	C50
31	3.68	6.58	3.95	3.51	0.14	0.41	4.09	C53
12	1.43	2.55	1.59	1.50	0.07	0.14	1.79	C54-C55
18	2.14	3.82	2.16	2.13	0.09	0.31	2.93	C56
—	—	—	—	—	—	—	—	C61
—	—	—	—	—	—	—	—	C62
10	1.19	2.12	1.29	1.20	0.04	0.11	0.88	C64-C66;C68
6	0.71	1.27	0.62	0.58	0.02	0.08	0.46	C67
24	2.85	5.09	3.38	3.08	0.15	0.30	3.98	C70-C72;D32-D33;D42-D43
5	0.59	1.06	0.52	0.51	0.03	0.06	0.79	C73
21	2.49	4.45	3.36	2.74	0.16	0.36	2.93	C81-C85;C88;C90;C96
25	2.97	5.30	4.12	4.53	0.27	0.49	5.08	C91-C95;D45-D46;D47.1;D47.3
13	1.54	2.76	1.46	1.55	0.11	0.19	3.06	O&U
842	100.00	178.60	97.57	94.03	4.41	10.68	120.14	ALL
837	99.41	177.54	97.06	93.46	4.38	10.61	119.22	ALLbC44

2014年建湖县恶性肿瘤发病和死亡主要指标

部位	男性							
	病例数	构成(%)	粗率(1/10⁵)	中标率(1/10⁵)	世标率(1/10⁵)	累积率(%)		截缩率(1/10⁵)
						0—64岁	0—74岁	35—64岁
发病								
口腔和咽喉(除外鼻咽)	12	0.83	2.95	1.76	1.76	0.10	0.20	2.71
鼻咽	14	0.97	3.45	2.32	2.43	0.18	0.25	4.56
食管	313	21.71	77.07	46.20	47.12	2.46	6.17	65.75
胃	432	29.96	106.37	64.72	64.42	3.21	8.23	85.86
结直肠肛门	99	6.87	24.38	15.88	15.37	0.80	2.01	22.62
肝脏	121	8.39	29.79	19.84	18.77	1.38	2.06	40.18
胆囊及胆道其他	5	0.35	1.23	0.88	0.95	0.06	0.12	1.02
胰腺	30	2.08	7.39	4.62	4.36	0.21	0.47	6.37
喉	4	0.28	0.98	0.58	0.60	0.04	0.07	1.02
气管,支气管,肺	248	17.20	61.07	37.46	37.87	1.84	5.22	51.31
其他的胸腔器官	2	0.14	0.49	0.47	0.49	0.02	0.06	0.00
骨	7	0.49	1.72	1.06	1.10	0.07	0.13	2.09
皮肤的黑色素瘤	3	0.21	0.74	0.47	0.49	0.00	0.09	0.00
乳房	2	0.14	0.49	0.28	0.34	0.04	0.04	1.09
子宫颈	—	—	—	—	—	—	—	—
子宫体及子宫部位不明	—	—	—	—	—	—	—	—
卵巢	—	—	—	—	—	—	—	—
前列腺	25	1.73	6.16	3.66	3.72	0.11	0.45	2.72
睾丸	2	0.14	0.49	0.38	0.33	0.03	0.03	1.06
肾及泌尿系统不明	14	0.97	3.45	2.23	2.15	0.08	0.30	2.58
膀胱	30	2.08	7.39	4.54	4.53	0.26	0.49	7.42
脑及中枢神经系统	19	1.32	4.68	2.98	3.02	0.14	0.46	4.15
甲状腺	10	0.69	2.46	1.59	1.52	0.10	0.21	3.13
淋巴瘤	13	0.90	3.20	2.45	2.15	0.11	0.27	2.02
白血病	21	1.46	5.17	3.97	3.93	0.24	0.45	5.36
不明及其他恶性肿瘤	16	1.11	3.94	2.44	2.55	0.15	0.31	4.17
所有部位合计	1442	100.00	355.07	220.78	219.96	11.63	28.07	317.18
所有部位除外 C44	1438	99.72	354.08	220.20	219.36	11.59	28.00	316.16
死亡								
口腔和咽喉(除外鼻咽)	9	0.76	2.22	1.57	1.50	0.05	0.22	1.07
鼻咽	12	1.01	2.95	2.08	2.24	0.15	0.23	3.62
食管	267	22.53	65.74	39.28	38.67	1.15	4.21	31.06
胃	355	29.96	87.41	52.65	51.78	1.88	5.67	51.18
结直肠肛门	52	4.39	12.80	8.39	7.88	0.29	0.94	7.51
肝脏	122	10.30	30.04	19.91	19.11	1.38	2.17	39.62
胆囊及胆道其他	3	0.25	0.74	0.44	0.45	0.02	0.05	0.54
胰腺	41	3.46	10.10	6.71	5.95	0.30	0.54	8.58
喉	1	0.08	0.25	0.15	0.15	0.00	0.04	0.00
气管,支气管,肺	239	20.17	58.85	35.99	35.61	1.40	4.89	39.22
其他的胸腔器官	0	0.00	0.00	0.00	0.00	0.00	0.00	0.00
骨	9	0.76	2.22	1.36	1.40	0.09	0.19	2.57
皮肤的黑色素瘤	1	0.08	0.25	0.14	0.11	0.00	0.00	0.00
乳房	0	0.00	0.00	0.00	0.00	0.00	0.00	0.00
子宫颈	—	—	—	—	—	—	—	—
子宫体及子宫部位不明	—	—	—	—	—	—	—	—
卵巢	—	—	—	—	—	—	—	—
前列腺	9	0.76	2.22	1.29	1.09	0.00	0.11	0.00
睾丸	1	0.08	0.25	0.15	0.15	0.00	0.04	0.00
肾及泌尿系统不明	3	0.25	0.74	0.47	0.45	0.02	0.05	0.53
膀胱	8	0.68	1.97	1.17	1.05	0.00	0.14	0.00
脑及中枢神经系统	21	1.77	5.17	3.66	3.66	0.21	0.48	5.30
甲状腺	1	0.08	0.25	0.14	0.15	0.02	0.02	0.48
淋巴瘤	10	0.84	2.46	1.78	2.13	0.10	0.23	2.16
白血病	19	1.60	4.68	3.92	3.76	0.23	0.36	4.94
不明及其他恶性肿瘤	2	0.17	0.49	0.31	0.27	0.02	0.02	0.53
所有部位合计	1185	100.00	291.78	181.55	177.53	7.31	20.58	198.91
所有部位除外 C44	1185	100.00	291.78	181.55	177.53	7.31	20.58	198.91

女性								
病例数	构成(%)	粗率(1/10⁵)	中标率(1/10⁵)	世标率(1/10⁵)	累积率(%)		截缩率(1/10⁵)	ICD-10
					0—64 岁	0—74 岁	35—64 岁	
7	0.65	1.77	1.03	1.00	0.00	0.12	0.00	C00-C10;C12-C14
5	0.46	1.27	0.62	0.55	0.03	0.03	0.99	C11
189	17.50	47.83	26.72	26.74	1.01	3.42	26.84	C15
184	17.04	46.56	27.15	26.89	1.34	3.27	37.64	C16
75	6.94	18.98	11.03	10.77	0.57	1.32	15.90	C18-C21
44	4.07	11.13	6.54	6.45	0.44	0.69	12.30	C22
7	0.65	1.77	1.08	1.05	0.05	0.11	1.57	C23-C24
33	3.06	8.35	4.73	4.55	0.18	0.53	5.54	C25
0	0.00	0.00	0.00	0.00	0.00	0.00	0.00	C32
113	10.46	28.59	16.71	16.50	0.86	2.17	24.77	C33-C34
2	0.19	0.51	0.33	0.34	0.02	0.05	0.52	C37-C38
8	0.74	2.02	1.11	1.16	0.08	0.15	2.07	C40-C41
3	0.28	0.76	0.46	0.42	0.01	0.04	0.52	C43
113	10.46	28.59	18.78	17.90	1.56	1.91	47.94	C50
145	13.43	36.69	24.43	23.30	2.08	2.59	63.82	C53
14	1.30	3.54	2.20	2.20	0.20	0.27	6.04	C54-C55
23	2.13	5.82	3.83	3.73	0.31	0.44	9.90	C56
—	—	—	—	—	—	—	—	C61
—	—	—	—	—	—	—	—	C62
7	0.65	1.77	1.06	1.15	0.13	0.13	3.69	C64-C66;C68
12	1.11	3.04	1.90	1.89	0.09	0.24	2.58	C67
17	1.57	4.30	2.89	2.65	0.11	0.35	3.15	C70-C72;D32-D33;D42-D43
16	1.48	4.05	3.61	3.04	0.24	0.28	5.83	C73
19	1.76	4.81	2.98	2.94	0.21	0.33	5.56	C81-C85;C88;C90;C96
16	1.48	4.05	2.72	2.77	0.20	0.36	5.23	C91-C95;D45-D46;D47.1;D47.3
28	2.59	7.09	4.19	4.09	0.19	0.56	5.54	O&U
1080	100.00	273.30	166.08	162.07	9.89	19.36	287.92	ALL
1077	99.72	272.54	165.63	161.65	9.88	19.32	287.40	ALLbC44
4	0.60	1.01	0.47	0.54	0.04	0.04	1.07	C00-C10;C12-C14
3	0.45	0.76	0.48	0.47	0.03	0.07	1.04	C11
154	23.09	38.97	21.64	21.14	0.67	2.62	17.49	C15
140	20.99	35.43	20.24	20.01	0.69	2.55	18.16	C16
37	5.55	9.36	5.59	5.43	0.31	0.63	8.21	C18-C21
41	6.15	10.38	6.19	5.94	0.27	0.73	6.69	C22
5	0.75	1.27	0.78	0.74	0.01	0.12	0.52	C23-C24
37	5.55	9.36	5.17	5.26	0.19	0.64	5.62	C25
0	0.00	0.00	0.00	0.00	0.00	0.00	0.00	C32
120	17.99	30.37	17.52	17.66	0.77	2.55	21.04	C33-C34
0	0.00	0.00	0.00	0.00	0.00	0.00	0.00	C37-C38
7	1.05	1.77	1.52	1.25	0.09	0.12	1.60	C40-C41
0	0.00	0.00	0.00	0.00	0.00	0.00	0.00	C43
20	3.00	5.06	3.14	3.20	0.24	0.45	7.24	C50
27	4.05	6.83	4.39	4.34	0.40	0.50	11.33	C53
5	0.75	1.27	0.81	0.81	0.06	0.09	2.02	C54-C55
9	1.35	2.28	1.62	1.57	0.13	0.16	3.61	C56
—	—	—	—	—	—	—	—	C61
—	—	—	—	—	—	—	—	C62
2	0.30	0.51	0.26	0.23	0.00	0.04	0.00	C64-C66;C68
2	0.30	0.51	0.29	0.25	0.00	0.04	0.00	C67
12	1.80	3.04	1.97	1.74	0.06	0.21	1.51	C70-C72;D32-D33;D42-D43
1	0.15	0.25	0.14	0.15	0.02	0.02	0.47	C73
18	2.70	4.55	2.79	2.63	0.12	0.29	3.10	C81-C85;C88;C90;C96
17	2.55	4.30	2.72	2.74	0.18	0.42	5.16	C91-C95;D45-D46;D47.1;D47.3
6	0.90	1.52	1.26	1.16	0.03	0.12	0.00	O&U
667	100.00	168.79	98.96	97.25	4.31	12.40	115.86	ALL
666	99.85	168.53	98.83	97.15	4.31	12.40	115.86	ALLbC44

2014 年东台市恶性肿瘤发病和死亡主要指标

部位	男性							
	病例数	构成(%)	粗率(1/10⁵)	中标率(1/10⁵)	世标率(1/10⁵)	累积率(%)		截缩率(1/10⁵)
						0—64 岁	0—74 岁	35—64 岁
发病								
口腔和咽喉(除外鼻咽)	18	0.85	3.16	1.47	1.43	0.07	0.18	2.26
鼻咽	12	0.57	2.11	0.94	0.87	0.05	0.07	1.54
食管	443	20.99	77.86	32.88	33.12	1.51	4.22	40.51
胃	383	18.14	67.31	29.56	29.06	1.14	3.75	31.97
结直肠肛门	72	3.41	12.65	6.26	6.08	0.40	0.64	11.32
肝脏	308	14.59	54.13	27.50	26.48	1.79	3.10	55.23
胆囊及胆道其他	29	1.37	5.10	2.25	2.20	0.06	0.28	1.71
胰腺	75	3.55	13.18	5.54	5.60	0.27	0.73	7.26
喉	13	0.62	2.28	0.95	0.92	0.03	0.10	0.83
气管,支气管,肺	430	20.37	75.57	33.23	32.99	1.47	4.19	40.93
其他的胸腔器官	2	0.09	0.35	0.17	0.17	0.01	0.03	0.29
骨	31	1.47	5.45	2.50	2.32	0.12	0.25	2.96
皮肤的黑色素瘤	2	0.09	0.35	0.19	0.18	0.02	0.02	0.57
乳房	0	0.00	0.00	0.00	0.00	0.00	0.00	0.00
子宫颈	—	—	—	—	—	—	—	—
子宫体及子宫部位不明	—	—	—	—	—	—	—	—
卵巢	—	—	—	—	—	—	—	—
前列腺	32	1.52	5.62	2.00	1.98	0.01	0.14	0.31
睾丸	1	0.05	0.18	0.23	0.24	0.01	0.01	0.00
肾及泌尿系统不明	21	0.99	3.69	1.56	1.54	0.07	0.19	2.09
膀胱	29	1.37	5.10	2.05	2.02	0.07	0.19	1.96
脑及中枢神经系统	39	1.85	6.85	3.32	3.37	0.24	0.40	6.78
甲状腺	11	0.52	1.93	0.90	0.87	0.04	0.11	1.25
淋巴瘤	28	1.33	4.92	2.10	2.27	0.13	0.25	3.25
白血病	33	1.56	5.80	3.33	3.04	0.16	0.32	3.62
不明及其他恶性肿瘤	99	4.69	17.40	8.39	8.16	0.53	1.04	15.94
所有部位合计	2111	100.00	371.01	167.35	164.91	8.21	20.21	232.57
所有部位除外 C44	2104	99.67	369.78	166.79	164.34	8.19	20.11	232.02
死亡								
口腔和咽喉(除外鼻咽)	15	0.85	2.64	1.11	1.03	0.05	0.11	1.58
鼻咽	11	0.62	1.93	0.94	0.88	0.06	0.08	1.76
食管	365	20.64	64.15	25.85	25.50	0.76	3.03	20.14
胃	317	17.93	55.71	24.04	23.41	0.79	2.76	22.11
结直肠肛门	45	2.55	7.91	3.11	3.05	0.14	0.27	3.91
肝脏	271	15.33	47.63	24.28	23.08	1.63	2.66	49.53
胆囊及胆道其他	17	0.96	2.99	1.29	1.20	0.03	0.15	0.87
胰腺	71	4.02	12.48	4.99	5.04	0.23	0.55	6.19
喉	5	0.28	0.88	0.36	0.38	0.00	0.06	0.00
气管,支气管,肺	400	22.62	70.30	30.40	30.35	1.31	3.87	35.72
其他的胸腔器官	1	0.06	0.18	0.08	0.08	0.00	0.02	0.00
骨	27	1.53	4.75	2.02	1.95	0.08	0.21	2.35
皮肤的黑色素瘤	1	0.06	0.18	0.08	0.08	0.00	0.02	0.00
乳房	0	0.00	0.00	0.00	0.00	0.00	0.00	0.00
子宫颈	—	—	—	—	—	—	—	—
子宫体及子宫部位不明	—	—	—	—	—	—	—	—
卵巢	—	—	—	—	—	—	—	—
前列腺	26	1.47	4.57	1.61	1.58	0.02	0.13	0.48
睾丸	2	0.11	0.35	0.17	0.18	0.00	0.04	0.00
肾及泌尿系统不明	10	0.57	1.76	0.73	0.72	0.04	0.09	0.92
膀胱	21	1.19	3.69	1.27	1.41	0.01	0.08	0.28
脑及中枢神经系统	40	2.26	7.03	3.14	3.03	0.16	0.33	4.94
甲状腺	4	0.23	0.70	0.33	0.35	0.01	0.07	0.31
淋巴瘤	19	1.07	3.34	1.44	1.49	0.09	0.15	2.83
白血病	22	1.24	3.87	2.61	2.46	0.14	0.25	2.39
不明及其他恶性肿瘤	78	4.41	13.71	6.65	6.56	0.35	0.78	9.12
所有部位合计	1768	100.00	310.73	136.49	133.78	5.91	15.69	165.43
所有部位除外 C44	1761	99.60	309.50	135.90	133.21	5.89	15.62	164.77

女性								ICD-10
病例数	构成(%)	粗率(1/10⁵)	中标率(1/10⁵)	世标率(1/10⁵)	累积率(%)		截缩率(1/10⁵)	
					0—64岁	0—74岁	35—64岁	
11	0.73	1.97	1.40	1.39	0.11	0.13	2.34	C00-C10;C12-C14
3	0.20	0.54	0.29	0.28	0.03	0.03	0.89	C11
224	14.79	40.09	14.55	14.49	0.48	1.89	12.93	C15
174	11.49	31.14	12.70	12.58	0.66	1.49	18.26	C16
62	4.09	11.10	5.00	4.86	0.32	0.51	9.31	C18-C21
132	8.71	23.63	10.20	9.92	0.59	1.07	17.37	C22
17	1.12	3.04	1.19	1.16	0.05	0.14	1.48	C23-C24
70	4.62	12.53	4.78	4.59	0.20	0.58	5.64	C25
1	0.07	0.18	0.08	0.07	0.00	0.02	0.00	C32
250	16.50	44.75	18.72	18.08	0.75	2.37	20.10	C33-C34
2	0.13	0.36	0.19	0.18	0.01	0.02	0.29	C37-C38
32	2.11	5.73	2.48	2.46	0.15	0.29	4.58	C40-C41
3	0.20	0.54	0.27	0.26	0.01	0.04	0.29	C43
188	12.41	33.65	20.75	19.05	1.63	1.99	46.41	C50
82	5.41	14.68	8.02	7.34	0.56	0.83	16.63	C53
58	3.83	10.38	5.50	5.26	0.42	0.62	12.76	C54-C55
29	1.91	5.19	2.69	2.62	0.23	0.31	6.89	C56
—	—	—	—	—	—	—	—	C61
—	—	—	—	—	—	—	—	C62
6	0.40	1.07	0.42	0.40	0.00	0.05	0.00	C64-C66;C68
16	1.06	2.86	0.94	0.90	0.01	0.09	0.29	C67
24	1.58	4.30	2.16	2.08	0.16	0.25	4.90	C70-C72;D32-D33;D42-D43
8	0.53	1.43	0.81	0.87	0.07	0.09	1.50	C73
17	1.12	3.04	1.62	1.60	0.08	0.25	2.40	C81-C85;C88;C90;C96
26	1.72	4.65	4.54	5.23	0.30	0.37	4.18	C91-C95;D45-D46;D47.1;D47.3
80	5.28	14.32	6.18	6.19	0.41	0.70	11.95	O&U
1515	100.00	271.17	125.46	121.86	7.22	14.13	201.40	ALL
1509	99.60	270.10	124.96	121.39	7.21	14.06	200.81	ALLbC44
5	0.47	0.89	0.34	0.35	0.01	0.04	0.30	C00-C10;C12-C14
2	0.19	0.36	0.10	0.08	0.00	0.00	0.00	C11
201	18.84	35.98	12.31	12.07	0.32	1.37	8.63	C15
148	13.87	26.49	10.56	9.86	0.31	1.09	8.07	C16
37	3.47	6.62	2.84	2.64	0.13	0.28	3.60	C18-C21
119	11.15	21.30	8.55	8.30	0.44	0.87	13.20	C22
20	1.87	3.58	1.37	1.46	0.07	0.18	1.82	C23-C24
61	5.72	10.92	3.87	3.71	0.13	0.42	3.68	C25
0	0.00	0.00	0.00	0.00	0.00	0.00	0.00	C32
198	18.56	35.44	13.63	13.09	0.55	1.47	16.30	C33-C34
0	0.00	0.00	0.00	0.00	0.00	0.00	0.00	C37-C38
30	2.81	5.37	2.24	2.26	0.14	0.28	4.11	C40-C41
1	0.09	0.18	0.08	0.10	0.01	0.01	0.31	C43
47	4.40	8.41	4.01	3.83	0.23	0.43	6.86	C50
35	3.28	6.26	2.58	2.34	0.11	0.21	2.79	C53
24	2.25	4.30	1.76	1.74	0.07	0.21	1.41	C54-C55
9	0.84	1.61	0.72	0.68	0.04	0.08	1.40	C56
—	—	—	—	—	—	—	—	C61
—	—	—	—	—	—	—	—	C62
5	0.47	0.89	0.47	0.44	0.02	0.06	0.82	C64-C66;C68
9	0.84	1.61	0.53	0.47	0.00	0.03	0.00	C67
31	2.91	5.55	2.90	3.18	0.20	0.31	4.70	C70-C72;D32-D33;D42-D43
0	0.00	0.00	0.00	0.00	0.00	0.00	0.00	C73
15	1.41	2.68	1.28	1.32	0.06	0.16	1.15	C81-C85;C88;C90;C96
20	1.87	3.58	2.94	2.92	0.20	0.25	3.26	C91-C95;D45-D46;D47.1;D47.3
50	4.69	8.95	3.20	3.19	0.13	0.30	3.69	O&U
1067	100.00	190.99	76.27	74.03	3.18	8.05	86.11	ALL
1066	99.91	190.81	76.25	73.99	3.18	8.05	86.11	ALLbC44

2014 年盐城市大丰区恶性肿瘤发病和死亡主要指标

部位	男性							
	病例数	构成(%)	粗率(1/10^5)	中标率(1/10^5)	世标率(1/10^5)	累积率(%)		截缩率(1/10^5)
						0—64 岁	0—74 岁	35—64 岁
发病								
口腔和咽喉(除外鼻咽)	14	0.95	3.87	1.95	2.00	0.10	0.21	2.92
鼻咽	21	1.42	5.80	3.78	3.66	0.27	0.39	7.71
食管	229	15.46	63.22	31.10	31.00	1.33	3.83	36.35
胃	255	17.22	70.40	36.65	36.43	1.75	4.64	48.03
结直肠肛门	134	9.05	36.99	19.84	19.39	1.41	2.20	39.52
肝脏	205	13.84	56.60	30.80	29.75	2.20	3.32	66.27
胆囊及胆道其他	12	0.81	3.31	1.61	1.77	0.13	0.16	3.53
胰腺	47	3.17	12.98	6.70	6.60	0.31	0.79	7.99
喉	12	0.81	3.31	1.61	1.59	0.09	0.25	2.39
气管,支气管,肺	292	19.72	80.61	40.49	39.84	1.79	4.98	50.12
其他的胸腔器官	9	0.61	2.48	1.26	1.32	0.11	0.18	3.10
骨	8	0.54	2.21	1.12	1.12	0.07	0.17	2.02
皮肤的黑色素瘤	5	0.34	1.38	0.91	0.80	0.07	0.07	2.27
乳房	2	0.14	0.55	0.26	0.22	0.00	0.03	0.00
子宫颈	—	—	—	—	—	—	—	—
子宫体及子宫部位不明	—	—	—	—	—	—	—	—
卵巢	—	—	—	—	—	—	—	—
前列腺	32	2.16	8.83	4.25	4.10	0.08	0.38	2.47
睾丸	2	0.14	0.55	0.26	0.23	0.00	0.03	0.00
肾及泌尿系统不明	16	1.08	4.42	2.31	2.32	0.15	0.30	4.47
膀胱	37	2.50	10.21	5.39	5.20	0.30	0.64	7.81
脑及中枢神经系统	19	1.28	5.25	3.22	2.85	0.20	0.28	5.46
甲状腺	8	0.54	2.21	1.22	1.11	0.08	0.12	2.87
淋巴瘤	27	1.82	7.45	3.83	3.93	0.27	0.48	7.95
白血病	29	1.96	8.01	4.28	4.08	0.16	0.55	5.30
不明及其他恶性肿瘤	66	4.46	18.22	9.59	9.97	0.69	1.08	17.47
所有部位合计	1481	100.00	408.87	212.41	209.26	11.58	25.10	326.01
所有部位除外 C44	1461	98.65	403.35	209.82	206.82	11.42	24.87	321.74
死亡								
口腔和咽喉(除外鼻咽)	6	0.55	1.66	0.77	0.76	0.03	0.03	0.95
鼻咽	7	0.64	1.93	0.94	0.98	0.05	0.09	1.56
食管	176	16.13	48.59	23.05	22.71	0.66	2.25	17.56
胃	194	17.78	53.56	26.12	25.17	0.81	2.91	23.25
结直肠肛门	59	5.41	16.29	8.04	7.67	0.26	0.64	8.00
肝脏	190	17.42	52.45	28.83	27.51	1.93	3.04	58.91
胆囊及胆道其他	6	0.55	1.66	0.77	0.70	0.03	0.07	0.90
胰腺	47	4.31	12.98	6.43	6.24	0.27	0.72	7.95
喉	6	0.55	1.66	0.82	0.81	0.06	0.09	1.58
气管,支气管,肺	272	24.93	75.09	36.53	35.85	1.62	4.26	44.17
其他的胸腔器官	4	0.37	1.10	0.88	0.86	0.05	0.08	0.96
骨	10	0.92	2.76	1.23	1.28	0.00	0.07	0.00
皮肤的黑色素瘤	3	0.27	0.83	0.41	0.42	0.02	0.05	0.54
乳房	0	0.00	0.00	0.00	0.00	0.00	0.00	0.00
子宫颈	—	—	—	—	—	—	—	—
子宫体及子宫部位不明	—	—	—	—	—	—	—	—
卵巢	—	—	—	—	—	—	—	—
前列腺	17	1.56	4.69	2.09	2.14	0.00	0.06	0.00
睾丸	3	0.27	0.83	0.40	0.35	0.02	0.02	0.50
肾及泌尿系统不明	3	0.27	0.83	0.40	0.47	0.00	0.06	0.00
膀胱	19	1.74	5.25	2.43	2.28	0.03	0.19	0.93
脑及中枢神经系统	16	1.47	4.42	2.34	2.28	0.12	0.26	3.95
甲状腺	2	0.18	0.55	0.34	0.30	0.02	0.02	0.96
淋巴瘤	8	0.73	2.21	1.08	1.09	0.06	0.14	1.45
白血病	15	1.37	4.14	2.28	2.28	0.13	0.20	3.04
不明及其他恶性肿瘤	28	2.57	7.73	3.78	3.90	0.21	0.42	5.78
所有部位合计	1091	100.00	301.20	149.95	146.06	6.39	15.66	182.93
所有部位除外 C44	1090	99.91	300.93	149.83	145.88	6.39	15.66	182.93

女性								ICD-10
病例数	构成(%)	粗率(1/10⁵)	中标率(1/10⁵)	世标率(1/10⁵)	累积率(%) 0—64岁	累积率(%) 0—74岁	截缩率(1/10⁵) 35—64岁	
16	1.25	4.41	2.55	2.37	0.11	0.25	1.94	C00-C10;C12-C14
6	0.47	1.65	0.74	0.72	0.06	0.06	1.57	C11
107	8.33	29.46	12.81	12.33	0.32	1.44	9.07	C15
121	9.42	33.31	16.00	15.13	0.83	1.70	25.33	C16
83	6.46	22.85	10.93	10.73	0.57	1.42	15.52	C18-C21
84	6.54	23.13	10.46	10.46	0.63	1.07	18.21	C22
14	1.09	3.85	1.59	1.61	0.08	0.19	2.03	C23-C24
29	2.26	7.98	3.92	3.60	0.17	0.39	4.53	C25
2	0.16	0.55	0.24	0.27	0.02	0.02	0.52	C32
186	14.49	51.21	24.26	23.92	1.33	2.97	38.70	C33-C34
6	0.47	1.65	0.89	0.89	0.08	0.08	2.53	C37-C38
8	0.62	2.20	1.61	1.50	0.09	0.14	1.69	C40-C41
2	0.16	0.55	0.30	0.30	0.03	0.03	0.97	C43
217	16.90	59.74	37.32	34.70	2.94	3.61	88.48	C50
128	9.97	35.24	19.66	19.00	1.51	2.15	46.29	C53
34	2.65	9.36	4.84	4.93	0.42	0.59	12.53	C54-C55
36	2.80	9.91	5.84	5.59	0.53	0.63	16.04	C56
—	—	—	—	—	—	—	—	C61
—	—	—	—	—	—	—	—	C62
13	1.01	3.58	2.00	1.83	0.07	0.27	1.55	C64-C66;C68
13	1.01	3.58	1.71	1.72	0.06	0.15	1.05	C67
37	2.88	10.19	6.16	5.84	0.44	0.66	13.66	C70-C72;D32-D33;D42-D43
40	3.12	11.01	7.33	6.53	0.46	0.64	13.94	C73
22	1.71	6.06	3.98	4.00	0.24	0.46	4.95	C81-C85;C88;C90;C96
28	2.18	7.71	5.99	5.45	0.35	0.53	6.81	C91-C95;D45-D46;D47.1;D47.3
52	4.05	14.32	7.79	7.51	0.35	0.82	8.32	O&U
1284	100.00	353.51	188.93	180.95	11.68	20.27	336.22	ALL
1266	98.60	348.55	186.84	178.88	11.61	20.03	334.31	ALLbC44
6	0.82	1.65	0.72	0.72	0.03	0.06	0.97	C00-C10;C12-C14
3	0.41	0.83	0.36	0.32	0.02	0.02	0.52	C11
79	10.79	21.75	8.67	8.24	0.12	0.83	3.02	C15
82	11.20	22.58	9.54	9.22	0.31	0.91	8.92	C16
55	7.51	15.14	6.72	6.65	0.38	0.79	10.36	C18-C21
79	10.79	21.75	10.17	9.93	0.56	1.04	15.29	C22
16	2.19	4.41	1.80	1.87	0.10	0.21	2.49	C23-C24
34	4.64	9.36	4.09	4.05	0.16	0.45	4.50	C25
2	0.27	0.55	0.24	0.27	0.02	0.02	0.52	C32
159	21.72	43.78	18.94	18.30	0.75	2.07	21.47	C33-C34
2	0.27	0.55	0.30	0.32	0.04	0.04	1.05	C37-C38
5	0.68	1.38	0.60	0.57	0.00	0.08	0.00	C40-C41
3	0.41	0.83	0.26	0.34	0.00	0.03	0.00	C43
35	4.78	9.64	4.69	4.69	0.37	0.55	10.54	C50
40	5.46	11.01	4.69	4.89	0.27	0.42	7.46	C53
13	1.78	3.58	1.64	1.80	0.13	0.21	3.60	C54-C55
23	3.14	6.33	3.53	3.33	0.24	0.37	6.52	C56
—	—	—	—	—	—	—	—	C61
—	—	—	—	—	—	—	—	C62
3	0.41	0.83	0.26	0.34	0.00	0.03	0.00	C64-C66;C68
7	0.96	1.93	0.79	0.73	0.04	0.07	0.99	C67
27	3.69	7.43	3.78	3.59	0.22	0.45	6.75	C70-C72;D32-D33;D42-D43
3	0.41	0.83	0.38	0.31	0.01	0.01	0.51	C73
5	0.68	1.38	0.68	0.69	0.03	0.12	0.99	C81-C85;C88;C90;C96
20	2.73	5.51	3.52	3.06	0.19	0.29	4.09	C91-C95;D45-D46;D47.1;D47.3
31	4.23	8.53	4.68	4.57	0.20	0.45	4.72	O&U
732	100.00	201.53	91.04	88.79	4.18	9.50	115.28	ALL
729	99.59	200.71	90.68	88.43	4.16	9.45	114.75	ALLbC44

2014年扬中市恶性肿瘤发病和死亡主要指标

部位	男性							
	病例数	构成(%)	粗率(1/10^5)	中标率(1/10^5)	世标率(1/10^5)	累积率(%) 0—64岁	累积率(%) 0—74岁	截缩率(1/10^5) 35—64岁
发病								
口腔和咽喉(除外鼻咽)	5	0.81	3.61	2.31	1.95	0.15	0.20	2.43
鼻咽	4	0.65	2.89	1.94	1.67	0.15	0.15	4.53
食管	131	21.16	94.52	44.02	44.80	2.35	5.50	64.36
胃	228	36.83	164.51	80.99	80.91	4.72	9.84	134.28
结直肠肛门	63	10.18	45.46	23.32	23.67	1.23	2.82	35.57
肝脏	44	7.11	31.75	17.67	16.69	0.88	1.78	26.21
胆囊及胆道其他	1	0.16	0.72	0.68	0.63	0.05	0.05	2.02
胰腺	11	1.78	7.94	4.17	3.73	0.15	0.43	4.53
喉	1	0.16	0.72	0.36	0.36	0.04	0.04	1.15
气管,支气管,肺	81	13.09	58.44	27.45	27.34	0.89	3.31	24.12
其他的胸腔器官	1	0.16	0.72	0.68	0.63	0.05	0.05	2.02
骨	6	0.97	4.33	1.98	1.97	0.08	0.30	2.37
皮肤的黑色素瘤	1	0.16	0.72	0.32	0.38	0.05	0.05	1.22
乳房	2	0.32	1.44	0.86	0.78	0.04	0.12	1.47
子宫颈	—	—	—	—	—	—	—	—
子宫体及子宫部位不明	—	—	—	—	—	—	—	—
卵巢	—	—	—	—	—	—	—	—
前列腺	5	0.81	3.61	1.55	1.67	0.00	0.20	0.00
睾丸	0	0.00	0.00	0.00	0.00	0.00	0.00	0.00
肾及泌尿系统不明	5	0.81	3.61	2.68	2.42	0.21	0.27	6.70
膀胱	9	1.45	6.49	3.06	2.88	0.13	0.25	3.90
脑及中枢神经系统	6	0.97	4.33	1.90	2.05	0.04	0.21	1.15
甲状腺	3	0.48	2.16	2.63	1.85	0.15	0.15	3.98
淋巴瘤	6	0.97	4.33	2.00	2.03	0.15	0.20	3.80
白血病	3	0.48	2.16	1.06	1.02	0.09	0.09	2.51
不明及其他恶性肿瘤	3	0.48	2.16	0.93	0.82	0.00	0.06	0.00
所有部位合计	619	100.00	446.63	222.56	220.24	11.60	26.07	328.33
所有部位除外C44	618	99.84	445.91	222.26	220.00	11.60	26.07	328.33
死亡								
口腔和咽喉(除外鼻咽)	3	0.60	2.16	0.98	0.99	0.05	0.10	1.22
鼻咽	7	1.39	5.05	2.70	2.64	0.18	0.29	5.51
食管	98	19.44	70.71	32.27	32.60	1.28	3.82	33.99
胃	170	33.73	122.66	57.04	56.96	2.45	6.42	67.60
结直肠肛门	44	8.73	31.75	14.44	14.45	0.52	1.53	13.75
肝脏	34	6.75	24.53	13.29	12.68	0.64	1.30	20.49
胆囊及胆道其他	1	0.20	0.72	0.27	0.42	0.00	0.00	0.00
胰腺	8	1.59	5.77	2.95	2.71	0.05	0.33	2.02
喉	4	0.79	2.89	1.32	1.42	0.08	0.20	2.37
气管,支气管,肺	54	10.71	38.96	17.75	17.75	0.64	2.33	17.12
其他的胸腔器官	0	0.00	0.00	0.00	0.00	0.00	0.00	0.00
骨	7	1.39	5.05	2.68	2.52	0.14	0.30	4.39
皮肤的黑色素瘤	0	0.00	0.00	0.00	0.00	0.00	0.00	0.00
乳房	0	0.00	0.00	0.00	0.00	0.00	0.00	0.00
子宫颈	—	—	—	—	—	—	—	—
子宫体及子宫部位不明	—	—	—	—	—	—	—	—
卵巢	—	—	—	—	—	—	—	—
前列腺	4	0.79	2.89	1.27	1.36	0.00	0.14	0.00
睾丸	0	0.00	0.00	0.00	0.00	0.00	0.00	0.00
肾及泌尿系统不明	3	0.60	2.16	1.04	0.93	0.05	0.05	1.36
膀胱	5	0.99	3.61	1.63	1.75	0.05	0.19	1.36
脑及中枢神经系统	18	3.57	12.99	7.76	7.14	0.40	0.74	11.86
甲状腺	6	1.19	4.33	2.22	2.38	0.21	0.33	5.45
淋巴瘤	14	2.78	10.10	5.34	4.95	0.24	0.42	7.43
白血病	9	1.79	6.49	4.85	5.38	0.38	0.44	5.16
不明及其他恶性肿瘤	15	2.98	10.82	6.37	5.87	0.25	0.61	6.56
所有部位合计	504	100.00	363.65	176.17	174.89	7.62	19.55	207.65
所有部位除外C44	504	100.00	363.65	176.17	174.89	7.62	19.55	207.65

女性								
病例数	构成(%)	粗率(1/10^5)	中标率(1/10^5)	世标率(1/10^5)	累积率(%) 0—64岁	累积率(%) 0—74岁	截缩率(1/10^5) 35—64岁	ICD-10
6	1.28	4.17	1.85	1.74	0.04	0.17	1.39	C00-C10;C12-C14
3	0.64	2.08	1.19	1.18	0.09	0.14	2.75	C11
98	20.99	68.07	26.46	26.25	0.75	2.94	19.59	C15
115	24.63	79.87	37.79	35.83	1.87	4.24	49.51	C16
36	7.71	25.00	12.76	11.85	0.53	1.41	17.15	C18-C21
25	5.35	17.36	8.35	7.94	0.42	0.84	13.23	C22
1	0.21	0.69	0.31	0.37	0.05	0.05	1.19	C23-C24
10	2.14	6.95	2.55	2.47	0.00	0.29	0.00	C25
0	0.00	0.00	0.00	0.00	0.00	0.00	0.00	C32
33	7.07	22.92	9.39	9.20	0.42	0.92	11.10	C33-C34
1	0.21	0.69	0.49	0.43	0.04	0.04	1.39	C37-C38
0	0.00	0.00	0.00	0.00	0.00	0.00	0.00	C40-C41
0	0.00	0.00	0.00	0.00	0.00	0.00	0.00	C43
46	9.85	31.95	18.53	17.80	1.62	1.88	48.72	C50
30	6.42	20.84	12.88	11.84	0.96	1.13	32.33	C53
11	2.36	7.64	4.39	4.35	0.32	0.54	9.86	C54-C55
7	1.50	4.86	2.51	2.39	0.16	0.22	5.16	C56
—	—	—	—	—	—	—	—	C61
—	—	—	—	—	—	—	—	C62
4	0.86	2.78	1.59	1.48	0.05	0.18	1.97	C64-C66;C68
3	0.64	2.08	0.83	0.71	0.00	0.08	0.00	C67
7	1.50	4.86	2.28	2.17	0.12	0.25	3.67	C70-C72;D32-D33;D42-D43
6	1.28	4.17	2.82	2.66	0.24	0.24	8.03	C73
4	0.86	2.78	2.65	2.46	0.14	0.21	1.19	C81-C85;C88;C90;C96
7	1.50	4.86	4.21	4.12	0.24	0.29	4.47	C91-C95;D45-D46;D47.1;D47.3
14	3.00	9.72	5.02	4.77	0.25	0.51	6.41	O&U
467	100.00	324.36	158.87	152.00	8.30	16.57	239.12	ALL
463	99.14	321.58	157.82	151.12	8.30	16.49	239.12	ALLbC44
3	0.83	2.08	0.74	0.90	0.05	0.10	1.19	C00-C10;C12-C14
0	0.00	0.00	0.00	0.00	0.00	0.00	0.00	C11
89	24.52	61.82	23.82	22.78	0.57	2.05	14.84	C15
91	25.07	63.20	26.70	25.03	0.90	2.30	26.53	C16
31	8.54	21.53	9.81	9.59	0.48	0.96	15.01	C18-C21
20	5.51	13.89	6.40	6.22	0.31	0.78	9.07	C22
3	0.83	2.08	0.73	0.70	0.05	0.05	1.19	C23-C24
7	1.93	4.86	1.68	1.61	0.00	0.05	0.00	C25
1	0.28	0.69	0.13	0.21	0.00	0.00	0.00	C32
22	6.06	15.28	6.66	6.47	0.20	0.86	6.11	C33-C34
0	0.00	0.00	0.00	0.00	0.00	0.00	0.00	C37-C38
2	0.55	1.39	0.51	0.49	0.00	0.05	0.00	C40-C41
1	0.28	0.69	0.13	0.21	0.00	0.00	0.00	C43
26	7.16	18.06	9.70	9.54	0.79	1.21	23.06	C50
21	5.79	14.59	7.17	6.63	0.27	0.59	9.18	C53
7	1.93	4.86	1.95	2.04	0.10	0.21	2.55	C54-C55
1	0.28	0.69	0.66	0.61	0.05	0.05	1.97	C56
—	—	—	—	—	—	—	—	C61
—	—	—	—	—	—	—	—	C62
1	0.28	0.69	0.13	0.21	0.00	0.00	0.00	C64-C66;C68
0	0.00	0.00	0.00	0.00	0.00	0.00	0.00	C67
6	1.65	4.17	2.07	2.01	0.12	0.25	3.67	C70-C72;D32-D33;D42-D43
1	0.28	0.69	0.34	0.34	0.03	0.03	1.09	C73
4	1.10	2.78	1.16	1.31	0.10	0.18	2.55	C81-C85;C88;C90;C96
15	4.13	10.42	5.01	4.82	0.32	0.46	10.11	C91-C95;D45-D46;D47.1;D47.3
11	3.03	7.64	3.93	3.91	0.19	0.48	3.73	O&U
363	100.00	252.12	109.47	105.61	4.52	10.65	131.83	ALL
363	100.00	252.12	109.47	105.61	4.52	10.65	131.83	ALLbC44

2014 年泰兴市恶性肿瘤发病和死亡主要指标

部位	男性							
	病例数	构成(%)	粗率(1/10⁵)	中标率(1/10⁵)	世标率(1/10⁵)	累积率(%)		截缩率(1/10⁵)
						0—64 岁	0—74 岁	35—64 岁
发病								
口腔和咽喉(除外鼻咽)	23	1.10	3.53	1.81	1.89	0.09	0.23	2.64
鼻咽	9	0.43	1.38	1.05	1.04	0.07	0.10	1.45
食管	535	25.54	82.16	45.02	47.02	2.81	6.23	76.32
胃	366	17.47	56.21	30.72	31.07	1.76	4.00	48.29
结直肠肛门	99	4.73	15.20	8.52	8.62	0.55	0.96	16.07
肝脏	386	18.42	59.28	39.80	38.71	3.03	4.32	94.68
胆囊及胆道其他	10	0.48	1.54	0.87	0.80	0.04	0.09	1.20
胰腺	52	2.48	7.99	4.01	4.04	0.15	0.48	4.37
喉	9	0.43	1.38	0.84	0.88	0.09	0.11	2.48
气管,支气管,肺	389	18.57	59.74	32.39	33.21	1.81	4.45	49.46
其他的胸腔器官	1	0.05	0.15	0.10	0.12	0.02	0.02	0.39
骨	20	0.95	3.07	1.77	1.85	0.16	0.21	4.37
皮肤的黑色素瘤	4	0.19	0.61	0.36	0.38	0.03	0.06	0.72
乳房	5	0.24	0.77	0.40	0.39	0.03	0.04	0.72
子宫颈	—	—	—	—	—	—	—	—
子宫体及子宫部位不明	—	—	—	—	—	—	—	—
卵巢	—	—	—	—	—	—	—	—
前列腺	26	1.24	3.99	1.60	1.56	0.02	0.11	0.39
睾丸	0	0.00	0.00	0.00	0.00	0.00	0.00	0.00
肾及泌尿系统不明	16	0.76	2.46	1.58	1.56	0.11	0.17	3.39
膀胱	45	2.15	6.91	3.68	3.81	0.17	0.41	3.94
脑及中枢神经系统	21	1.00	3.23	1.88	1.88	0.15	0.22	4.33
甲状腺	5	0.24	0.77	0.55	0.51	0.04	0.04	1.47
淋巴瘤	9	0.43	1.38	0.89	0.89	0.08	0.11	2.26
白血病	24	1.15	3.69	2.85	2.72	0.20	0.29	4.75
不明及其他恶性肿瘤	41	1.96	6.30	3.71	3.83	0.23	0.48	6.28
所有部位合计	2095	100.00	321.74	184.39	186.79	11.61	23.12	329.97
所有部位除外 C44	2086	99.57	320.36	183.75	186.08	11.59	23.04	329.58
死亡								
口腔和咽喉(除外鼻咽)	7	0.46	1.08	0.51	0.58	0.03	0.06	0.77
鼻咽	4	0.26	0.61	0.45	0.49	0.06	0.06	1.57
食管	383	25.18	58.82	30.18	31.16	1.65	3.92	43.99
胃	243	15.98	37.32	18.93	18.81	0.81	2.26	21.67
结直肠肛门	60	3.94	9.21	4.46	4.32	0.17	0.37	4.92
肝脏	341	22.42	52.37	34.63	33.73	2.53	3.82	77.95
胆囊及胆道其他	6	0.39	0.92	0.51	0.48	0.02	0.04	0.79
胰腺	44	2.89	6.76	3.55	3.76	0.20	0.42	5.46
喉	11	0.72	1.69	1.04	1.12	0.11	0.14	2.97
气管,支气管,肺	304	19.99	46.69	23.86	24.08	1.09	3.03	29.69
其他的胸腔器官	0	0.00	0.00	0.00	0.00	0.00	0.00	0.00
骨	23	1.51	3.53	1.91	1.90	0.10	0.24	2.79
皮肤的黑色素瘤	1	0.07	0.15	0.05	0.04	0.00	0.00	0.00
乳房	0	0.00	0.00	0.00	0.00	0.00	0.00	0.00
子宫颈	—	—	—	—	—	—	—	—
子宫体及子宫部位不明	—	—	—	—	—	—	—	—
卵巢	—	—	—	—	—	—	—	—
前列腺	9	0.59	1.38	0.62	0.72	0.04	0.06	1.12
睾丸	0	0.00	0.00	0.00	0.00	0.00	0.00	0.00
肾及泌尿系统不明	5	0.33	0.77	0.39	0.39	0.03	0.03	0.77
膀胱	9	0.59	1.38	0.84	0.92	0.02	0.08	0.00
脑及中枢神经系统	23	1.51	3.53	2.42	2.46	0.17	0.30	4.46
甲状腺	0	0.00	0.00	0.00	0.00	0.00	0.00	0.00
淋巴瘤	3	0.20	0.46	0.23	0.23	0.00	0.05	0.00
白血病	19	1.25	2.92	1.89	1.82	0.12	0.23	3.89
不明及其他恶性肿瘤	26	1.71	3.99	2.30	2.25	0.10	0.31	2.57
所有部位合计	1521	100.00	233.59	128.78	129.26	7.24	15.43	205.40
所有部位除外 C44	1518	99.80	233.13	128.57	129.01	7.24	15.40	205.40

女性								
病例数	构成(%)	粗率($1/10^5$)	中标率($1/10^5$)	世标率($1/10^5$)	累积率(%)		截缩率($1/10^5$)	ICD-10
					0—64岁	0—74岁	35—64岁	
8	0.70	1.46	0.92	0.79	0.04	0.09	1.69	C00-C10;C12-C14
5	0.44	0.91	0.65	0.61	0.06	0.06	1.78	C11
247	21.53	45.10	21.76	21.65	0.89	2.48	24.32	C15
167	14.56	30.49	15.08	14.70	0.60	1.54	17.66	C16
61	5.32	11.14	6.26	6.20	0.39	0.68	11.85	C18-C21
131	11.42	23.92	13.85	13.83	1.09	1.42	31.29	C22
12	1.05	2.19	1.08	1.03	0.04	0.11	0.93	C23-C24
40	3.49	7.30	3.60	3.59	0.17	0.43	4.99	C25
1	0.09	0.18	0.09	0.08	0.00	0.02	0.00	C32
128	11.16	23.37	12.51	12.41	0.76	1.41	21.91	C33-C34
2	0.17	0.37	0.19	0.19	0.02	0.02	0.46	C37-C38
16	1.39	2.92	1.37	1.36	0.04	0.14	1.26	C40-C41
6	0.52	1.10	0.62	0.64	0.05	0.07	1.41	C43
122	10.64	22.28	16.57	15.99	1.42	1.73	45.19	C50
52	4.53	9.50	6.89	6.57	0.59	0.67	19.22	C53
30	2.62	5.48	3.80	3.70	0.33	0.39	10.31	C54-C55
20	1.74	3.65	2.88	2.77	0.25	0.29	6.61	C56
—	—	—	—	—	—	—	—	C61
—	—	—	—	—	—	—	—	C62
6	0.52	1.10	0.57	0.55	0.03	0.05	0.86	C64-C66;C68
10	0.87	1.83	0.91	0.88	0.03	0.10	0.81	C67
18	1.57	3.29	2.04	1.90	0.11	0.19	3.18	C70-C72;D32-D33;D42-D43
4	0.35	0.73	0.41	0.40	0.03	0.03	0.90	C73
9	0.78	1.64	1.03	1.04	0.09	0.13	2.63	C81-C85;C88;C90;C96
10	0.87	1.83	1.31	1.21	0.08	0.12	1.88	C91-C95;D45-D46;D47.1;D47.3
42	3.66	7.67	4.29	4.38	0.29	0.52	8.40	O&U
1147	100.00	209.44	118.66	116.47	7.39	12.68	219.56	ALL
1141	99.48	208.35	118.15	115.91	7.36	12.63	218.64	ALLbC44
10	1.26	1.83	1.03	1.10	0.10	0.14	2.68	C00-C10;C12-C14
2	0.25	0.37	0.26	0.24	0.01	0.03	0.49	C11
209	26.36	38.16	16.55	16.45	0.55	1.66	14.34	C15
121	15.26	22.09	10.06	9.89	0.29	1.03	8.32	C16
34	4.29	6.21	2.95	2.94	0.16	0.33	4.48	C18-C21
104	13.11	18.99	10.83	10.79	0.80	1.07	23.05	C22
5	0.63	0.91	0.37	0.29	0.00	0.00	0.00	C23-C24
40	5.04	7.30	3.53	3.58	0.17	0.41	4.88	C25
1	0.13	0.18	0.10	0.11	0.00	0.02	0.00	C32
107	13.49	19.54	9.92	9.76	0.50	1.01	14.73	C33-C34
0	0.00	0.00	0.00	0.00	0.00	0.00	0.00	C37-C38
11	1.39	2.01	1.15	1.08	0.07	0.13	2.02	C40-C41
2	0.25	0.37	0.07	0.11	0.00	0.00	0.00	C43
34	4.29	6.21	4.10	4.07	0.31	0.46	9.24	C50
14	1.77	2.56	1.74	1.64	0.14	0.16	4.36	C53
15	1.89	2.74	1.54	1.51	0.10	0.16	3.04	C54-C55
13	1.64	2.37	1.56	1.54	0.12	0.20	3.65	C56
—	—	—	—	—	—	—	—	C61
—	—	—	—	—	—	—	—	C62
2	0.25	0.37	0.17	0.16	0.00	0.02	0.00	C64-C66;C68
6	0.76	1.10	0.56	0.50	0.01	0.05	0.49	C67
23	2.90	4.20	2.80	2.71	0.21	0.31	5.91	C70-C72;D32-D33;D42-D43
3	0.38	0.55	0.37	0.36	0.03	0.03	0.95	C73
4	0.50	0.73	0.32	0.32	0.01	0.01	0.49	C81-C85;C88;C90;C96
13	1.64	2.37	1.36	1.26	0.08	0.13	2.32	C91-C95;D45-D46;D47.1;D47.3
20	2.52	3.65	2.02	2.01	0.13	0.21	3.94	O&U
793	100.00	144.80	73.36	72.39	3.80	7.55	109.38	ALL
792	99.87	144.62	73.32	72.34	3.80	7.55	109.38	ALLbC44

附录八 江苏省肿瘤登记处名单

登记处	登记处所在单位	工作人员
江苏省	江苏省疾病预防控制中心	韩仁强 周金意 缪伟刚 罗鹏飞 俞 浩 武 鸣
无锡市区	无锡市疾病预防控制中心	董美华 杨坚波 钱 云 杨志杰 董昀球 谢 巍 李亭亭 高 迪 周 佳 刘增超 徐红艳 茹 炯
徐州市区	徐州市疾病预防控制中心	常桂秋 娄培安 张 盼 董宗美 陈培培 乔 程 李 婷 张 宁
常州市区	常州市疾病预防控制中心	姚杏娟 姚 昉 骆文书 董惠斌 李贵英 邬银燕 施鸿飞 秦 晶
溧阳市	溧阳市疾病预防控制中心	刘建平 周 亮 彭柳明 狄 静 曹 磊
常州市金坛区	常州市金坛区疾病预防控制中心	周 鑫 何 怡
苏州市区	苏州市疾病预防控制中心	胡一河 陆 艳 王临池 华钰洁 黄春妍 陈 丽 王从菊 周靓玥 张 莹 张荣艳 顾建芬
海安县	海安县疾病预防控制中心	王小健 曹晓斌 童海燕 魏金莲
如东县	如东县疾病预防控制中心	纪桂勤 夏建华 张爱红 孙艳丽 周晓云
启东市	启东市人民医院/启东肝癌防治研究所	朱 健 陈建国 陈永胜 张永辉 丁璐璐 陆健泉 唐红萍
如皋市	如皋市疾病预防控制中心	王书兰 吴 坚 吕家爱 黄晓波 孙福华
海门市	海门市疾病预防控制中心	杨艳蕾 唐锦高 倪倬健 邱 敏
连云港市区	连云港市疾病预防控制中心	董建梅 张春道 李伟伟 马昭君 秦绪成 李振涛 仲凤霞 王红燕 吴安博 付艳云
连云港市赣榆区	连云港市赣榆区疾病预防控制中心	金 凤 张晓峰 顾绍生
东海县	东海县疾病预防控制中心	徐宗攀 张振宇 吴同浩 马 进 郑培兰 陈 晓
灌云县	灌云县疾病预防控制中心	朱凤东 马士化 严春华 孙新苗
灌南县	灌南县疾病预防控制中心	房维高 王海涛 王 昕 荣秋艳 孙婷婷
南通市区	南通市疾病预防控制中心	徐 红 王 秦 韩颖颖 刘海峰 喻 鹏 冯 健 瞿艳华 戴垚垚 郑会燕 赵 培 潘少聪
淮安市淮安区	淮安市淮安区疾病预防控制中心	开海涛 宋 光 苏 明 缪彩云 郜 昊 顾仲翔 颜庆洋
淮安市淮阴区	淮安市淮阴区疾病预防控制中心	李成菊 袁 瑛 唐 勇 杨 帆
淮安市清江浦区	淮安市清江浦区疾病预防控制中心	于 浩 李彬彬 於丽丽
涟水县	涟水县疾病预防控制中心	叶建玲 孙维新 浦继尹
淮安市洪泽区	淮安市洪泽区疾病预防控制中心	李 栋 陈思红 王 芳 张举巧 袁翠莲
盱眙县	盱眙县疾病预防控制中心	袁守国 许 松 李鑫林 滕建玉 谢 杨 赵 倩 汪茂艳
金湖县	金湖县疾病预防控制中心	周 娟 何士林
盐城市亭湖区	盐城市亭湖区疾控中心	严莉丽 朱金明 曾 华
盐城市盐都区	盐城市盐都区疾控中心	岳燕萍
滨海县	滨海县疾病预防控制中心	蔡 伟 曹正兵 徐 胜
阜宁县	阜宁县疾病预防控制中心	王建明 支 杰 蒋 蔓
射阳县	射阳县疾病预防控制中心	岳荣荣 尹延龙
建湖县	建湖县疾病预防控制中心	王 剑 肖 丽 蔡 奎 孔文娟
东台市	东台市疾病预防控制中心	赵建华 史春兰
盐城市大丰区	盐城市大丰区疾病预防控制中心	顾晓平 智恒奎 王银存 盛 凤
宝应县	宝应县疾病预防控制中心	王元霞 朱立文 商桂娟 刘国新 潘艳玉 张志平
丹阳市	丹阳市疾病预防控制中心	应洪琰 陈丽黎 周 超 胡佳慧
扬中市	扬中市肿瘤防治研究所	华召来 周 琴 施爱武 朱阳春 冷荣柏
泰兴市	泰兴市疾病预防控制中心	范 敏 樊冬梅 刘红建 黄素勤 徐 兴 封军莉 丁华萍

致谢

《江苏省恶性肿瘤报告（2017）》编委会对各肿瘤登记处的相关人员在本次报告出版过程中给予的大力协助，尤其是在登记资料的收集、整理、查重、补充、审核、建档及建立数据库等方面所做出的贡献表示感谢！衷心感谢编写组成员在本次报告撰写工作中付出的辛苦努力！